国家卫生健康委员会"十三五"规划教材

全国高职高专学校教材

供口腔医学专业用

U0658744

口腔解剖生理学

第 4 版

主　　编　马惠萍

副 主 编　库莉博　李　红

编　　者（以姓氏笔画为序）

马惠萍　开封大学医学部

王维维　黑龙江护理高等专科学校

李　红　长春医学高等专科学校

吴艳娟　开封大学医学部

库莉博　唐山职业技术学院

罗　丹　长沙卫生职业学院

夏　萍　白城医学高等专科学校

高　璐　大连医科大学

郭艳玲　甘肃卫生职业学院

蒋沂峰　山东医学高等专科学校

编写秘书　吴艳娟　开封大学医学部

人民卫生出版社

·北京·

图书在版编目（CIP）数据

口腔解剖生理学 / 马惠萍主编 . —4 版 . —北京：
人民卫生出版社，2020.10（2025.4重印）
"十三五"全国高职高专口腔医学和口腔医学技术专
业规划教材
ISBN 978-7-117-29255-9

Ⅰ.①口… Ⅱ.①马… Ⅲ.①口腔科学 – 人体解剖学
– 人体生理学 – 高等职业教育 – 教材 Ⅳ.①R322.4

中国版本图书馆 CIP 数据核字（2019）第 252134 号

人卫智网	www.ipmph.com	医学教育、学术、考试、健康，
		购书智慧智能综合服务平台
人卫官网	www.pmph.com	人卫官方资讯发布平台

口腔解剖生理学
Kouqiang Jiepou Shenglixue
第 4 版

主　　编：马惠萍
出版发行：人民卫生出版社（中继线 010-59780011）
地　　址：北京市朝阳区潘家园南里 19 号
邮　　编：100021
E - mail：pmph @ pmph.com
购书热线：010-59787592　010-59787584　010-65264830
印　　刷：人卫印务（北京）有限公司
经　　销：新华书店
开　　本：787 × 1092　1/16　印张：19
字　　数：462 千字
版　　次：2003 年 2 月第 1 版　　2020 年 10 月第 4 版
印　　次：2025 年 4 月第 11 次印刷
标准书号：ISBN 978-7-117-29255-9
定　　价：75.00 元
打击盗版举报电话：010-59787491　E-mail：WQ @ pmph.com
质量问题联系电话：010-59787234　E-mail：zhiliang @ pmph.com

出 版 说 明

为了培养合格的口腔医学和口腔医学技术专业人才,人民卫生出版社在卫生部(现国家卫生健康委员会)、教育部的领导支持下,在全国高职高专口腔医学和口腔医学技术专业教材建设评审委员会的指导组织下,2003 年出版了第一轮全国高职高专口腔医学和口腔医学技术专业教材,并于 2009 年、2015 年分别推出第二轮、第三轮本套教材,现隆重推出第四轮全国高职高专口腔医学和口腔医学技术专业教材。

本套教材出版近 20 年来,在我国几代具有丰富临床和教学经验、有高度责任感和敬业精神的专家学者与人民卫生出版社的共同努力下,我国高职高专口腔医学和口腔医学技术专业教材实现了从无到有、从有到精和传承创新,教材品种不断丰富,内容结构不断优化,纸数融合不断创新,形成了遵循职教规律、代表职教水平、体现职教特色、符合培养目标的立体化教材体系,在我国高职高专口腔医学和口腔医学技术专业教育中得到了广泛使用和高度认可,为人才培养做出了巨大贡献,并通过教材的创新建设和高质量发展,推动了我国高职高专口腔医学和口腔医学技术教育的改革和发展。本套教材第三轮的 13 种教材中有 6 种被评为教育部“十二五”职业教育国家规划立项教材,全套 13 种为国家卫生和计划生育委员会“十二五”规划教材,成为我国职业教育重要的精品教材之一。

教材建设是事关未来的战略工程、基础工程,教材体现了党和国家的意志。人民卫生出版社紧紧抓住深化医教协同全面推动医学教育综合改革的历史发展机遇期,以规划教材创新建设,全面推进国家级规划教材建设工作,服务于医改和教改。为贯彻落实《医药卫生中长期人才发展规划(2011—2020 年)》《国务院关于加快发展现代职业教育的决定》等文件精神要求,人民卫生出版社于 2018 年就开始启动第四轮高职高专口腔医学和口腔医学技术专业教材的修订工作,通过近 1 年的全国范围调研、论证和研讨,形成了第四轮教材修订共识,组织了来自全国 25 个省(自治区、直辖市)共计 52 所院校及义齿加工相关企业的 200 余位专家于 2020 年完成了第四轮全国高职高专口腔医学和口腔医学技术专业教材的编写和出版工作。

本套教材在坚持教育部职业教育“五个对接”的基础上,进一步突出口腔医学和口腔医学技术专业教育和医学教育的“五个对接”:和人对接,体现以人为本;和社会对接;和临床过程对接,实现“早临床、多临床、反复临床”;和先进技术与手段对接;和行业准入对接。注重提高学生的职业素养和实际工作能力,使学生毕业后能独立、正确处理与专业相关的临床常见实际问题。

本套教材修订特点：

1. 国家规划 教材编写修订工作是在国家卫生健康委员会、教育部的领导和支持下，由全国高等医药教材建设研究学组规划，全国高职高专口腔医学和口腔医学技术专业教材建设评审委员会审定，全国高职高专口腔医学和口腔医学技术专业教学一线的专家学者编写，人民卫生出版社高质量出版。

2. 课程优化 教材编写修订工作着力健全课程体系、完善课程结构、优化教材门类，本轮修订首次将口腔医学专业教材和口腔医学技术专业教材分两个体系进行规划编写，并新增了《口腔基础医学概要》《口腔修复工艺材料学》《口腔疾病概要》3 种教材，全套教材品种增至 17 种，进一步提高了教材的思想性、科学性、先进性、启发性、适用性（"五性"）。本轮 2 套教材目录详见附件一。

3. 体现特色 随着我国医药卫生事业和卫生职业教育事业的快速发展，高职高专医学生的培养目标、方法和内容有了新的变化，修订紧紧围绕专业培养目标，结合我国专业特点，吸收新内容，突出专业特色，注重整体优化，以"三基"（基础理论、基本知识、基本技能）为基础强调技能培养，以"五性"为重点突出适用性，以岗位为导向、以就业为目标、以技能为核心、以服务为宗旨，充分体现职业教育特色。

4. 符合规律 在教材编写体裁上注重职业教育学生的特点，内容与形式简洁、活泼；与职业岗位需求对接，鼓励教学创新和改革；兼顾我国多数地区的需求，扩大参编院校范围，推进产教融合、校企合作、工学结合，努力打造有广泛影响力的高职高专口腔医学和口腔医学技术专业精品教材，推动职业教育的发展。

5. 创新融合 为满足教学资源的多样化，实现教材系列化、立体化建设，本套教材以融合教材形式出版，纸质教材中包含实训教程，同时，将更多图片、PPT 以及大量动画、习题、视频等多媒体资源，以二维码形式印在纸质教材中，扫描二维码后，老师及学生可随时在手机或电脑端观看优质的配套网络资源，紧追"互联网 +"时代特点。

6. 职教精品 为体现口腔医学和口腔医学技术实践和动手特色，激发学生学习和操作兴趣，本套教材将双色线条图、流程图或彩色病例照片以活泼的版面形式精美印刷。

为进一步提高教材质量，请各位读者将您对教材的宝贵意见和建议**发至"人卫口腔"微信公众号**（具体方法见附件二），以便我们及时勘误，同时为下一轮教材修订奠定基础。衷心感谢您对我国口腔医学高职高专教育工作的关心和支持。

人民卫生出版社

2020 年 5 月

附件一　本轮口腔医学和口腔医学技术专业 2 套教材目录

口腔医学专业用教材（共 10 种）	口腔医学技术专业用教材（共 9 种）
《口腔设备学》（第 2 版）	《口腔设备学》（第 2 版）
《口腔医学美学》（第 4 版）	《口腔医学美学》（第 4 版）
《口腔解剖生理学》（第 4 版）	《口腔基础医学概要》
《口腔组织病理学》（第 4 版）	《口腔修复工艺材料学》
《口腔预防医学》（第 4 版）	《口腔疾病概要》
《口腔内科学》（第 4 版）	《口腔固定修复工艺技术》（第 4 版）
《口腔颌面外科学》（第 4 版）	《可摘局部义齿修复工艺技术》（第 4 版）
《口腔修复学》（第 4 版）	《全口义齿工艺技术》（第 4 版）
《口腔正畸学》（第 4 版）	《口腔工艺管理》（第 2 版）
《口腔材料学》（第 4 版）	

附件二 "人卫口腔"微信公众号

"人卫口腔"是人民卫生出版社口腔专业出版的官方公众号,将及时推出人卫口腔专培、住培、研究生、本科、高职、中职近百种规划教材、配套教材、创新教材和 200 余种学术专著、指南、诊疗常规等最新出版信息。

1. 打开微信,扫描右侧"人卫口腔"二维码并关注"人卫口腔"微信公众号。
2. 请留言反馈您的宝贵意见和建议。

注意:留言请标注"口腔教材反馈 + 教材名称 + 版次",谢谢您的支持!

第三届全国高职高专口腔医学和口腔医学技术专业教材评审委员会名单

主 任 委 员　马　莉　唐山职业技术学院

副主任委员　于海洋　四川大学　　　　　　　　胡砚平　厦门医学院

口腔医学组

组　　　　长　胡砚平　厦门医学院

委　　　　员（以姓氏笔画为序）

马永臻　山东医学高等专科学校　　李水根　厦门医学院

马惠萍　开封大学　　　　　　　　李晓军　浙江大学

王　荃　昆明医科大学　　　　　　宋晓陵　南京医科大学

左艳萍　河北医科大学　　　　　　张清彬　广州医科大学

吕俊峰　苏州卫生职业技术学院　　赵信义　空军军医大学

杜礼安　唐山职业技术学院　　　　顾长明　唐山职业技术学院

李　月　深圳职业技术学院　　　　麻健丰　温州医科大学

口腔医学技术组

组　　　　长　于海洋　四川大学

委　　　　员（以姓氏笔画为序）

马玉宏　黑龙江护理高等专科学校　项　涛　四川大学

吕广辉　赤峰学院　　　　　　　　赵　军　日进齿科材料（昆山）

任　旭　黑龙江护理高等专科学校　　　　　有限公司

杜士民　开封大学　　　　　　　　胡荣党　温州医科大学

李长义　天津医科大学　　　　　　葛秋云　河南护理职业学院

李新春　开封大学　　　　　　　　蒋　菁　唐山职业技术学院

陈凤贞　上海医学高等专科学校　　潘　灏　苏州卫生职业技术学院

岳　莉　四川大学

秘 书 长　刘红霞　人民卫生出版社

秘　　　书　方　毅　人民卫生出版社　　　查彬煦　人民卫生出版社

前　言

　　本教材是国家卫生健康委员会"十三五"规划教材及面向全国高职高专口腔医学专业的教材。在编写过程中,坚持"三基、五性、三特定"的基本原则,体现思想性、科学性、先进性、启发性和适用性。注重实践教学,培养学生的创新能力与动手操作能力。

　　教材针对高职学生的知识水平、学习特点、心理特征,尽量使内容生动,版面活泼,难易度适中。在编写内容上,结合口腔执业助理医师考试大纲的基本要求,突出口腔医学专业特色,体现社会对口腔医学的需求和专业人才能力的要求,既注重理论学习,又加强实际操作能力的训练,为学习后续的口腔临床课程及培养行业需求的人才打下良好的基础。

　　本书共包括绪论,牙体解剖生理,牙列、𬌗与颌位,口腔颌面颈部系统解剖,口腔颌面颈部局部解剖,口腔生理及功能,以及实训教程七部分,与第3版教材相比,章节顺序有所调整。学习内容中配有黑白插图250余幅和彩色插图230余幅,图文并茂,便于直观学习。每章内容之前都设置有学习目标,章末有思考题与之呼应,使学生学习时目标明确,重点突出,学习后能及时反馈与校正。同时,从培养学生发散性思维和构成课间联系的角度出发,在教学内容外,设计了增值服务,形成外延,开阔学生视野,扩大知识面,从而提高其综合职业素质。

　　本教材是在第3版基础上修订,在此向上版教材的各位主编和编者致以诚挚的谢意。第4版编者多为口腔教学及临床一线的"双师型"教师,有丰富的教学和临床实践经验。在编写过程中,得到了参编学校的大力支持,通过各位编者的鼎力合作最终定稿,特致以诚挚的谢意。

　　为了进一步提高本书的质量,以供再版时修改,真诚希望各位读者提出宝贵意见。

马惠萍

2020 年 4 月

目　录

第一章 绪 论

一、口腔解剖生理学的定义和任务

口腔解剖生理学是口腔医学的基础课程之一,是研究人体牙齿、牙列、口腔、颌面及颈部等各部位的正常形态结构以及生理功能的一门学科。它的任务是阐明人体口腔颌面颈部的层次关系和各器官形态结构特点并掌握其功能活动原理,从而为学习后续的口腔医学专业课和临床实践奠定必要的基础。

二、口腔解剖生理学的发展与地位

伴随着数千年的悠久历史,我国古代医学家在口腔解剖生理学的发展史上曾经作出了重要的贡献。早在公元前 14 世纪,我国商朝武丁时代(公元前 1324 年—公元前 1266 年)的殷虚甲骨文和我国最早的医书《内经素问》中,皆有关于口腔生理、牙齿和牙病及其与全身关系的记述。公元前 3 世纪出版的《黄帝内经》中关于口腔解剖生理的知识已有广泛记载。其中对牙的萌出时间,以及口腔有关器官的结构特点均有所描述,如"女子 7 岁,肾气盛,齿更发长。……三七,肾气平均,故真牙生而长极……。丈夫 8 岁,肾气实,发长齿更,……三八,肾气平均,筋骨强劲,故真牙生而长极;……八八,则齿发去。"等关于牙齿替换和牙萌出时间的记载与现代情况基本相符。唐代孙思邈所著《千金翼方》中关于颞下颌关节脱位复位手法也有详细记载,可见当时祖国医学家对口腔解剖生理知识的了解,已经具有一定的深度。

在中华人民共和国成立前,由于遭受漫长的封建及半封建半殖民地社会制度的束缚,口腔解剖生理学与其他学科一样未能得到应有的发展,我国仅有 4 所牙医学校,从事口腔解剖生理学的教学和科研人员屈指可数。中华人民共和国成立后,口腔医学教育和口腔医疗保健事业得到了迅速发展。1958 年王惠芸教授出版了以国人资料为基础的专著《牙体解剖生理学》。根据口腔医学发展的需要,1973 年口腔解剖生理学作为一门独立学科单独开设,使这门学科得到了迅速发展,更加体现出科学性、先进性和实用性相结合的特点。改革开放促进了我国医学教育事业的进一步蓬勃发展,至 2018 年,全国开设普通高等教育及高职高专层次口腔医学专业的学校有 100 余所,培养了大批高素质、高技能的口腔医学专业人才,为我国口腔医疗及预防保健事业作出了巨大贡献。国内许多口腔医学专家对牙体解剖、殆、下颌运动、颞下颌关节、口腔功能及口腔美学方面都进行了较深入的研究,陆续出版了大量关于口腔解剖生理的专著与教材。在科研方面,我国学者在颞下颌关节、颌骨血供、颜面美学、殆与下颌运动、口腔功能等方面发表了大量研究成果的文章,这些成果既充实了国人口腔解剖生理学资料,又为临床应用提供了基础理论依据。

三、口腔解剖生理学在口腔医学中的重要性

口腔解剖生理学是一门综合性学科,它与口腔其他相关学科之间有着密切的关系。口腔解剖生理学的每一步进展,都直接或间接地促进了口腔医学专业各学科的发展,而口腔医学的实践和科研成果又充实了口腔解剖生理学的内容,所以口腔解剖生理学在口腔医学中属于桥梁学科的范畴。口腔解剖生理学开设于其他口腔专业课程之前,为相关课程奠定了必要的解剖学及生理学基础。口腔医学各专业课的实践操作无不建立在对口腔、颌面、颈部等各部位的正常形态结构以及生理功能的充分认识的基础上,并通过实践操作帮助患者恢复口腔颌面部各组成部分的正常形态和生理功能。因此,要求学生应对口腔、颌面、颈部的解剖结构进行系统学习并把握其内在联系,理解形态与功能协调统一的关系,从而更好地进行后续的口腔专业课程的学习。

四、学习口腔解剖生理学的基本观点和方法

(一) 局部和整体统一的观点

口腔解剖生理学研究的范畴主要是人体的口腔、颌面及颈部,而人体在结构和功能上是完整的有机统一体。因此我们学习时要从整体观点来理解局部,注意每个器官在整体中的地位和作用,由局部更深入地理解整体。人体的器官或系统虽然分别有着相对独立的功能,但它们又是在外界因素作用下,通过神经体液调节在完成特定的生理功能中相互协调统一的。人体各器官之间既分工又合作,从而保证了有机体在千变万化的环境中始终保持着动态平衡统一的状态。如颌骨的生长、殆的建立、颞下颌关节的运动等都有赖于机体的整体改变,都是局部与整体的平衡与统一。因此,只有辩证地看待局部和整体的关系,才能正确地理解和掌握所学的知识。

(二) 形态与功能相互联系的观点

形态结构与功能是密切相关的,形态结构是功能的物质基础,一定的形态结构完成一定的功能;反之,功能的作用又可逐渐引起形态结构的变化。例如鱼类的牙齿形态相同,遍布于腭、颌、舌的表面且均无牙根,其主要功能为捕捉食物而无咀嚼功能;而杂食性灵长类动物的牙齿主要功能是咀嚼食物,因此牙演化为具有不同功能、形态各异的牙,分别完成切断、撕裂、捣碎和磨细食物的功能,且为确保这些功能的实现,牙根发达、深埋入颌骨牙槽内。切牙主要行使切割功能,故牙冠形态较简单,牙根为单根。磨牙因功能较复杂,故牙冠形态相对较复杂,牙根多为 2~3 根。因此,形态与功能是相互适应、促进和制约的,处于相对统一的状

态。理解这些辩证关系,对更好地认识和掌握人体的形态结构是非常重要的。

(三) 动态发展的观点

根据达尔文的进化论观点,人体形态和功能是亿万年来长期种系进化的结果,人体的形态结构至今仍然保留着许多与人类接近的脊椎动物的特征,说明人体经历了由简单到复杂,由低级到高级的演化过程。而在人的个体生长发育过程中,人体各器官的形态结构也在不断发生着变化,例如婴儿随着年龄的增长其牙从无到有,从乳牙更换为恒牙,颌骨也随之发生相应的变化。如果牙齿脱落,颌骨牙槽突会逐渐吸收,颌骨在形态上的改变使面部出现衰老面容等,说明人体的细胞、组织和器官在一生中一直都处于新陈代谢、分化、发展的动态变化之中。

(四) 理论联系实际的学习方法

口腔解剖生理学是在人体解剖学及生理学基础上的进一步深化和发展,是一门实践性很强的口腔医学基础课程。在学习过程中,不仅需要观察力、记忆力、想象力、思维和判断力等智力因素,还需要有信念、意志等非智力因素的保证以及严谨、认真的态度。学习口腔解剖生理学必须做到理论联系实际,反复观察和不断实践,如通过标本、模型的观察和自己动手雕刻牙体等实践性手段来加深印象,增进理解,逐步由浅入深,由局部到整体,从而建立起较完整的立体感。还要充分利用视频、动画、多媒体课件和网络课程等现代教育教学手段进行学习,通过这些途径不断学习观察,以提高分析和解决问题的能力。

思考题

1. 简述口腔解剖生理学的定义和任务。
2. 学习口腔解剖生理学的基本观点和方法有哪些?

(马惠萍)

第二章　牙体解剖生理

1. 掌握：牙的组成与分类；临床常用牙位记录法；出龈与萌出的概念；乳、恒牙的萌出时间；牙体解剖应用名称与解剖标志；乳恒牙的区别；恒牙的形态及髓腔特点；乳牙的形态及髓腔特点。

2. 熟悉：牙的演化特点；牙体解剖形态的生理意义。

3. 了解：端生牙、侧生牙、槽生牙、多牙列、双牙列的概念。

第一节　牙 的 演 化

　　动物在长期演化过程中，为了适应生活环境不断变化及生存发展的需要，身体各器官都发生了相应的改变。尤其是咀嚼器官，由于食物来源、种类和性质的改变，其形态结构和功能特性都会趋向与各种食性相适应，从而使动物的生存延续得到保证。不同动物的牙，因其功能不同，形态也各异。

　　鱼类的牙没有咀嚼作用，主要用于捕捉食物，其牙大多为向后弯曲的单锥体或三角片牙，一般来说全口牙的形态基本相同，故称同形牙。在每一牙之后有许多后备牙存在，当旧牙脱落以后，便由新牙补充，如此去旧更新，终生不止，故称之为多牙列（图2-1-1）。此类牙无牙根，仅借纤维膜附着于颌骨的边缘，容易脱落，称为端生牙（图2-1-2）。因此鱼类的牙数目很多，有的可达200个左右。牙生长的部位，除上下颌骨外，还分布于腭骨、犁骨等骨的表面，有时也分布于咽、鳃、食管的表面。

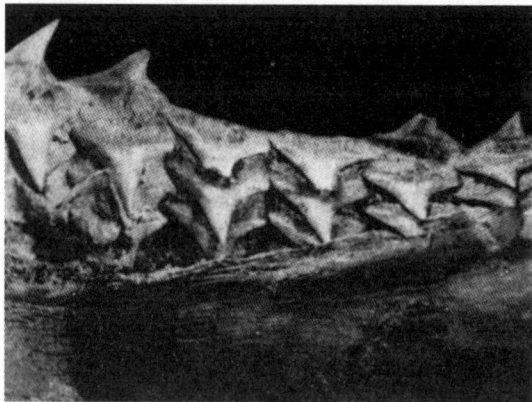

图 2-1-1　鲨鱼的三角片牙及多牙列

　　两栖类和爬行类动物的牙，亦大多为单锥体牙、同形牙和多牙列。但牙的数量随着动物

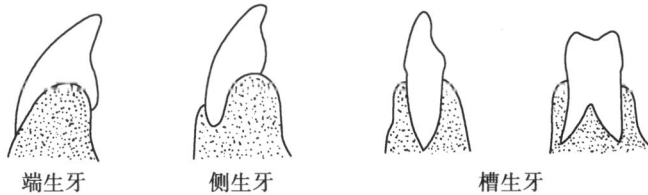

端生牙　　　側生牙　　　槽生牙

图 2-1-2　牙附着于颌骨内的方式

等级的提高而逐渐减少,牙附着于颌骨的方式大多为端生牙。一部分爬行类动物的牙不仅基部与颌骨相连,其一侧也附着于颌骨的边缘,称为侧生牙(图 2-1-2),此种牙虽无完善的牙根,但较端生牙牢固。自爬行类以上等级的动物,牙的分布已逐渐集中于上下颌骨(图 2-1-3)。

现代鸟类的牙已退化,但已灭绝的一种北美鱼鸟是有牙的,其上下颌各有一排单锥体牙,与鳄鱼相似(图 2-1-4)。

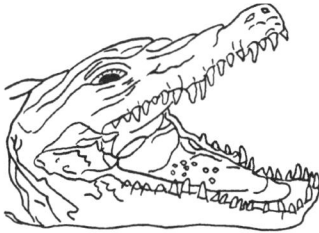

图 2-1-3　鳄鱼的单锥体牙

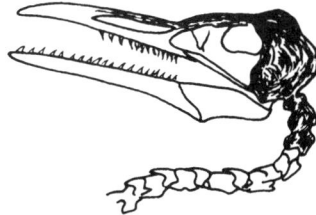

图 2-1-4　古鸟的单锥体牙

哺乳类动物的牙数目显著减少,牙列数目也从多牙列变为双牙列,即一生中只有两副牙列:乳牙列和恒牙列。乳牙脱落后被恒牙所替代,恒牙脱落后则不再有新牙长出。由于哺乳类是肉食、草食或杂食性的动物,为适应咀嚼食物的需要,全口牙的形态也发展各异,可以区分为切牙、尖牙、前磨牙及磨牙四类,故称为异形牙。因为牙的主要功能是咀嚼,需承担咬合力,故此类牙的牙根发达,位于颌骨的牙槽内,附着较为牢固,称为槽生牙(图 2-1-2)。

综上所述,牙在适应生存环境而长期演化的过程中,从低级到高级,从简单到复杂,有下列几个方面的变化:①牙的数目从多到少;②牙的形态从单一的同形牙发展为不同形态的异形牙;③牙的分布由广泛分布到局限于上、下颌骨内;④牙列从多牙列到双牙列;⑤牙的附着方式由端生、侧生到槽生,牙根从无到有。

第二节　牙的组成与分类

一、牙的组成

(一) 外形观察

从外观上看,牙由牙冠、牙根及牙颈三部分组成(图 2-2-1)。

1. 牙冠(dental crown)　牙冠是指牙被牙釉质所覆盖的部分,也是发挥咀嚼功能的主要部分。正常情况下,牙冠的大部分显露于口腔,邻近牙颈的一小部分被牙龈覆盖。但由于各种原因引起的牙龈萎缩或增生等,造成暴露于口腔的牙冠部分长短不一,故可将牙冠分为解剖牙冠和临床牙冠。解剖牙冠是指以牙颈部为界的牙冠。临床牙冠是指暴露于口腔内未被牙龈覆盖的牙体部分。牙冠的外形随其功能而异,功能较弱而单纯的牙,牙冠形态比较简单,功能较强而复杂者形态也较复杂。

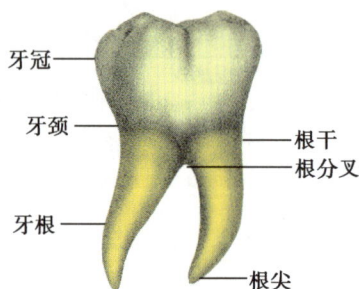

图 2-2-1　牙的组成(外形观察)

2. 牙根(dental root)　牙根是指牙被牙骨质所覆盖的部分。在正常情况下,牙根整个包埋于牙槽骨中,是牙的支持部分。其形态与数目也随功能而异,功能较弱而单纯者多为单根;功能较强而复杂者,其根多分叉为 2 个以上,以增强牙在颌骨内的稳固性。多根牙的未分叉部分称为根干。牙根的尖端称为根尖。每一根尖有小孔,称为根尖孔,它是牙髓的血管、神经及淋巴管出入牙的通道。

3. 牙颈(dental cervix)　牙冠与牙根的交界处呈弧形的曲线称为牙颈,又称颈缘或颈线(cervical line)。

(二) 剖面观察

从牙的纵剖面观察,牙体由三种硬组织和一种软组织组成(图 2-2-2)。

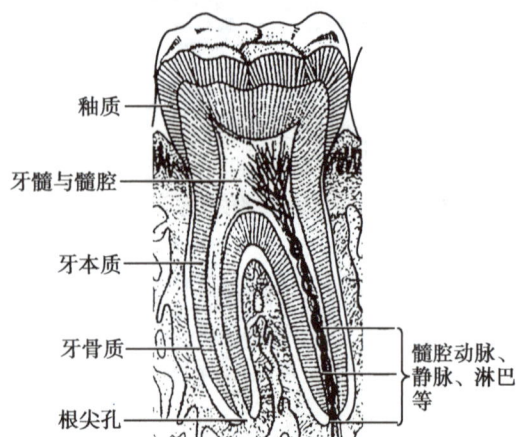

图 2-2-2　牙的剖面观

1. 牙釉质(enamel)　牙釉质是位于牙冠表层、半透明的白色硬组织,是牙组织中高度钙化的最坚硬的组织,也是全身矿化组织中最坚硬的组织,对咀嚼压力和摩擦力具有高度耐受性。其中含无机盐约 95%~97%,含有机物约 1%,含水约 2%~4%。

牙釉质的厚度随牙及牙的不同部位而异。恒切牙切缘牙釉质最厚约 2mm,磨牙牙尖处牙釉质最厚约 2.5mm,至牙颈部牙釉质逐渐变薄。乳牙牙釉质较薄,仅为 0.5~1.0mm。

牙釉质的颜色与牙釉质矿化程度密切相关。矿化程度越高,牙釉质越透明;矿化程度越低,透明度越差。

2. 牙骨质(cementum)　牙骨质是位于牙根表层的淡黄色的硬组织,其中含无机盐约45%~50%,含有机物和水约 50%~55%,其硬度低于牙本质。牙颈部的牙骨质较薄,根尖部及根分叉处牙骨质较厚。牙骨质和牙釉质在牙颈部相接处称为釉牙骨质界,此界是解剖牙冠与牙根的分界线。

3. 牙本质(dentin)　牙本质是位于牙釉质及牙骨质内层的淡黄色硬组织,它构成了牙的主体部分,质地不如牙釉质坚硬。牙本质冠部表面为牙釉质覆盖,而根部表面由牙骨质覆盖,主要功能是保护其内部的牙髓和支持其表面的牙釉质及牙骨质。其中含无机盐约 70%,含有机物和水约 30%。牙本质的内部有一空腔,称髓腔(pulp cavity)。

4. 牙髓(dental pulp)　牙髓是充满在髓腔中的疏松结缔组织,内含血管、神经和淋巴管,对牙起着新陈代谢作用,正常牙髓的颜色为粉红色。

二、牙的分类

牙的分类有两种方法:一种是根据牙的形态和功能来分类;另一种是根据牙在口腔内存在的时间来分类。

(一) 按形态及功能分类

食物在口腔内经过切割、撕裂、捣碎和磨细等咀嚼运动,使其成为小块或碎屑,以利于消化。牙的形态和功能是相互适应的,故可依此分为以下几类:

1. 切牙(incisor) 切牙位于口腔前部,中线两侧,左、右、上、下共 8 个。牙冠的邻面呈楔形,颈部厚而切缘薄。其主要功能为切割食物,一般不需强大的力,故为单根牙,牙冠的形态也较简单。

2. 尖牙(canine) 尖牙位于口角处,左、右、上、下共 4 个,牙冠邻面仍为楔形,其特点是相当于切牙的切缘处有一突出的牙尖,以利刺穿和撕裂食物。位于口角处的尖牙功能强大,牙冠粗壮,牙根为单根长而粗大,以适应其功能。

3. 前磨牙(premolar) 前磨牙又称双尖牙。位于尖牙之后,磨牙之前,左、右、上、下共 8 个。牙冠呈立方形,咬合面有两个牙尖(下颌第二前磨牙有的为三个牙尖)。前磨牙有协助尖牙撕裂及协助磨牙捣碎食物的作用,其牙根扁,亦有分叉者,以利于牙的稳固。

4. 磨牙(molar) 位于前磨牙之后,左、右、上、下共 12 个。牙冠大,有一宽大的咬合面,其上有 4~5 个牙尖,结构比较复杂,作用是磨细食物。一般上颌磨牙为 3 根,下颌磨牙为 2 根,以增加牙的稳固性。

切牙和尖牙位于口腔前部,口角之前,统称为前牙。前磨牙和磨牙位于口角之后,统称为后牙。

(二) 按存在的时间分类

根据牙在口腔内存在时间的暂久,可将牙分为乳牙和恒牙两类。

1. 乳牙(deciduous teeth) 婴儿出生后 6 个月左右乳牙开始萌出,至 2 岁半左右 20 个乳牙陆续萌出。乳牙在口腔内存在的时间,最短者为 5~6 年左右,最长者可达 10 年左右。自 2 岁半至 6 岁左右,口腔内只有乳牙,这段时间称为乳牙粭时期,此时期正值儿童全身及颌面部发育的重要阶段。乳牙在口腔存在的时间虽然短暂,却是儿童的主要咀嚼器官,对促进消化和营养的吸收,刺激颌骨正常发育及引导恒牙的正常萌出,都极为重要。乳牙可分为乳切牙、乳尖牙及乳磨牙三类(图 2-2-3)。

2. 恒牙(permanent teeth) 恒牙是继乳牙脱落后的第二副牙齿,非因疾病或意外损伤不致脱落,脱落后也再无牙替代。恒牙自 6 岁左右开始萌出和替换,近代人第三磨牙有退化趋势,故恒牙数可在 28~32 之间,每侧各 14~16 个(图 2-2-4)。

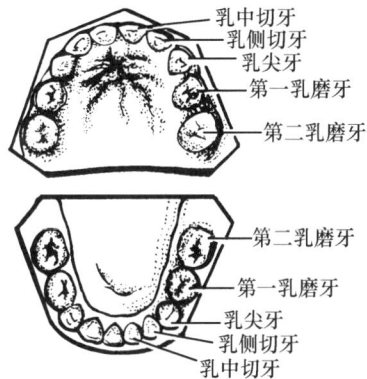

图 2-2-3 乳牙

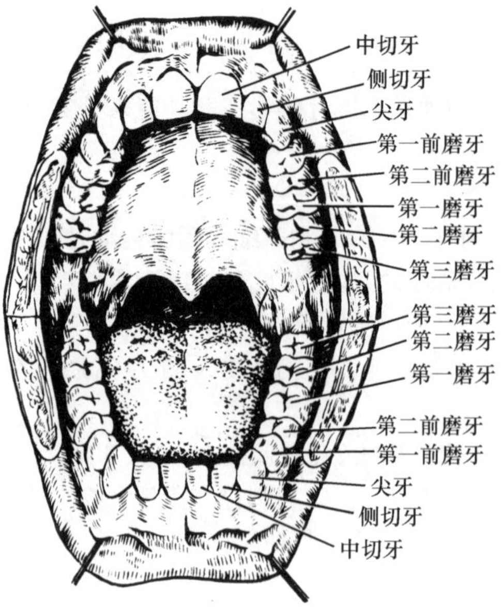

图 2-2-4　恒牙

第三节　牙位记录

一、牙列分区

上下颌牙按一定顺序紧密地排列在牙槽骨上,形成 1 个弓形整体,即为牙列或称为牙弓。为了简明地记录牙的名称和部位,常以"+"符号将上下牙列分为 4 个区。符号中的水平线用以区分上下颌;垂直线表示中线,用以区分左右。」代表患者的右上颌区,称 A 区;L代表患者的左上颌区,称 B 区;「代表患者的右下颌区,称 C 区;「代表患者的左下颌区,称 D 区,因此上下牙弓可划分为 4 个区:

右上区	A 区	B 区	左上区
右下区	C 区	D 区	左下区

二、临床牙位记录法

(一) 部位记录法

1. 恒牙的临床牙位记录(图 2-3-1)　恒牙牙位记录用阿拉伯数字表示如下:

上

右

8	7	6	5	4	3	2	1	1	2	3	4	5	6	7	8
8	7	6	5	4	3	2	1	1	2	3	4	5	6	7	8

左

下

第三磨牙　第二磨牙　第一磨牙　第二前磨牙　第一前磨牙　尖牙　侧切牙　中切牙

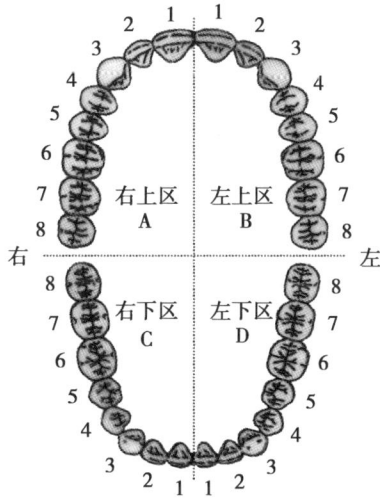

图 2-3-1 恒牙部位记录法

例如：3| 表示右上颌尖牙。

|6 表示左上颌第一磨牙。

2. 乳牙的临床牙位记录（图 2-3-2） 乳牙牙位记录用罗马数字表示如下：

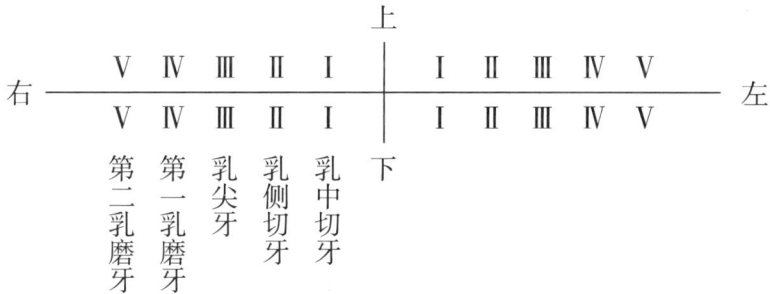

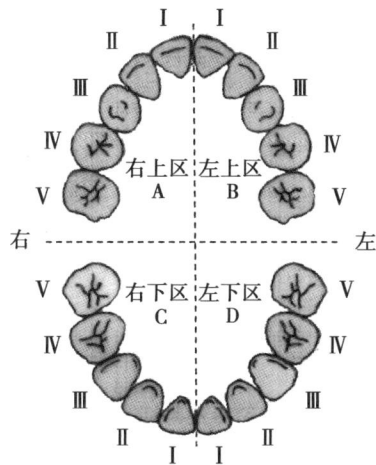

图 2-3-2 乳牙部位记录法

例如:<u>V</u> 表示左上颌第二乳磨牙。

<u>Ⅲ</u>表示右下颌乳尖牙。

(二) Palmer 记录系统

1. 恒牙的临床牙位记录(图 2-3-3) 同部位记录法,恒牙牙位记录采用阿拉伯数字 1~8。

									上									
右	8	7	6	5	4	3	2	1		1	2	3	4	5	6	7	8	左
	8	7	6	5	4	3	2	1		1	2	3	4	5	6	7	8	

第三磨牙 第二磨牙 第一磨牙 第二前磨牙 第一前磨牙 尖牙 侧切牙 中切牙

下

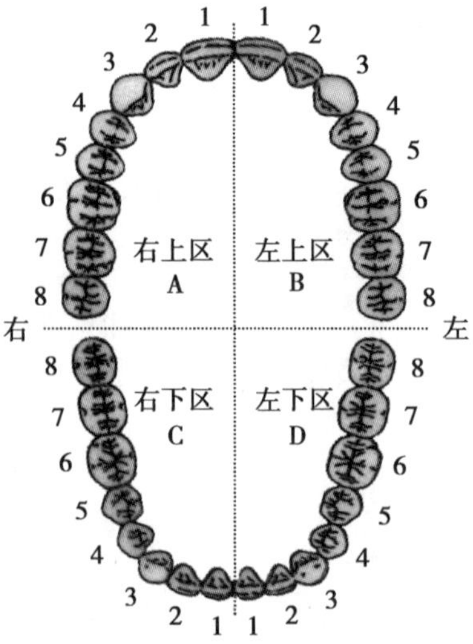

图 2-3-3 Palmer 记录系统记录恒牙牙位

例如:<u>7</u>表示右上颌第二磨牙。

2. 乳牙的临床牙位记录(图 2-3-4) 乳牙牙位记录采用英文字母 A~E。

					上						
右	E	D	C	B	A		A	B	C	D	E	左
	E	D	C	B	A		A	B	C	D	E	

第二乳磨牙 第一乳磨牙 乳尖牙 乳侧切牙 乳中切牙

下

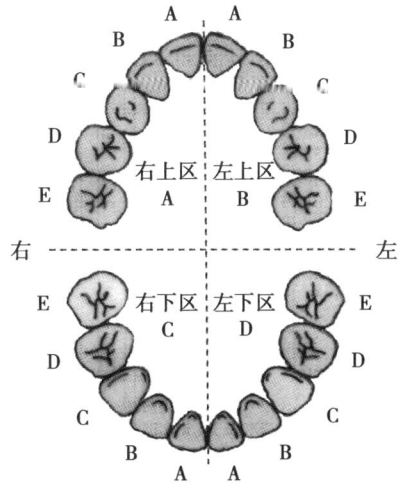

图 2-3-4　Palmer 记录系统记录乳牙牙位

三、国际牙科联合会系统

国际牙科联合会系统（Federation Dentaire International system，简称 FDI）也用"+"符号将牙弓分为四区。恒牙四个牙弓分区的位置用 1、2、3、4 表示（图 2-3-5），乳牙四个牙弓分区的位置用 5、6、7、8 表示（图 2-3-6）。

1. 恒牙的临床牙位记录

```
                         上
 右  18 17 16 15 14 13 12 11 | 21 22 23 24 25 26 27 28  左
     48 47 46 45 44 43 42 41 | 31 32 33 34 35 36 37 38
                         下
```

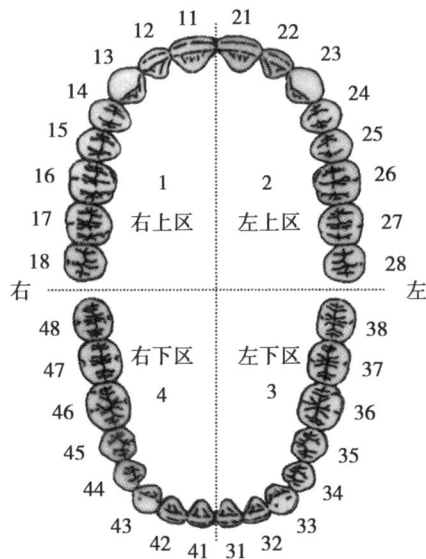

图 2-3-5　国际牙科联合会系统记录恒牙牙位

2. 乳牙的临床牙位记录

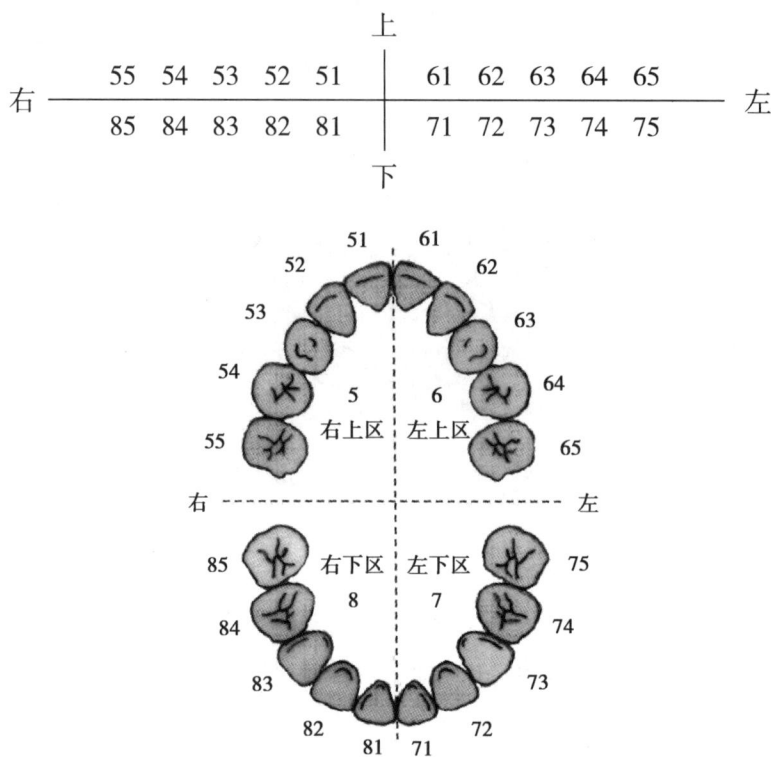

$$右 \quad \frac{55 \quad 54 \quad 53 \quad 52 \quad 51 \mid 61 \quad 62 \quad 63 \quad 64 \quad 65}{85 \quad 84 \quad 83 \quad 82 \quad 81 \mid 71 \quad 72 \quad 73 \quad 74 \quad 75} \quad 左$$

上 / 下

图 2-3-6 国际牙科联合会系统记录乳牙牙位

例如:右上颌第二磨牙可表示为 17,左下颌第二前磨牙可表示为 35,左上颌乳尖牙表示为 63,右下颌第二乳磨牙表示为 85。

四、通用编号系统

通用编号系统(universal numbering system)记录牙位,每颗牙有其固定的编号。

1. 恒牙的临床牙位记录(图 2-3-7) 采用阿拉伯数字 1~32 代表恒牙。由右上颌第三磨牙起定为 #1,上颌牙依次由右向左编号。右上颌中切牙定为 #8,左上颌第三磨牙定为 #16。下颌牙由左向右编号,左下颌第三磨牙定为 #17,左下颌中切牙定为 #24,至右下颌第三磨牙定为 #32。按恒牙的位置记录如下:

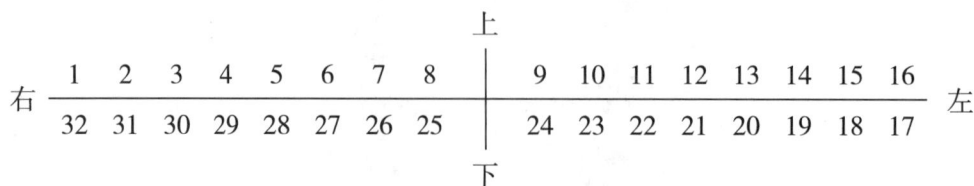

$$右 \quad \frac{1 \quad 2 \quad 3 \quad 4 \quad 5 \quad 6 \quad 7 \quad 8 \mid 9 \quad 10 \quad 11 \quad 12 \quad 13 \quad 14 \quad 15 \quad 16}{32 \quad 31 \quad 30 \quad 29 \quad 28 \quad 27 \quad 26 \quad 25 \mid 24 \quad 23 \quad 22 \quad 21 \quad 20 \quad 19 \quad 18 \quad 17} \quad 左$$

上 / 下

2. 乳牙的临床牙位记录(图 2-3-8) 采用英文字母 A~T 代表乳牙。上颌乳牙由右向左依次编号,A 表示右上颌第二乳磨牙,J 表示左上颌第二乳磨牙;下颌乳牙由左向右依次编号,K 表示左下颌第二乳磨牙,T 表示右下颌第二乳磨牙。按乳牙的位置记录如下:

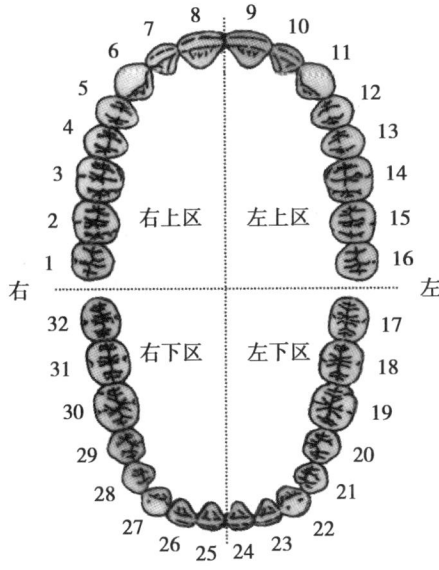

图 2-3-7 通用编号系统记录恒牙牙位

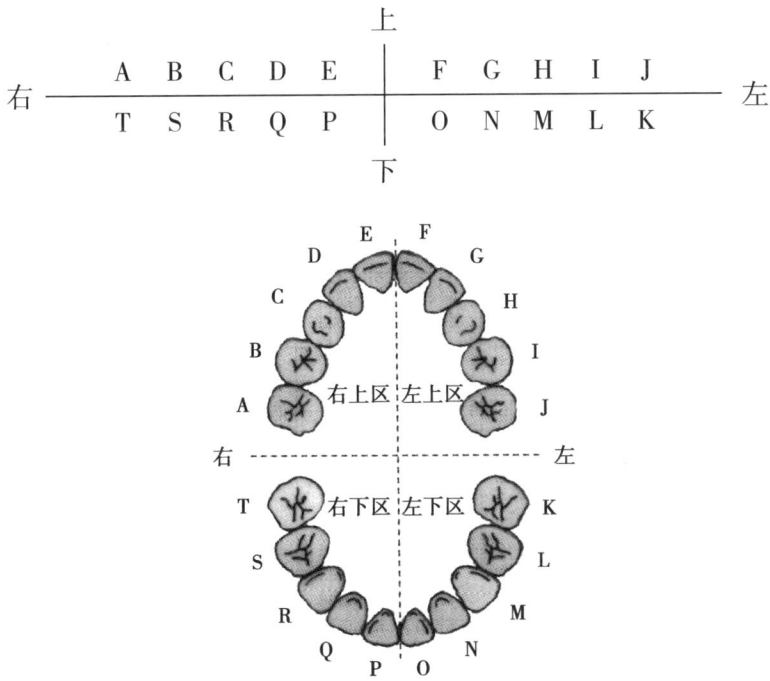

图 2-3-8 通用编号系统记录乳牙牙位

第四节 牙 的 萌 出

牙的发育是一个连续的过程,包括发生(development)、钙化(calcification)及萌出(eruption)三个阶段。牙胚是由来自外胚层的成釉器及来自外胚间叶的牙乳头、牙囊所构成。它们包埋于颌骨内,随着颌骨的生长发育,牙胚也发育钙化,逐渐穿破牙囊,突破牙龈而显露于口腔。牙冠破龈而出的现象称为出龈。从牙冠出龈至上、下颌牙达到咬合接触的全过程称为萌出。牙萌出的时间是指出龈的时间(图2-4-1)。

牙萌出有以下几个特点:①按先后顺序萌出;②左右对称同期萌出;③下颌牙的萌出略早于上颌同名牙;④女性萌出的平均年龄稍早于男性。

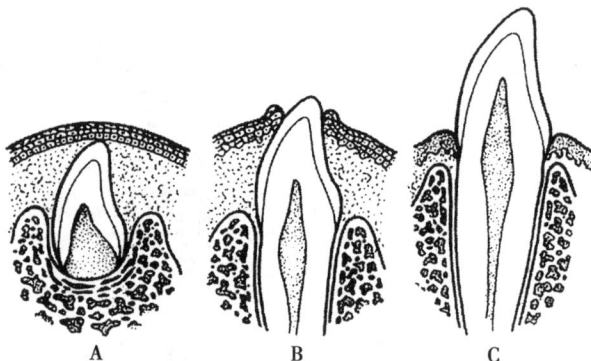

图 2-4-1 牙的萌出

一、乳牙的萌出

乳牙牙胚在胚胎 2 个月时即已发生,5~6 个月时开始矿化。婴儿出生时颌骨内已有 20 个乳牙牙胚。乳牙萌出的顺序依次为 Ⅰ 、Ⅱ 、Ⅳ 、Ⅲ 、Ⅴ。各乳牙萌出的平均年龄见表 2-4-1。

表 2-4-1　乳牙萌出平均年龄表　　　　单位:月龄

牙列	牙位				
	Ⅰ	Ⅱ	Ⅲ	Ⅳ	Ⅴ
上颌牙	8	9	18	14	28
下颌牙	6	7	16	12	22

二、恒牙的萌出

第一磨牙牙胚在胚胎 4 个月时即发生,是恒牙中发育最早的牙。恒切牙及尖牙的牙胚在胚胎 5~6 个月时发生。前磨牙的牙胚在胚胎 10 个月时发生,第二磨牙牙胚在出生后 1 岁时形成,而第三磨牙牙胚形成于出生后 4~5 岁。婴儿出生时第一磨牙牙胚已钙化,3~4 个月时切牙牙胚钙化,16~18 个月时第一前磨牙牙胚钙化,20~24 个月时第二前磨牙牙胚钙化。在 5 岁以前,尖牙及第二磨牙牙胚均已钙化,并且发生第三磨牙牙胚。6 岁左右,第一磨牙在第二乳磨牙的远中萌出,是最先萌出的恒牙,不替换任何乳牙。自 6~7 岁至 12~13 岁,乳牙逐渐被恒牙所替换,此时口腔内既有乳牙又有恒牙,称为混合牙列期或替牙殆时期。恒牙萌出的顺序:上颌依次为 6、1、2、4、(3、5)、7、8。下颌依次为 (6、1)、2、3、4、(5、7)、8。其中括号表示可同时萌出。各恒牙萌出的平均年龄见表 2-4-2。

表 2-4-2　恒牙萌出平均年龄表　　　　单位:岁

牙列	牙位							
	1	2	3	4	5	6	7	8
上颌牙	8	9	12	10	12	6	12	>18
下颌牙	6	7	9	10	12	6	12	>18

第五节　牙体解剖应用名称与解剖标志

一、牙冠各面的命名

每个牙都有多个面,各面依据所在的位置不同具有相应的名称(图 2-5-1)。

(一) 中线

中线(median line)为平分颅面部为左右两等份的一条假想垂直线,该线与正中矢状面一致。正常情况下,中线通过两眼之间、鼻尖、上颌及下颌的两颗中切牙之间。中线将牙弓分成左右对称的两部分(图 2-5-2)。

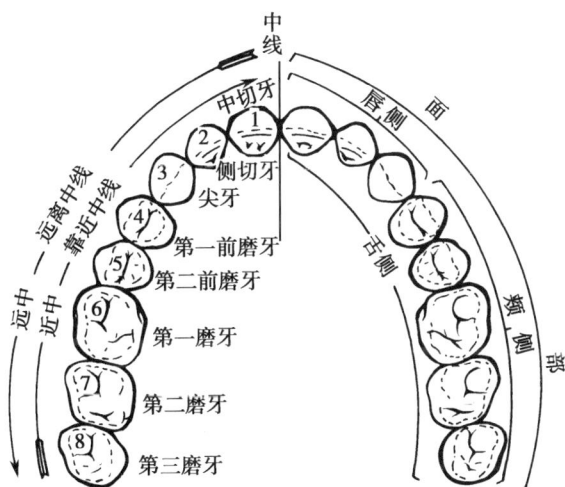

图 2-5-1　牙冠各面的命名

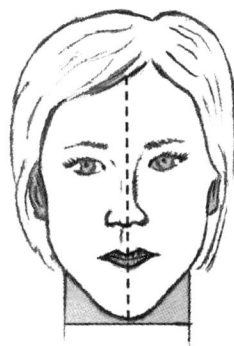

图 2-5-2　中线

(二) 唇面或颊面

前牙的牙冠接近口唇的一面称唇面(labial surface)。后牙的牙冠接近颊部的一面称颊面(buccal surface)。

(三) 舌面或腭面

前后牙的牙冠接近舌的一面统称为舌面(lingual surface)。上颌牙牙冠舌面因接近腭侧,故亦称腭面(palatal surface)。

(四) 近中面及远中面

相邻两牙相互接触的面称为邻面(proximal surface)。牙冠两邻面中靠近中线的一面称为近中面(mesial surface),远离中线的一面称为远中面(distal surface)。

(五) 𬌗面和切嵴

上、下颌后牙咬合时发生接触的一面,称为𬌗面(occlusal surface)。上、下颌前牙有切咬功能的部分称为切嵴(incisal ridge)。

二、牙体解剖应用名称

(一) 牙体长轴

沿冠根方向通过牙体中心的一条假想纵轴,称牙体长轴(long axis)(图 2-5-3)。每颗牙表面与牙体长轴大致平行的四个面称轴面,与牙体长轴基本垂直的面或缘称𬌗面或切缘。

(二) 接触区

牙与牙在邻面互相接触的部位称接触区(contact area),也称邻接点。

(三) 线角、轴面角及点角

牙冠上两相邻牙面相交于一线,该线上所成的角称线角(line angle)。两轴面相交于一线的角称轴面角。牙冠上三个相邻牙面相交于一点所形成的角称点角(point angle)。

(四) 外形高点

以牙体长轴为中心,牙冠各轴面最突出的部分称外形高点(height of contour)(图 2-5-4)。所有外形高点的连线称外形高点线。

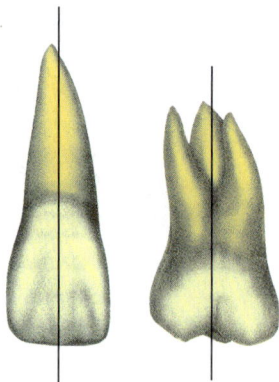

图 2-5-3 牙体长轴　　　　图 2-5-4 外形高点

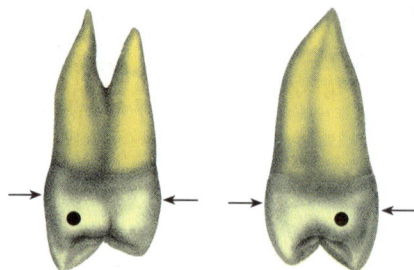

(五) 牙体三等分

为了明确牙各面上一个部位所在的区域,将牙各面三等分(division into thirds)。如切(𬌗)龈向可将牙冠分为切(𬌗)1/3、中 1/3、颈 1/3,近远中向可将牙冠分为近中 1/3、中 1/3、远中 1/3,在唇(颊)舌向可将牙冠的邻面分为唇(颊)1/3、中 1/3、舌 1/3,牙根则分为根颈 1/3、根中 1/3、根尖 1/3(图 2-5-5)。

三、牙冠表面解剖标志

(一) 牙冠表面的突起

1. 牙尖(dental cusp)　牙尖为位于尖牙切端及后牙𬌗面上的近似锥体形的显著突起。牙尖的命名依牙尖所分布的位置而定,可分为前磨牙的颊尖、舌尖和磨牙的近中颊尖、远中颊尖、近中舌尖、远中舌尖等。

2. 结节(tubercle)　结节为牙冠某部牙釉质过度钙化所形成的小突起。例如,初萌出的切牙切端有 3 个未经磨耗的结节,称为切端结节。

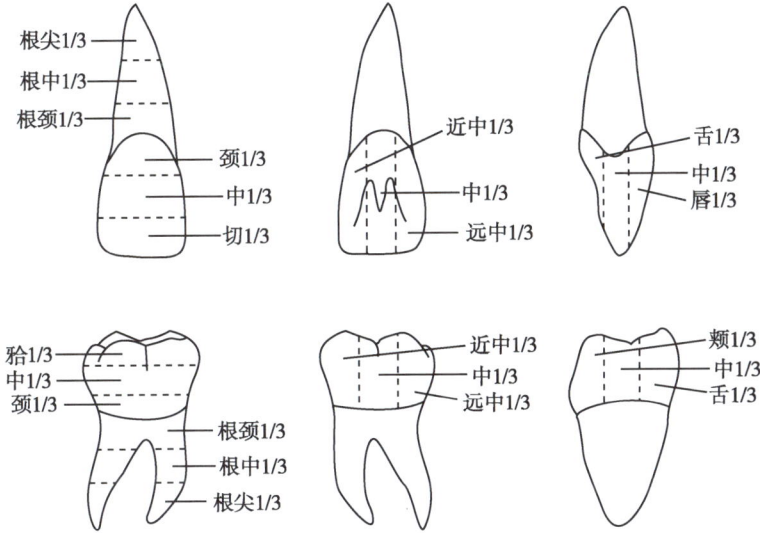

图 2-5-5　牙体三等分

3. 舌隆突（cingulum）　舌隆突为切牙及尖牙舌面颈 1/3 处的半月形牙釉质突起,亦是该牙在舌面的外形高点处。

4. 嵴（ridge）　嵴为牙冠表面牙釉质形成的长条状隆起（图 2-5-6）。

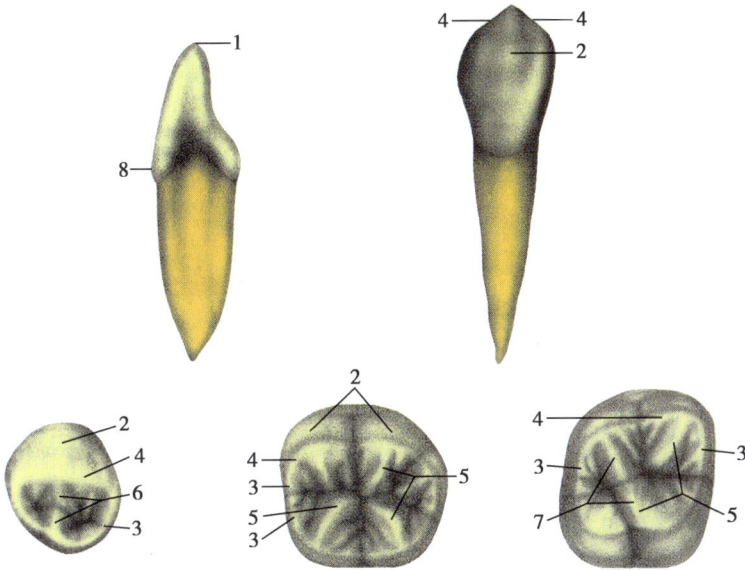

图 2-5-6　嵴的分类

1. 切嵴　2. 轴嵴　3. 边缘嵴　4. 牙尖嵴　5. 三角嵴　6. 横嵴　7. 斜嵴　8. 颈嵴

（1）轴嵴（axial ridge）:在牙体的轴面上,从牙尖顶端伸向牙颈部的纵行隆起,称为轴嵴。位于尖牙唇面者称为唇轴嵴,位于后牙颊、舌面者分别称为颊、舌轴嵴。

（2）边缘嵴（marginal ridge）:位于前牙的舌面近中、远中边缘处和后牙的𬌗面与轴面相交处的嵴,称为边缘嵴。

(3) 牙尖嵴(cusp ridge):从牙尖顶端分别斜向近、远中的嵴,称为牙尖嵴。尖牙的近、远中牙尖嵴相当于切牙的切嵴,后牙颊尖和舌尖的牙尖嵴可分别构成颊𬌗边缘嵴和舌𬌗边缘嵴。

(4) 三角嵴(triangular ridge):从后牙牙尖顶端斜向𬌗面中央的嵴,称为三角嵴。每个三角嵴均由近中和远中两个斜面构成。

(5) 横嵴(transverse ridge):相对牙尖的两条三角嵴相连,且横过𬌗面,称为横嵴。主要见于下颌第一前磨牙的𬌗面。

(6) 斜嵴(oblique ridge):𬌗面上的两条三角嵴斜行相连,称为斜嵴。此斜嵴是上颌第一、第二磨牙的解剖特征。

(7) 颈嵴(cervical ridge):位于前牙唇面和后牙颊面的颈 1/3 处的牙釉质突起,分别称为唇颈嵴和颊颈嵴。

(二) 牙冠表面的凹陷(图 2-5-7)

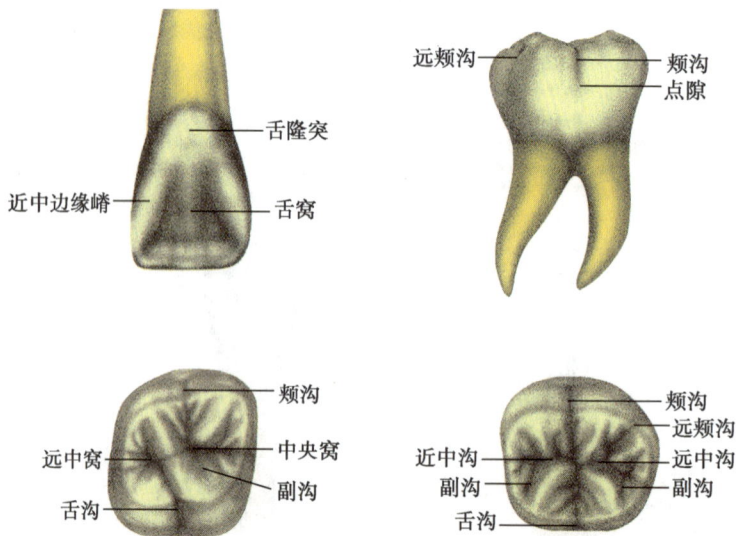

图 2-5-7 牙冠表面的凹陷

1. 窝(fossa) 窝为位于前牙舌面及后牙𬌗面的不规则凹陷,例如舌面窝、中央窝、𬌗面窝等。

2. 沟(groove) 沟为牙冠表面的细长凹陷部分。位于牙冠的轴面及𬌗面,介于牙尖和嵴之间,或窝的底部。

(1) 发育沟(developmental groove):发育沟为牙生长发育时,两个生长叶相连所形成的明显而有规则的浅沟。

(2) 副沟(supplemental groove):除发育沟以外的任何形态不规则的沟都称副沟。

(3) 裂(fissure):钙化不全的沟称为裂,常为龋病的好发部位。

3. 点隙(pit) 几条发育沟相交或沟的末端所形成的点状小凹陷称为点隙。此处牙釉质未完全连接,亦为龋病的好发部位。

(三) 斜面

组成牙尖的各面称为斜面(inclined surface)。两个斜面相交成嵴,4个斜面相交则组成牙尖的顶,各斜面依其在牙尖的位置而命名,如上颌尖牙唇面有近中唇斜面和远中唇斜面,舌面有近中舌斜面和远中舌斜面。

(四) 生长叶

牙发育的钙化中心称为生长叶(lobe),其交界处为发育沟,多数牙是由4个生长叶发育而成,部分牙由5个生长叶发育而成。

四、牙体测量应用名词

1. 牙的长度　由牙的切缘或最凸的牙尖顶至根尖的垂直距离,如多根牙以最长牙根末端为准(图2-5-8a)。

2. 牙冠的长度　在牙的唇(颊)、舌面上由牙的切缘或最凸的牙尖顶至颈缘线最凸点之间的垂直距离(图2-5-8b),相当于牙冠的切龈(颈)径或𬌗龈(颈)径。

3. 牙根的长度　在牙的唇(颊)、舌面上由颈缘线最凸点至根尖末端的垂直距离。如为多牙根,则以最长牙根末端为准(图2-5-8c)。

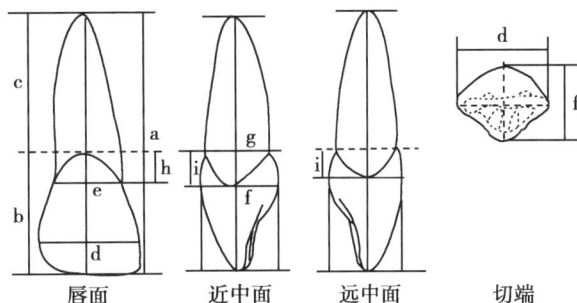

图2-5-8　牙体解剖测量示意图

a.全长　b.冠长　c.根长　d.冠宽　e.颈宽　f.冠厚　g.颈厚　h.唇舌面颈曲度　i.近、远中面颈曲度

4. 牙冠的宽度　指牙冠近中面与远中面上两个最凸出点(接触点)之间的水平距离,是牙冠最宽的区域(相当于牙冠的近远中径)(图2-5-8d)。

5. 牙颈的宽度　牙冠唇(颊)面、舌面颈缘处与近、远中缘相交点之间的水平距离(图2-5-8e)。

6. 牙冠的厚度　指牙冠的唇(颊)面与舌面两个最凸点之间的水平距离(图2-5-8f)。

7. 牙颈的厚度　指牙颈部唇(颊)面与舌面牙颈线顶点之间的水平距离(图2-5-8g)。

8. 牙颈曲线(颈曲度)　指牙冠牙颈线分别向根端凸出或向切(𬌗)端凹下的弧形程度。

(1) 唇(颊)、舌面颈曲度:指牙冠唇(颊)或舌面的颈曲线向根端凸出的程度(图2-5-8h)。

(2) 近、远中面颈曲度:指牙冠近中面或远中面的颈曲线向切(𬌗)面凸出的程度(图2-5-8i)。

(夏　萍)

第六节　恒牙的解剖形态

恒牙是人类的第二副牙,共28~32颗,分别按一定的顺序排列在中线两侧及上、下颌骨的牙槽窝内。因牙的形态和功能不同,依次分为:切牙类、尖牙类、前磨牙类、磨牙类四大类,左、右同名牙形态基本相同,因此,恒牙共有16种形态。

一、切牙

切牙位于上、下颌骨前部,中线两侧,呈弧形排列,包括上颌中切牙、上颌侧切牙、下颌中切牙及下颌侧切牙共 8 颗。

(一) 上颌中切牙

上颌中切牙(maxillary central incisor)为切牙类中体积最大者,位于中线两侧,左右中切牙的近中面彼此相对。

1. 牙冠

(1) 唇面:牙冠唇面较平坦,近似梯形,近中缘与切缘较直,远中缘略突,颈缘呈弧形。切颈径大于近远中径,近中切角近似直角,远中切角圆钝,这是判断左右牙位的重要依据。切 1/3 处可见两条纵行发育沟,颈 1/3 处略突形成唇颈嵴,是该牙唇面的外形高点(图 2-6-1)。初萌时切缘可见 3 个结节,其中中央结节最高,随功能性磨耗逐渐变平直。牙冠唇面形态可分为卵圆形、方圆形及尖圆形三种,常与人的面型和牙弓形态相协调。

(2) 舌面:形态似唇面但较窄小。中央凹陷形成舌窝,四周为突起的嵴。近中边缘嵴长而直,远中边缘嵴短而圆突,舌隆突大且显著,切缘舌侧与舌窝之间的突起部分为切嵴(图 2-6-2)。

(3) 邻面:近似三角形,邻面的顶为切端,底为呈"V"形的颈缘。位于牙冠的近中侧和远中侧者分别称为近中面和远中面。近中面大而平坦,远中面小而圆突。近中面外形高点位于切 1/3 靠近切角处,远中面外形高点位于切 1/3 距切角稍远处,近中颈曲度大于远中颈曲度(图 2-6-3)。

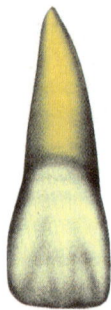

图 2-6-1　右侧上颌中切牙唇面观　　图 2-6-2　右侧上颌中切牙舌面观　　图 2-6-3　右侧上颌中切牙近远中面观

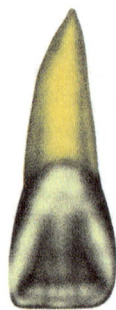

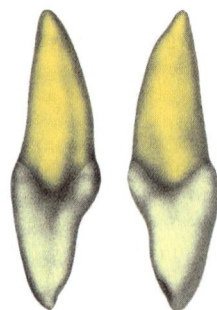

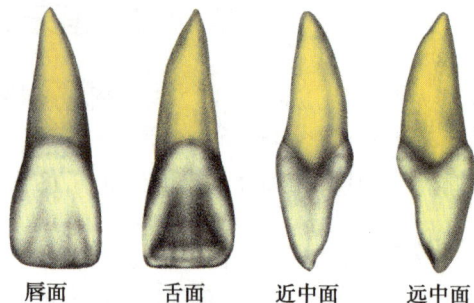

(4) 切端:切端唇侧较平,舌侧圆突成嵴,称切嵴,与下颌牙的切嵴接触时,能发挥切割功能(图 2-6-4)。邻面观察,切嵴位于牙体长轴的唇侧。

2. 牙根　单根,根尖略偏向远中。唇侧宽于舌侧。牙根颈部横切面为圆三角形,向根方逐渐缩小。根长大于或等于冠长,亦有短于冠长者(图 2-6-5)。

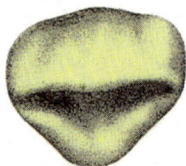

唇面　　舌面　　近中面　　远中面

图 2-6-4　右侧上颌中切牙切缘观　　图 2-6-5　右侧上颌中切牙牙根

（二）上颌侧切牙

上颌侧切牙（maxillary lateral incisor）位于上颌中切牙的远中，形态与上颌中切牙相似，但体积稍小（图 2-6-6）。

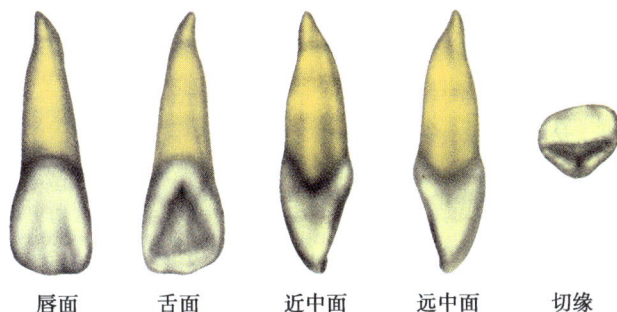

| 唇面 | 舌面 | 近中面 | 远中面 | 切缘 |

图 2-6-6　右侧上颌侧切牙的各面观

1. 牙冠

（1）唇面：外形与上颌中切牙相似，整体小于中切牙。近中切角锐利，远中切角圆钝，切缘明显斜向远中。唇面近中缘平直，远中缘圆突，牙颈部近远中径显著狭窄，牙颈线凸向根方。

（2）舌面：外形近似为三角形，边缘嵴较上颌中切牙明显，舌窝窄而深，呈"V"形。舌隆突显著，偶有沟越过舌隆突的远中，延伸至根面颈部成为裂沟，为龋病的好发部位。

（3）邻面：外形与上颌中切牙相似。近中面较宽且平直，远中面较小且圆突，近、远中外形高点均在切 1/3，远中面接触区距切角稍远。

（4）切端：切端观，切嵴向远中舌侧倾斜度较上颌中切牙大，似与远中面连续。侧面观，切嵴位于牙长轴的唇侧。

2. 牙根　单根，较中切牙细而长，根长大于冠长，根颈 1/3 处横切面呈卵圆形。根尖多偏向远中。

（三）下颌中切牙

下颌中切牙（mandibular central incisor）为切牙类乃至全口牙中体积最小者，牙冠宽度约为上颌中切牙的 2/3，位于下颌中线两侧（图 2-6-7）。

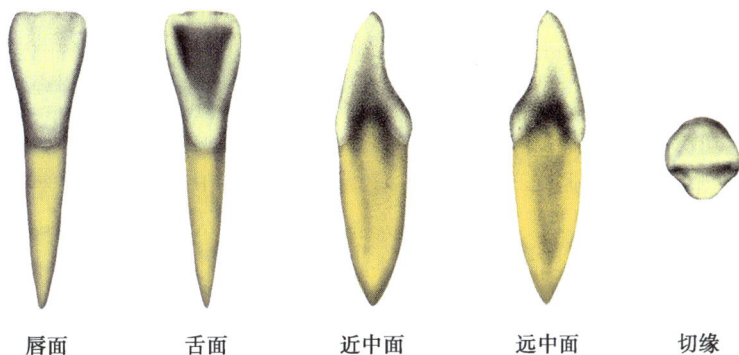

| 唇面 | 舌面 | 近中面 | 远中面 | 切缘 |

图 2-6-7　右侧下颌中切牙的各面观

1. 牙冠

(1) 唇面:外形为狭长梯形,光滑平坦,切颈径明显大于近远中径,切缘平直,发育沟浅平,近中缘与远中缘较对称,近、远中切角约相等。离体后难辨左右。

(2) 舌面:比唇面略小,边缘嵴、舌隆突不显著。舌窝浅,沟、窝不明显。

(3) 邻面:外形为三角形,唇侧缘从外形高点向切缘大体呈直线形。近远中面的大小与形态相近,牙颈线凸向牙冠方向,近中颈曲度比远中颈曲度大。近、远中外形高点均在切 1/3 靠近切角,近中面外形高点更近切端。

(4) 切端:侧面观,切嵴较薄,位于牙长轴上或略偏舌侧。

2. 牙根 单根、扁圆形,唇侧宽于舌侧。近、远中根面可见纵行狭长凹陷,远中根面上的凹陷比近中根面的略深,根尖略偏远中。根中 1/3 横切面呈葫芦形。

(四) 下颌侧切牙

下颌侧切牙(mandibular lateral incisor)与下颌中切牙相似,但体积稍大(图 2-6-8)。

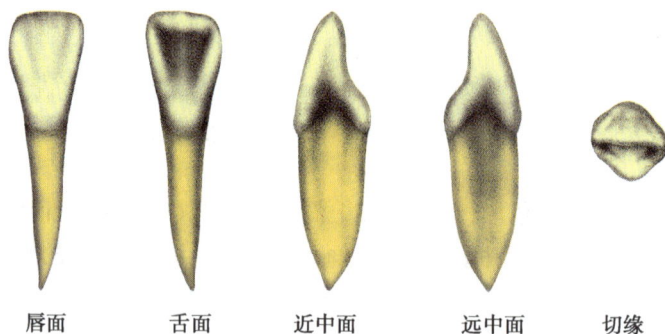

| 唇面 | 舌面 | 近中面 | 远中面 | 切缘 |

图 2-6-8 右侧下颌侧切牙的各面观

1. 牙冠

(1) 唇面:外形为梯形,近中切角锐利,远中切角圆钝。近中缘平直,远中缘圆突。唇面沟、嵴不明显。

(2) 舌面:舌窝浅,切嵴和近、远中边缘嵴不明显,舌隆突较窄。

(3) 邻面:近似狭长三角形,近中接触区靠近切角,远中接触区距切角稍远。

(4) 切端:切嵴由近中向远中倾斜,并向舌侧扭转。从侧面观,切嵴位于牙长轴上或略偏舌侧。

2. 牙根 单根,扁圆形,较下颌中切牙根稍长,近、远中根面凹陷更明显,根颈 1/3 处横切面呈扁圆形,根尖偏远中较明显。

(五) 切牙类的共同特点

1. 上颌切牙体积较下颌切牙大,其中上颌中切牙大于上颌侧切牙,而下颌中切牙小于下颌侧切牙。

2. 牙冠由唇面、舌面、近中面、远中面 4 个轴面和 1 个切端组成。

3. 牙冠唇、舌面呈梯形,在唇面切 1/3 处有两条发育沟(其中上颌切牙的较深,下颌切牙的较浅),介于 3 个生长叶之间。颈 1/3 处有唇颈嵴,舌面中央有深浅不一的舌窝,颈 1/3 处突出为舌隆突。

4. 牙冠邻面呈三角形,牙颈厚至切缘渐变薄,接触区均位于切 1/3 处。

5. 切牙(尤其是下颌切牙)在初萌时,切缘上均可见 3 个半月状结节小突起,称切端结节,随着磨耗而呈平面状。

6. 牙根均为单根,较直,根尖段略偏远中。

(六) 上颌切牙与下颌切牙的区别

1. 上颌切牙牙冠宽大,唇面发育沟明显。下颌切牙牙冠窄小,唇面光滑,发育沟不明显。

2. 上颌切牙舌面边缘嵴明显,舌窝较深。下颌切牙的舌面无明显边缘嵴,舌窝较窄浅。

3. 侧面观,上颌切牙的切嵴在牙体长轴的唇侧,下颌切牙的切嵴靠近牙体长轴或略偏舌侧。

4. 上颌切牙牙根粗壮而直。下颌切牙牙根窄而扁,近远中根面有纵行凹陷。

(七) 切牙解剖的临床意义

1. 切牙位于牙弓前部,尤其上颌切牙易受到意外创伤而松动、折裂或脱落,缺失后影响面容、言语和功能发挥。因其牙冠唇面外形常与面型相协调,修复时应注意人工牙形态、色泽与面型及邻牙相协调。

2. 上颌切牙的接触区与上颌侧切牙舌面窝顶端,自洁作用差,是龋病的好发部位。

3. 上颌两颗中切牙之间常有额外牙,称正中额外牙,早期应及时拔除。否则,易造成牙列拥挤和殆关系紊乱。

4. 上颌侧切牙形态多变异。如为锥形牙,则与邻牙之间形成空隙影响美观。也偶有先天缺失者。

5. 上颌中切牙牙根较圆直,拔牙时可用旋转力,若阻力较大,应注意是否有牙根弯曲。上颌侧切牙牙根可有弯曲,下颌切牙牙根扁形,拔牙时不能使用旋转力,应采用唇舌向摇摆力。

二、尖牙

尖牙位于口角处,介于切牙与前磨牙之间,包括上颌尖牙及下颌尖牙。因切端有一明显而突出的牙尖,故名尖牙。尖牙类的形态基本相似,牙冠均由唇面、舌面、近中面、远中面 4 个面和 1 个牙尖组成。唇、舌面似圆五边形,唇轴嵴将唇面分成近、远中 2 个斜面,舌轴嵴将舌面分成近、远中 2 个舌窝。邻面呈三角形,较切牙类厚,唇颈嵴和舌隆突也较显著。牙尖均偏近中。牙根为粗壮单根,根尖段偏远中。其功能为穿刺和撕裂食物。

(一) 上颌尖牙

上颌尖牙(maxillary canine)体积宽大,牙冠唇舌径明显大于近远中径,颈 1/3 处最厚,是全口牙中最长的牙。

1. 牙冠

(1) 唇面:外形为圆五边形,由近中缘、近中斜缘、远中斜缘、远中缘和颈缘组成。颈缘呈弧形,近中缘长,近中斜缘短,远中斜缘长,远中缘短。近中斜缘与近中缘相连形成近中切角。远中斜缘与远中缘相连形成远中切角,牙尖略偏近中。初萌的尖牙,近、远中斜缘在牙尖顶处相交近似 90°。唇面明显突出,中部有唇轴嵴,该嵴将唇面分为近中唇斜面和远中唇斜面。唇面有 3 个生长叶,两条发育沟介于 3 个生长叶之间。唇面外形高点在中 1/3 与颈 1/3 交界处的唇轴嵴上(图 2-6-9)。

(2) 舌面:与唇面相似,但略小,近中边缘嵴较远中边缘嵴长而直。近中牙尖嵴短,远中牙尖嵴长。颈缘较小,舌隆突显著。由牙尖顶至舌隆突处有一明显的纵嵴,称为舌轴嵴。舌轴嵴将舌面窝分为近中舌窝与远中舌窝,远中舌窝大于近中舌窝。外形高点在舌隆突处(图2-6-10)。

(3) 邻面:似三角形,较切牙突出。远中面比近中面更为突出且短小。近中接触区与近中切角接近;远中接触区距远中切角稍远,且偏舌侧(图2-6-11)。

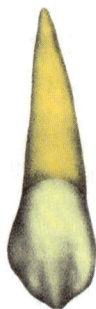

图2-6-9 右侧上颌尖牙唇面观　　图2-6-10 右侧上颌尖牙舌面观　　图2-6-11 右侧上颌尖牙近远中面观

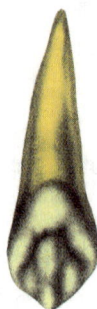

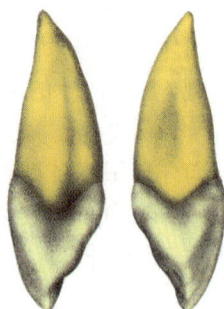

(4) 牙尖:牙尖由4条嵴和4个斜面组成。4条嵴分别是近、远中牙尖嵴,唇轴嵴,舌轴嵴。4个斜面为:近中唇斜面、远中唇斜面、近中舌斜面和远中舌斜面。从唇面观,牙尖顶偏近中。从侧面观,牙尖顶偏牙体长轴的唇侧(图2-6-12)。

2. 牙根　牙根为直而粗壮的单根,根长约为冠长的两倍,为全口牙中最长者。唇舌径大于近远中径,根颈横断面为卵圆三角形。根尖略偏向远中(图2-6-13)。

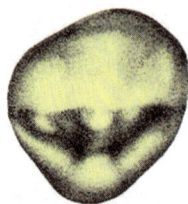

图2-6-12 右侧上颌尖牙切缘观

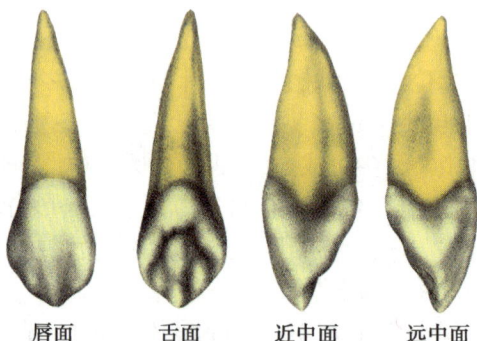

唇面　　舌面　　近中面　　远中面

图2-6-13 右侧上颌尖牙牙根

(二) 下颌尖牙

下颌尖牙(mandibular canine)与上颌尖牙形态相似,较上颌尖牙窄而薄,牙体显得细长(图2-6-14)。

1. 牙冠

(1) 唇面:外形似狭长五边形,切颈径明显大于近远中径,远中斜缘长,近中斜缘短,长度约为前者的1/2,此两斜缘交角大于90°,牙尖明显偏近中,近中缘平直,且与近中根面近于直线移行,远中缘短而圆突。唇轴嵴、发育沟不如上颌尖牙明显。

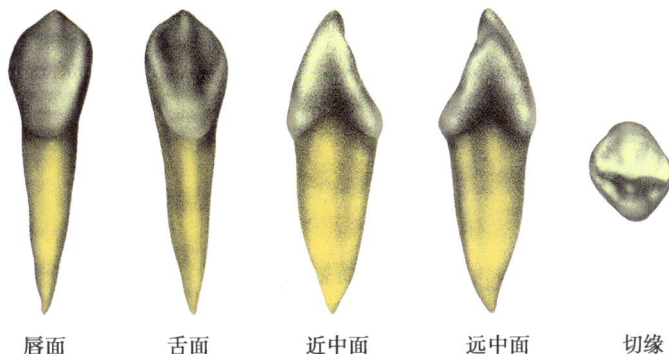

| 唇面 | 舌面 | 近中面 | 远中面 | 切缘 |

图 2-6-14　右侧下颌尖牙的各面观

（2）舌面：小于唇面，略凹。舌轴嵴不如上颌尖牙明显，外形高点在舌隆突处。

（3）邻面：呈狭长三角形，冠与根的唇缘相连呈弧形。近中面大而平，接触区位于切 1/3 的近中切角处。远中面短而突，接触区位于中 1/3 的远中切角处，且偏舌侧。

（4）牙尖：牙尖不如上颌尖牙明显，牙尖顶明显偏向近中。

2. 牙根　单根，扁圆而细长，近、远中根面上有较浅的纵行凹陷。近中根面与牙冠近中面几乎在同一平面上，根颈 1/3 处横切面为扁圆形，根尖段偏远中。

（三）尖牙的共同特点

1. 牙冠由唇面、舌面、近中面、远中面 4 个轴面和 1 个牙尖组成。

2. 唇、舌面似五边形，唇轴嵴将唇面分成两个斜面，舌轴嵴将舌面分成两个舌窝。

3. 邻面呈楔形，较厚，唇颈嵴和舌面隆突显著。

4. 牙尖均偏近中。

5. 牙根粗壮单根，根尖段偏远中。

（四）上颌尖牙与下颌尖牙的区别

1. 上颌尖牙体积较大，牙冠宽大。下颌尖牙体积较小，牙冠窄长。

2. 上颌尖牙唇轴嵴、唇颈嵴、舌轴嵴和舌隆突较明显，舌窝较深。下颌尖牙则以上结构不明显，舌面窝较浅平。

3. 唇面观，上颌尖牙近中缘长而展开，下颌尖牙近中缘与牙根近中缘相连呈直线。

4. 邻面观，上颌尖牙牙冠与牙根的唇缘相连不成弧线，下颌尖牙则因牙冠向舌侧倾斜而成弧形。

5. 上颌尖牙牙尖顶略偏近中。下颌尖牙牙尖顶明显偏近中。

6. 上颌尖牙近中斜缘与远中斜缘相交成近似直角。下颌尖牙成钝角。

7. 上颌尖牙牙根粗大，颈横断面呈卵圆三角形。下颌尖牙牙根细长，颈横断面呈扁圆形。

（五）尖牙解剖的临床意义

1. 尖牙位于口角处，其唇面唇轴嵴、唇颈嵴较突出，牙根粗壮，对支撑双侧口角起着重要作用。特别是上颌尖牙，如果缺失，口角上部塌陷，影响面部的美观。

2. 尖牙牙冠各面光滑，无点隙裂沟，自洁作用好，患龋率低。

3. 尖牙牙根比较稳固，能承受较大𬌗力，且在口腔内存留时间较长，故修复时常选作基牙。

4. 上颌尖牙牙根为圆锥形单根，拔除时可采用旋转力使其脱位。下颌尖牙牙根为扁圆形单根,拔除时可采用唇舌向的摆动力或在极松动的情况下适当配合较小的旋转力。

知识拓展

沟纹的组合和联系

1. 常见前牙沟纹组合 在同一颗牙齿表面,根据横纹竖纹的数目与位置的不同,有不同的沟纹组合。下图列出了中切牙、侧切牙、尖牙表面常见的沟纹组合以及组合出现的频率。在中切牙、侧切牙和尖牙表面,2横2竖的沟纹组合是最常见的(图2-6-15~图2-6-17)。

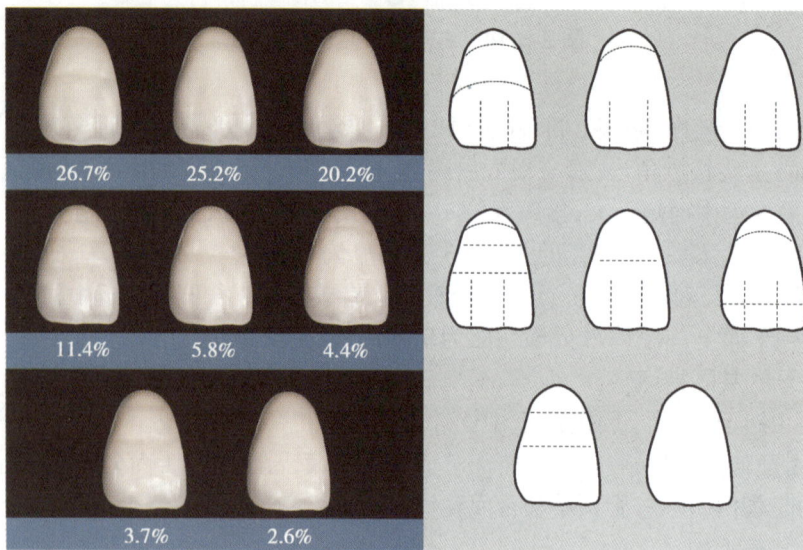

图 2-6-15 常见的中切牙沟纹组合

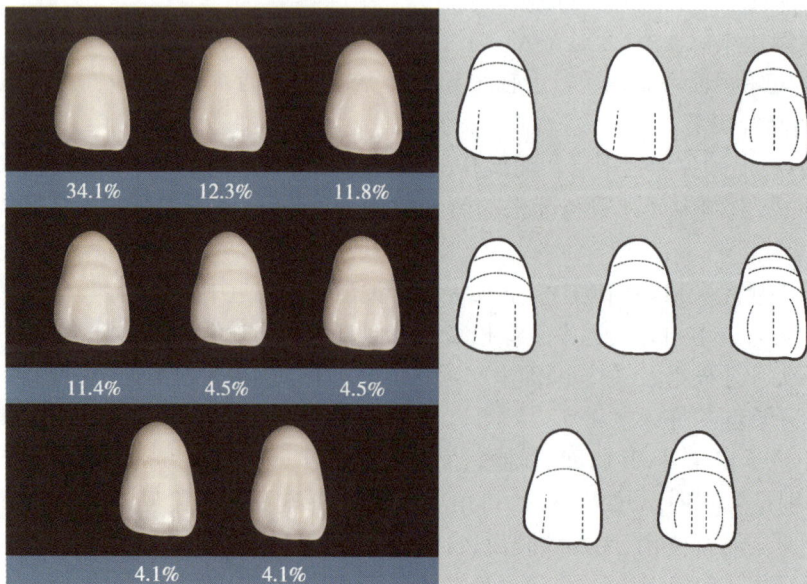

图 2-6-16 常见的侧切牙沟纹组合

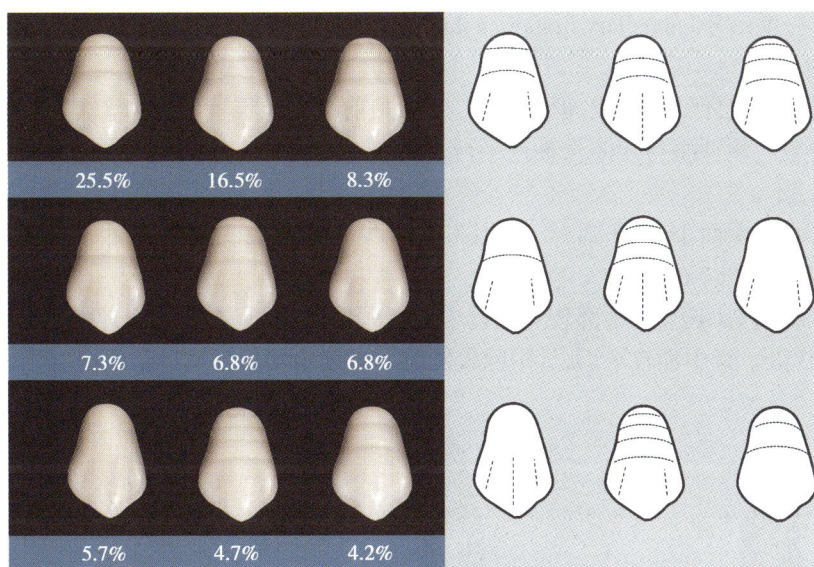

图 2-6-17　常见的尖牙沟纹组合

2. 牙列中的沟纹联系　牙列中的沟纹表现出良好的对称性。同一个体左右同名前牙唇面的沟纹,无论是数目、位置还是组合都相同。而中切牙、侧切牙和尖牙间纹路组合也有一定相关性(图 2-6-18)。

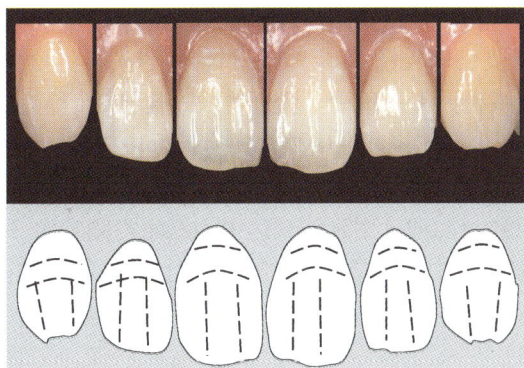

图 2-6-18　牙列中沟纹对称存在

三、前磨牙

前磨牙介于尖牙与磨牙之间,上、下、左、右共 8 颗,包括上颌第一前磨牙、上颌第二前磨牙、下颌第一前磨牙与下颌第二前磨牙。牙冠呈立方形,由颊面、舌面、近中面、远中面及𬌗面 5 个面组成。𬌗面有 2~3 个牙尖,牙根为单根或双根。前磨牙的主要功能为协助尖牙撕裂食物,同时可协助磨牙捣碎食物。

（一）上颌第一前磨牙

上颌第一前磨牙（maxillary first premolar）为前磨牙中体积最大者。

1. 牙冠

（1）颊面：与尖牙唇面相似，但较短小。颊尖是前磨牙中唯一偏远中者，其近中牙尖嵴长，远中牙尖嵴短。颊轴嵴与牙体长轴近平行，两侧发育沟各一条，外形高点在颈 1/3 颊颈嵴处（图 2-6-19）。

（2）舌面：较颊面小，似卵圆形，光滑圆突，舌尖略偏近中，较颊尖短小而圆钝。外形高点在舌面中 1/3 处（图 2-6-20）。

（3）邻面：略似四边形，颈部较宽。近中面近颈部凹陷，有沟从𬌗面近中边缘嵴跨过至近中面的𬌗 1/3 处。近中面较平坦，远中面较圆突。近远中接触区均近𬌗缘偏颊侧（图 2-6-21）。

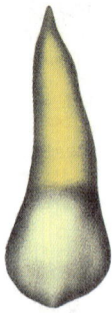

图 2-6-19　右侧上颌第一前磨牙颊面观

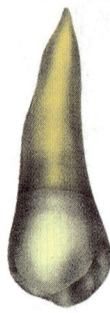

图 2-6-20　右侧上颌第一前磨牙舌面观

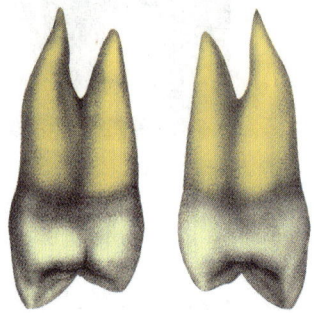

图 2-6-21　右侧上颌第一前磨牙近远中面观

（4）𬌗面：𬌗面外形为轮廓明显的六边形。颊侧宽于舌侧。颊舌径大于近远中径。远中边缘嵴长于近中边缘嵴。颊尖长而尖锐，舌尖短而圆钝。从颊、舌尖顶分别有伸向𬌗面中央的三角嵴，分别称为颊尖三角嵴和舌尖三角嵴。𬌗面中央凹陷成窝，称为中央窝。窝的四周由近、远中边缘嵴和颊、舌尖的牙尖嵴围绕。在中央窝内有近远中向的沟，称中央沟，其两端为近、远中点隙。由近中点隙向近中延伸并跨过近中边缘嵴至近中面的沟，称近中沟，是上颌第一前磨牙的特有解剖标志。由远中点隙向远中延伸至远中边缘嵴内侧的沟，称远中沟（图 2-6-22）。

2. 牙根　扁圆形，多在根中 1/3 或根尖 1/3 处分为颊舌两根（约占 80%），颊根比舌根长，近远中根面有纵行凹陷，远中面的凹陷更深。少数为单根，其近中根面的纵行凹陷较长。根尖均偏向远中（图 2-6-23）。

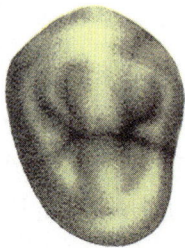

图 2-6-22　右侧上颌第一前磨牙𬌗面观

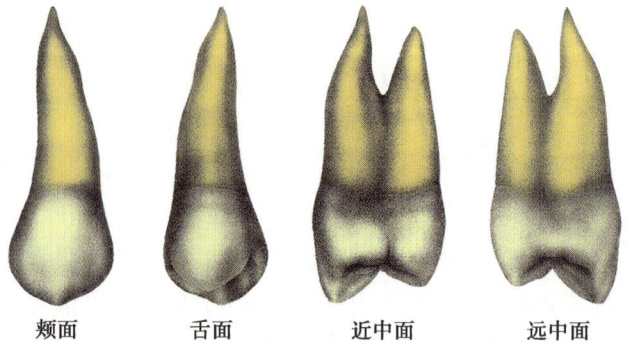

颊面　　舌面　　近中面　　远中面

图 2-6-23　右侧上颌第一前磨牙牙根

（二）上颌第二前磨牙

上颌第二前磨牙（maxillary second premolar）与上颌第一前磨牙形态相似（图2-6-24）。

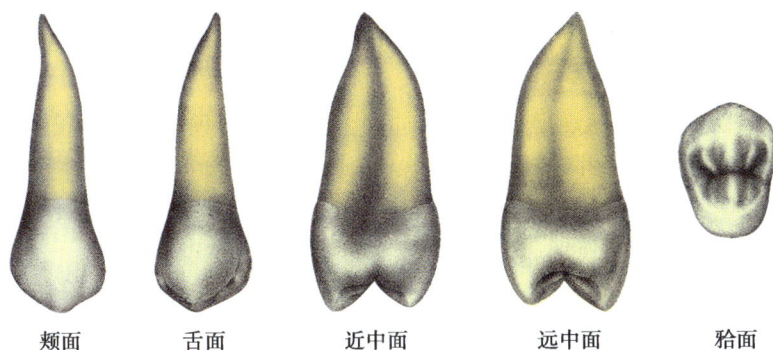

| 颊面 | 舌面 | 近中面 | 远中面 | 𬌗面 |

图 2-6-24　右侧上颌第二前磨牙的各面观

1. 牙冠

（1）颊面：牙颈部较上颌第一前磨牙略宽，发育沟和轴嵴不明显。颊尖圆钝略偏向近中，近中牙尖嵴较远中牙尖嵴短。

（2）舌面：与颊面相似或略小，舌尖圆钝偏近中。

（3）邻面：外形似四边形，近中面大于远中面。近中面较宽且平直，远中面较小且圆突，但近中面颈部少有凹陷，也无近中沟越过近中边缘嵴至近中面。近远中接触区均近𬌗缘偏颊侧。

（4）𬌗面：轮廓不如上颌第一前磨牙明显，各角较圆钝。颊𬌗边缘与舌𬌗边缘宽度相近，牙尖较圆钝。颊舌尖的高度、大小相近，两尖均偏近中。中央窝较浅，中央沟较短，近远中点隙相距也较近，无沟跨过近中边缘嵴至近中面。

2. 牙根　多为扁圆形单根，近远中根面有少许凹陷，根尖偏远中。根颈 1/3 处横切面为长椭圆形。

（三）下颌第一前磨牙

下颌第一前磨牙（mandibular first premolar）是前磨牙中体积最小者，其颊舌径与近远中径相近，牙冠较为方圆（图2-6-25）。

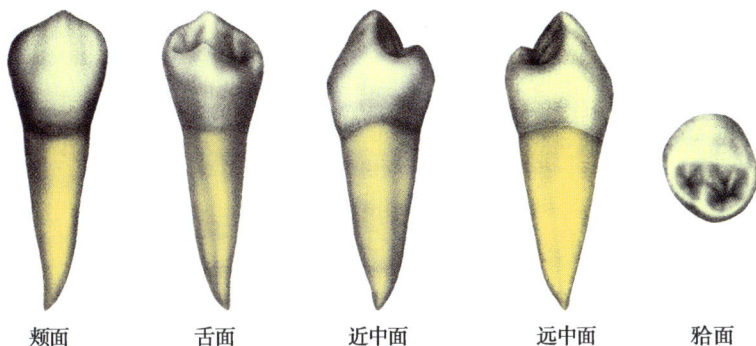

| 颊面 | 舌面 | 近中面 | 远中面 | 𬌗面 |

图 2-6-25　右侧下颌第一前磨牙的各面观

1. 牙冠

（1）颊面：外形似五边形，颊尖长大而尖锐，颊轴嵴在颈 1/3 处显著，颊颈嵴呈新月形突起，外形高点在颈 1/3 处。

（2）舌面：明显小于颊面，约为颊面的 1/2。舌尖明显小于颊尖，短而圆钝，牙尖顶也偏向近中。外形高点在舌面中 1/3 处。

（3）邻面：似四边形，邻面观察牙冠明显向舌侧倾斜，颊尖顶位于牙体长轴上。颊缘长而凸，舌缘短而直。近远中接触区均近殆缘偏颊侧。

（4）殆面：似卵圆形，颊侧明显宽于舌侧。特点是颊尖长大而舌尖低矮，二尖均偏近中。颊尖三角嵴与舌尖三角嵴相连形成横嵴，为该牙的重要解剖标志。

2. 牙根　为扁而细长的单根，颊侧宽于舌侧，近中面的根尖段常有分叉痕迹，根颈 1/3 处横切面为扁椭圆形，根尖略偏向远中。

（四）下颌第二前磨牙

下颌第二前磨牙（mandibular second premolar）较下颌第一前磨牙体积稍大（图 2-6-26）。

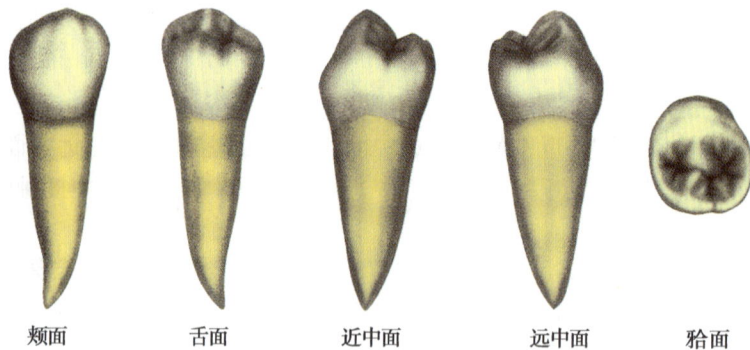

颊面　　　舌面　　　近中面　　　远中面　　　殆面

图 2-6-26　右侧下颌第二前磨牙的各面观

1. 牙冠

（1）颊面：似五边形，颈部较下颌第一前磨牙稍宽，颊尖圆钝，略偏近中。近中缘平直，远中缘圆突。颊轴嵴较圆。

（2）舌面：若有 2 个舌尖者，则舌面宽于颊面，两尖之间有舌沟通过，近中舌尖大于远中舌尖；若有 1 个舌尖者，则较颊面小，舌尖偏近中。

（3）邻面：近远中接触区均近殆缘偏颊侧。

（4）殆面：呈方圆形（三尖型）或椭圆形（两尖型）。殆面的发育沟有三种形态："H"形，约占 43%；"U"形，约占 26%；"Y"形，约占 31%。"H"形和"U"形常见于两尖型，"Y"形常见于三尖型。

2. 牙根　为扁圆形的单根，近中根面无分叉痕迹，根尖略偏远中。

（五）前磨牙的共同特点

1. 牙冠呈立方形，由颊面、舌面、近中面、远中面及殆面 5 个面组成。

2. 颊面有颊轴嵴，发育沟浅。舌面圆凸，舌轴嵴不明显。邻面似四边形。

3. 前磨牙殆面、牙根结构较复杂。有颊、舌 2 个牙尖或 3 个牙尖（下颌第二前磨牙有三尖型者),颊尖均大于舌尖,颊尖长而尖锐,舌尖低而圆钝。两尖的三角嵴自牙尖顶至𬌗面中央,将𬌗面分成近中窝、远中窝,有发育沟、点隙分布。

4. 上颌第一前磨牙的根多分叉为颊舌两根,下颌前磨牙多为单根,扁圆形,根尖段偏远中。

(六)上颌前磨牙与下颌前磨牙的区别

1. 上颌前磨牙牙冠体积大于下颌前磨牙,其中上颌第一前磨牙大于第二前磨牙,下颌第一前磨牙小于第二前磨牙。

2. 上颌前磨牙牙冠较直,颊尖在牙体长轴的颊侧。下颌前磨牙牙冠向舌侧倾斜,颊尖顶明显靠近牙体长轴或在牙体长轴上。

3. 上颌前磨牙牙冠颊舌径大于近远中径,牙冠较窄长。下颌前磨牙两径约相等,牙冠较方圆。

4. 上颌前磨牙颊、舌尖两尖大小相等,舌尖为功能尖。下颌前磨牙颊尖明显大于舌尖,颊尖为功能尖。

(七)前磨牙解剖的临床意义

1. 前磨牙的𬌗面点隙、沟及邻面均为龋病的好发部位,充填或修复时应注意恢复其解剖外形及接触区的正常形态和位置。

2. 上颌第一前磨牙因错𬌗畸形矫治需要,常作为拔除的首选牙。由于第一磨牙萌出早,缺失机会较多,第二前磨牙常作为基牙修复第一磨牙。

3. 由于前磨牙牙根为扁根或双根,拔牙时主要使用颊舌向摇摆力。

4. 上颌前磨牙的根尖与上颌窦邻近,根尖感染可波及上颌窦,摘除断根时应注意避免推力,以免进入上颌窦内。

5. 前磨牙𬌗面中央窝内可出现一锥形的牙尖,称畸形中央尖,常因磨耗或创伤而穿髓。畸形中央尖常见于下颌第二前磨牙。

6. 下颌前磨牙常作为寻找颏孔的标志。

四、磨牙

磨牙位于前磨牙远中,上、下、左、右共 12 颗,包括上颌第一磨牙、上颌第二磨牙、上颌第三磨牙、下颌第一磨牙、下颌第二磨牙及下颌第三磨牙。牙冠呈立方形或长方形,由颊面、舌(腭)面、近中面和远中面四个轴面和一个𬌗面组成,有 4~5 个牙尖,2~3 个牙根。磨牙的主要功能是捣碎和磨细食物。

(一)上颌第一磨牙

上颌第一磨牙(maxillary first molar)是上颌磨牙中体积最大者,由 5 个面、4 个牙尖、3 个牙根组成。

1. 牙冠

(1)颊面:略似梯形,近远中径大于𬌗颈径,近中缘长而直,远中缘稍短而突,𬌗缘由近、远中颊尖的 4 条牙尖嵴连续组成。𬌗缘宽度大于颈缘宽度。近中颊尖略宽于远中颊尖,两尖之间有颊沟通过,颊沟约与牙长轴平行至颊面中 1/3 处,末端有点隙。近中颊尖的颊轴嵴较远中颊尖的颊轴嵴突出。外形高点在颈 1/3(图 2-6-27)。

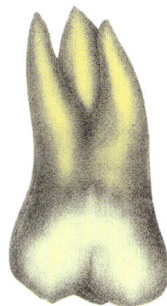

图 2-6-27 右侧上颌第一磨牙颊面观

(2) 舌面:大小与颊面相近或稍小,圆突。近中舌尖明显宽于远中舌尖,两尖之间有一条由𬌗面发出的远中舌沟通过,至舌面的中部,末端无点隙。舌缘由近、远中舌尖的4条较圆的牙尖嵴组成。舌轴嵴不明显,外形高点在中1/3处。少数近中舌尖的舌侧有第五牙尖(又称卡氏尖)出现,与近中舌尖之间有新月形的发育沟分隔(图2-6-28)。

(3) 邻面:似四边形,颊舌径大于𬌗颈径。近中面较大而平坦,其接触区在𬌗1/3与颊1/3、中1/3交界处。远中面较小而圆突,其接触区在𬌗1/3与中1/3、舌1/3交界处(图2-6-29)。

(4) 𬌗面:呈斜方形,结构复杂(图2-6-30)。

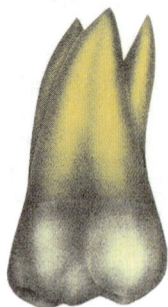

图2-6-28 右侧上颌第一磨牙舌面观

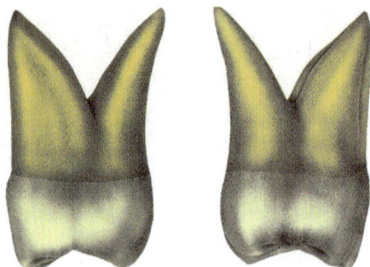

图2-6-29 右侧上颌第一磨牙近远中面观

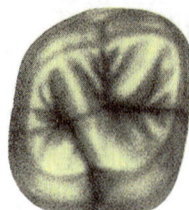

图2-6-30 右侧上颌第一磨牙𬌗面观

1) 牙尖:一般为4个,即近中颊尖、远中颊尖、近中舌尖和远中舌尖。少数在近中舌尖的舌侧有第五牙尖。颊尖较高而尖锐,舌尖较低而圆钝。近中舌尖是4个牙尖中最大者,为上颌第一磨牙的主要功能尖。近中颊尖稍大于远中颊尖,远中舌尖则是最小的牙尖。

2) 边缘嵴:𬌗面的四周由颊𬌗边缘嵴、舌𬌗边缘嵴、近𬌗边缘嵴和远𬌗边缘嵴组成。颊𬌗边缘嵴由近、远中颊尖的4条牙尖嵴构成。舌𬌗边缘嵴由近、远中舌尖的4条牙尖嵴构成。远𬌗边缘嵴较近𬌗边缘嵴长。近中颊𬌗点角和远中舌𬌗点角为锐角。远中颊𬌗点角和近中舌𬌗点角为钝角。

3) 三角嵴:每个牙尖都有1条三角嵴。近中颊尖三角嵴由其牙尖顶斜向舌侧偏远中至𬌗面中央。远中颊尖三角嵴由其牙尖顶斜向舌侧偏近中至𬌗面中央。近中舌尖三角嵴由其牙尖顶斜向颊侧偏远中至𬌗面中央。远中舌尖三角嵴较小,由其牙尖顶斜向颊侧偏近中至𬌗面中央。近中舌尖三角嵴与远中颊尖三角嵴斜行相连,构成斜嵴,为上颌第一磨牙的解剖标志。

4) 斜面:每个牙尖均有4个斜面,其中颊尖的颊斜面无咬合接触,但颊尖的舌斜面、舌尖的颊斜面和舌斜面均与对𬌗牙有咬合接触。

5) 窝:𬌗面的中央凹陷成窝,由斜嵴分隔成为近中窝和远中窝。近中窝较大,位于斜嵴与近𬌗边缘嵴之间,约占𬌗面的2/3,又称中央窝;远中窝位于斜嵴与远𬌗边缘嵴之间,约占𬌗面的1/3。窝的底部分别为中央点隙和远中点隙。

6) 发育沟:共有3条,颊沟自中央点隙伸向颊侧,在两颊尖之间跨过颊𬌗边缘嵴至颊面中部。近中沟自中央点隙伸向近中至近𬌗边缘嵴内侧。远中舌沟一端止于远中边缘嵴内侧,另一端经两舌尖之间跨过舌𬌗边缘嵴至舌面中部。

2. 牙根 由3个根组成,颊侧2个根,舌侧1个根。颊侧根分别为近中颊根和远中颊根。舌根位于牙冠舌侧颈部之上,为三根中之最大者,其颊舌二面较宽且平,舌面有纵沟。近中颊根位于牙冠近中颊侧颈部之上,根的近远中面皆平,颊面宽于舌面。远中颊根位于牙冠远中颊侧颈部之上,较近中颊根短小。两颊根之间相距较近,颊根与舌根之间分开较远,3个牙根根间距较大,有利于牙的稳固和𬌗力的分散传导。根颈 1/3 处横断面呈长方圆形(图2-6-31)。

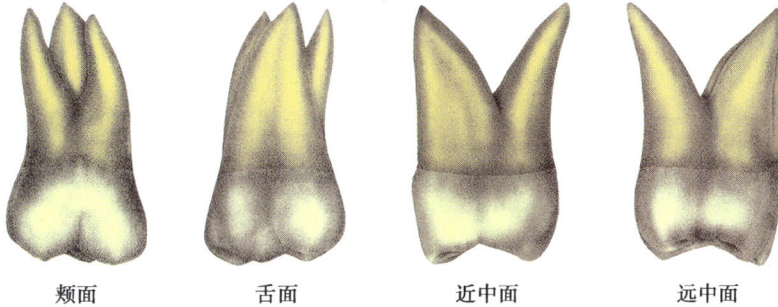

图 2-6-31　右侧上颌第一磨牙牙根

颊面　　　　　舌面　　　　　近中面　　　　　远中面

(二)上颌第二磨牙

上颌第二磨牙(maxillary second molar)与上颌第一磨牙形态相似,体积稍小(图 2-6-32)。

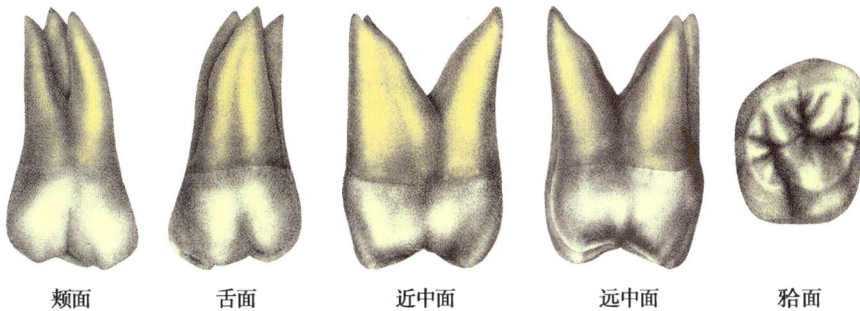

图 2-6-32　右侧上颌第二磨牙的各面观

颊面　　　　舌面　　　　近中面　　　　远中面　　　　𬌗面

1. 牙冠

(1)颊面:与上颌第一磨牙相似,但稍小,自近中至远中舌侧的倾斜度较上颌第一磨牙大。近中颊尖大,远中颊尖明显减小。近中颊轴嵴较远中颊轴嵴突出。

(2)舌面:近中舌尖明显高于远中舌尖,极少有第五牙尖。

(3)邻面:近中面较宽且平直,远中面较小且圆突。

(4)𬌗面:远中舌尖显著缩小或消失。斜嵴不如上颌第一磨牙明显,有远中沟横过,远中舌沟不明显。

上颌第二磨牙三尖型形态:颊面宽大,舌面因远中舌尖不同程度退化而明显小于颊面,𬌗面表现为类似 3 个牙尖的形状。近中颊尖、远中颊尖大小相等,近中舌尖特大或仅 1 个圆突的舌尖,牙尖偏近中。斜嵴不清楚或消失,中央窝、发育沟形态和分布不规则,副沟居多。

2. 牙根　为 3 个根,颊根和舌根分叉度也较小。偶有近中颊根或者远中颊根与舌根融合,或近、远中颊根融合,形成 2 根。根颈 1/3 处横切面为长椭圆形。

(三)上颌第三磨牙

上颌第三磨牙(maxillary third molar)的形态、大小、位置等变异及先天性缺失甚多。比第二磨牙更小,但其标准形态与上颌第二磨牙(四尖型)相似。牙冠轴面比较圆突,发育不明显。𬌗面斜方形不够明显,颊舌面外形高点在中 1/3 处,颊面由近中至远中向舌侧的倾斜度更明显(图 2-6-33)。

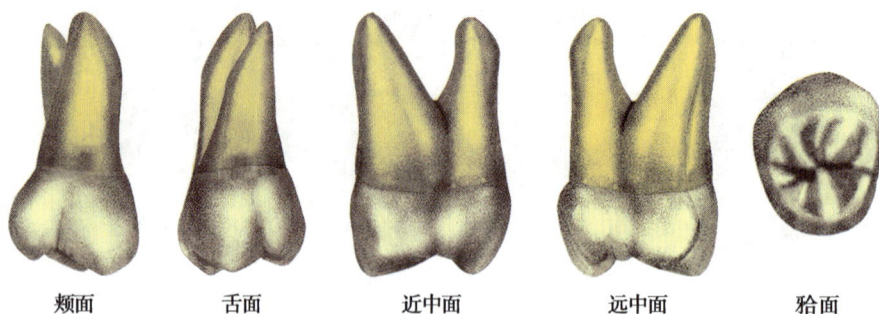

| 颊面 | 舌面 | 近中面 | 远中面 | 𬌗面 |

图 2-6-33 右侧上颌第三磨牙的各面观

上颌第三磨牙的变异较多,常见变异型有三尖型,即远中舌尖很小或消失,或似上颌前磨牙双尖型,或多尖型等。牙根多合并成 1 个锥形根,有时为多根型,根尖偏远中,但其牙根的大小、长短、数目、弯曲度及形态变异均很大。

(四)下颌第一磨牙

下颌第一磨牙(mandibular first molar)为恒牙中萌出最早的牙,是下颌磨牙中体积最大者,由 5 个面、5 个牙尖、2 个牙根组成。

1. 牙冠

(1)颊面:略似梯形,近远中径大于𬌗颈径,𬌗缘长于颈缘。近中缘直,远中缘突。𬌗缘可见近中颊尖、远中颊尖和远中尖的半个牙尖,分别由颊沟和远颊沟分开。从大到小依次为近中颊尖、远中颊尖、远中尖。颊沟至颊面中 1/3 处,末端有点隙。远颊沟较短且浅,末端无点隙。近、远中颊尖的颊轴嵴与颊沟平行,远中尖的颊轴嵴不明显。颊颈嵴与颈缘平行,外形高点在颈 1/3 处(图 2-6-34)。

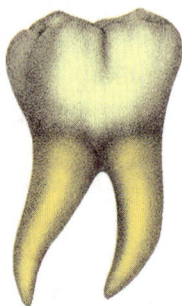

(2)舌面:也似梯形,较颊面小而光滑圆突。𬌗缘可见近、远中 2 个舌尖,均较高而尖锐。近中舌尖大于远中舌尖,有舌沟从两舌尖间越过,末端无点隙。舌轴嵴不明显。外形高点在舌面中 1/3处(图 2-6-35)。

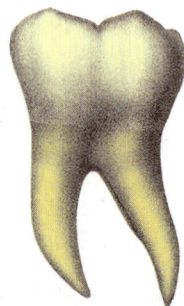

图 2-6-34 右侧下颌第一磨牙颊面观

图 2-6-35 右侧下颌第一磨牙舌面观

(3)邻面:约似四边形,牙冠向舌侧倾斜,颊尖低于舌尖。近中面颊缘与颈缘构成的颊颈角和由舌缘与𬌗缘构成的舌𬌗角较锐。近中面宽且平直,远中面小且圆突。远中面小于近中面。近中接触区和远中接触区均位于𬌗 1/3 偏颊侧(图 2-6-36)。

(4) 殆面:似长方形,形态复杂(图 2-6-37)。

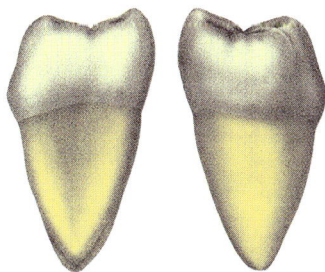

图 2-6-36　右侧下颌第一磨牙近远中面观　　图 2-6-37　右侧下颌第一磨牙殆面观

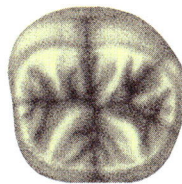

1) 牙尖:可见 5 个牙尖,颊侧 3 个牙尖、舌侧 2 个牙尖。近、远中颊尖短而圆,近、远中舌尖长而尖,远中尖最小,位于颊面与远中面交界处。

2) 边缘嵴:殆面四边由四条边缘嵴共同围成,其中颊殆边缘嵴长于舌殆边缘嵴,近殆边缘嵴较长而直,远殆边缘嵴较短而突。4 个轴殆角均较圆钝。

3) 三角嵴:殆面上每个牙尖均有一条三角嵴由牙尖顶伸向中央窝,其中远中颊尖三角嵴最长,远中尖三角嵴最短。

4) 斜面:每个牙尖都有四个斜面,其中舌尖的舌斜面与对颌牙无咬合接触,颊尖和远中尖的颊斜面和舌斜面及舌尖的颊斜面均与对殆牙有咬合接触。

5) 窝、点隙:殆面有中央窝和近中窝。中央窝位于近中颊、舌尖三角嵴的远中与远中边缘嵴内侧,窝内有中央点隙。近中窝位于近远中颊、舌尖三角嵴的近中与近中边缘嵴内侧,窝内有近中点隙。

6) 发育沟:共有 5 条。颊沟自中央点隙伸向颊侧,经近中颊尖与远中颊尖之间至颊面。舌沟自中央点隙伸向舌侧,经近中舌尖与远中舌尖之间至舌面。近中沟自中央点隙伸向近中,止于近殆边缘嵴之内侧。远中沟由中央点隙伸向远中,止于远殆边缘嵴内侧。远颊沟由远中沟分出,向远颊方向经远中颊尖与远中尖之间至颊面。

2. 牙根　一般为 2 个根,扁而厚,根干短但分叉大,近中根较远中根稍大,近中根的近、远中根面有较深的长形凹陷,根尖偏向远中。远中根的长形凹陷仅见于其近中根面,根尖也偏向远中。约 20% 的远中根又分为颊、舌两根,远中舌根短小弯曲。根颈 1/3 处横切面为方圆形(图 2-6-38)。

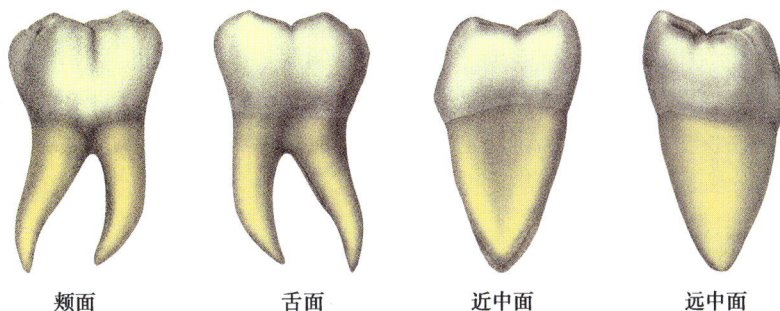

颊面　　　　　舌面　　　　近中面　　　　远中面

图 2-6-38　右侧下颌第一磨牙牙根

(五) 下颌第二磨牙

下颌第二磨牙(mandibular second molar)根据𬌗面形态可分为五尖型和四尖型,五尖型与下颌第一磨牙相似,但体积略小,𬌗面有 5 个牙尖和 5 条发育沟,离体后二者不易区分。四尖型(图 2-6-39)𬌗面上仅有 4 个牙尖,无远中尖,其解剖形态如下:

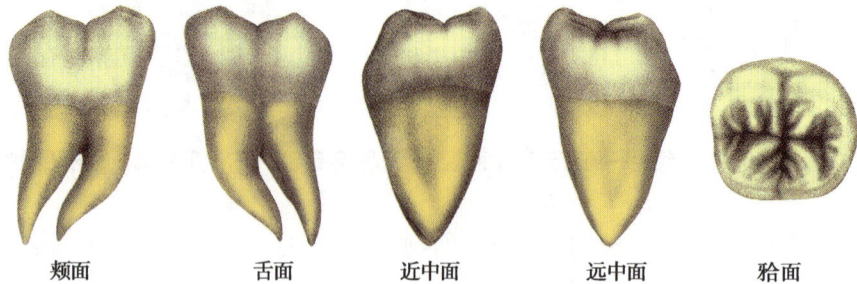

| 颊面 | 舌面 | 近中面 | 远中面 | 𬌗面 |

图 2-6-39　右侧下颌第二磨牙的各面观

1. 牙冠

(1) 颊面:似梯形,近中缘较直,远中缘较突。𬌗缘较宽,有两个大小相当、较圆钝的牙尖,即近中颊尖和远中颊尖。两颊尖之间有颊沟通过。两条颊轴嵴与颊沟、牙长轴平行。外形高点在颈 1/3 处。

(2) 舌面:大小与颊面相似,光滑圆突。有两个大小相当且较尖锐的牙尖,即近中舌尖和远中舌尖。两舌尖之间有较短的舌沟通过。外形高点在舌面中 1/3 处。

(3) 邻面:舌尖较高颊尖较低,差距小于下颌第一磨牙,近中面较宽且平直,远中面较小且圆突。

(4) 𬌗面:似方圆形,有 4 个牙尖,近中两牙尖大于远中两牙尖。沟多呈十字形分布,分为颊沟、舌沟、近中沟和远中沟,边缘嵴和发育沟使整个𬌗面形似田字形。

下颌第二磨牙亦见五尖型者,与下颌第一磨牙相似但稍小,离体后不易区分。

2. 牙根　为双根,扁圆而厚,近中根与远中根分叉度小,彼此相近,根尖段皆偏向远中。有时两根可融合成一锥形根,亦有两根在颊侧部分融合,而舌侧仍分叉成为所谓的马蹄根或"C"形根(根的横剖面呈马蹄形或"C"形)。极少数其近中根分成近颊根和近舌根,形成三根,这与下颌第一磨牙远中根分根情况有所不同。

(六) 下颌第三磨牙

下颌第三磨牙(mandibular third molar)的形态、大小和位置均可发生变异,尤以牙的阻生最常见。有的牙冠较大,𬌗面有 5 个牙尖,类似下颌第一磨牙;有的牙冠较小,𬌗面有 4 个牙尖,类似下颌第二磨牙。牙冠各轴面的中 1/3 处最突,各轴面较光滑,𬌗面缩小,整个牙冠似球形,𬌗面牙尖、嵴、窝、沟等不清晰,副沟多。牙根数目、大小、形状亦多变异不定,常融合成一锥形,也有分叉成双根或三根甚至更多,牙根也有细小、弯曲或肥大等(图 2-6-40)。

(七) 磨牙的共同特点

1. 磨牙体积由第一磨牙、第二磨牙、第三磨牙依次减小。

2. 牙冠体积较前磨牙大,𬌗面宽大,形态结构复杂。

3. 上颌磨牙的颊舌径大于近远中径,𬌗面为斜方形。下颌磨牙的颊舌径小于近远中径,

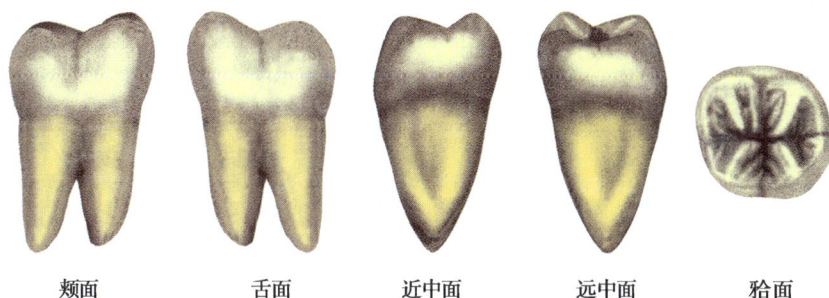

颊面　　　　舌面　　　　近中面　　　　远中面　　　　𬌗面

图 2-6-40　右侧下颌第三磨牙的各面观

𬌗面为长方形。

4. 牙尖多，一般为 4~5 个牙尖。

5. 颊面的外形高点在颈 1/3 处，舌面外形高点在中 1/3 处。近、远中面接触区均为𬌗1/3 的𬌗缘附近。

6. 𬌗面发育沟、副沟多，并通向颊、舌面沟，以利食物在咀嚼时自𬌗面溢出。同时因沟、窝、点隙多而易发生龋病。

7. 牙根根干粗，一般分为 2 个或 3 个牙根。

(八) 上颌磨牙与下颌磨牙的区别

1. 上颌磨牙的牙冠较直，下颌磨牙的牙冠倾向舌侧。

2. 上颌磨牙的牙冠𬌗面呈斜方形，颊舌径大于近远中径。下颌磨牙的牙冠𬌗面呈长方形，近远中径大于颊舌径。

3. 上颌磨牙的颊尖锐而舌尖钝，舌尖为功能尖。下颌磨牙的舌尖锐而颊尖钝，颊尖为功能尖。

4. 上颌磨牙多为三根，下颌磨牙多为双根。

(九) 磨牙解剖的临床意义

1. 第一磨牙萌出最早，且𬌗面窝、沟、点隙多，自洁作用差，易患龋，充填或修复时应注意恢复其正常的解剖形态。

2. 上下颌第一磨牙的位置关系，对建立正常咬合关系起重要作用，也是临床检查𬌗关系、修复设计、颌骨骨折及错𬌗分类等诊断治疗效果的参照标准之一，因此保留和治疗第一磨牙很重要。一旦拔除，应及时修复，以免影响正常的咬合关系。

3. 第一磨牙与第二乳磨牙形态相似，位置邻近，拔除第二乳磨牙时应特别注意鉴别。

4. 上颌磨牙与上颌窦邻近，尤其是上颌第一磨牙的根尖距上颌窦下壁最近，故拔除上颌磨牙时不宜使用推力，以免穿通上颌窦底。其根尖感染或上颌窦炎可互相波及产生肿痛等反应。下颌磨牙则与下颌管接近，因此拔除下颌磨牙残根、断根时，不宜使用压力以防损伤下牙槽神经。拔除上颌磨牙时，应注意牙根的数目、分叉度和方向，以免折断牙根或牙根残留。

5. 第三磨牙常出现先天缺失或形态及位置异常、阻生，如因阻生引起冠周炎或第二磨牙龋坏，应及时拔除；若该牙位置正常，并有正常咬合关系，则应保留。

6. 上颌第二磨牙牙冠相对的颊黏膜上有腮腺导管口。上颌第三磨牙则可作为寻找腭大孔的标志。

附:中国人恒牙牙体测量统计资料见表 2-6-1

表 2-6-1 恒牙牙体测量统计表 单位:mm

牙位		冠长	冠宽	冠厚	根长	全长
上颌牙	中切牙	11.5	8.6	7.1	11.3	22.8
	侧切牙	10.1	7.0	6.4	11.5	21.5
	尖牙	11.0	7.9	8.2	14.2	25.2
	第一前磨牙	8.5	7.2	9.5	12.1	20.5
	第二前磨牙	7.8	6.7	9.3	12.7	20.5
	第一磨牙	7.3	10.1	11.3	12.4	19.7
	第二磨牙	7.4	9.6	11.4	11.9	19.3
下颌牙	中切牙	9.0	5.4	5.7	10.7	19.9
	侧切牙	9.5	6.1	6.2	11.5	21.0
	尖牙	11.1	7.0	7.9	12.3	20.9
	第一前磨牙	8.7	7.1	7.9	12.3	20.9
	第二前磨牙	7.9	7.1	8.3	12.6	20.5
	第一磨牙	7.6	11.2	10.5	12.9	20.5
	第二磨牙	7.6	10.7	10.4	12.3	19.1

资料来源:空军军医大学王惠芸资料

(吴艳娟)

第七节 乳牙的解剖形态

乳牙是人类的第一副牙,共 20 颗,左右成对位于中线两侧,从近中至远中依次分为:乳切牙、乳尖牙、乳磨牙。与恒牙相比没有前磨牙。各类乳牙均被恒牙所替换。

乳牙除了下颌第一乳磨牙形态比较特殊外,其他各类乳牙与相应的恒牙很相似,尤其在儿童 6~7 岁至 12~13 岁这一段替牙殆时期,往往易混淆,应正确无误地将乳牙和恒牙区别开。

乳牙和恒牙的主要区别为:①乳牙体积较小,而恒牙牙体较大。乳磨牙的体积依次递增,即第二乳磨牙大于第一乳磨牙,而恒磨牙的体积却依次递减,即第一磨牙最大,第二磨牙次之,第三磨牙最小。②乳牙牙冠呈乳白色,恒牙牙冠呈乳黄色。③乳牙牙颈明显缩窄,冠根分界明显,尤其乳前牙呈典型的宽冠窄根特征。恒牙牙颈略为狭窄,冠根分界不太明显(图2-7-1)。④乳牙的唇颈嵴、颊颈嵴明显突起,且近中侧最突。恒牙则略突起(图 2-7-2)。⑤乳牙殆面较缩窄,殆方聚合度大,呈不规则四边形或近三角形,殆面尖、窝、沟、嵴不明显。恒牙殆面较宽阔,呈方形或长方形。⑥由于乳牙下方有恒牙牙胚,乳前牙根尖段略向唇侧弯曲。

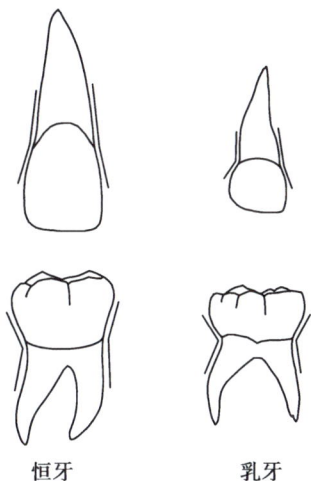

图 2-7-1 乳牙与恒牙冠根分界的比较

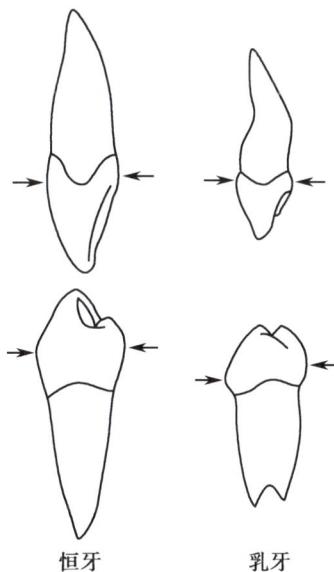

图 2-7-2 乳牙与恒牙唇(颊)、舌颈嵴的比较

乳磨牙根干较短,但根的分叉显著增大,牙根根尖间距大于牙冠宽度(图 2-7-3)。

一、乳切牙

乳切牙形态与恒切牙相似,体积较小,短而宽,呈铲形。乳切牙包括乳中切牙、乳侧切牙,上下左右共 8 颗。

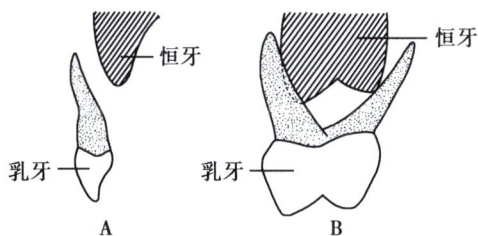

图 2-7-3 乳牙与恒牙的位置关系

A. 前牙 B. 后牙

(一)上颌乳中切牙(图 2-7-4)

1. 唇面 光滑,略似梯形,近中缘与切缘平直,远中缘及颈缘较突,近远中径大于切颈径,牙冠宽短。近中切角似直角,远中切角圆钝,颈嵴明显突起。

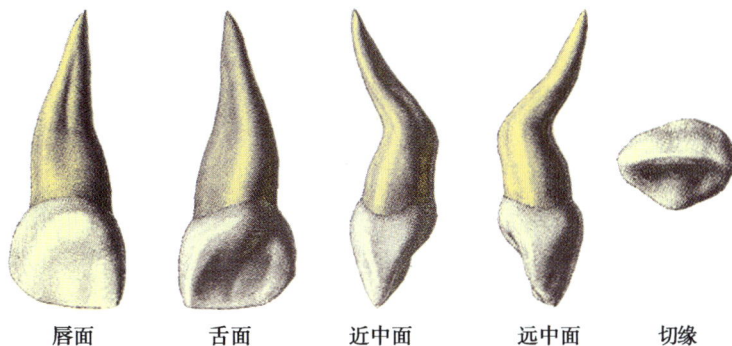

唇面　　舌面　　近中面　　远中面　　切缘

图 2-7-4 右侧上颌乳中切牙的各面观

2. 舌面 与唇面大小约相等,近、远中边缘嵴较突,舌隆突显著,舌窝明显。

3. 邻面 呈三角形,因颈嵴和舌隆突明显突出,因此,牙冠颈部很厚,冠根分明。

4. 牙根 为宽扁单根,唇面较舌面为宽,根长约为冠长的2倍。根尖1/3或1/2偏唇侧,并略偏远中。宽冠宽根为该牙的重要解剖特征。

（二）上颌乳侧切牙（图2-7-5）

上颌乳侧切牙与上颌侧切牙形态相似,具有下列特点:

1. 较上颌乳中切牙体积小,牙冠短窄。唇面微突,近远中径小于切颈径,近中切角圆钝,远中切角似圆弧形。颈嵴、舌隆突较上颌乳中切牙小,舌窝较浅。

2. 牙根为较窄而略厚的单根,根尖偏唇侧,并略偏远中。

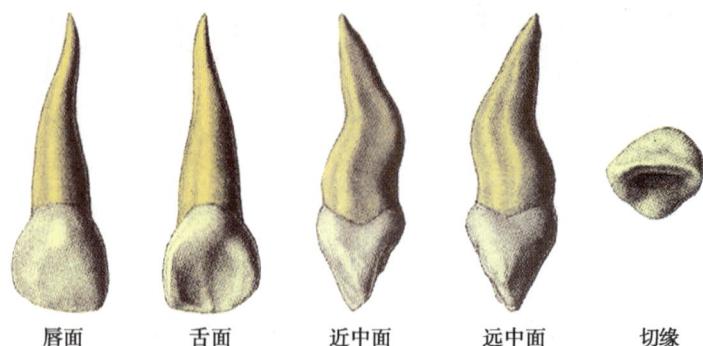

| 唇面 | 舌面 | 近中面 | 远中面 | 切缘 |

图2-7-5 右侧上颌乳侧切牙的各面观

（三）下颌乳中切牙（图2-7-6）

下颌乳中切牙与下颌中切牙牙冠外形相似,但长度稍大于宽度,不如下颌中切牙窄长。

1. 唇面 光滑,近、远中缘对称,近中与远中切角较锐亦对称,切缘较直,颈嵴较突。

2. 舌面 边缘嵴窄而突,舌隆突小而突,舌窝明显。

3. 邻面 呈三角形,切嵴较薄,位于牙长轴上。

4. 牙根 较细长的单根,根长约为冠长的2倍。牙根较直,根尖偏唇侧。

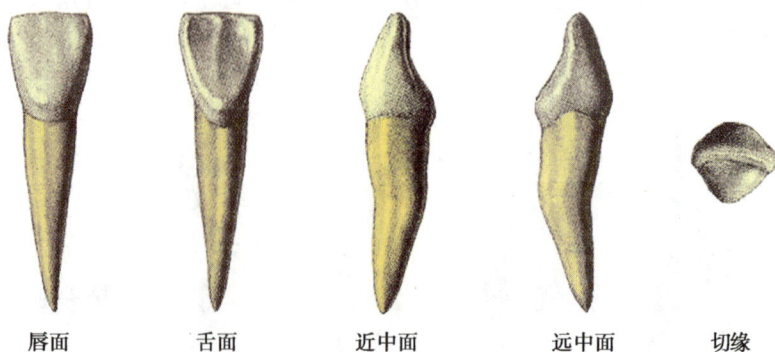

| 唇面 | 舌面 | 近中面 | 远中面 | 切缘 |

图2-7-6 右侧下颌乳中切牙的各面观

（四）下颌乳侧切牙（图2-7-7）

下颌乳侧切牙与下颌侧切牙的外形相似,但不如下颌侧切牙窄长,具有下列特点:

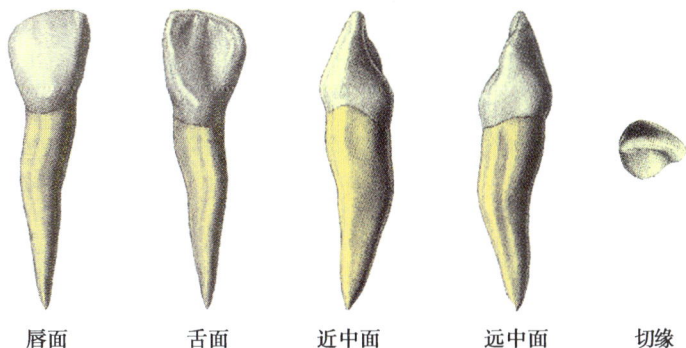

| 唇面 | 舌面 | 近中面 | 远中面 | 切缘 |

图 2-7-7　右侧下颌乳侧切牙的各面观

1. 下颌乳侧切牙较下颌乳中切牙体积大,唇面略突,近中缘长直,远中缘短突,近中切角较锐,远中切角圆钝。切嵴自近中向远中舌侧斜行。舌面的近、远中边缘嵴及舌隆突明显,舌窝较深。

2. 单根,较下颌乳中切牙牙根稍长,牙根自唇面向舌侧缩窄。根尖偏唇侧,且略偏远中。

二、乳尖牙

乳尖牙包括上颌乳尖牙、下颌乳尖牙,上下左右共 4 颗。外形与尖牙相似,但体积较之为小,而颈嵴与舌隆突也较为突出。

(一) 上颌乳尖牙(图 2-7-8)

1. **唇面**　牙尖长而尖锐,约占牙冠全长的 1/2,牙尖偏远中(与恒尖牙区别的主要标志)。近中牙尖嵴长,远中牙尖嵴短。唇轴嵴明显由牙尖顶沿牙长轴向远中侧至唇颈嵴,从而近中斜面略大,远中斜面较小。牙颈显突,根颈部显著缩窄。

2. **舌面**　近、远中边缘嵴显突,舌轴嵴明显将舌窝分成近、远中舌窝。

3. **邻面**　三角形,近中面小于远中面。牙颈较厚,根颈部缩窄,牙尖顶位于牙长轴的唇侧。

4. **切嵴**　自近中向远中舌侧倾斜。

5. **牙根**　单根,较直而细长,约为牙冠的 2 倍,根尖偏向远中唇侧。

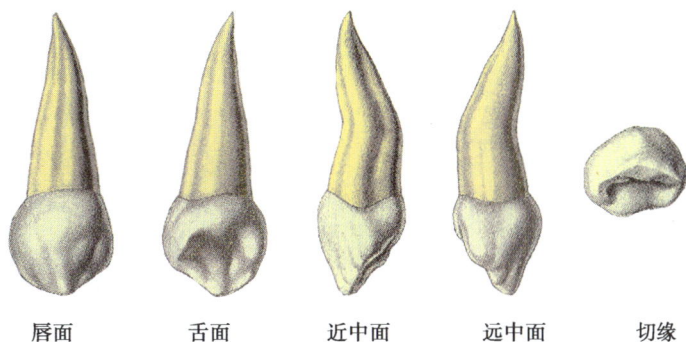

| 唇面 | 舌面 | 近中面 | 远中面 | 切缘 |

图 2-7-8　右侧上颌乳尖牙的各面观

（二）下颌乳尖牙（图 2-7-9）

1. 唇面 外形与上颌乳尖牙相似，但牙冠较短而窄，牙尖偏近中。唇轴嵴几乎与牙长轴平行，其他解剖标志不如上颌乳尖牙明显。

2. 舌面 舌轴嵴、舌隆突均不如上颌乳尖牙明显。舌窝浅平。

3. 邻面 近似等边三角形，牙尖顶位于牙长轴的舌侧。根颈部明显缩窄。切嵴自近中向远中舌侧倾斜的幅度较小。

4. 牙根 较细而短，近中根面与牙冠的近中面几乎处于同一个平面上，根尖段偏远中唇侧。

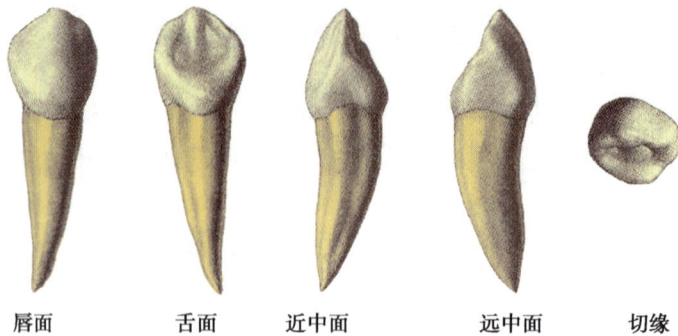

| 唇面 | 舌面 | 近中面 | 远中面 | 切缘 |

图 2-7-9 右侧下颌乳尖牙的各面观

三、乳磨牙

乳磨牙位于乳尖牙之后，包括上颌第一乳磨牙、上颌第二乳磨牙、下颌第一乳磨牙、下颌第二乳磨牙，上下左右共 8 颗。

乳磨牙的共同特点为：牙冠近远中径大于颊舌径和𬌗龈径，颊颈嵴的近中侧突出，𬌗缘明显缩窄，牙根分叉度大，很少有再次分根的变异现象。

（一）上颌第一乳磨牙（图 2-7-10）

1. 颊面 近远中径大于𬌗龈径，近、远中缘较圆突，牙颈部明显缩窄。𬌗缘有较突的颊尖，略偏近中，少数有远中颊尖，但很小或不明显。颊轴嵴突出较明显，远中斜面大，并向舌侧扭转。颈 1/3 处的近中部，其颊颈嵴非常突出而明显。

2. 舌面 较颊面短而窄，舌尖突出而圆钝，少数也有远中舌尖，但很小或不明显。

3. 邻面 似四边形，颊侧颈 1/3 明显突出，颊颈嵴与舌颈嵴之间最厚，逐渐向牙根部与

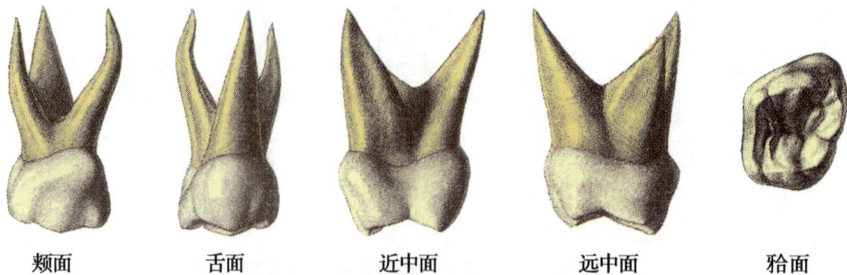

| 颊面 | 舌面 | 近中面 | 远中面 | 𬌗面 |

图 2-7-10 右侧上颌第一乳磨牙的各面观

殆面缩窄,殆 1/3 处最窄小。冠根分界明显。颊尖与舌尖大小约相等,近中面大于远中面,接触区均位于近中 1/3 处的殆缘下方。

4. 殆面 似上颌前磨牙,颊缘宽,舌缘圆突而窄,颊、舌牙尖三角嵴及殆面沟不如上颌前磨牙清楚,殆面上有中央窝与近中窝。

5. 牙根 似上颌磨牙,细长,3 根,根干短,根分叉接近牙冠颈部,分叉度大,远颊根较近颊根短。

(二)下颌第一乳磨牙

下颌第一乳磨牙不同于任何恒牙,有其独特的解剖特征,有 3 个面近似为三角形(图 2-7-11)。

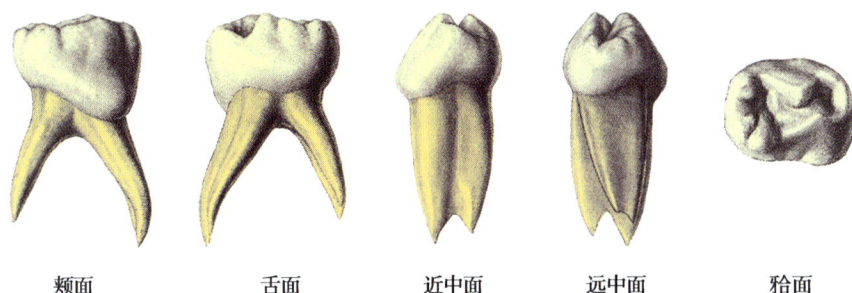

| 颊面 | 舌面 | 近中面 | 远中面 | 殆面 |

图 2-7-11 右侧下颌第一乳磨牙的各面观

1. 颊面 为长四边形或近似三角形,近中缘长而直,远中缘短而突,近中颊尖(约占颊面的 2/3)大于远中颊尖,两颊尖间有一颊沟,末端无点隙,近中颊颈嵴突出为其特有标志,外形高点位于颈 1/3 处,颈缘由远中向近中颈缘斜行。

2. 舌面 似颊面,较光滑,近中舌尖明显大于远中舌尖,近远中缘相似,有一舌沟分界。颈缘较平行,外形高点位于中 1/3 处。

3. 邻面 为不规则的四边形,颊颈 1/3 与舌中 1/3 处最突出,颊、舌牙尖向殆面内聚,近中面近似直立的三角形,颊缘颈嵴明显突出。远中面较近中面小,两邻面的接触区均位于殆 1/3 的中部。

4. 殆面 呈不规则的四边形或三角形,颊、舌缘等长,近中缘特短。近中颊、舌牙尖大于远中颊、舌牙尖,颊、舌牙尖相距较近,两三角嵴相连,将殆面分成较小的近中窝与较大的远中窝。但沟、窝、三角嵴、点隙等不如恒牙明显。

5. 牙根 双根,扁平椭圆形,近中根略粗而直,根尖偏远中,远中根细而弯曲,根尖直或向近中弯曲。两根分叉大,并向外扩展。牙根近远中根面较宽,在中央有纵行的凹陷。

(三)上颌第二乳磨牙

上颌第二乳磨牙与上颌第一磨牙的形态相似,而且位置又相邻,很容易混淆,但体积较小,殆缘缩窄为特点(图 2-7-12)。

1. 颊面 呈梯形,其殆 1/3 与中 1/3 交界处最宽,逐渐向颈部缩小,近远中缘对称圆突。近中颊尖大于远中颊尖,两颊尖之间有颊沟,颊轴嵴短且不明显。颊颈嵴显突,根颈部冠根分明。

2. 舌面 小于颊面,近中舌尖大于远中舌尖,有时可见第五牙尖,有舌沟分布,较长,无

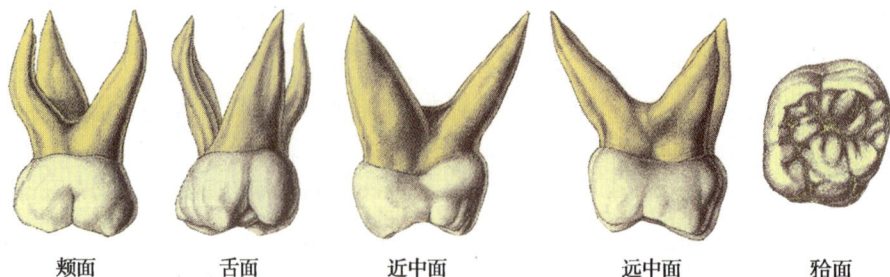

图 2-7-12 右侧上颌第二乳磨牙的各面观

点隙。

3. 邻面 近似长方形,近中面大于远中面,颊缘和舌缘的颈 1/3 处圆突且最宽,向𬌗缘缩窄,根颈部显著缩窄。近远中面接触区均位于𬌗缘中 1/3。

4. 𬌗面 近似菱形,其四周边缘嵴均向𬌗面中心内聚,其他解剖特点与上颌第一恒磨牙相似,但不明显,副沟较多。

5. 牙根 三根、细长,根干短,但分叉度比上颌第一磨牙大。

(四) 下颌第二乳磨牙

下颌第二乳磨牙类似下颌第一恒磨牙,但体积小,也有其特殊的解剖标志(图 2-7-13)。

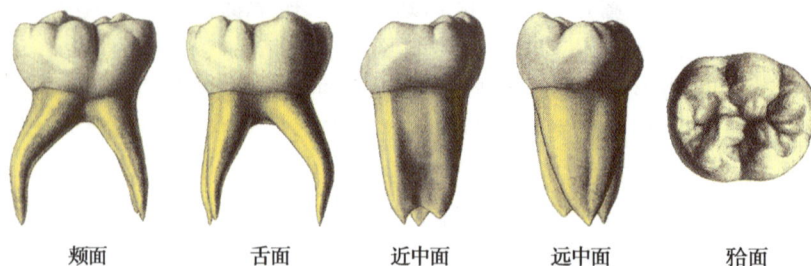

图 2-7-13 右侧下颌第二乳磨牙的各面观

1. 颊面 似梯形,𬌗缘 1/3 处最宽,牙颈部显著缩窄,近、远中缘等长,圆突,𬌗缘处可见 3 个等大的颊尖(与恒磨牙的不同点),有两条颊沟分开,点隙少见。颊颈嵴明显突出,与牙颈线相一致。

2. 舌面 小于颊面,近、远中舌尖也等大,舌尖高耸、尖锐,有舌沟分开。

3. 邻面 近似四边形,颊颈 1/3 与舌中 1/3 处最宽,颊缘明显向舌侧𬌗面内聚,近远中面的外形高点均位于𬌗缘稍下。

4. 𬌗面 为不规则的四边形,有 5 个牙尖,𬌗面三角嵴、窝、发育沟不如恒牙明显,但副沟较多。

5. 牙根 双根,扁平较长,根分叉较大,冠根比例近 1:2,近远中根弯曲弧形相对。

四、乳牙解剖形态的临床意义

1. 健康完整的乳牙列,有利于发挥良好的咀嚼功能。咀嚼力通过牙根传导至颌骨,进一步促进颌骨的生长发育。如果乳牙早失,缺乏这种咀嚼功能的刺激,可导致颌骨发育不足,成为牙颌畸形的病因之一。

2. 乳牙在口腔内存留的时间短则 5 年,长则 10 年左右。这一阶段正是儿童及颌面部发育的重要阶段,乳牙的健康情况直接影响咀嚼功能的发挥,从而影响儿童的生长发育,尤其是颌面部的骨骼和咀嚼肌的发育。因此,应注意儿童口腔预防保健,早期治疗乳牙龋齿,不要轻易拔除乳牙。

3. 乳牙位置正常,可引导恒牙的正常萌出。若乳牙滞留,则恒牙将错位萌出;乳牙早失,其两侧邻牙移位,使缺隙变小,待相应恒牙萌出时没有足够的位置,同样会造成错位萌出。

4. 儿童由于乳牙的组织结构、解剖形态的特点及自我保健较差,易发生龋坏,严重的可发展成牙髓炎或根尖周炎。乳前牙牙根舌侧有恒前牙牙胚,乳磨牙的根分叉下方有恒前磨牙牙胚,治疗乳牙时,应注意避免伤及恒牙牙胚。

附:中国人乳牙牙体测量统计资料见表 2-7-1

表 2-7-1 乳牙牙体测量统计表 单位:mm

牙位		冠长	冠宽	冠厚	根长	全长
上颌牙	乳中切牙	6.8	7.3	5.4	10.0	16.9
	乳侧切牙	6.6	6.0	5.6	9.8	16.5
	乳尖牙	7.0	7.3	6.2	11.4	18.4
	第一乳磨牙	6.4	7.4	9.2	7.7	14.2
	第二乳磨牙	6.9	9.4	10.1	9.3	16.1
下颌牙	乳中切牙	6.5	4.8	4.4	9.8	16.3
	乳侧切牙	6.5	5.3	4.9	9.6	16.1
	乳尖牙	7.4	6.1	5.8	10.7	18.0
	第一乳磨牙	7.1	8.4	7.7	8.5	15.7
	第二乳磨牙	6.9	10.5	9.3	9.4	16.6

资料来源:空军军医大学王惠芸资料

第八节 牙体髓腔形态

一、髓腔各部名称

牙髓腔简称髓腔(pulp cavity),位于牙体中部,周围除根尖孔外其余均被坚硬的牙本质包被,髓腔内充满牙髓。髓腔的形态与牙体外形基本相似,但体积显著缩小(图 2-8-1)。

(一)髓室

髓室(pulp chamber)为髓腔位于牙冠及根颈的部分,较宽大,前牙髓室与位于牙根部分的窄小髓腔无明显界限,后牙髓室呈立方体,分顶、底及四壁。

1. 髓室顶(roof of pulp chamber)与髓室底(floor of pulp chamber) 髓室朝向牙冠𬌗面或切嵴的髓壁称髓室顶,朝向牙根的髓壁称髓室底,两者之间的距离称为髓室高度。

2. 髓室壁(wall of pulp chamber) 髓室朝向牙冠轴面的 4 个壁,分别称为近中髓壁,远

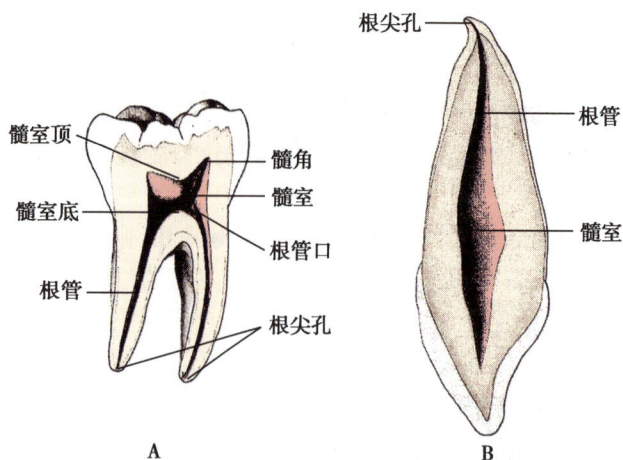

图 2-8-1 髓腔标志
A.后牙 B.前牙

中髓壁,唇、颊侧髓壁和舌侧髓壁。

3. 髓角(pulp horn) 髓室向牙尖方向突起呈角状部分。其形状、位置与牙尖高度、年龄等因素有关。

4. 根管口(root canal orifice) 为髓室与根管交界的部分,由髓室观察呈漏斗状。

(二) 根管系统

根管系统(root canal system)是髓腔除髓室以外的部分,由根管、管间吻合、根管侧支、根尖分歧、根尖分叉及副根管共同组成(图 2-8-2)。

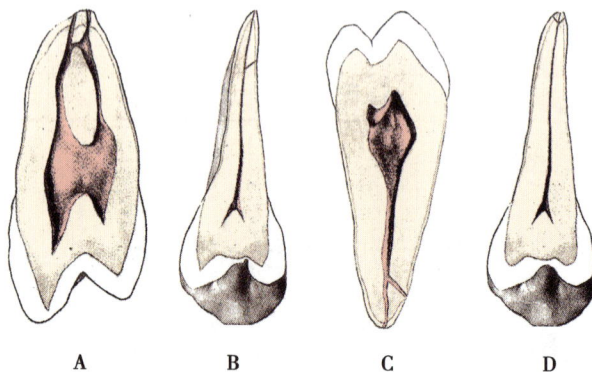

图 2-8-2 管间吻合、根管侧支及根尖分歧
A.管间吻合 B.根管侧支 C.根管侧支 D.根尖分歧

1. 根管(root canal) 是位于牙根内的大部分髓腔。任何一个牙根内都有根管,但根管的形状和数目常与牙根的形状和数目不一致。通常较圆的牙根内多有 1 个与牙根外形相似的根管,但 1 个较扁的牙根内,则可能有 1 个、2 个或 1、2 个根管的混合形式,偶见 3 个根管。根管与牙周组织相通的孔称为根尖孔。根尖孔多位于根尖(约占 56.53%),或位于根尖旁侧(约占 43.47%),其中位于舌侧者最多,其余为远中、近中、唇侧和颊侧。根据根管的形态,可

将其分为四型(图 2-8-3)。

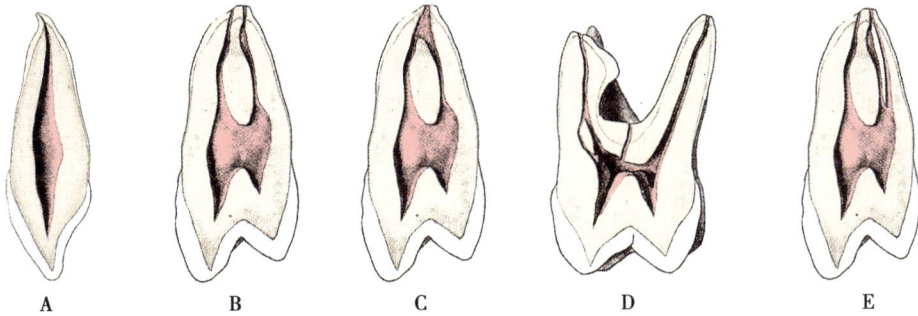

图 2-8-3　根管类型
A.单管型　　B、C.双管型　　D.副根管及单双混合型　　E.三管型

(1) 单管型:从髓室延伸至根尖孔为单一根管。此型最多见,多为 1 个根尖孔。其中上颌中切牙、尖牙、第一磨牙的舌根和第二磨牙的舌根和远中颊根属于纯单管型。

(2) 双管型:从髓室延伸至根尖孔为 2 个分开的根管,有 2 个根尖孔或合并成 1 个根尖孔。该型分布范围占第二位,其中上颌第一前磨牙、上颌第一磨牙的近中颊根和下颌第一磨牙的近中根较为多见。

(3) 单双混合型:根管离开髓腔后可分而复合,合而复分,形成复杂的根管类型,有 1 个或 2 个根尖孔通向牙周。可见于上、下颌第一、第二前磨牙和上颌第一、第二磨牙的近中颊根和下颌第一、第二磨牙的近、远中根。

(4) 三管型:1~3 个根管离开髓室,形成 3 个根管,有 3 个根尖孔;或其中 2 个根管合成一管,再以 2 个根管分别开口于根尖;或 3 个根管至根尖合成一孔,此型较罕见,可视为变异型。罕见于上颌第一磨牙的近中颊根和下颌第一磨牙的近、远中根。

2. 管间吻合　又称管间侧支或管间交通支,多见于双根管型,为发自相邻根管间的交通支。常为 1~2 支,呈水平、弧型甚至网状。位于根中 1/3 的管间侧支多于根尖 1/3,根颈 1/3 者最少(图 2-8-2)。

3. 根管侧支　为发自根管的细小分支,常与根管呈接近垂直角度,贯穿牙本质和牙骨质,通向牙周膜,其开口称为侧孔。根管侧支位于根尖 1/3 者多于根中 1/3,根颈 1/3 者最少(图 2-8-2)。

4. 根尖分歧与根尖分叉　为根管在根尖分出的细小分支,此时若根管仍存在,则称根尖分歧(多见于前磨牙和磨牙)(图 2-8-2)。反之,若根管不复存在则称根尖分叉,其通向牙周膜的孔均称为侧孔。

5. 副根管　为发自髓室底至根分叉的通道,多见于磨牙(图 2-8-3)。副根管通向牙周膜的孔称为副孔。

根管系统是指全口牙而言,因在根管系统的几个部分中,只有根管是恒定存在的,其余部分变化较大,不同的牙可以具有不同的形式。

由于根管系统的存在,通过根尖孔、侧孔和副孔,使牙髓和牙周组织关系密切。另一方面,根管系统也成为牙髓病和牙周病互相传播的途径,使两者互为因果,相互影响。副根管和根管侧支,特别是根颈 1/3 处的根管侧支,在临床上具有重要意义。复杂的根管系统可影响根管治疗的效果。因此熟悉根管系统的解剖形态,具有重要的临床意义。

(三) 髓腔的增龄性变化

髓腔容纳血管和神经,为天然牙的生长发育提供营养和感觉功能,其形态与相应牙体形态相一致,但是髓腔的形态随年龄的增长会不断发生改变。乳牙的髓腔从相对比例看较恒牙者大,青少年恒牙的髓腔又比老年者大,表现为髓室大、髓角高、根管粗、根尖孔亦大。

髓腔的内表面在一生中不断有继发性牙本质的缓慢形成,表现为随着年龄的增长,髓腔的体积逐渐减小,髓角变得低平,根管变细,根尖孔变得窄小,有的髓腔部分或全部钙化阻塞(图2-8-4)。髓室增龄性变化的继发性牙本质沉积方式因牙位而不同,上颌前牙主要沉积在髓室舌侧壁,其次为髓室顶。磨牙主要沉积在髓室底,其次为髓室顶和侧壁。

此外,外源性刺激因素如外伤、龋病、酸蚀、磨损,牙齿治疗过程中对牙体组织的切割,治疗

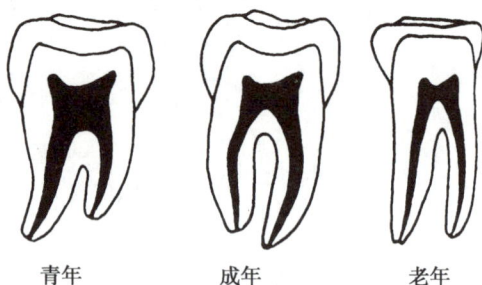

图 2-8-4 牙髓增龄变化

用药及材料的作用等会导致牙本质细胞受损,这些受伤的成牙本质细胞会继续形成牙本质,或牙髓深层的未分化细胞移至髓腔内壁分化成新的成牙本质细胞,产生防御性反应,在受损处相对应的髓腔内壁上形成牙本质,这些牙本质称为修复性牙本质,其牙本质小管的数目大大减少,同时小管明显弯曲,细胞排列紊乱。修复性牙本质的形成,使髓腔缩小,可造成髓腔形态的不规则,导致髓腔形态与牙体外形有很大差异。

二、恒牙髓腔形态

(一) 切牙髓腔形态

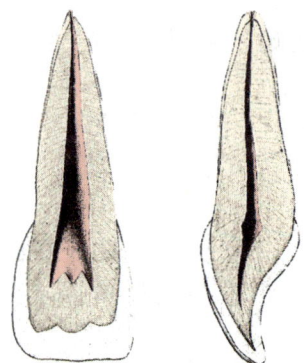

图 2-8-5 右侧上颌中切牙的髓腔形态

近远中剖面观　　唇舌剖面观

1. 上颌中切牙　髓腔较大,单根管,根管较粗,髓室与根管间无明显界限。髓角可伸向切端,尤其是有切端结节时。根尖孔多位于根尖顶(约占 58%)(图2-8-5)。

(1) 近远中剖面:髓腔约呈长三角形,髓室顶处最宽大且接近牙冠的中 1/3,髓腔向根尖逐渐缩小变细。髓角接近牙冠中 1/3 处。

(2) 唇舌剖面:髓腔呈梭形,颈缘处最宽大,自颈缘向切嵴和根尖方向均渐变细。

2. 上颌侧切牙　髓腔外形与中切牙相似,但较窄小。由于此牙外形变异常较明显,故髓腔形态也可有相应的变异(图2-8-6)。

3. 下颌中切牙　与上颌中切牙相似,但因牙体较小,故髓腔也相对细小(图2-8-7)。

(1) 近远中剖面:髓腔呈狭长的三角形,自颈缘起则明显向根尖缩小。

(2) 唇舌剖面:近颈缘处最宽大,根管自根中 1/3 开始变细向根尖逐渐缩小,多为单管,

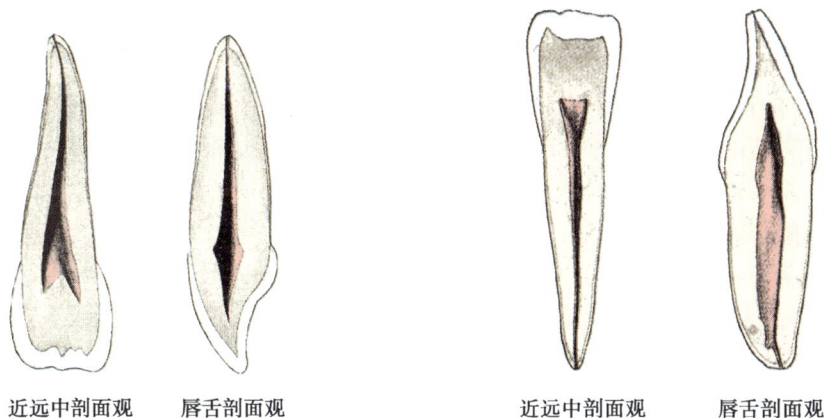

近远中剖面观　　　唇舌剖面观　　　　　　近远中剖面观　　　唇舌剖面观

图 2-8-6　右侧上颌侧切牙的髓腔形态(剖面观)　图 2-8-7　右侧下颌中切牙的髓腔形态(剖面观)

约有 4% 为唇舌向双根管,但多于根尖部合二为一。

　　4. 下颌侧切牙　与下颌中切牙相似,但稍宽(图 2-8-8)。髓腔近远中径较小,唇舌径较大,根管较长。下颌侧切牙多为单根管,有 2 个根管者约占 10%。

　　(二) 尖牙髓腔形态

　　1. 上颌尖牙　髓腔呈纺锤形,颈缘处最宽,髓室与根管无明显的界限,并向根部和切端向缩小变细(图 2-8-9。单根管且在全口恒牙中最长,根尖孔较大)。

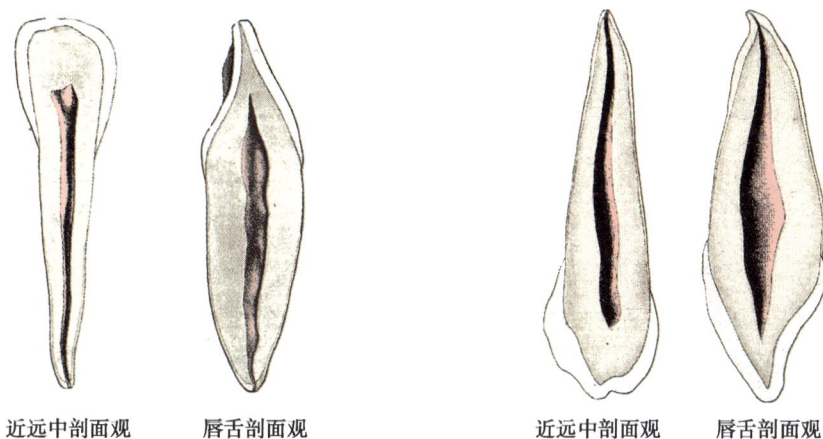

近远中剖面观　　　唇舌剖面观　　　　　　近远中剖面观　　　唇舌剖面观

图 2-8-8　右侧下颌侧切牙的髓腔形态(剖面观)　图 2-8-9　右侧上颌尖牙的髓腔形态(剖面观)

　　(1) 近远中剖面:整个形态呈长三角形,髓室顶近于冠中 1/3 处且最宽,髓角较尖圆,髓室随后向根尖端缩小,根尖有时弯向远中侧。

　　(2) 唇舌剖面:髓腔向切端方向缩窄,形成单一的尖形髓角(老年人因牙尖磨耗可使髓角变得低而圆),其根管的形态与根外形一致,唇舌径明显大于近远中径,从根尖 1/3 开始至根尖孔逐渐变窄,根尖孔较切牙为大。

　　2. 下颌尖牙　髓腔呈纺锤形,髓室与根管都较上尖牙窄,髓室与根管亦无明显的界限,多为单根管(图 2-8-10)。

（1）近远中剖面：形态呈长三角形，髓室顶近于冠中 1/3 处，可见髓角较圆钝，随后从根中 1/3 处逐渐向根尖端缩小。

（2）唇舌剖面：呈纺锤形，牙颈 1/3 处最宽，髓室顶窄而尖圆，近于牙冠中 1/3 处，髓室向根部和切端向缩小变细。有 4% 为双根管，根尖 1/3 处扁而窄。根尖孔较大，多位于根尖顶（有报道称约占 68%）。

（三）前磨牙髓腔形态

1. 上颌第一前磨牙　髓室的形态与牙冠外形相似，呈立方形。髓室的颊舌径大于近远中径，分别有颊、舌髓角伸向殆方，髓室顶中部向根方凸入髓腔、最凸处约与颈缘平齐（图 2-8-11）。

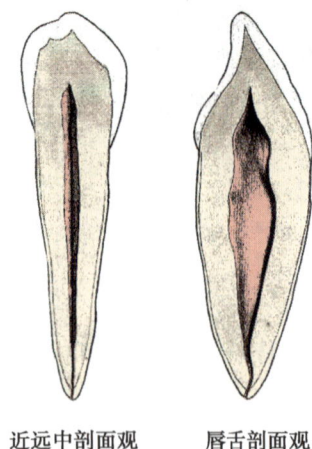

近远中剖面观　　　唇舌剖面观

图 2-8-10　右侧下颌尖牙的
髓腔形态（剖面观）

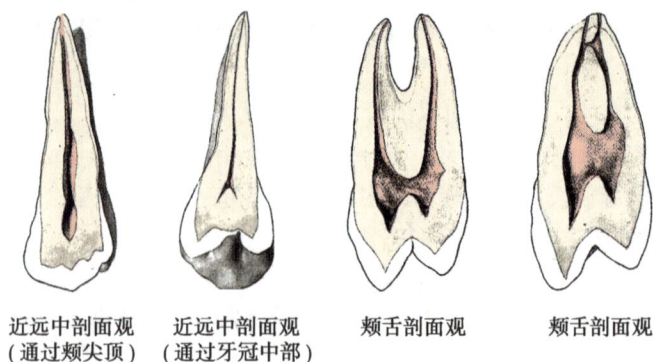

近远中剖面观　　　近远中剖面观　　　颊舌剖面观　　　颊舌剖面观
（通过颊尖顶）　　（通过牙冠中部）

图 2-8-11　右侧上颌第一前磨牙的髓腔形态（剖面观）

（1）近远中剖面：整个形态呈狭窄长三角形，髓室顶近于冠中 1/3 处且最宽，可见髓角较尖牙圆钝，髓室与根管均狭小。

（2）颊舌剖面：髓室较宽大，颊、舌髓角伸向殆方的相应的牙尖处，其中颊髓角较高，位于牙冠的中 1/3 处；舌髓角较低，位于牙冠颈部（少数接近冠中 1/3 处）。髓室可见根管口与相应的根管连通，根管向根尖逐渐变细。一般根尖孔位于根尖顶（约占 59%）。

由于牙根的分根形态不同，根管的数目与类型也不同，可分为以下几种（图 2-8-12）：

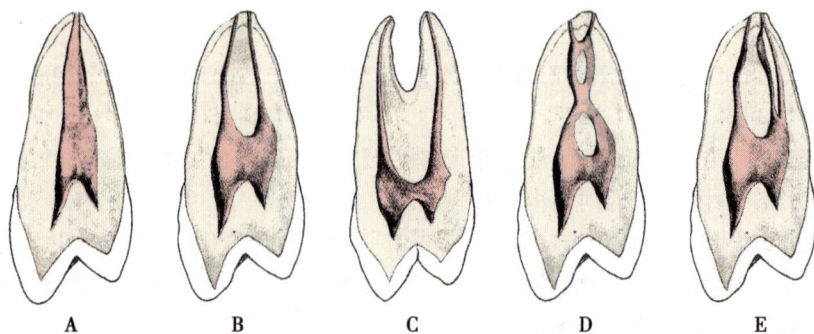

A　　　　　B　　　　　C　　　　　D　　　　　E

图 2-8-12　上颌第一前磨牙的根管类型
A. 单管型　B、C. 双管型　D. 单双管型　E. 三管型

1）单管型:髓室与根管无明显的分界线,延伸至根尖为单一根管,颊舌径大于近远中径,到根尖 1/3 处狭窄细小,此型约占 7%。

2）双管型:独立的 2 个根管从髓室底延伸至根尖,此型最为多见,约占 65%。

3）单双管型:1 个根管离开髓室,再分为 2 个根管;或 2 个根管离开髓室,再合成 1 个根管,合合分分,形成复杂的根管形态,此型约占 28%。

4）三管型:3 个根管从髓室延伸至根尖孔,此型比较少见。

2. 上颌第二前磨牙 与上颌第一前磨牙的髓腔形态相似,但体积较小,髓腔近远中径较窄,颊舌径较大,颊、舌髓角均较低,位于牙冠的颈 1/3 处。根管的类型主要有单管型,约占 48%;双管型,约占 11%;单双管型,约占 41%(图 2-8-13)。

(1) 近远中剖面:整个形态呈狭窄长三角形,髓室顶近于冠中 1/3 处且最宽,可见髓角较尖圆。

(2) 颊舌剖面:呈立方形,颊、舌髓角伸向𬌗方的相应的牙尖处,颊髓角高于舌髓角。

3. 下颌第一前磨牙 与其他前磨牙的髓腔及根管形态、数目有所不同(图 2-8-14)。

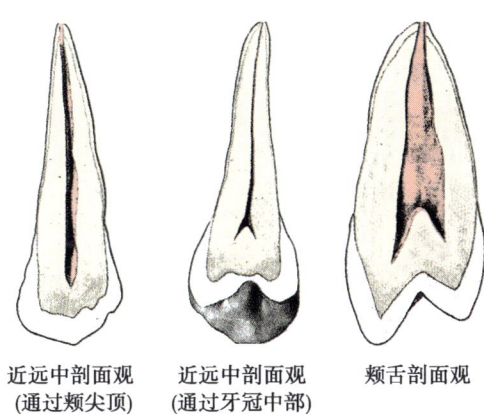

近远中剖面观
(通过颊尖顶)　　近远中剖面观
(通过牙冠中部)　　颊舌剖面观

图 2-8-13 右侧上颌第二前磨牙的髓腔形态
(剖面观)

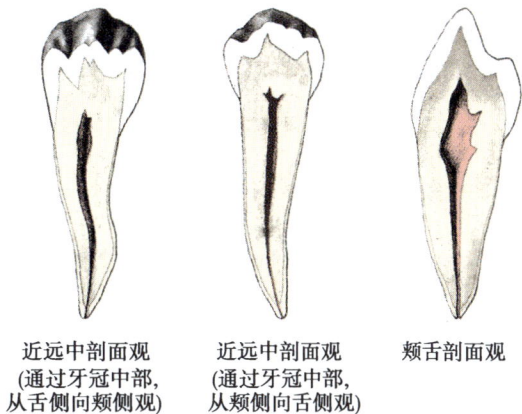

近远中剖面观
(通过牙冠中部,
从舌侧向颊侧观)　　近远中剖面观
(通过牙冠中部,
从颊侧向舌侧观)　　颊舌剖面观

图 2-8-14 右侧下颌第一前磨牙的髓腔形态
(剖面观)

(1) 近远中剖面:整个形态似尖牙,呈狭窄长三角形,髓室顶近于冠中 1/3 处,可见髓角较尖圆。

(2) 颊舌剖面:以颊侧髓角特别高而尖为特点,并伸向牙冠中 1/3 相应的牙尖处,且位于牙长轴线上。舌侧髓角低而圆钝且不明显,且位于牙冠颈部。髓室顶为颊侧斜向舌侧的斜坡。根管的颊舌径大于近远中径,多在根尖 1/3 处才开始缩小成管,少数在根中 1/3 或根颈 1/3 缩小成管,三者约占 83%。另外约有 17% 的根管在根中部分为颊舌两管,最后在根尖孔处又汇合成单根管,或在根中部形成双根管或单双管混合型。

4. 下颌第二前磨牙 因颊、舌牙尖突出,所以颊舌髓角明显,又因𬌗面牙尖数目的不同,所以髓角的数目也不同(图 2-8-15)。

(1) 近远中剖面:整个髓室与根管形态似尖牙,呈狭窄、细长形,髓室顶最宽处近于冠中 1/3,可见髓角较尖圆,依舌尖的数目不同,可有 1~2 个高低不等的舌侧髓角。

(2) 颊舌剖面:颊舌径大于近远中径,颊髓角稍高而尖,舌髓角较短而稍圆钝,均位于牙

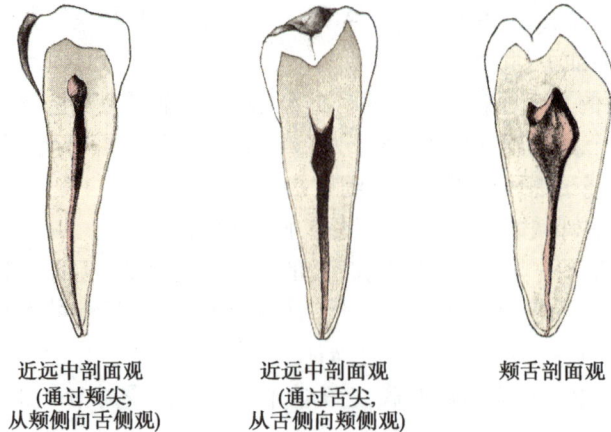

近远中剖面观　　　　近远中剖面观　　　　颊舌剖面观
（通过颊尖，　　　　　（通过舌尖，
从颊侧向舌侧观）　　从舌侧向颊侧观）

图 2-8-15　右侧下颌第二前磨牙的髓腔（剖面观）

冠颈 1/3 处。髓腔在根颈 1/3 处以下缩小成管，也有在牙根中至根尖孔处又合二为一。

（四）磨牙髓腔形态

1. 上颌第一磨牙　髓室较大，呈立方体，根管多而细，并可略有弯曲。髓室和根管界线清楚，一般有 4 个髓角。髓室底可见 3~4 个根管口（图 2-8-16）。

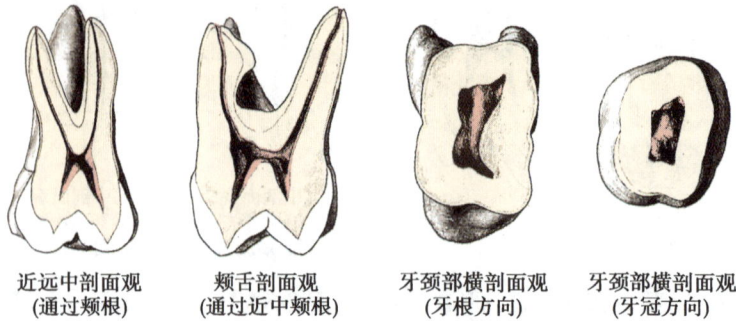

近远中剖面观　　　颊舌剖面观　　　牙颈部横剖面观　　牙颈部横剖面观
（通过颊根）　　　（通过近中颊根）　　（牙根方向）　　　（牙冠方向）

图 2-8-16　右侧上颌第一磨牙的髓腔形态（剖面观）

（1）近远中剖面：颊侧髓角比舌侧髓角稍高而尖，近中舌髓角比远中舌髓角高，舌侧的根管较颊侧的粗大而长，近中颊根可表现为双管型或单双管混合型，远中颊根很少分为双根管。

（2）颊舌剖面：髓室的形态呈立方体，髓室高度较低，颊舌径大于近远中径大于髓室高度。髓室顶最凹处约与颈缘平齐。颊髓角尖稍高于舌髓角（近中颊髓角高于远中颊髓角），近颊髓角和近舌髓角均伸向牙冠中 1/3 处，远颊髓角和远舌髓角较低，均接近牙冠颈 1/3 处。髓室底为拱圆形，位于颈缘龈方 2mm 处。在髓室底可见 3~4 个根管口，即近颊根 1~2 个，远颊根和舌根各 1 个，其中舌侧根管口较圆，近中颊侧根管口较窄，并约有 63% 的根管分为颊舌两根管，且可以有多个根尖孔。远中颊根根管分支较少，约有 9%。舌侧的根管较颊侧的根管粗大而长。

（3）牙颈部横剖面观：呈四边形或三角形，颊舌径大于近远中径。在髓室底上有 3~4 个根管口，其中最大的根管口为舌侧根管口，呈圆形。远中颊侧根管口小而圆并位于近中颊侧根管的远中舌侧,近中颊侧根管口窄而长,有时可直接看到颊舌向 2 个根管口。

2. 上颌第二磨牙 牙冠外形与第一磨牙相似,但远中舌尖较小,其髓腔形态与上颌第一磨牙髓腔形态相似(图 2-8-17)。约有 30% 的近中颊根为双管型或单双管混合型。

上颌第二磨牙通常有 3 个根管,偶见 2 个根管者(1 个颊根管和 1 个舌根管),亦有 5 个根管(2 个近颊根管、1 个远颊根管、2 个舌侧根管)的报道。

3. 上颌第三磨牙 上颌第三磨牙髓腔形态最常见的是牙冠外形为三尖冠形的,类似于上颌第二磨牙的第三型。但因此牙外形变异较多,故髓室及根管的外形和数目亦各不相同。但一般髓室大,髓角低而圆钝,根管粗而短小,大部分融合成 1 个根管,很少有 4 个根管明显分开的。

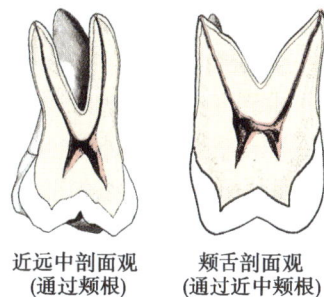

近远中剖面观
(通过颊根)

颊舌剖面观
(通过近中颊根)

图 2-8-17 右侧上颌第二磨牙的髓腔形态(剖面观)

4. 下颌第一磨牙 似上颌磨牙,髓室较大呈立方体,根管亦多而复杂,大多有 5 个髓角,一般有 2~4 个根管口(图 2-8-18)。

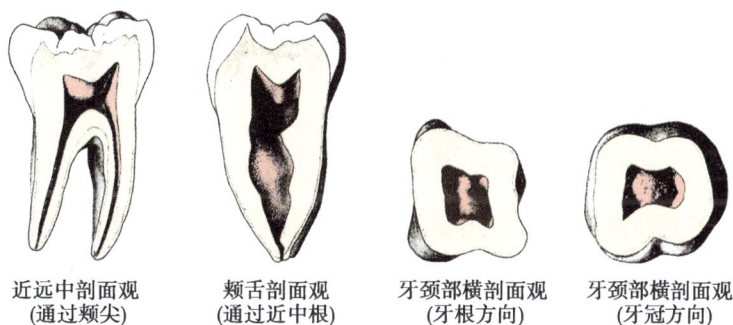

近远中剖面观
(通过颊尖)

颊舌剖面观
(通过近中根)

牙颈部横剖面观
(牙根方向)

牙颈部横剖面观
(牙冠方向)

图 2-8-18 右侧下颌第一磨牙的髓腔形态(剖面观)

(1) 近远中剖面:髓室的近远中径大于颊舌径,近中髓角高于远中髓角。髓室顶及髓室底均凸向髓室,髓室顶向髓室最凸处约与颈缘平齐,髓室底在颈缘下 2mm,髓室顶与髓室底间的距离一般在 2mm 以下。髓室底距根分叉处亦约 2mm。近中根管较细小与根尖部微斜向远中,其根管多为双管型或单双管型,大约占 87%。远中根管较大而直,微斜向远中,其根管多为双管型或单双管型者约占 40%。

(2) 颊舌剖面:髓室的近中颊舌径大于远中颊舌径,舌侧髓角高于颊侧髓角。近中根 95% 分成颊舌向 2 个细小根管。多有 2 个根尖孔,有时舌侧根管更小,多于根尖 1/3 处与颊侧根管汇合,由 1 个根尖孔通向牙周。远中根管多为宽大的单根管,有约 46% 分为颊舌 2 个根管,一般均为 2 个根尖孔。远中根有 2 个根管者,颊侧管较扁,舌侧管略圆而弯曲。

(3) 牙颈部横剖面:可见髓室的近远中径大于颊舌径,近中颊舌径大于远中颊舌径。

5. 下颌第二磨牙 髓室外形依牙冠外形而定,一类为四尖型,一类为下颌第一磨牙的五尖型,故可分别有 4 个或 5 个髓角(图 2-8-19)。

髓室特点与下颌第一磨牙类似,但略小,根管也与下颌第一磨牙类似。近中根管为双管型或单双管型者约占 64%,远中根管为双管型或单双管型者约占 18%。牙根在颊侧部分融合的下颌第二磨牙"C"形根,根管也可互相通连呈单根管,其横剖面观呈"C"形者约占31%。

6. 下颌第三磨牙 此牙外形变异较大,故髓腔亦多有变异,若为标准外形,也为2个根管,近中、远中各1个。又因其萌出和矿化较迟,因此髓腔根管均较粗大,有的融合成1个根管。

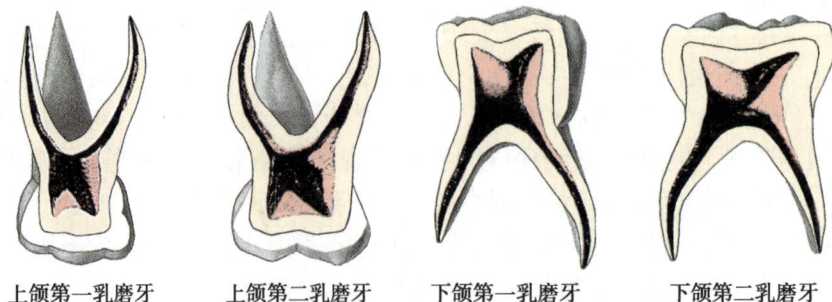

近远中剖面观
(通过颊尖)　　颊舌剖面观
(通过近中根)

图 2-8-19　右侧下颌第二磨牙的髓腔形态(剖面观)

三、乳牙髓腔形态

(一)乳前牙髓腔形态

乳前牙髓室与牙冠外形一致,多为单根管,偶见下颌乳切牙分成唇舌向2个根管。除上颌乳中切牙根管的根尖部弯向唇侧外,其他特点与恒前牙相似(图 2-8-20)。

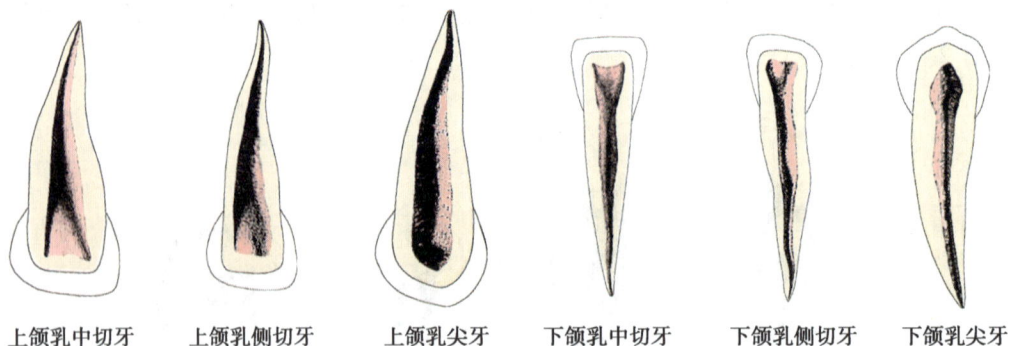

上颌乳中切牙　　上颌乳侧切牙　　上颌乳尖牙　　下颌乳中切牙　　下颌乳侧切牙　　下颌乳尖牙

图 2-8-20　乳前牙的髓腔形态

(二)乳磨牙髓腔形态

乳磨牙一般髓室较大,近中髓角较高,位于乳磨牙殆 1/3 处。上颌乳磨牙髓室颊舌径大于近远中径,下颌乳磨牙则相反。上下颌乳磨牙一般均有3个根管,即上颌为颊侧近远中各1个、舌侧1个,舌侧根管较粗大;下颌近中2个,远中1个,远中根管较粗大。有时下颌第二乳磨牙有4个根管,即近远中各有2个根管。由于乳磨牙牙根分叉大而略弯,所以根管也有相应的分叉及弯曲(图 2-8-21)。

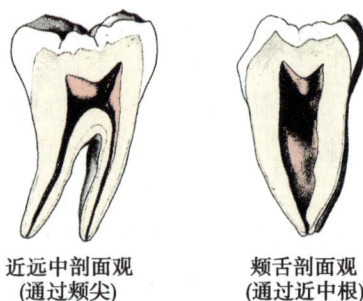

上颌第一乳磨牙　　上颌第二乳磨牙　　下颌第一乳磨牙　　下颌第二乳磨牙

图 2-8-21　乳磨牙的髓腔形态

四、髓腔解剖的临床意义

(一) 髓腔解剖对牙髓炎的意义

牙髓组织被坚硬的牙本质包绕,主要借助狭窄的根尖孔与牙周相联系。因此牙髓发炎时容易造成下列情况。

1. 牙髓感染　牙髓炎时,炎症渗出物不易引流,髓腔压力增高,加之牙髓组织松软,感染很快扩散至全部牙髓。

2. 牙髓坏死　由于牙髓血管壁薄,因此在牙髓炎时血管迅速扩张,通过狭窄的根尖孔时流速缓慢,容易形成血管栓塞而致牙髓营养障碍,进而造成全部牙髓坏死。

3. 剧烈疼痛　炎症时,血管充血扩张、通透性增加,血管渗出液聚集到牙髓组织内,髓腔压力骤然增高而压迫牙髓神经产生剧烈疼痛。因此临床治疗急性牙髓炎时应首先采取开髓减压、穿通髓腔使渗出物得以引流,从而使髓腔内压力下降,疼痛即缓解。

(二) 髓腔解剖对临床治疗的意义

1. 前牙髓腔解剖对临床治疗的意义

(1) 上颌前牙髓腔的唇舌径在牙颈部最大,开髓时应在舌窝中央向牙颈方向钻入。

(2) 上颌前牙根管粗大,髓角较高,若活髓牙状态下预备嵌体的针道时,应注意避开髓角。

(3) 上颌前牙根管多为粗而直的单根管,根管治疗时操作较直观,疗效确切,对大多数需修复治疗的患者,可作桩冠修复。

(4) 下颌前牙根管细、管壁薄,根管治疗时应防止侧穿或器械折断。

(5) 下颌前牙时有唇舌向双根管,应仔细查明根管数目,一般可通过改变 X 线投射角度来显示双根管。

2. 前磨牙髓腔解剖对临床治疗的意义

(1) 上颌前磨牙颊侧髓角较高,备洞时应避免穿通颊侧髓角,其髓室底较深,开髓时避免将暴露的髓角误认为是根管口。

(2) 上颌前磨牙多为颊舌向两个根管,且根管的分叉部位接近根尖部,做根管治疗时应注意勿将双根管误认为单根管。

(3) 下颌第一前磨牙因牙冠明显向舌侧倾斜,故其颊尖位于牙冠中份,髓角又高,牙体预备时应避免穿髓。根管治疗时,器械应与牙体长轴方向一致,以免根管侧壁穿通。

3. 磨牙髓腔解剖对临床治疗的意义

(1) 上颌磨牙的近中颊侧髓角和近中舌侧髓角较高,备洞时应避免穿髓。

(2) 上颌磨牙的颊侧两根管口相距较近,且近中颊侧根管较窄小,有时出现 2 个根管,故在根管治疗前最好拍摄 X 线片,以了解根管形态和变异,操作时应注意根管走行方向。

(3) 上颌第二磨牙有时颊侧 2 个根管融合为粗大的单根管,治疗时应加以注意。

(4) 下颌磨牙的髓室顶与髓室底的距离相距较近,髓室底与根分叉也较近,开髓时应避免髓室底穿通。

(5) 下颌磨牙的近中髓角和舌侧髓角较高,备洞时应避开髓角的位置。

(6) 下颌第一磨牙远中舌侧根管细小弯曲,治疗时应注意。下颌第二磨牙有时近远中根在颊侧融合,根管也在颊侧相通,根管横断面呈 "C" 形,开髓时勿将根管在颊侧的连通误认为是被穿通的髓室底。

4. 乳牙髓腔解剖对临床治疗的意义 乳牙的髓室大、髓壁薄、髓角高、根管粗、根尖孔也大,因此在备洞时应注意保护牙髓,防止穿髓。

第九节 牙体形态的生理意义

牙的形态和结构关系到咀嚼功能的发挥,而咀嚼运动协调的完成、天然牙及牙周组织的健康都有赖于正常的牙体解剖形态。

一、牙冠形态的生理意义

(一) 切缘及𬌗面形态的生理意义

切缘及𬌗面形态的生理意义在于行使咀嚼功能和引导下颌运动。前牙的切缘作用为咬切食物,上颌前牙的舌面引导下颌前伸运动。前后牙的形态区别突出表现为后牙具有承载食物的𬌗面,这是咀嚼活动的主要功能部位。后牙的边缘嵴将食物局限在𬌗面的窝内,咀嚼时对𬌗的牙尖与窝相对,沟与嵴相合,起到杵臼的作用,以捣碎磨细食物。𬌗面上的颊沟及舌沟则是经磨细后食物的主要排溢通道。上颌磨牙的斜嵴有利于引导牙的侧方运动。

在牙萌出的早期,尖、窝、沟、嵴都是由具有一定曲度的曲线或曲面构成,如牙尖的各面、三角嵴、横嵴、斜嵴的两面、边缘嵴的构成、窝的周围、沟的两侧,都是曲面的组合。当咬合时,上下牙尖窝相对,沟嵴相合,切嵴对刃等关系,都是曲面的接触,即点或线的接触,而不是面与面的接触。这种尚未建立稳定咬合接触的牙,其位置不一定都完全符合功能的需求。但是凸面的接触有利于牙的移动,在牙尖及斜面的相互引导作用下,能将牙调整到相适应的位置。随着咀嚼运动的进行以及恒牙的持续萌出,𬌗面及切嵴的表面发生了功能性的磨耗,使得早期的点、线接触变成了面的接触,从而增加了咀嚼的面积,因而有利于上下颌关系的稳定。

(二) 轴面凸度的生理意义

1. 唇(颊)、舌面的凸度 牙冠的唇(颊)舌面都有一定的生理凸度,咀嚼时从颊沟、舌沟等处排溢的食物顺着牙冠的正常凸度滑至口腔,对牙龈起到生理性按摩作用,促进牙龈组织的正常血液循环,有利于牙龈组织的健康。同时,正常的凸度对牙颈部具有自洁作用,可以防止龈炎及龋齿的发生,牙冠颈 1/3 的凸度尚可起到扩展龈缘使其保持紧张有力的作用。若牙冠的凸度过小,甚至无凸度,咀嚼过程中排溢的食物就会直接撞击在牙龈组织上,造成牙龈创伤,可能引起创伤性牙龈萎缩。若牙冠的凸度过大,排溢的食物就直接滑至口腔内,牙龈失去食物的生理性按摩作用,可能产生废用性萎缩。同时,失去了对牙颈部的自洁作用,可引起龈炎或成为龋病发生的条件。因此,在修复牙冠外形时要特别注意恢复其自然凸度(图 2-9-1)。

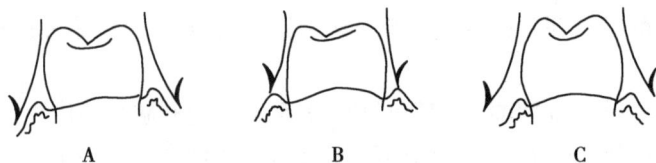

图 2-9-1 牙冠唇(颊)舌面的凸度
A.凸度正常 B.凸度过小 C.凸度过大

正常前牙唇面及舌面的凸度均在牙冠颈 1/3 处,后牙颊面的凸度亦在颈 1/3 处,而舌面的凸度则在牙冠中 1/3 处(图 2-9-2)。

2. 邻面的凸度　牙冠的邻面亦为凸面,借其外形高点相互紧密相邻,接触之处即为接触点。在咀嚼运动进行过程中,每个牙都有生理性的动度,接触点随之逐渐磨耗变大成为一个圆形小面,称为接触区,而牙与牙之间仍然通过接触区紧密相连而无间隙,观察离

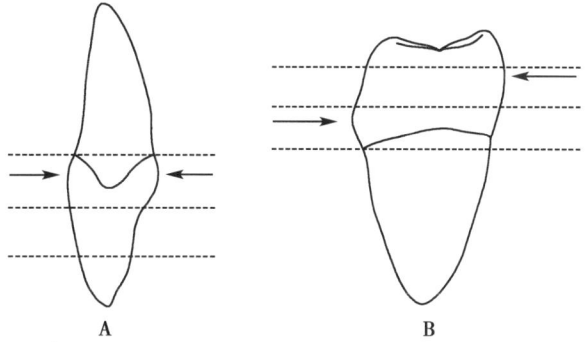

图 2-9-2　牙冠凸度的部位
A. 前牙唇、舌面凸度的部位　B. 后牙颊、舌面凸度的部位

体牙的邻面,可见接触区的形态为椭圆形的小面(图 2-9-3)。接触区接触良好,可以防止食物嵌塞。同时,功能运动中,天然牙近中移动(mesial migration)的趋势有利于保持邻牙的紧密接触,良好的接触区则保证邻牙能够互相支持,互相依靠,便于分散殆力(图 2-9-4),有利于牙齿的稳固。因此在修复牙冠时,要特别注意恢复接触区的正常位置和良好的接触关系。

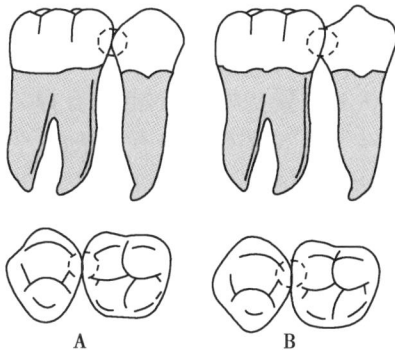

图 2-9-3　邻牙的接触形态
A. 点状接触　B. 面状接触

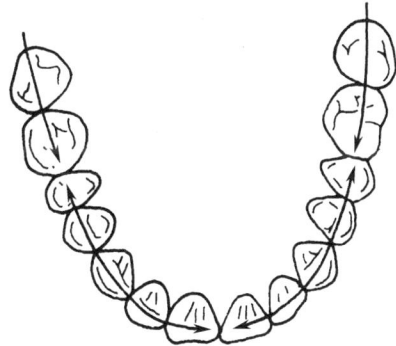

图 2-9-4　殆力的近远中向传导

正常前牙接触区位于近切缘部位,接触区的切龈径大于唇舌径。后牙的接触区位于近殆缘部位,近中者紧靠殆缘,远中者在殆缘稍下,接触区的颊舌径大于切龈径。前磨牙及第一磨牙近中接触区,多在殆 1/3 偏颊侧。第一磨牙远中与第二、第三磨牙的接触区多在殆 1/3 的中 1/3 附近。

(三) 楔状隙

因邻牙间的接触区为圆突形,在两牙接触区的四周有向外展开的空隙,称为楔状隙或外展隙(embrasures)。在接触区唇侧或颊侧者,称为唇楔状隙或颊楔状隙;在接触区舌侧者称为舌楔状隙;在接触区切方或殆方者称为切或殆楔状隙;在接触区龈方者称为邻间隙(图 2-9-5)。邻间隙似一个以牙槽嵴为底,两邻牙为边的三角形空隙,其间被龈乳头所充填,可保护牙槽骨和邻面,不使食物残渣存留。在咀嚼食物过程中,部分食物通过楔状隙而排溢至口腔中,可避免食物滞留在殆面或牙间。食物通过楔状隙时,可摩擦牙面,保持牙面清洁,防止龋病及牙龈炎的发生。咬合时,因对殆牙的牙尖位于楔状隙内,使上、下颌牙产生良好的锁

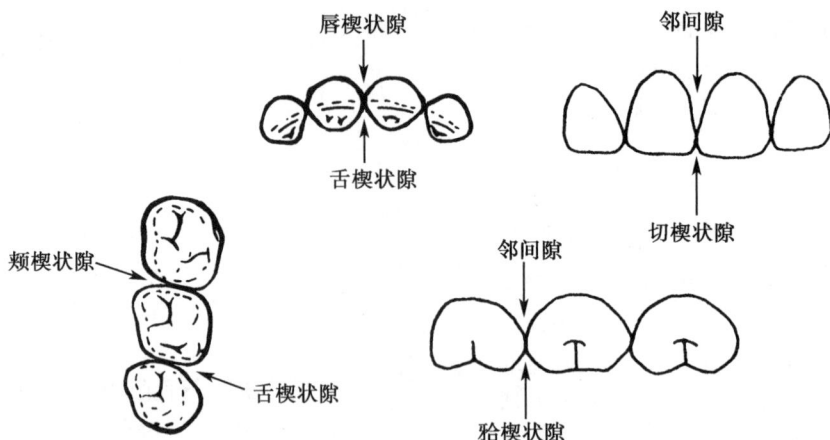

图 2-9-5 楔状隙

结作用,可稳定牙弓及殆关系。

二、牙根形态的生理意义

(一) 牙根形态与该牙受力大小及稳固性密切相关

作用力较小的牙,一般多为单根,例如切牙的牙根。尖牙因位于牙弓的转角处,是平衡牙弓向前及向后力量的重要部位,也是维持牙弓形状的主要支柱,同时起到支撑口角的作用,受力较强。因此,牙根虽为单根,却粗壮长大,是尖牙支持和稳固的有利条件,尖牙不能轻易拔除。磨牙在咀嚼过程中起到的作用非常大,承受的咀嚼压力也非常大,因此磨牙的牙根一般为两根以上,根分叉越多,其支持作用就越大,牙也越稳固;根分叉越宽,则牙的支持力也越强。

(二) 牙根的形态、位置与牙冠所受咀嚼力的方向有关

咀嚼时,上颌切牙受到来自下颌切牙向前及向上的力,故上颌前牙牙根的唇面宽于舌面,用来加强抵抗向前的力。下颌前牙牙根略内倾或几乎垂直,咀嚼时承受来自上颌牙向下向内的力,故下颌前牙牙根的唇面和舌面宽度大致相等,或舌面略宽于唇面,用来加强抵抗向内的力。但总体而言,单根牙均不适合承担过大的侧向力。后牙以捣碎和碾磨食物来行使功能,需承担较大的垂直和侧向力,故常为多根牙且有分叉。上颌磨牙的舌尖为功能牙尖,所受的力最大,故其舌根比颊根粗壮长大。下颌磨牙的牙根扁而宽,且近远中面有长形凹陷,其横切面为 8 字形,牙槽骨嵌入此凹陷中,有利于磨牙稳固性的增加。

小 结

本章主要介绍了牙的演化、牙的组成和分类、牙位记录、牙的萌出、牙体解剖应用名称与解剖标志、乳牙和恒牙的解剖形态及髓腔特点、牙体形态的生理意义等。口腔临床操作技术和口腔修复体的制作技术都与牙体解剖形态密切相关,因此对牙体解剖形态特点的掌握非常重要,学习本章内容可以为口腔其他专业课的学习奠定必要的基础。

思考题

1. 上颌切牙与下颌切牙有哪些区别？
2. 上颌磨牙与下颌磨牙有哪些区别？
3. 试述第二乳磨牙与第一恒磨牙的区别。
4. 结合乳、恒牙的萌出特点试述保护乳牙的重要性。

（左艳萍 马莉 刘洋 李红）

第三章 牙列、殆与颌位

学习目标

1. 掌握：牙列的分型及生理意义，牙排列的倾斜排列规律，牙列的殆面形态特征，三种殆的定义及咬合接触特征，三种基本颌位的概念和特点。

2. 熟悉：牙列与面部协调关系，不同发育阶段牙尖交错殆的特征，下颌运动的形式、范围及意义，下颌运动的制约因素。

3. 了解：牙尖交错殆时殆的接触关系，殆型，下颌功能运动和异常功能运动，下颌运动的杠杆现象。

第一节 牙 列

生长在牙槽骨内的天然牙，不能单独行使功能，其牙冠按照一定的顺序、方向和位置彼此邻接，排列成弓形，形成牙列(dentition)或称牙弓(dental arch)。上颌者称上牙列，下颌者称下牙列。上下牙列按照一定的对应关系进行咬合，殆面各凸凹结构密切接触，在接触-分开-再接触-再分开的反复咬合运动过程中，完成咀嚼等功能活动。

天然牙在牙弓内的排列方向主要受到萌出过程中唇、颊、舌肌的肌张力平衡的影响。牙列内天然牙稳定的邻接关系使相邻牙相互支持，有利于功能运动过程中咀嚼力量的分散，从而保证牙及牙周支持组织的受力健康。上下牙列间理想的接触关系使天然牙承受的咀嚼力大小和方向合乎生理，且便于功能运动的协调进行，从而保证运动过程中咀嚼系统各部分的健康。

一、牙列的外形及生理意义

(一) 牙列分型

1. 按照构成牙的类别分型 人的生长过程中，先后萌出乳牙、恒牙两副牙列。因此，按照构成牙的类别分型，牙列可以分为恒牙列、乳牙列和混合牙列。

(1) 恒牙列：全部由恒牙组成的牙列。完整的上下颌牙列各含16颗牙。因为人类的进化，第三磨牙可能缺如或者萌出障碍，因此单颌牙列14~16颗牙均属正常(图3-1-1)。

(2) 乳牙列：全部由乳牙组成的牙列。完整的上下颌牙列各含10颗牙。乳牙列较恒牙列短小,其牙列宽度与长度的比例大于恒牙列,形态更近似于半圆形(图 3-1-2)。

(3) 混合牙列:由若干乳牙和若干恒牙组成,在不同发育阶段牙数略有差异(图 3-1-3)。

2. 按照牙列形态特征分型 从殆面对牙列的形态进行观察分析,可见牙列的形态尽管有一定的规律,但个体之间并不完全相同。根据 6 颗前牙的排列情况,可概括为三种基本类型:方圆型、尖圆型、椭圆型(图 3-1-4)。但通常多为此三种基本类型的混合型。

(1) 方圆型:上、下牙列中 4 颗切牙的切缘连线略直,弓形牙列从尖牙的远中才开始弯曲向后。

(2) 尖圆型:自上颌侧切牙即明显弯曲向后,弓形牙列的前牙段向前突出非常明显。

(3) 椭圆型:介于方圆型与尖圆型之间,弓形牙列自上颌侧切牙的远中开始,向后逐渐弯曲,使得前牙段较圆突。

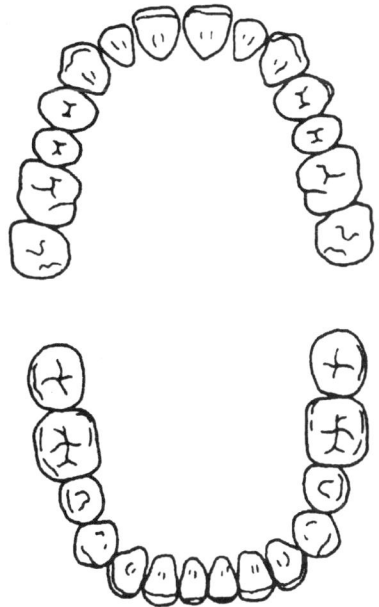

图 3-1-1 恒牙列

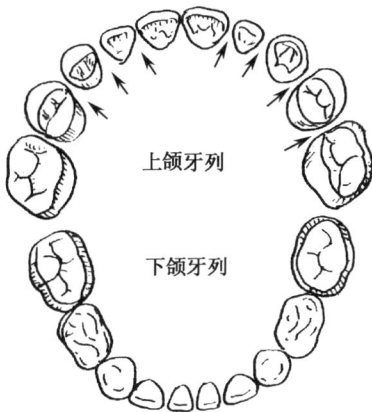

图 3-1-2 乳牙列

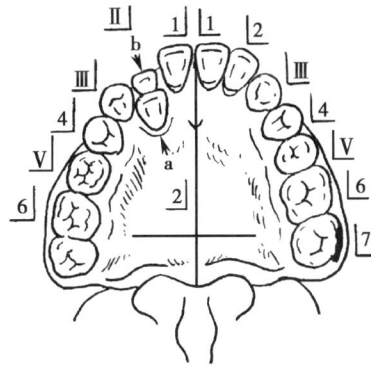

图 3-1-3 混合牙列

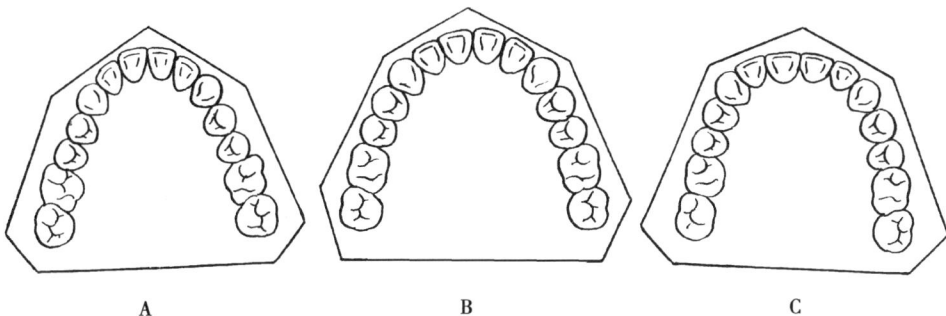

图 3-1-4 恒牙列的三种基本类型

A.尖圆型 B.椭圆型 C.方圆型

3. 按照牙列中牙的排列情况分型 可大致分为正常牙列和异常牙列。

(1) 正常牙列：牙数正常，牙列整齐无间隙。

(2) 异常牙列：包括牙数异常及牙排列异常。牙数异常如牙数过多（额外牙）或过少。牙排列异常如牙列拥挤、牙列稀疏、弓外牙、高位牙、低位牙、易位牙、转位牙等。

（二）牙列的大小

用数量来表示牙列的形态，对指导义齿修复、制作成品牙列和成品总义齿都有重要价值。

1. 牙列长度与宽度 牙列长度（length of dentition）是指左、右侧中切牙唇侧最突点连线与牙列左、右侧最后一颗牙齿远中最突点连线之间的垂直距离。牙列宽度（width of dentition）是指左、右侧同名牙同名解剖标志之间的距离（图 3-1-5）。根据对国人资料的研究结果，上下恒牙列长度或宽度呈正相关，上颌牙列宽 55mm 左右，长 50mm 左右；下颌牙列宽 52mm 左右，长 41mm 左右。

2. Terra 牙列指数 这是采用牙列宽度与牙列长度比值来描述上下牙列大小关系的一种方法，即牙列指数 = 牙列宽度 / 牙列长度 ×100%。

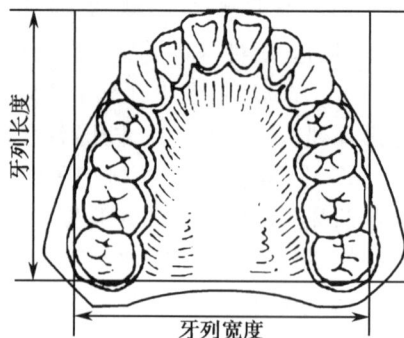

图 3-1-5 牙列长度与宽度

（三）牙列的生理意义

随着牙齿的逐步萌出，天然牙逐渐建立起稳定的邻接关系，形成和牙体形态、颌骨形态以及面型相协调的牙列形态。良好的牙列形态对唇颊部起到很好的支撑作用，使得颌面部丰满美观。牙列呈弓形向前，使得口腔内有足够的空间，有利于舌的运动以行使其运转食物及吞咽和发音的功能。

二、牙正常排列的倾斜规律

正常情况下，天然牙以一定的倾斜方向排列在牙槽骨中，倾斜方向与咀嚼运动产生的力的方向相适应，从而使咀嚼力得以沿着牙体长轴的方向传导（图 3-1-6），有利于在发挥咀嚼食物能力的同时，保护和维持牙和牙周组织的健康。

牙的倾斜还使牙列间牙的接触广泛而紧密，增大直接发挥咀嚼食物作用的上下颌牙的接触面积，避免咬伤唇、颊、舌，便于舌的运动。同时，还有利于衬托唇、颊，对保持面下 1/3 的形态起着重要作用。

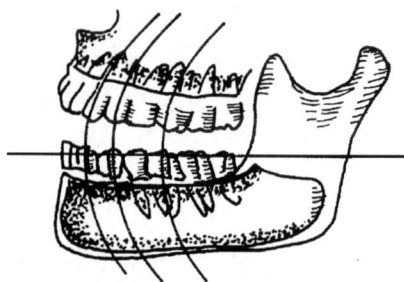

图 3-1-6 上下颌牙的牙长轴为弧形，咬合时各牙所受的力接近轴向

（一）近远中向倾斜

从牙弓的唇侧或颊侧方向观察，前后牙具有不同的倾斜表现，这种倾斜称为近远中倾斜（图 3-1-7）。一般以牙冠的倾斜方向来表示牙长轴近远中倾斜情况，以牙长轴与中线的交角表示牙近远中倾斜程度的大小。正常情况下，上颌中切牙较正或稍向近中倾斜，上颌尖牙略向近中倾斜，上颌侧切牙是上颌前牙中向近中倾斜程度最大者。下颌切牙和尖牙的近远中

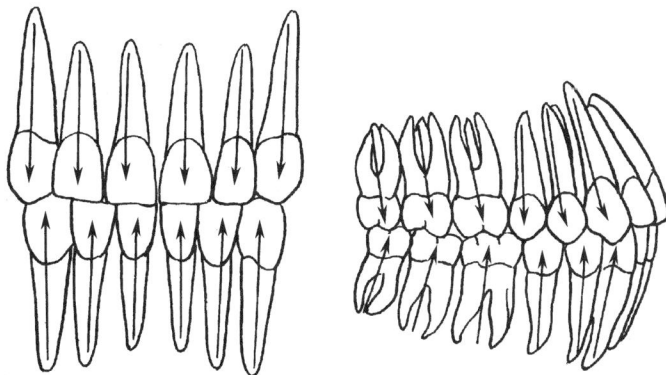

图 3-1-7 牙体的近远中倾斜度

倾斜程度均比较小。上、下颌前磨牙及第一磨牙在近远中方向上的倾斜度相对较小,牙长轴几乎与中线平行,上、下颌第二、第三磨牙向近中倾斜的程度依次增大。

临床上,当上下颌前牙的牙量和骨量之间存在轻度不协调时,可在正畸或修复治疗过程中,通过调整牙长轴倾斜度来适当调整前段牙弓长度,以获得邻牙之间的紧密接触和正常的前牙咬合关系。

(二) 唇(颊)舌向倾斜

从牙弓(断面)的近中和远中方向观察,前后牙亦有不同的倾斜情况,这种倾斜称为唇(颊)舌向倾斜(图 3-1-8)。唇(颊)舌向倾斜是指以牙冠方向表示的牙体长轴相对于水平面的倾斜角度。一般来说,上下颌切牙均向唇侧倾斜,与颌骨前端牙槽突的倾斜方向一致,下颌切牙的倾斜度较上颌切牙小。上、下颌尖牙、上颌前磨牙以及上、下颌第一磨牙相对较正,下颌前磨牙略向舌侧倾斜。上颌第二、第三磨牙向颊侧倾斜,下颌第二、第三磨牙向舌侧倾斜。

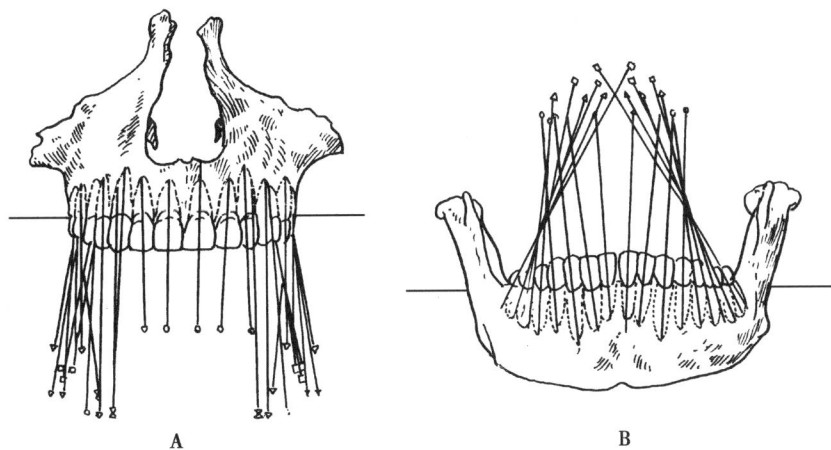

图 3-1-8 上下颌牙唇(颊)舌向倾斜

A.上颌牙向唇、颊侧倾斜 B.下颌后牙向舌侧倾斜

三、牙列的殆面形态特征

由于牙排列有一定的倾斜度,向近远中向、唇(颊)舌向倾斜,因此每个牙的切缘、牙尖并不在同一个平面上。牙列的形态也具有一定的曲度,殆曲线就是用以描述牙列殆面形态特征的重要概念。矢状方向的殆曲线称为纵殆曲线,冠状方向的殆曲线称为横殆曲线。

(一)纵殆曲线

1. 上颌牙列的纵殆曲线(sagittal curve of occlusion) 为连接上颌切牙的切缘、尖牙的牙尖、前磨牙的颊尖以及磨牙的远近中颊尖的连线(图 3-1-9)。该连线从前向后是一条凸向下的曲线。由切牙至第一磨牙近颊尖段较平直,从第一磨牙的近颊尖至最后磨牙的远颊尖段则逐渐向上弯曲,此段曲线亦称为补偿曲线(compensating curve)。

2. 下颌牙列的纵殆曲线 连接下颌切牙的切缘、尖牙的牙尖,前磨牙的颊尖以及磨牙的近、远中颊尖的连线(图 3-1-10)。该连线从前向后是一条凹向上的曲线,又称 Spee 曲线(Spee curve)。该曲线的切牙段较平直,从尖牙向后经前磨牙至第一磨牙的远颊尖逐渐降低,然后第二、第三磨牙的颊尖又逐渐升高。形态与上颌的纵殆曲线相吻合。

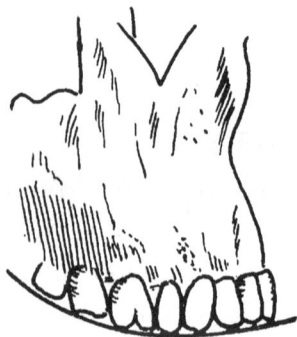

图 3-1-9 上颌纵殆曲线(补偿曲线)

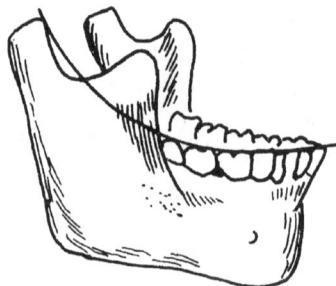

图 3-1-10 下颌纵殆曲线(Spee 曲线)

(二)横殆曲线

横殆曲线(transverse curve of occlusion)又称 Wilson 曲线(curve of Wilson)(图 3-1-11)。在上颌,由于其磨牙向颊侧倾斜,使舌尖的位置低于颊尖。因此连接双侧同名磨牙颊、舌尖,形成一条凸向下的曲线,即上颌的横殆曲线。同样,连接下颌双侧同名牙颊、舌尖所形成的曲线,称下颌的横殆曲线。由于下颌磨牙向舌侧倾斜,因此颊尖比舌尖略高,下颌的横殆曲线凹向上,与上颌的横殆曲线相一致。但下颌磨牙的颊尖为功能尖,随年龄增长,当下颌磨牙颊尖被磨耗后,舌尖变

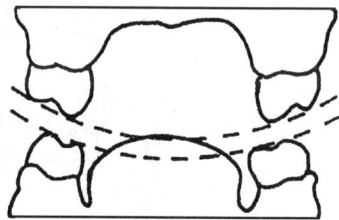

图 3-1-11 横殆曲线

得高而陡,下颌的横殆曲线常常不再表现为凹向上,而呈凸向上的曲线,称为反横殆曲线。

(三)殆平面

为方便描述上、下颌牙在垂直方向上的排列情况,将从上颌中切牙的近中切角到双侧第一磨牙的近中颊尖所构成的假想平面定义为殆平面(occlusal plane)。该平面与鼻翼耳屏线平行,基本上平分颌间距离,并与上唇缘有一定的位置关系,因此在口腔修复的临床中,常

以此平面作为制作全口义齿蜡牙合堤和排列人工牙的
依据。

在解剖学研究中,为了准确记录与上颌牙、下颌牙
咬合有关的下颌运动以及下颌骨或下牙列相对于上颌
骨或上牙列的位置关系,常以下颌牙列为基准定义牙合
平面,称其为解剖学牙合平面(图 3-1-12),其定义是从下
颌中切牙的近中邻接点到双侧最后一颗磨牙远中颊尖顶所构成的假想平面。

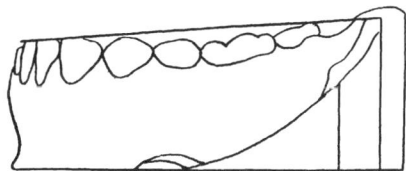

图 3-1-12 牙合平面

四、牙列与面部的协调关系

临床上为了便于描述外形特征,便于影像检查等操作定位,常需要明确一些牙列及面部
的解剖标志,利用各解剖标志之间的相对大小、位置关系,确定有关参数。而利用这些面部
标志点之间的比例关系,还可以对面部美观进行量化评价。

(一) 面部标志

面部标志点

(1) 眉间点:额的下部,鼻根上方,两眉之间的隆起部在正中矢状面上向前最突出的点。
眉间点是测量头围的起点(图 3-1-13)。

(2) 鼻根点:鼻根的中点(图 3-1-13)。

(3) 眶下点:眼眶下缘的最低点(图 3-1-13)。

(4) 耳屏中点:外耳道前方结节状突起的中点(图 3-1-13)。

(5) 鼻翼点:鼻翼的中心(图 3-1-13)。

(6) 口角:上下唇交汇处(图 3-1-13)。

(二) 参照线与参照面

1. 参照线

(1) 鼻翼耳屏线:是指从一侧鼻翼中点到同侧耳屏中点的假想连线(图 3-1-14)。

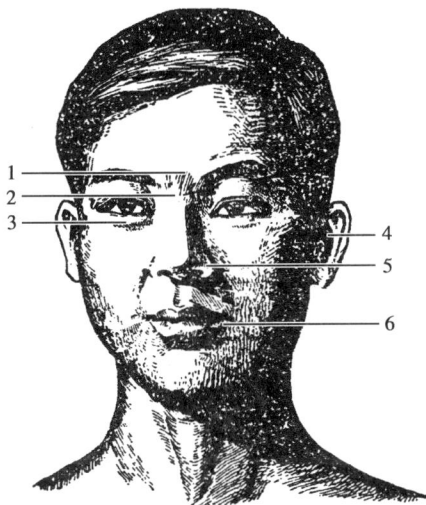

图 3-1-13 面部参照点

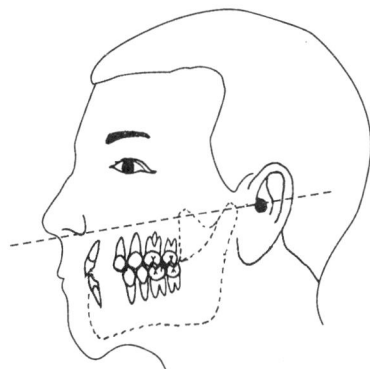

图 3-1-14 鼻翼耳屏线

1.眉间点 2.鼻根点 3.眶下点 4.耳屏中点 5.鼻翼点 6.口角

（2）瞳孔连线：即连接两瞳孔中心的连线。

（3）闭唇线：两侧口角的连线，此线在大多数情况下平行于瞳孔连线。

2. 参照面

（1）水平面：与地面平行，将头部水平分为上、下两部分的断面（图 3-1-15）。

（2）矢状面：按前后方向将头部纵行分为左、右两部分的断面，其中将头部分为左、右对称两部分的为正中矢状面（图 3-1-15）。

（3）冠状面：按左右方向将头部纵行分为前、后两部分的断面（图 3-1-15）。

（4）眶耳平面：将眶下点和双侧外耳道上缘连接所得的平面。

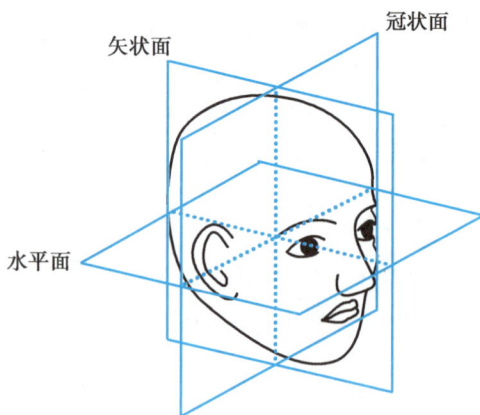

图 3-1-15　参照面

（三）面部协调关系

1. 面部等分关系　正常人面部大致可分为三部分：由鼻底到颏下点为下部，由鼻底到眉间点为中部，由眉间点到发际为上部，这三部分距离相近。另外，眼外眦到口角的距离与鼻底到颏下点距离相近。这也表明面部各部分之间有着协调比例关系。

2. 唇齿关系　当下颌位于姿势位时，上颌切牙切缘在上唇下缘下约 1mm，下颌前牙与下唇上缘平齐。唇部丰满适度，没有明显的凸起或凹陷，唇能自然闭合，口角位于上颌尖牙与第一前磨牙之间，这一特点在评价面部美观方面具有重要的参考价值。

3. 牙型、牙弓型与面型的关系　牙型、牙弓型与面型三者的关系通常是相互协调的，即在个体发育中表现一致。面部发育较宽（如方圆型）者，其颌骨多较宽，牙弓亦多较宽；面部发育较窄（如尖圆型）者，其颌骨多较窄，牙弓亦多较窄。面颌的发育与颅部也有一定相关性，颅部宽者，面、颌可能宽；颅部窄者，面、颌可能窄。如此，则颅面、颌、牙弓、牙型相互之间比较协调。

4. Balkwill 角　从髁突中心至下颌中切牙近中邻接点连线，与殆平面所构成的交角，称为 Balkwill 角（图 3-1-16），正常平均约为 26°。

5. Bonwill 三角　1887 年 Bonwill 研究发现，下颌骨双侧髁突中心与下颌中切牙近中切角接触点相连，构成一个等边三角形，其边长为 10.16cm，称为 Bonwill 三角（图 3-1-17）。后

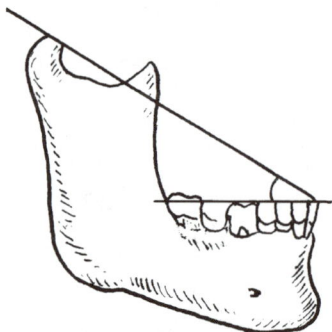

图 3-1-16　Balkwill 角

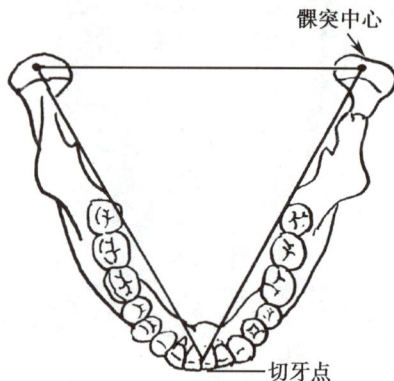

图 3-1-17　Bonwill 三角

有研究证实,这一三角形很少是等边形的,而等腰形者较多,等腰表明面部两侧对称。

6. Monson 球面　在 Bonwill 三角学说的基础之上,Monson 于 1932 年又提出,如以眉间点为中心,以 10.16cm 为半径作一球面,称为 Monson 球面(图 3-1-18)。下颌牙列的𬌗面与此球面相吻合,而且上颌牙列的补偿曲线也是这球面上的一部分。

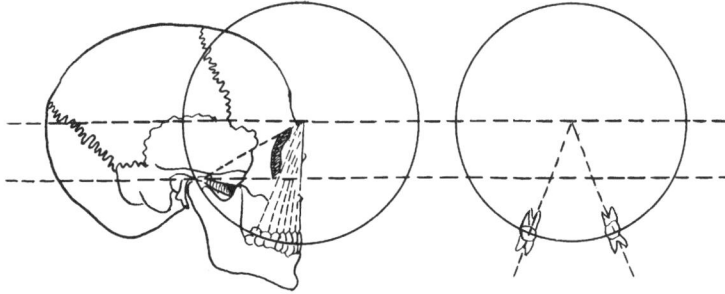

图 3-1-18　Monson 球面

上述现象与数据说明,牙列与上、下颌骨之间有着一定的结构比例关系,在一定程度上反映了牙列、咬合与颞下颌关节以及下颌运动之间的关系。但是,对其精确性,尤其是中国人是否完全符合该结构比例关系,还需要进一步研究。

第二节　𬌗

𬌗(occlusion)也称咬合,是指上、下牙列间的接触关系,包括静态𬌗和动态𬌗。其中上下颌牙牙尖交错,达到最广泛、最紧密接触时的咬合关系为牙尖交错𬌗,此时下颌相对于上颌的位置最稳定,因此又称为静态𬌗。与静态𬌗相对应的是动态𬌗,是指下颌在各种功能运动中上下颌牙之间的接触关系,例如前伸、后退及侧方运动时的咬合接触关系。由于功能运动中上下颌牙的接触部位在不断变化,故称为动态𬌗。

本节将对牙尖交错𬌗、前伸𬌗和侧方𬌗的特征进行系统介绍。这三种𬌗位置较为恒定,并且对临床工作有重要意义。

一、牙尖交错𬌗

牙尖交错𬌗(intercuspal occlusion,ICO)是指上、下颌牙牙尖交错,达到最广泛、最紧密接触时的一种咬合关系。因此,在牙列完整情况下,此种𬌗接触是最稳定的,也具有最大的咀嚼功能。

(一) 牙尖交错𬌗的咬合接触特征

牙尖交错𬌗时的咬合接触特征,常从近远中向、垂直向及唇(颊)舌向等三个不同方向的接触关系以及𬌗面接触情况来描述。

1. 近远中向关系

(1) 上下颌牙的对位关系:牙尖交错𬌗时,上下牙列的中线一致,并与面部中线、上唇系带一致。除了下颌中切牙及上颌第三磨牙外,每个牙均与对𬌗的两颗牙形成尖窝相对的咬合关系。上下颌牙的这种对位关系的意义在于:①可使𬌗面广泛地接触而有利于咀嚼功能;

②因为是一牙对二牙的牙尖交错咬合接触,可以分散殆力,避免个别牙负担过重;③不会因为个别牙的缺失,而导致无对颌牙咬合接触的现象发生,并在短时间内不至于发生牙齿移位现象。

(2) 上下颌尖牙的对位关系:由于上、下颌牙成一牙对二牙的对应关系,下颌牙较上颌牙略偏近中,因此上颌尖牙除与下颌尖牙接触外,还与下颌第一前磨牙接触,下颌尖牙则除与上颌尖牙接触外,还与上颌侧切牙接触。

(3) 上下颌第一磨牙的对位关系:第一磨牙是恒牙列中萌出最早的牙齿,并且不替换任何乳牙,而是在第二乳磨牙的远中萌出,同时牙冠较大,牙根一般2~3个且粗壮,上颌第一磨牙的牙根位于骨质致密的颧牙槽嵴内,特别稳固,支持力明显加强。因此,第一磨牙的殆关系被称为殆关键(occlusal key)。一般有三种关系:一是上颌第一磨牙的近中颊尖对着下颌第一磨牙的颊沟,称为中性殆,为理想的磨牙关系;二是上颌第一磨牙的近中颊尖对着下颌第一磨牙颊沟的近中,称为远中殆;三是上颌第一磨牙的近中颊尖对着下颌第一磨牙颊沟的远中,称为近中殆。

2. 垂直及唇(颊)舌向关系

正常情况下,上牙列略大于下牙列,上牙列盖在下牙列唇(颊)侧,下牙列咬在上牙列舌侧。

(1) 覆殆(over bite):覆殆是指牙尖交错殆时,上颌牙盖过下颌牙唇(颊)面的垂直距离(图3-2-1)。对于前牙,它是指上颌切牙切缘与下颌切牙切缘之间的垂直距离,正常时上颌切牙覆盖在下颌切牙的切1/3之内(或下颌前牙切缘咬在上颌前牙舌面切1/3以内)。对于后牙,它是指上颌后牙颊尖顶与下颌后牙颊尖顶之间的垂直距离。临床上所用的覆殆,如果没有特别说明,通常是指前牙的覆殆。

临床上根据上颌切牙盖过下颌切牙的程度,可将深覆殆分为三度:

Ⅰ度:指上颌切牙盖过下颌前牙超过切1/3而不足1/2,或下颌前牙切缘咬在上颌前牙舌面超过切1/3而不足1/2。

Ⅱ度:指上颌切牙盖过下颌前牙超过切1/2而不足2/3,或下颌前牙切缘咬在上颌前牙舌面超过切1/2而不足2/3。

Ⅲ度:指上颌切牙盖过下颌前牙切2/3以上,有些内倾型深覆殆上颌切牙可咬到下颌切牙唇侧牙龈处,或下颌前牙切缘咬在上颌前牙舌面切2/3以上甚至咬到腭黏膜。

(2) 覆盖(over jet):是指牙尖交错殆时,上颌牙盖过下颌牙的水平距离(图3-2-1)。对于前牙,它是指上颌切牙切缘与下颌切牙切缘之间前后向的水平距离;对于后牙,它是指上颌后牙颊尖盖过下颌后牙颊尖的颊侧,两颊尖顶之间的水平距离。正常覆盖为下颌切牙咬在上颌切牙切1/3之内,水平距离约2~4mm(平均3mm),超过者为深覆盖。临床上,前牙深覆盖可以根据距离大小进行分度。

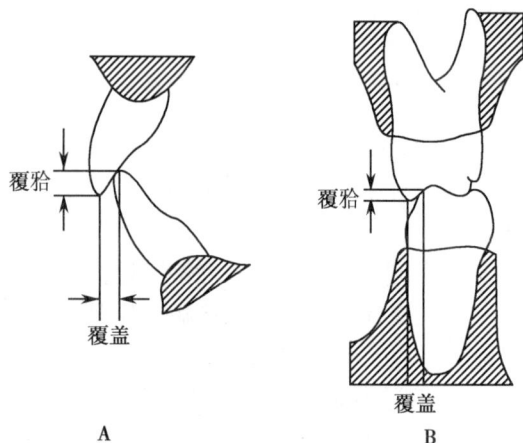

图 3-2-1 覆殆与覆盖
A. 前牙的覆殆与覆盖 B. 后牙的覆殆与覆盖

Ⅰ度:上颌前牙切缘至下颌前牙唇面的水平距离为 3~5mm。

Ⅱ度:上颌前牙切缘至下颌前牙唇面的水平距离为 5~7mm。

Ⅲ度:上颌前牙切牙至下颌前牙唇面的水平距离为 7mm 以上。

正常的覆𬌗、覆盖,可以使上、下颌牙的接触关系密切,从而提高咀嚼食物的效能。上牙列的切缘与颊尖覆盖着下牙列的切缘与颊尖,使唇颊软组织受到保护而不致咬伤。同样,在牙列的舌侧,下颌后牙的舌尖覆盖着上颌后牙的舌尖,对舌缘起着重要的保护作用,使之在咀嚼食物时不会被咬伤。

(3) 前牙覆𬌗、覆盖关系分类:根据前牙的覆𬌗覆盖关系,可以将其分为以下几种类型(图 3-2-2):

1) 正常覆𬌗、覆盖。

2) 对刃𬌗(edge to edge bite):指牙尖交错𬌗时,上下颌牙切缘接触,覆𬌗、覆盖均为零的前牙咬合关系。

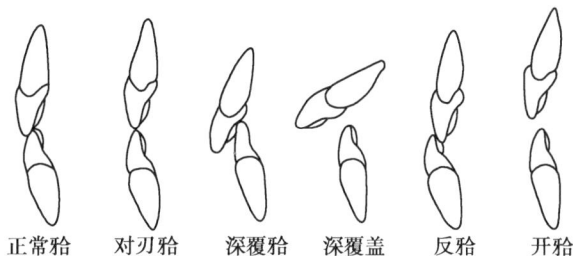

图 3-2-2 前牙覆𬌗覆盖

正常𬌗　对刃𬌗　深覆𬌗　深覆盖　反𬌗　开𬌗

3) 深覆𬌗(deep over bite):该𬌗型,尤其是严重深覆𬌗者,下颌前伸运动受限制,容易导致咬合障碍。重度深覆𬌗,下颌切牙咬在上颌切牙腭侧黏膜上,造成局部组织损伤。

4) 深覆盖(deep over jet):该𬌗型患者上颌前牙向唇侧倾斜程度较大,常伴有上颌前突的面型,对美观有一定的影响。患者常伴有口呼吸。另外,深覆盖对唇齿音的发音也常有明显的影响。

5) 反𬌗(cross bite):牙尖交错𬌗时,下颌前牙咬在上颌前牙之前,覆盖为负值。

6) 开𬌗(open bite):牙尖交错𬌗时,上下牙列部分前牙甚至前磨牙均不接触,上下颌牙切缘之间在垂直方向有空隙。开𬌗常因上颌牙槽骨发育不足所致,这种𬌗型使切割功能完全丧失,对发音和面型的影响也较大。

(4) 后牙覆𬌗、覆盖关系分类(图 3-2-3)

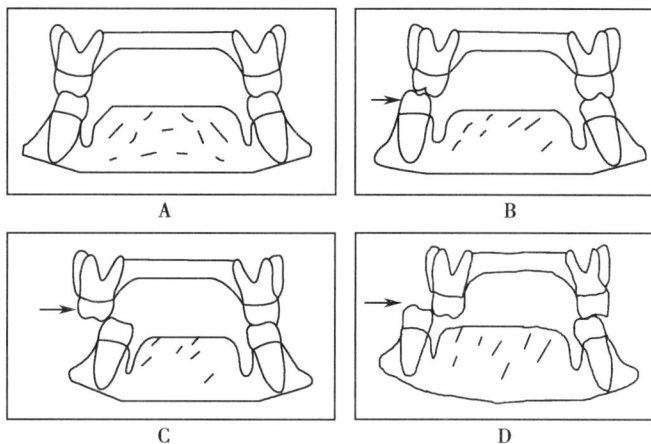

图 3-2-3 后牙覆𬌗覆盖分类
A. 正常𬌗　B. 反𬌗　C. 锁𬌗　D. 反锁𬌗

1）正常覆𬌗、覆盖：如前所述，后牙覆𬌗覆盖关系正常时，上牙列覆盖在下牙列颊侧，同时下牙列包盖在上牙列舌侧，上、下颌牙尖交错嵌合，密切接触。

2）后牙反𬌗：表现为下颌后牙的颊尖咬在上颌后牙颊尖的颊侧。

3）锁𬌗：表现为上颌后牙的舌尖咬在下颌后牙颊尖的颊侧，也称为正锁𬌗。

4）反锁𬌗：表现为下颌后牙的舌尖咬在上颌后牙颊尖的颊侧。

3. 𬌗面接触　牙尖交错𬌗时，下颌前牙切端的唇侧与上颌前牙舌面接触，上颌前磨牙的舌尖与下颌同名前磨牙的远中窝区域接触，下颌前磨牙的颊尖与上颌前磨牙边缘嵴区域接触，上颌磨牙的舌尖与下颌磨牙的窝或边缘嵴区域相接触，下颌磨牙的颊尖与上颌磨牙的窝或边缘嵴区域相接触。特别需要指出的是，后牙的颊、舌尖功能有所不同。上颌后牙舌尖和下颌后牙颊尖对于咬合高度具有决定意义，通常称为支持尖或功能尖；而上颌后牙颊尖和下颌后牙舌尖主要承担引导下颌运动的功能，称为引导尖或者非功能尖。正常情况下，上颌磨牙的近中舌尖与下颌同名磨牙的中央窝相接触，下颌磨牙的远中颊尖与上颌同名磨牙的中央窝相接触，从而保证行使最大的咀嚼功能（图3-2-4）。

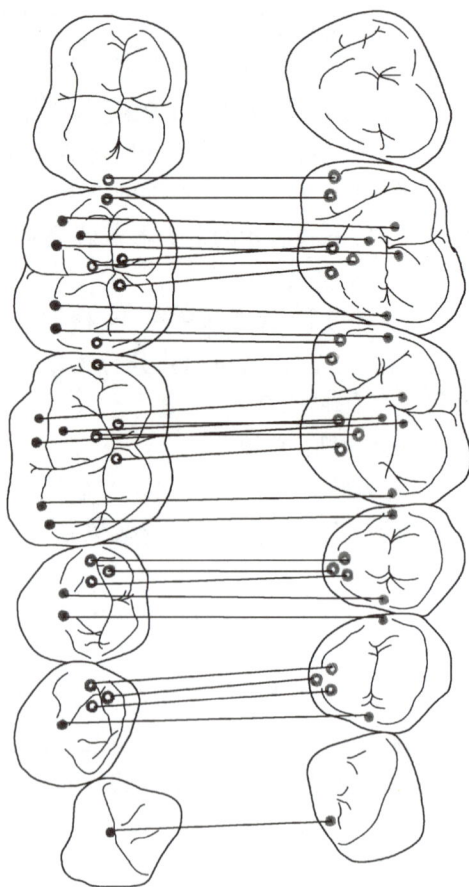

图 3-2-4　牙尖交错𬌗接触特征

上颌后牙舌尖、下颌后牙颊尖的连线分别构成一条平滑的曲线，分别与对𬌗的中央窝连线相吻合（图3-2-5）。这种吻合是保证咀嚼运动顺畅协调的关键之一，同时也能保证咀嚼效率最大化和维护口腔组织长期健康。

牙尖交错𬌗时，上、下颌牙的𬌗面接触关系，可以有尖与窝之间、尖与三角嵴之间以及尖与边缘嵴之间多种并存的咬合接触形式。正常人理想咬合接触点约为138个，多数位于牙尖斜面和三角嵴，少数位于窝底以及边缘嵴区域。无论在支持尖还是在引导尖，那些对于咬合高度有决定意义的接触被

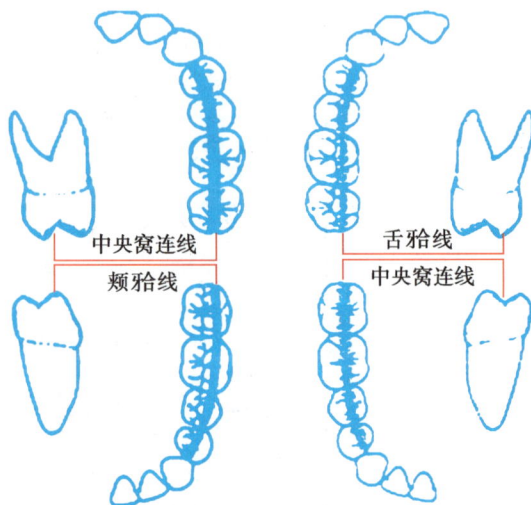

图 3-2-5　颊𬌗线、舌𬌗线、中央窝连线的关系

称为正中止接触(centric stops),稳定的正中止接触为三点接触(tripod)(图 3-2-6A)。在颊舌向上的 A、B、C 三个点的接触中,为了达到稳定的咬合,B 点接触至关重要(图 3-2-6B)。如 A-B-C、A-B、B-C 接触均可获得颊舌向稳定。

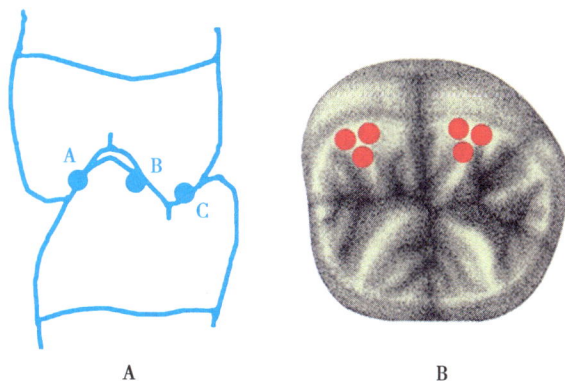

图 3-2-6　牙尖交错殆时上、下颌牙的殆面接触关系
A. 后牙三点式正中止接触(颊面观)　B. 后牙三点式正中止接触(殆面观)

(二) 理想的牙尖交错殆特征

根据上述的牙尖交错殆咬合接触特征对殆进行分类,可以分为正常殆和错殆。错殆是指咬合接触异常的殆,狭义的错殆概念包括个别牙错位、牙列异常、咬合关系异常等,广义的错殆畸形概念还包括颅面关系不调导致的各种畸形。与之相对的正常殆则是没有相应错殆表现的咬合关系,而正常殆是相对错殆而言的。

理想的牙尖交错殆在人群中非常少见,根据以上牙尖交错殆基本形态特征的描述,需要达到以下标准:

1. 上下牙列中线对齐,正对着上唇系带。

2. 一牙对二牙　除上颌最后一颗磨牙及下颌中切牙外,每颗牙都与对殆的两牙相对应接触。

3. 尖牙关系正常　即上颌尖牙的牙尖顶对应着下颌尖牙的远唇斜面及唇侧远中缘,下颌尖牙的牙尖顶对应着上颌尖牙的近舌斜面及舌侧近中缘。

4. 第一磨牙关系为中性关系　即上颌第一磨牙的近中颊尖正对着下颌第一磨牙的颊沟,下颌第一磨牙的近中颊尖对着上颌第一磨牙与第二前磨牙之间的殆(侧)楔状隙。

5. 前、后牙的覆殆覆盖关系正常。

(三) 不同发育阶段的牙尖交错殆特征

殆的建立是一个漫长而复杂的过程,新生儿乳牙陆续萌出后,逐渐建立乳牙殆关系,之后恒牙替代乳牙,从 6 岁左右到 12 岁左右,口腔内同时存有乳牙和恒牙,为混合牙列期,至 12 岁左右,乳牙全部被恒牙替换,恒牙殆基本建成,直到第三磨牙萌出,完成建殆过程。现代人第三磨牙先天缺失、萌出障碍等异常的比例很高,因此一般第二磨牙萌出,并建立了咬合关系后,即可认为恒牙殆建殆完成。

从乳牙初萌到乳牙殆建立,然后到混合牙列,最后到恒牙列,其殆的特征存在很大差异。

1. 乳牙期的牙尖交错殆的特征　完整的乳牙殆约在 2 岁半至 6 岁左右第一颗恒牙萌出之前。但由于 4 岁以后颌骨发育速度明显加快,牙槽骨迅速增大,而乳牙大小仍保持原样,因此牙量显得不足。所以 4 岁以前和 4 岁以后,乳牙殆特征略有不同。

(1) 乳牙在颌骨的位置较垂直,无明显近远中面斜度,亦无颊舌面斜度。从正面观及侧面观,没有明显横殆曲线及纵殆曲线。

(2) 乳切牙的长轴接近垂直,无明显唇舌向倾斜,故乳牙的覆殆较深,覆盖较小。到乳牙牙尖交错殆后期,由于下颌骨的发育,这种暂时性深覆殆逐渐减少。

(3) 4 岁以前牙齿排列紧密无间隙;4~6 岁颌骨长大,在切牙区和尖牙区出现间隙,为恒牙萌出创造了有利的条件,在上颌乳尖牙的近中、下颌乳尖牙的远中出现的间隙称为灵长间隙(图3-2-7)。此间隙为容纳灵长类杂食动物对牙合的尖牙所需要,人类此间隙代表了灵长类遗迹,也有利于牙合自身的调整。

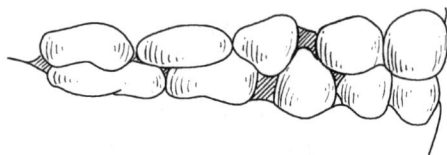

图 3-2-7　灵长间隙

(4) 4 岁以前切缘及牙合面尚无明显磨耗;4~6 岁期间,牙的切缘及牙合面产生不同程度的磨耗。

(5) 4 岁以前,上、下颌第二乳磨牙的远中面彼此相齐,呈一垂直平面,称为平齐末端(flush plane)。4~6 岁时,上、下颌第二乳磨牙的远中面不在同一个平面上,下颌第二乳磨牙逐渐移至上颌第二磨牙前方(图3-2-8)。

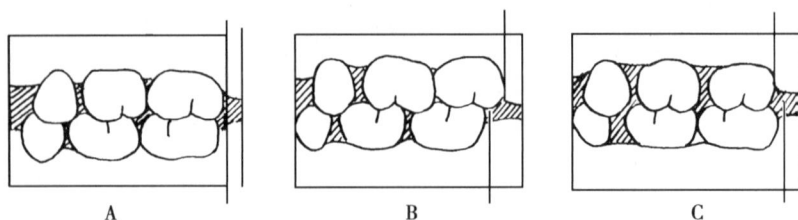

图 3-2-8　第二乳磨牙远中端的关系

A. 平齐　B. 近中梯　C. 远中梯

在乳牙列中产生的生理性间隙表明颌骨在增大,这种间隙的出现有利于恒牙的正常萌出和排列,但乳牙间隙的出现并不表示将来的恒牙都能正常排列。临床观察发现,有时乳牙列虽没有出现生理性间隙,但到恒牙萌出时只要颌骨能及时增长,恒牙仍能正常排列。

乳牙牙合早期,下颌牙列处于远中位置,上下颌乳磨牙以同名牙尖相对,以后由于下牙列的向前移动速度快于上牙列,逐渐形成中性牙合关系。

乳牙的咀嚼力对颌骨的增长及恒牙的萌出是一种功能刺激。因此,保存乳牙及乳牙的完整是很重要的。

2. 替牙期牙尖交错牙合的特征　约在 6 岁时,第一磨牙萌出,即为替牙期的开始。约至12 岁时,乳牙全部为恒牙所替换,即为替牙期的结束。而 6~12 岁之间,则属替牙牙合期。第一磨牙的萌出,不仅使牙合的咀嚼面积大为增加,而且也是维持颌间高度及牙列近远中关系的主要支柱。

在替牙牙合期间,常有暂时性错牙合的表现,此类错牙合在牙合的发育过程中,常可自行调整为正常牙合,因此无需矫正。这些暂时性错牙合的表现约有下列几种(图3-2-9):

(1) 上唇系带位置过低。

(2) 上颌中切牙间隙:上颌的左右中切牙牙冠偏向远中,在两者之间形成一明显的间隙。这多是因为上颌侧切牙尚未萌出,在牙槽骨内挤压了中切牙的牙根,迫使其向近中移动所造成的。

(3) 上颌切牙牙冠偏远中。

(4) 暂时性远中牙合。

(5) 暂时性拥挤。

(6) 暂时性深覆牙合。

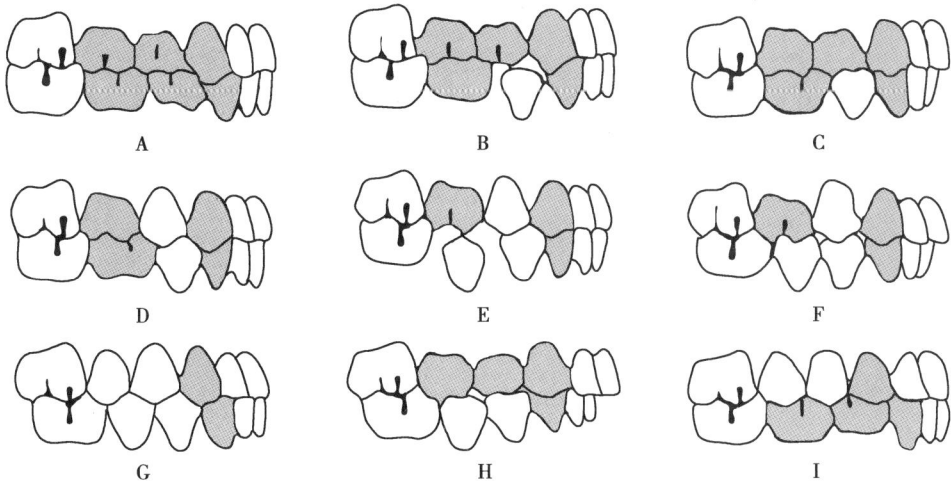

图 3-2-9　替牙期间殆的调整

A. 替牙期间的殆,恒切牙与第一磨牙已萌出,上颌第一磨牙的近中颊尖咬合在下颌第一磨牙颊沟的近中　B. 下颌第一前磨牙的近远中距不足以充满第一乳磨牙所留下的间隙,而产生如 C 所示的殆调整,覆殆可能增加,下颌第二乳磨牙及第一磨牙亦可能有些前移　D. 在上颌第一乳磨牙缺失之后,第一前磨牙萌出,覆殆减小　E. 下颌第二前磨牙的近远中距不足以充满第二乳磨牙的间隙　F. 殆需调整,覆殆增加,下颌第一磨牙前移　G. 在乳磨牙脱落与前磨牙萌出之后殆的调整,上颌第一磨牙的近中颊尖咬合在下颌第一磨牙的颊沟　H. 当下颌乳磨牙脱落而上颌乳磨牙滞留时导致覆殆增加　I. 上颌乳磨牙脱落而下颌乳磨牙滞留时,则切牙产生对刃殆

3. 恒牙期的牙尖交错殆特征　在替牙期间,所有替换乳牙的恒牙以及第一磨牙都已经建立咬合接触关系,只剩下第二、第三磨牙尚未萌出建殆。第二磨牙约在 12~14 岁萌出,其所占位置间隙,大部分是由于面部的前 2/3 向前方增长,小部分则由面部的后 1/3 向后方增长所获得。第三磨牙约在 17~21 岁萌出,其萌出位置的获得与第二磨牙相同。但是现代人第三磨牙常常因萌出空间不足而阻生。

总而言之,在人的一生中,随年龄增长,殆的形态也将发生巨大变化(图 3-2-10)。因此在研究生长发育时,除年龄之外,牙龄也可以作为一个重要的指标。依照牙齿的发育进度,可将个体划分为若干发育阶段,借以分析面、颌、殆的发育情况。

二、前伸殆

前伸殆是指下颌做前伸运动过程中上下颌牙之间的动态接触关系(图 3-2-11)。它包含有无数种接触关系,其中对临床上有意义且可重复的是对刃殆和最大前伸殆。下颌前伸到上下颌切牙切缘相对时的接触关系称为对刃殆。对刃殆对于前牙的切咬功能十分重要,前牙切缘相对时方可切断食物。义齿修复应建立下颌前伸时的对刃殆关系。如果下颌前伸时,前牙开殆,患者就会出现切咬食物困难。从对刃殆下颌保持咬合接触继续前伸,达到最大前伸的位置,此时上下颌牙之间的接触关系称为最大前伸殆。前伸运动主要由切牙引导,下颌切牙的切缘沿着上颌切牙舌面的近远中边缘嵴向前、向下滑行,前牙切缘接触时,后牙全部脱离咬合接触。

当下颌进行前伸运动时,理想状态是 6 颗上颌前牙均能与相应的下颌前牙发生接触。

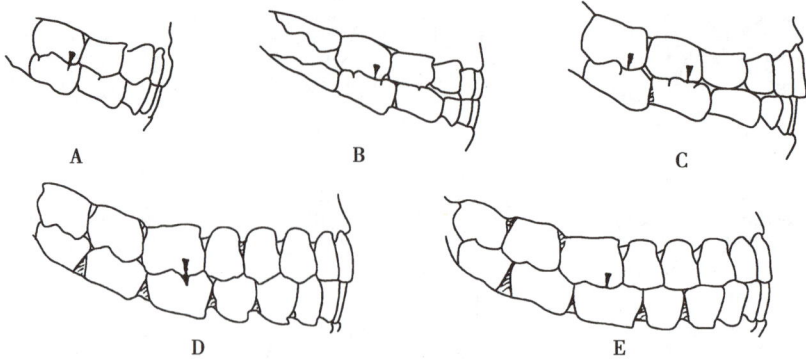

图 3-2-10　由幼年至老年殆的调整过程

A. 3 岁,上颌第二乳磨牙近中颊尖三角嵴咬合在下颌第二乳磨牙的颊沟　B. 5 岁半,下颌牙弓向前移动,下颌第二乳磨牙的颊沟处于上颌第二乳磨牙近中颊尖三角嵴的近中　C. 8 岁,下颌牙弓较上颌弓向前移动稍多,恒切牙与第一磨牙已萌出,上颌第一磨牙的近中颊尖处于下颌第一磨牙颊沟的近中　D. 青壮年,上颌第一磨牙的近中颊尖正对下颌第一磨牙的颊沟　E. 老年,由于牙齿的磨耗,下颌牙齿较上颌牙齿更为向前,下颌第一磨牙的颊沟处于上颌第一磨牙近中颊尖的近中。上颌第一磨牙的远中颊尖与下颌第二磨牙的近中颊尖相接触,切牙成对刃殆

在制作修复体时,若不能实现上下 6 颗前牙同时接触,至少应让上颌中切牙与下颌切牙实现前伸接触,以保持前伸殆的稳定。同时前牙的牙周感受器比后牙具有更高的触觉灵敏度,可以防止前牙因为承受过高的殆力而受损。

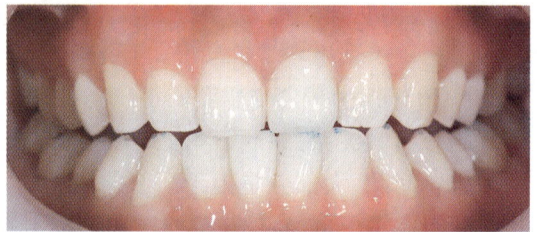

图 3-2-11　前伸殆

三、侧方殆

侧方殆是指下颌向左侧或向右侧做功能运动时,上下颌牙之间的接触关系,它是一种不对称性咬合运动。下颌向一侧运动时,通常将下颌移向侧称为工作侧,对侧称为非工作侧。例如下颌向右侧运动时,右侧被称为工作侧,左侧被称为非工作侧。

四、殆型

自然牙列中,根据上下颌牙咬合接触的情况,殆型可分为单侧平衡殆和双侧平衡殆。

(一) 单侧平衡殆

正常情况下,单侧平衡殆可分为尖牙保护殆与组牙功能殆。

1. 尖牙保护殆　下颌进行侧方运动时,工作侧的下颌尖牙远中唇斜面沿着上颌尖牙的近中舌斜面向外向下滑行,此时仅有尖牙接触,其余所有牙全部脱离咬合,称尖牙保护殆(图3-2-12)。

2. 组牙功能殆　下颌在侧方运动中,工作侧除上下颌尖牙接触外,还有一对或一对以上的后牙接触,称组牙功能殆(图3-2-13)。

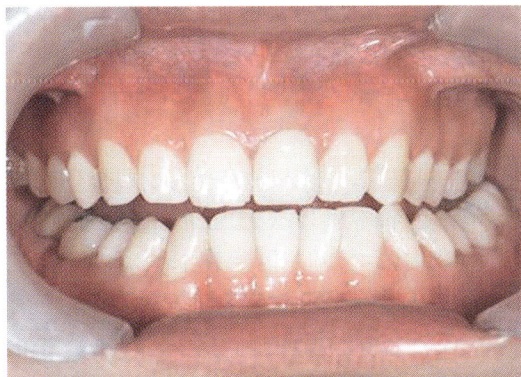

图 3-2-12 尖牙保护牙合

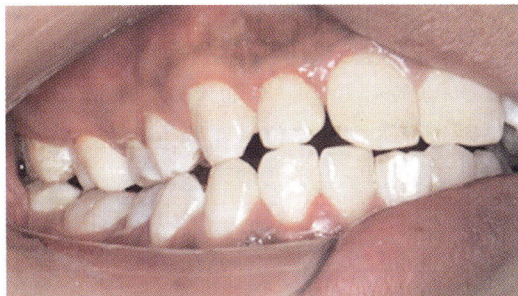

图 3-2-13 组牙功能牙合

这两种牙合型在自然牙列中均有存在,各有优点。一般青壮年者尖牙保护牙合较多,随着年龄的增长以及牙齿的磨耗,组牙功能牙合的比例逐渐增加。组牙功能牙合患者进行义齿修复时,侧方运动中应使工作侧尖牙与前磨牙同时发生接触,其余后牙接触强度从前磨牙到磨牙方向逐渐降低,非工作侧后牙不应有接触。

(二) 双侧平衡牙合

在为无牙颌患者进行义齿修复时,为了保证义齿在空载运动与咀嚼运动时的稳定性,应使义齿在下颌进行功能运动时存在多点咬合接触,称双侧平衡牙合,即在正中牙合以及下颌做前伸、侧方运动等非正中牙合运动时,上下颌相关的牙齿都能接触。

1. 牙尖交错牙合平衡 下颌在牙尖交错位时,上下颌牙具有尖窝交错的最大面积的广泛均匀接触,叫牙尖交错牙合平衡。

2. 前伸牙合平衡 当下颌前伸至上下前牙相对,再滑回正中牙合位过程中前后牙都有接触,按后牙的接触情况,可分为三点接触、多点接触和完全接触的前伸牙合平衡。

3. 侧方牙合平衡 当下颌向一侧做咬合接触滑动时,两侧后牙均有接触为侧方牙合平衡。

(罗 丹)

第三节 颌 位

颌位是指下颌相对于上颌或颅骨的位置关系。上颌骨和颅骨是相对固定的,而下颌骨则是相对活动的,因此在边缘运动范围内,下颌相对于上颌有很多位置。有研究证实,受咬合引导和限制的下颌运动具有较好的重复性,主要受韧带限定的运动也具有较好的重复性,而受肌肉活动所确定的自然闭口运动,重复性较差。但是基本的、可以重复的、对于临床治疗有重要参考意义的相对稳定的下颌位置只有三个,即牙尖交错位、后退接触位和下颌姿势位。

一、牙尖交错位

牙尖交错位(intercuspal position,ICP)是指上下颌牙牙尖交错,达到最广泛、最紧密接触时下颌所处的位置,即牙尖交错牙合时下颌骨相对于上颌骨或者颅骨的位置关系。它是以牙尖交错牙合为前提,并随牙尖交错牙合的变化而变化的下颌位置,故又称为牙位。咬合、颞下颌关节与咀嚼肌是咀嚼系统的重要组成部分,牙尖交错位是殆与颞下颌关节及咀嚼肌三者关系的一个共同标志点。牙尖交错位正常,三者的关系协调,咀嚼系统功能正常;反之,咀嚼系统就会发生功能紊乱。

(一) 牙尖交错位正常的标志

牙尖交错位是一个随牙交错殆变化而变化的下颌位置,而人的一生中,牙列都在发生改变,因此牙尖交错位也在发生改变。当存在错殆畸形或者多颗牙缺失、殆面重度磨耗等情况时,此时的牙尖交错位可能不是一个生理的位置。在临床上,常用髁突在下颌窝中的位置和上、下颌牙的咬合对应关系以及肌肉功能来确定牙尖交错位是否正常。

1. 颞下颌关节 髁突在关节窝中基本处于中央位置,即关节的前、后、上间隙基本相等。髁突的关节前斜面、关节盘中间带、颞骨关节结节后斜面三者之间密切接触,双侧髁突形态和位置对称,关节内压力正常。

2. 咬合关系 上、下颌牙处于牙尖交错、最广泛、最紧密的接触关系。当下颌自然闭口至上、下颌牙尖接触时,由于牙周膜本体感受器的反馈调节作用,咀嚼肌进行相应的收缩,下颌牙沿着上颌牙牙尖斜面的引导,很自然而且稳定地进入牙尖交错位。

3. 咀嚼肌 由于下颌位置的维持需要有肌肉的收缩来完成,左、右两侧升、降颌肌相对平衡的收缩作用,对于维持正常的牙尖交错位起着重要的作用,因此通常也将下颌骨的对称运动中双侧咀嚼肌收缩对称、有力,作为牙尖交错位正常的重要标志之一。

(二) 牙尖交错位正常的意义

牙尖交错位是下颌的主要功能位,咀嚼、言语、吞咽等功能活动均与牙尖交错位关系密切。在牙尖交错位,上下颌牙有最大面积的咬合接触,因此该位也是咀嚼功能发挥最大时的位置。在最合适的髁突位置,咀嚼肌群处于最佳工作状态下行使最大的咀嚼功能才有利于整个系统的健康。在重度磨耗或者后牙部分缺失患者,虽然牙尖交错位仍存在,但此时颌间距离短,在牙尖交错位,髁突更靠近关节窝后壁,而咀嚼肌也需要收缩更多,均不利于组织健康。此外,牙尖交错位是最易重复的下颌位置,临床上可作为许多检查、诊断和治疗的基准位。牙尖交错位正常,则双侧咀嚼肌可发挥相对均衡、对称的收缩力,有利于下颌的各种口腔功能运动的协调与稳定,对于防止运动时产生的创伤作用具有积极的意义。

二、后退接触位

下颌从牙尖交错位再向后下退少许(约 1mm 左右)的位置,称为后退接触位(retruded contact position,RCP),是下颌的生理性最后位。此时,后牙牙尖斜面部分接触,前牙不接触,下颌可以作单纯的铰链开口运动,具有可重复性。

(一) 与后退接触位密切相关的几个重要概念

1. 铰链运动与铰链位 下颌位于后退接触位时,髁突可以在关节窝内做铰链运动。在铰链运动过程中,髁突不离开后退接触位这一下颌的生理性最后位置,故可将后退接触位称为(髁突的)铰链位。

2. 正中关系位 正中关系(centric relation,CR)是指下颌适居正中,髁突位于关节窝的后位,在适当的垂直距离时,下颌相对于上颌的位置关系。髁突在关节窝的后位时,髁突相对于上颌的位置称为正中关系位(centric relation position,CRP)。它是一个稳定、可重复的位置,是一个功能性的后边缘位。关节组织既无压力,也无张力(不受力)。在这个位置下颌可做铰链开闭口运动。在切牙区,铰链开口的最大范围是18~25mm(切点测量),称为正中关系范围。

3. 正中关系牙合 正中关系牙合(centric relation occlusion, CRO)指后退接触位时上、下颌牙的接触关系,后退接触位状态下前牙不接触,双侧后牙的部分牙尖斜面接触(图3-3-1)。

(二) 正中关系位与后退接触位的意义

由于正中关系位属于韧带位,重复性好,当全口牙或大多数牙丧失后,以牙尖交错牙合为前提的牙尖交错位也就丧失,或失去了其明确的标志,但此时正中关系位仍然存在,临床在修复缺牙过程中,可以正中关系位加适当的垂直距离作为取得牙尖交错位的参考位。

图 3-3-1 下颌后退接触位时上、下颌牙的接触关系

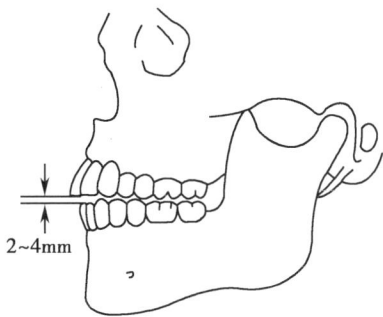

后退接触位位于牙尖交错位的后下方,使具有最大咬合负荷的牙尖交错位的运动有一定的缓冲余地,因此也可认为后退接触位是牙尖交错位的缓冲位。当后退接触位是吞咽位时,被认为有益于咬合的健康和稳定。但是如果从后退接触位到牙尖交错位的运动过程中存在不对称的滑动运动,或者下颌位于后退接触位时仅单侧后牙接触,则被认为是一种咬合干扰。另外有学者指出,后退接触位对于颞下颌关节紊乱病的检查、诊断与治疗也具有重要的价值。

三、下颌姿势位

当人直立或端坐,两眼平视前方,不咀嚼、不吞咽、也不说话时,下颌处于休息状态,上下牙不接触,此时下颌所处的位置称为下颌姿势位(mandibular postural position, MPP)。

(一) 下颌姿势位特点

下颌姿势位时,上、下颌牙均无接触,上、下颌牙之间自前向后有一楔形间隙,前端大而后端小,称为牙合间隙或息止牙合间隙(free way space),该间隙在切牙切缘之间的距离约为2~4mm,也有学者报道为1~3mm或2~5mm(图3-3-2)。下颌姿势位时,双侧髁突位于关节窝的中央略向前下的位置。需要注意的是,此时的升颌肌群既非完全松弛,也并非处于最小电活动状态,而是均有电位活动,颞肌的电位活动最为明显,用以维持下颌姿势。

2~4mm

图 3-3-2 下颌姿势位时的牙合间隙

(二) 垂直距离与牙合间隙

垂直距离通常是指在下颌姿势位时面下 1/3 的高度,临床上以鼻底到颏下点的距离来表示。但有人将牙尖交错牙合时的面下 1/3 高度也称为垂直距离。一般来说,在正常的垂直距离情况下,颌面部肌肉的张力适度,表情自然,能发挥最大的咀嚼功能。

垂直距离在口腔修复、正畸以及正颌外科等口腔临床医疗工作中非常重要,因为它不仅关系到面容、发音、咀嚼等功能的恢复情况,而且如果在进行治疗时没有正确确定垂直距离,可造成牙支持组织的损伤,出现疼痛、局部骨质吸收以及颞下颌关节紊乱病等疾病。因此确

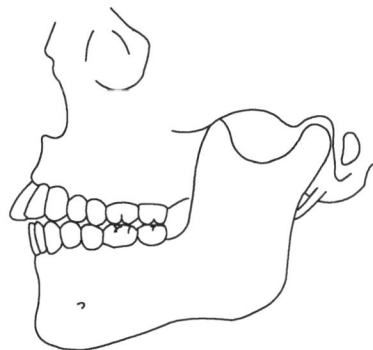

定正常的垂直距离,在恢复咬合的治疗中非常重要。临床上常以面中1/3的距离作对比参考,也常见以眼外眦到口角的距离作参考者。

(三)下颌姿势位的意义

下颌姿势位有其重要的生理意义,在此位时上、下颌牙不接触,从而避免了非咀嚼性磨损,牙周及颞下颌关节组织基本不承受负荷,口颌肌比较放松,这是维持咀嚼系统健康所必需的。实际上正常人在24小时内,绝大部分时间上、下颌牙都不接触。紧咬牙或磨牙症患者,在非咀嚼情况下,例如夜间睡眠状态下,保持上、下颌牙的密切接触或接触运动,不仅可造成牙的严重磨损,而且增加了牙周组织、咀嚼肌以及颞下颌关节的负荷,对咀嚼系统有关组织结构都会造成不同程度的损害。因此,保持下颌姿势位的相对稳定及正常的殆间隙是十分重要的。

下颌姿势位主要是靠肌张力和下颌骨重力的平衡来维持,因此并非恒定不变。头位的改变、下颌骨重量的改变(如缺牙、牙磨损、戴义齿等)、口颌肌的功能状态、精神心理因素调节下的神经系统活动的变化等,均可对下颌姿势位产生影响。但是,在正常条件下,在相当长的一段时间内,下颌姿势位又是相对稳定的,而且下颌姿势位并不以上、下颌牙的咬合为存在条件。因此,在全口牙缺失进行总义齿修复确定颌位时,下颌姿势位可以作为恢复牙尖交错位的重要参考颌位。

四、下颌三种基本颌位的关系

(一)后退接触位与牙尖交错位

从后退接触位,下颌向前上移动约1mm到达牙尖交错位,这两个颌位的关系主要为水平方向的关系。在此移动过程中下颌无偏斜或偏斜小于0.5mm,双侧后牙均匀对称接触,通常将这两个颌位之间的这种无偏斜的以前后向为主的位置关系,称为长正中(long centrie)(图3-3-3)。

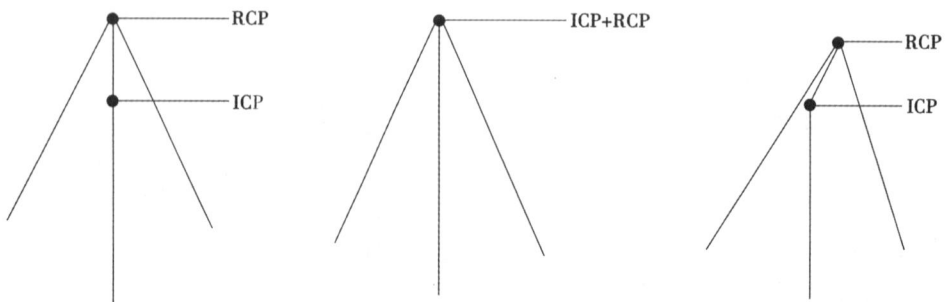

图3-3-3 牙尖交错位(ICP)、后退接触位(RCP)
从左到右为:长正中、一位、不协调关系

在正常人群中,大约10%的人下颌不能从牙尖交错殆后退,即牙尖交错位与后退接触位为同一个位置,称为一位。而将具有牙尖交错位和后退接触位两个明显位置的现象称为二位。二位也存在协调和不协调两种状况。儿童中一位比例高,随年龄增长,一位比例逐渐减少。

(二)下颌姿势位与牙尖交错位

从下颌姿势位,下颌向前上移动2~4mm,并略向前移动,到达牙尖交错位,这两个颌位的关系主要为垂直方向的关系(图 3-3-4)。

五、前伸𬌗颌位与侧方𬌗颌位

下颌除了上述三个基本颌位以外,与咬合有关的颌位还有两个,即前伸𬌗颌位与侧方𬌗颌位。

(一) 前伸𬌗颌位

下颌在保持上、下颌牙接触的同时向前运动,运动过程中下颌所有的位置均称为前伸𬌗颌位。可以重复的前伸𬌗颌位主要有对刃颌位(或切𬌗颌位)和最大前伸颌位。

下颌向前运动到上、下颌前牙切缘相对时的位置,称为对刃颌位。对刃颌位是前牙

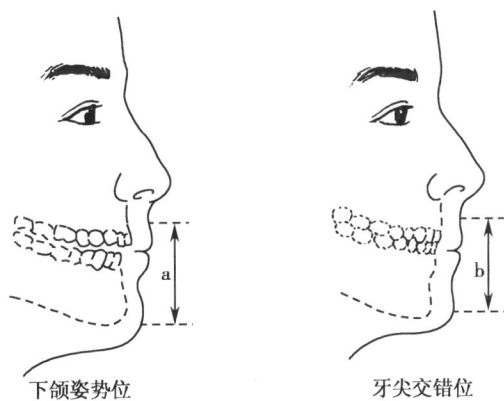

图 3-3-4　下颌姿势位与牙尖交错位
a=b+ 𬌗间距离,a、b 均为垂直距离

切咬食物时的一个功能性颌位。过去常把该位称为前伸𬌗颌位,但在前伸运动过程中保持上、下颌牙接触的颌位有无数个,对刃颌位仅是无数个颌位中的一个,因此称之为对刃颌位更为贴切。

从对刃颌位下颌还可以保持咬合接触继续前伸,到达最大前伸的位置,称为最大前伸位,这是下颌前伸运动的极限位置。

(二) 侧𬌗颌位

下颌在保持一侧上、下颌牙接触的同时向该侧运动,运动过程中下颌所有的位置均称为侧𬌗颌位。可以重复的侧𬌗颌位主要有同名牙尖相对颌位(简称尖对尖颌位)和最大侧向颌位。其中下颌移向侧称为工作侧,对侧称为非工作侧。由于侧𬌗颌位是无数颌位的集合,在下颌的侧方运动中,尖对尖位是后牙发挥咀嚼功能的起始咬合接触位。因此,该位置常常作为检查咀嚼功能的基准位之一。

从尖对尖位下颌还可以继续向侧方移动至最大的位置,称为最大侧向颌位,这是下颌侧向运动的极限位。

(原琴　原双斌　马惠萍)

第四节　下 颌 运 动

一、咬合

咬合是指下颌运动时,上颌牙与下颌牙的接触关系。咬合是在咀嚼肌的作用下,通过颞下颌关节的两种运动方式,即髁突的转动和滑动运动,使下颌运动。这是一种动态的𬌗关系,所以说𬌗是咬合的基础,咬合是𬌗的应用。

二、下颌的功能运动和异常功能运动

(一) 下颌的功能运动

为下颌行使咀嚼、吞咽、言语及面部表情等功能活动时所进行的运动。

（二）异常功能运动

为夜磨牙、咬紧牙及一切不良习惯所引起的下颌运动。功能运动和异常功能运动具有不同的意义。

（三）每天骀接触时间

功能运动的骀接触时间为 4~10min/d。因咀嚼运动时骀间垫有食物，上、下颌牙之间很少有骀面的直接接触，只有食物被嚼细或吞咽时，才出现骀接触；而异常功能运动的骀接触可达 240min/d。

（四）每平方厘米所承受的骀力

下颌功能运动为 3~6kg/cm^2，并以轴向骀力为主；而异常功能运动可高达 45kg/cm^2，并以非轴向骀力为主。

（五）咀嚼肌的功能特点

下颌功能运动时，咀嚼肌为等张收缩。异常功能运动时，咀嚼肌则为等长收缩。

综上所述，下颌的异常功能运动对牙、牙周组织及咀嚼肌都造成危害，这种危害一方面可使牙松动及骀面过度磨耗，另一方面可造成颞下颌关节的损伤。

（马惠萍）

三、下颌运动的形式、范围及意义

（一）下颌运动的形式

下颌运动时通过神经系统作用于咀嚼肌群执行和完成口颌系统的各种功能。下颌运动虽然非常复杂，但可在矢状面、水平面及冠状面三个平面上进行综合分析。下颌运动包括：开闭运动、前后运动、侧方运动三种基本形式。

1. 开闭口运动　开闭口运动即下颌的降与升的运动，是两侧髁突所作的对称性运动。

（1）RCP 起始的开口运动：从此位开始下切牙向后下方运动 18~25mm，髁突在关节下腔单纯转动。超出此范围，髁突的运动形式改变为以滑动为主，伴有转动运动。若继续开口，髁突又表现为单纯转动，直到最大张口位。正常张口度应在 40mm 以上，髁突向前下滑动 10mm 左右，髁突与颏部运动距离之比约为 1：3（非线性）。

（2）ICP 或 MPP 起始的开口运动：从牙尖交错位或下颌姿势位张口至最大开口位，髁突的运动开始是滑动兼转动，运动至关节结节的前下，若继续开口，则为单独转动。

（3）闭口运动：下颌循开口运动原轨迹做相反方向的运动即闭口运动。初期髁突单纯转动，随后沿关节结节后斜面滑动兼转动回到关节窝内。

（4）开闭口运动正常的标志：双侧髁突运动均匀一致；关节内无响声，无弹跳现象；颜面部无痛，下颌颏部运动不偏斜，无前伸动作；开口度为 40mm 以上。

2. 前伸与后退运动

（1）前伸运动：前伸运动是行使切咬功能的准备活动，也是两侧颞下颌关节的对称性活动。下颌前伸运动时，首先下颌下降脱离牙尖交错位，然后前伸。其功能性前伸范围一般为 3mm，若继续前伸，下颌切牙可越过上颌切牙切缘，最大前伸范围约为 10mm。

（2）切道：切道是指在咀嚼运动过程中，下颌前伸到上下颌切牙切缘相对后再返回到牙尖交错骀的过程中，下颌切牙的切缘所运行的轨道。

（3）切道斜度：切道斜度系指切道与骀平面所成的舌向角度。切道斜度的大小受上下颌切牙间所存在的覆盖与覆殆程度的影响。即覆盖越大切道斜度越小,覆殆越深切道斜度越大,故切道斜度与覆盖程度呈反比,与覆殆程度呈正比。如果覆殆深,切道斜度太大,不免会对颞下颌关节及颌面肌有所损害。所以深覆殆是一种不良殆型。尤其是覆殆大而覆盖又小者,在下颌运动中,颌面肌及颞下颌关节可能会受损害。所以既是浅覆盖又是深覆殆者,是一种危险的殆关系。对刃殆、开殆、反殆、深覆盖、浅覆盖、浅覆殆,对颞下颌关节及颌面肌功能均无明显不良后果,但对发育、外貌有影响。

(4) 后退运动:下颌后退时,可沿牙尖斜面的引导回到牙尖交错位,若再后退可达后退接触位。

3. 侧方运动　侧方运动是后牙行使咀嚼功能时下颌的运动。它是一种两侧不对称的运动,即下颌向一侧偏移的运动。

当下颌偏向一侧时,工作侧的殆关系是上下颌后牙同名牙尖相对。此时工作侧升颌肌收缩,使下颌后牙颊尖的颊斜面沿着上颌后牙颊尖的舌斜面回到牙尖交错位,以研磨该侧后牙殆面上的食物,完成一次咀嚼。在侧方运动过程中,非工作侧无殆接触,达牙尖交错位时才恢复殆接触。

(二) 下颌运动的范围及意义

1. 边缘运动(border movement,envelope of motion)　为下颌向各个方向所能做的最大范围的运动(图 3-4-1),代表下颌、颞下颌关节及其韧带和咀嚼肌的功能潜力。咀嚼、言语等功能性运动,均在边缘运动轨迹的范围内。通常以下颌运动中切点的运动轨迹进行描述。为便于理解,可将下颌运动分解为三维方向,即:矢状面(图 3-4-1)、水平面(图 3-4-2)和冠状面(图 3-4-3)上的简单运动。

2. 叩齿运动(tapping movement)　即下颌习惯性开闭运动(图 3-4-4),是一种无意识进行的开闭口运动,与口颌系统下颌运动中神经肌肉记忆型的反复强化有关。叩齿运动的频率、

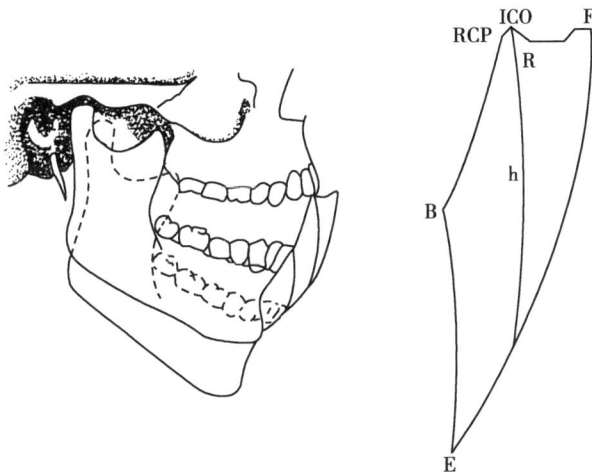

图 3-4-1　下颌边缘运动中切点在矢状面上的投影

RCP. 后退接触位　ICO. 牙尖交错殆　F. 最前伸位　R. 下颌姿势位　E. 最大张口位　h. 习惯性开口运动轨迹　B. 正中关系界　RCP-ICO-F. 边缘运动的上缘　F-E. 边缘运动的前界　RCP-B-E. 边缘运动的后界

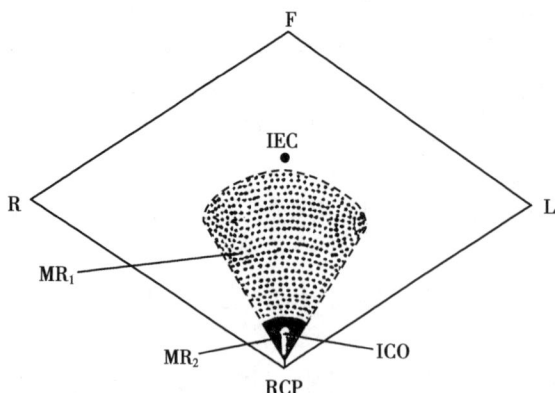

图 3-4-2　下颌边缘运动中切点在水平面上的投影

RCP.后退接触位　L、R.左右运动最大限度　ICO.牙尖交错殆　MR₁.咀嚼运动初期　MR₂.咀嚼运动后期　IEC.切牙对刃殆　F.最前伸位

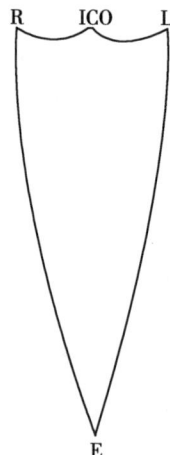

图 3-4-3　下颌边缘运动中切点在冠状面上的投影

L、R.左右运动最大限度　ICO.牙尖交错殆　E.边缘运动的最下缘

稳定性以及速度大小反映了该系统各组成部分之间的协调性，是判断殆功能稳定性的指标之一。

3. 咀嚼运动　属于下颌的功能运动（functional movement），冠状面上切点运动轨迹呈滴泪状，但存在个体差异。即使在同一个体，由于咀嚼食物的性质和数量的不同以及咀嚼所处的时相不同，其轨迹的形态均有差异。

四、下颌运动的制约因素

下颌的运动受以下四个因素的影响。第一、第二要素是右侧、左侧的颞下颌关节。第三要素是牙。下颌各种功能运动均受牙斜面关系的引导，最后回到后退接触位。如果此因素要改变，可用正畸或调殆等手段使之相适应。第四要素是牙周膜及颞下颌关节的本体感受器所引起的神经反射活动。如殆面牙尖斜度过大，可经本体感受器通过保护性反射，使其采取危害性最小的近于垂直的咀嚼型。当一颗牙或几颗牙缺失，为了使牙所

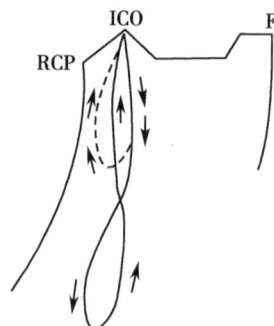

图 3-4-4　下颌习惯开闭运动中切点在矢状面上的投影

RCP.后退接触位　ICO.牙尖交错殆　F.最前伸位
------ 为开口较小时的轨迹
—— 为开口较大时的轨迹

承受的力减少，该侧的运动将被控制而转向对侧。口颌各系统组成部分之间相互影响，咬合可以通过牙尖交错位的改变影响髁突位置以及肌收缩。关节位置的改变可因牙尖交错位的改变而影响咬合的接触状况。肌收缩异常（如痉挛或收缩无力等）可导致下颌位置异常，表现为殆关系及髁位异常。中枢神经系统接受来自牙周、颞下颌关节、肌的感受器的信息，然后传出指令至咀嚼肌，产生相应下颌运动或维持下颌位置。

（原双斌　马惠萍）

五、下颌运动的杠杆现象

有力点、支点及重点三要素组成的杠杆现象是物理的机械现象。力点距支点的距离为力臂,重点距支点的距离为重臂。无论三要素如何组合,其力学原理均为:力 × 力臂 = 重力 × 重臂。

下颌功能运动也存在杠杆现象。无论是前伸切咬运动,还是侧方咀嚼运动,支点均在髁突,力点为升颌肌的矢力,重点为前牙或后牙的功能部分,所以均为第三类杠杆(图3-4-5,图3-4-6)。下颌前伸切咬时,重臂明显长于力臂,故对工作面的牙槽嵴撞击力小,所以前牙虽然是单根,而后牙为双根或三根,但往往最先松动的是后牙而不是前牙。常见后牙全部松动或者拔除后,前牙仍保持正常的现象。

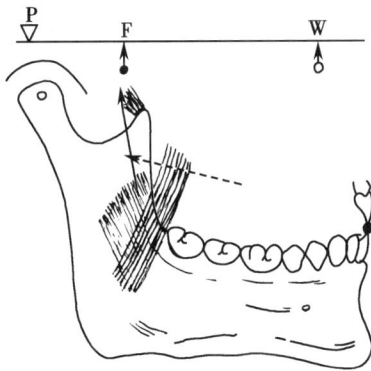

图 3-4-5 下颌前伸运动时的杠杆现象

P.支点 F.力点 W.重点

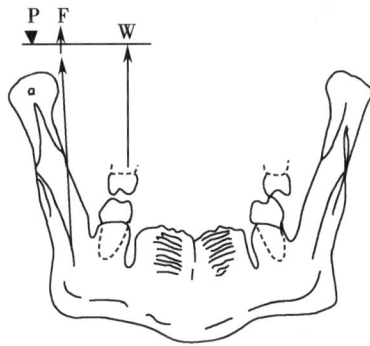

图 3-4-6 下颌侧方运动时的杠杆现象

P.支点 F.力点 W.重点

综上所述可以得出如下结论:正常咀嚼运动均为第三类杠杆,而具有尖牙保护殆殆型者对牙及牙周组织的健康更具有优势。

六、干扰点造成杠杆现象的转变

(一) 前伸运动时后牙干扰点造成杠杆现象的转变

前伸运动时,若后牙有干扰点,则干扰点为支点,力点为升颌肌的矢量,位于干扰点之后,重点位于支点之前。此时由正常的第三类杠杆转变为第一类杠杆,重臂变短,前牙区受到的殆力增大。由于前牙向唇侧倾斜,前牙受的力与牙长轴不相一致,易造成前牙的创伤。有干扰点的后牙因力的旋转可造成牙周膜创伤。

后牙的干扰点位于上颌后牙的远中殆斜面及下颌后牙的近中殆斜面上(图3-4-7)。

(二) 非工作侧干扰点造成杠杆现象的转变

侧方运动时,非工作侧有干扰点,干扰点可变为支点,有支点牙的牙周膜本体感受器引起反射,使非工作侧

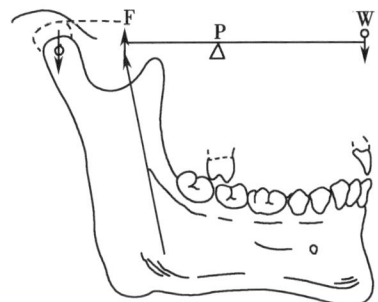

图 3-4-7 下颌前伸切咬时后牙干扰点造成的杠杆现象转变

P.支点 F.力点 W.重点

升颌肌反射性收缩变为力点,重点则在工作侧髁突,出现支点在力点和重点之间的第一类杠杆,受损伤的是工作侧的髁突。此时为了咀嚼食物,工作侧的工作面又变为重点,工作侧升颌肌加强收缩成为力点,干扰点为支点,又出现第二类杠杆现象。下颌在此两种杠杆作用下不断的相互转换,又使非工作侧作为支点的牙受到旋转力的损伤,以至于因牙周组织被破坏而牙松动。

　　侧方运动时,非工作侧的干扰点位于上颌磨牙舌尖的颊斜面及下颌磨牙颊尖的舌斜面上(图 3-4-8)。

七、正中关系殆与牙尖交错殆间的干扰点造成的杠杆现象

　　下颌由正中关系殆向前达牙尖交错殆时,如有干扰点,则在上颌磨牙牙尖的近中斜面及下颌磨牙牙尖的远中斜面上,可出现两种杠杆现象:①第一类杠杆,干扰点为支点,升颌肌的矢量为力点,重点在下颌骨体;②第三类杠杆,干扰点为支点,升颌肌的矢量为力点,重点为髁突(图 3-4-9)。

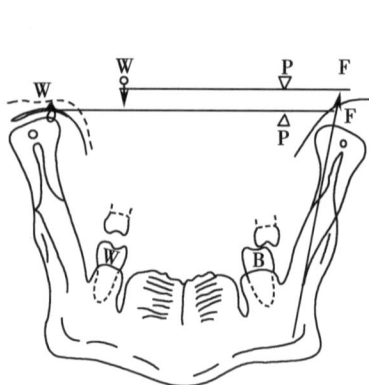

图 3-4-8　侧方运动时非工作侧干扰点造成的杠杆现象转变

P. 支点　F. 力点　W. 重点

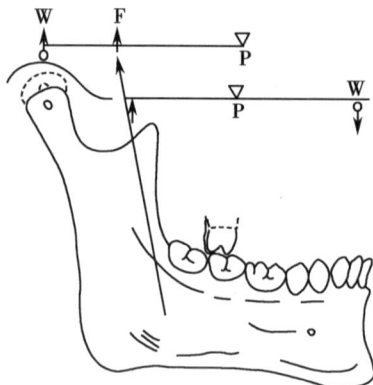

图 3-4-9　正中关系殆与牙尖交错殆间的殆障碍造成的杠杆现象

P. 支点　F. 力点　W. 重点

　　夜磨牙是因第一类杠杆现象的影响,经磨牙而去除干扰点。因第一类杠杆的力臂明显变短,增大的殆力可使殆面产生严重的磨损,牙周组织也受到创伤。作为第三类杠杆,可直接影响颞下颌关节的健康。

小　结

　　牙冠按照一定的顺序、方向和位置彼此邻接排列所形成的牙列,有一定的大小和殆面形态特征。上下牙列间的接触关系称为殆,其中最稳定的是牙尖交错殆,在这种咬合状态下,牙列和牙周组织能够最大的发挥咀嚼食物的潜能。下颌骨相对于上颌骨的位置称为颌位,基本的颌位分别是牙尖交错位、后退接触位及下颌姿势位,下颌运动到不同的位置就形成不同的颌位,下颌牙与上颌牙接触时产生了殆。下颌的三种基本运动包括开闭运动、前后运动和侧方运动。

思考题

1. 牙列形态的生理意义有哪些?
2. 牙齿的倾斜排列有何特点?
3. 替牙期的暂时性错𬌗的表现有哪些?
4. 牙尖交错𬌗的接触特征是什么?
5. 理想的牙尖交错𬌗的表现有哪些?
6. 简述牙尖交错位、后退接触位、下颌姿势位的概念和特点。
7. 简述下颌的功能运动与异常功能运动的区别。
8. 下颌运动的形式有哪些?
9. 简述下颌运动的制约因素。

(马惠萍)

第四章　口腔颌面颈部系统解剖

1. 掌握:上、下颌骨的解剖形态及结构特点,咀嚼肌的组成及功能,颞下颌关节的组成及运动特点,舌动脉、面动脉、上颌动脉和颞浅动脉的行程及主要分支分布,上、下颌神经的行程、分支及在口腔的分布,面神经主干的行程、颅外段的分支与分布。

2. 熟悉:腭骨、蝶骨、颞骨及舌骨的形态特点,口周围肌群、颈部肌群的组成及特点,下颌运动过程中颞下颌关节的运动特征,颈总动脉的行程与分支,口腔颌面颈部静脉的分布特点,翼静脉丛的交通,口腔颌面颈部淋巴结的分布及收集范围,舌咽神经、舌下神经的分支与分布。

3. 了解:上颌骨、下颌骨的神经血管分布,面部表情肌的分布特点,颞下颌关节的血管分布与神经支配,甲状腺上动脉、枕动脉、耳后动脉、咽升动脉的行程和分布,颅内外静脉的交通,颈丛、颈交感干的组成与分布特点。

第一节　骨

口腔颌面部的骨性支架系由 14 块形态各异的骨组成(图 4-1-1,图 4-1-2),除单一的下颌骨及犁骨外,其余均为左右成对,呈对称性排列,包括上颌骨、鼻骨、泪骨、颧骨、腭骨及下鼻甲。上述相邻诸骨互相连接,构成颌面部的基本轮廓,并作为软组织的支架,与口腔临床关系密切。本节重点叙述上颌骨、下颌骨、腭骨、蝶骨和颞骨。颈部的舌骨亦与口腔临床有一定关系,将在本章中一并叙述。

一、上颌骨

上颌骨(maxilla)是面中部最大的骨结构,位于颜面中部,左右各一,相互对称,它与颧骨、鼻骨、犁骨、蝶骨、泪骨、额骨、腭骨等连接,参与眼眶底、口腔顶、鼻腔底及侧壁、颞下窝和翼腭窝、翼上颌裂及眶下裂的构成(图 4-1-3,图 4-1-4)。

(一) 外形
上颌骨的解剖形态不规则,大致可分为一体和四突。

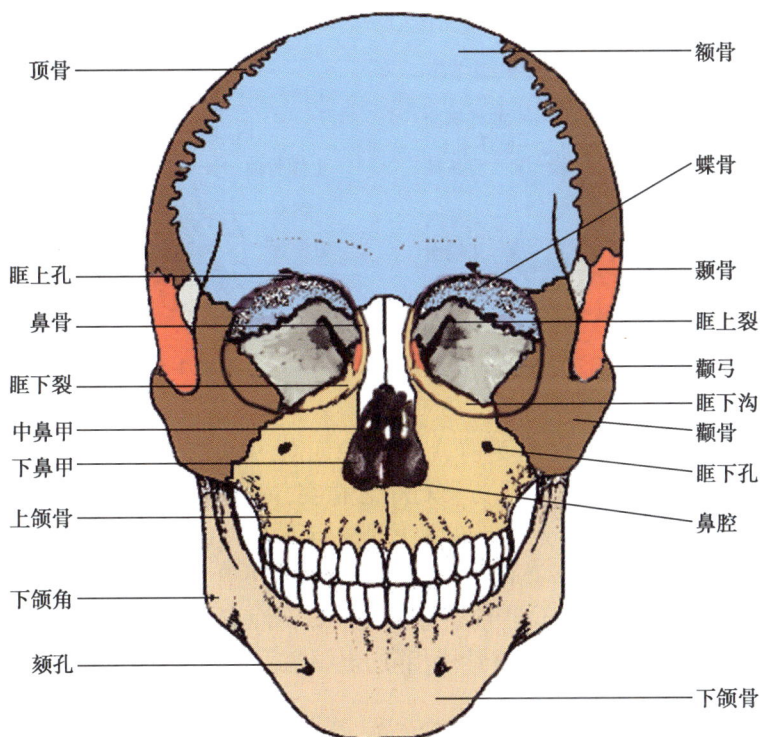

图 4-1-1 颅的正面观

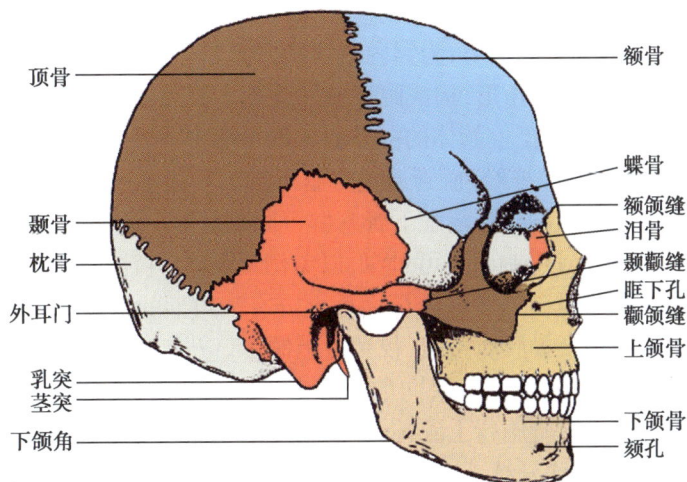

图 4-1-2 颅的侧面观

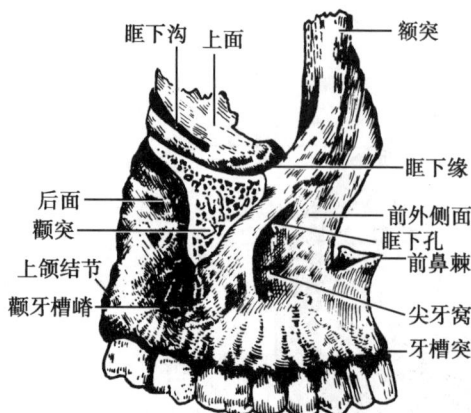

图 4-1-3　上颌骨(前外侧面)

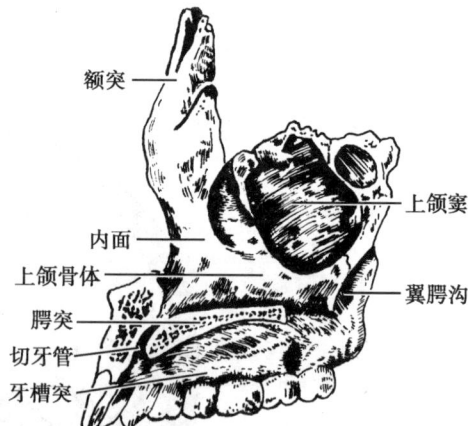

图 4-1-4　上颌骨(内侧面)

1. 上颌体(maxillary body)　分为前、后、上、内四面,中央有上颌窦。

(1) 前面(脸面):上界眶下缘,下方移行于牙槽突,内界鼻切迹,后界借颧突及其伸向上颌第一磨牙的颧牙槽嵴与后面分界。在眶下缘中点下方约 0.5cm 处有椭圆形的眶下孔,孔内有眶下神经、血管通过。眶下孔向后、上、外方通入眶下管,眶下神经阻滞麻醉时,应注意针尖方向。在眶下孔下方,一般位于前磨牙根尖上方,骨面有一较深的窝,称为尖牙窝,为提口角肌起始处,此处与上颌窦仅有薄骨板相隔,上颌窦手术常由此开窗进入窦腔,外伤时此处易致上颌窦穿孔。

(2) 后面(颞下面):该面与上颌体前面之间以颧牙槽嵴为界,参与颞下窝及翼腭窝前壁的构成。颧牙槽嵴在面部或口腔前庭均可触及,为上牙槽后神经阻滞麻醉的重要标志。后面中部有数个小骨孔,称为牙槽孔,向前下通入上颌窦后壁之牙槽管,有上牙槽后神经、血管通过。上牙槽后神经阻滞麻醉时,麻醉药物应注入牙槽孔周围。后面下部即牙槽孔的下方,有较粗糙的圆形隆起,称为上颌结节,为翼内肌浅头之起始处。

(3) 上面(眶面):光滑呈三角形,构成眶下壁的大部。其后份中部有眶下沟,向前、下、内通眶下管,该管以眶下孔开口于上颌体的前外面。眶下管中前段发出一牙槽管,向下经上颌窦的前外侧骨壁,有上牙槽前神经、血管通过。眶下管的后段亦发出一牙槽管,经上颌窦的前外侧骨壁,有上牙槽中神经通过,故眶下管麻醉可同时麻醉上牙槽前、中神经及眶下神经。眶下管长约 1.5cm,麻醉时针尖刺入不可过深,以免伤及眼球,并注意进针的角度。

(4) 内面(鼻面):构成鼻腔外侧壁。鼻面后上方有三角形的上颌窦裂孔通向鼻腔,此孔被筛骨钩突、腭骨、下鼻甲及黏膜所掩盖,仅留有上颌窦口开口于中鼻道。上颌窦裂孔后方,有一沟与蝶骨翼突和腭骨垂直部相接,向前下方走行,构成翼腭管,管内有腭降动脉及腭神经通过。临床上可通过翼腭管施行上颌神经阻滞麻醉。上颌裂孔之前有一参与构成鼻泪管骨性部分的深沟,该沟与泪沟延续。

2. 四突　上颌骨的四突分别称为额突、颧突、腭突和牙槽突。

(1) 额突(frontal process):为一较坚实的细薄突起,位于上颌体的内上方,其上、前、后缘分别与额骨、鼻骨及泪骨相连接,其外侧面构成眶内缘及鼻背一部分,内侧面形成鼻腔侧壁上份。额突参与泪沟的构成,发生上颌骨骨折且累及鼻腔和眶底时,外科复位操作应注意保证鼻泪管的通畅。

（2）颧突（zygomatic process）：是一锥状突起，由上颌体前、后、上面汇集形成。有一呈三角形的粗糙面与颧骨相连，向下在上颌第一、第二磨牙之间的前庭沟处可扪及此突与颧骨的连接处，称为颧牙槽嵴。

（3）腭突（palatine process）：为一水平骨板，由牙槽突根部腭侧向中线伸展形成，此板前厚后薄，在中线与对侧上颌骨腭突相连接，形成腭中缝，并参与构成口腔顶部的大部及鼻腔底部（图4-1-5）。腭突的口腔面骨面粗糙，略凹陷形成腭穹窿，参与构成硬腭的前3/4，该面有许多小孔，通以小血管。腭中缝的前端有切牙孔或称腭前孔，向上后方通向两侧鼻底的切牙管，内有鼻腭神经的终末支、血管通过。行鼻腭神经麻醉时，切牙孔和切牙管是有效注射部

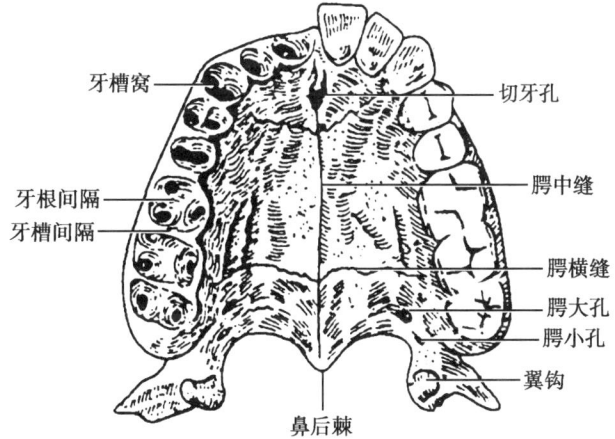

图4-1-5　上颌骨腭突与牙槽突

位。腭突下面的后外近牙槽突处，有纵行之沟或管，有腭大血管和腭前神经通过。腭突后缘呈锯齿状与腭骨水平部相接。

（4）牙槽突（alveolar process）（见图4-1-5）：即牙槽骨，为上颌体下方呈弧形包围牙根的突起，是上颌骨最厚的部分。两侧的牙槽突在中线相连，形成蹄铁状的牙槽骨弓。前部因单根牙而牙槽突较窄，后部因多根牙和咀嚼力量强而牙槽突较宽厚。牙槽骨的内、外骨板为较致密的皮质骨，中间包含松质骨。上颌牙槽骨的皮质骨远较下颌骨的皮质骨薄而多孔，因此，上颌牙治疗拔除、牙周治疗及牙槽的手术时可采用局部浸润麻醉。上颌的唇、颊侧骨板较腭侧为薄，但第一磨牙颊侧骨板因有颧牙槽嵴的存在使之增厚。了解牙槽骨的骨板厚薄关系，有利于拔牙时的脱位运动。

（二）结构特点

1. 上颌窦（maxillary sinus）　为上颌体内的锥形空腔，骨本身作为窦的壁，大部为薄的密质骨板，内有松质骨，其最薄处只有密质骨。骨的内面直接被覆上颌窦黏膜，分布到牙齿及牙周组织的血管、神经，通行于骨内牙槽管之中或黏膜下。

上颌窦是鼻窦中容积最大的一对窦腔，上颌窦的形状基本上与上颌体一致，可分为一底、一尖及前外、后、上、下四个壁。其底即上颌骨的鼻面，尖深入上颌骨的颧突，前外壁为上颌骨前外面，后壁即上颌骨的颞下面，上壁为上颌骨眶面，因此上颌窦的恶性肿瘤若向上破坏眶底及眶下缘时可出现眼球突出、移位、运动受限和视力障碍等症状。下壁为上颌骨牙槽突。

上颌窦是鼻窦中唯一与牙根有密切关系者，其下壁由前向后盖过上颌第二前磨牙至上颌第三磨牙的根尖，与上述根尖之间隔以较厚或较薄的骨质，或无骨质而仅覆以黏膜（图4-1-6），其中以上颌第一磨牙根尖距上颌窦下壁最近。故临床上牙源性感染可由根尖蔓延至上颌窦，引起上颌窦炎。上颌窦炎症也可引起牙齿的炎症。在拔除上述各牙及摘除断根时，

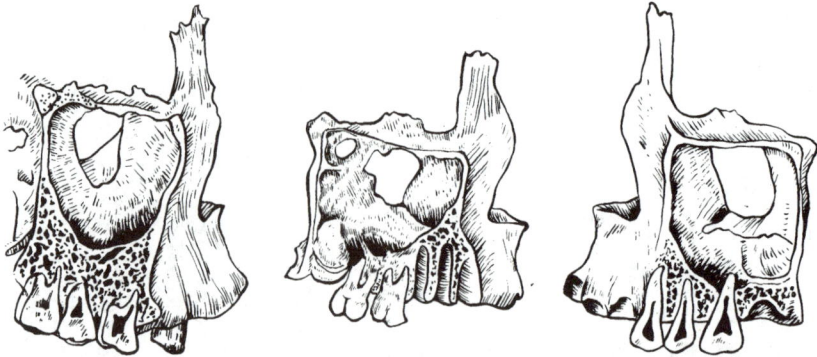

图 4-1-6　上颌窦与牙根的关系

应注意避免将断根推入上颌窦内或穿通窦壁,造成上颌窦瘘。做上颌窦手术时,应避免损伤其下壁覆盖的根尖,否则将引起牙齿长期麻木,甚至导致牙髓坏死等后遗症。

2. 牙槽窝(alveoli or tooth sockets)　是牙槽突中容纳牙根的部分,其数目、形状、大小及深度与所容纳的牙根一致。上颌尖牙的牙槽窝最深,上颌第一磨牙的牙槽窝最大。牙槽窝的游离缘称牙槽嵴,两个牙根之间的牙槽骨称牙槽间隔,多根牙诸牙根之间的牙槽骨板称牙根间隔。牙槽窝周围的骨壁称为固有牙槽骨,包被于牙周膜的外围,固有牙槽骨骨面多孔,称为筛状板,因其骨质致密,X 线片上呈现包绕在牙周膜周围的白色线状影像,又称为硬板。

3. 支柱与支架结构　在全身骨骼中,牙槽骨是改变最为显著的骨质,这与牙齿的发育、萌出、乳恒牙的交替、牙齿的因病脱落以及咀嚼功能的大小等密切相关。

上颌骨与咀嚼功能关系密切,上颌牙承受咀嚼压力显著部位的牙槽骨与颅底之间形成三对骨质特别增厚的支柱(图 4-1-7),以利于咀嚼压力传至颅底。三对支柱均下起上颌骨牙槽突,上达颅底。三对支柱:①尖牙支柱,主要支持尖牙区的咀嚼压力,该支柱起于上颌尖牙区的牙槽突,上行沿眶内缘经额突达额骨;②颧突支柱,主要支持第一磨牙区的咀嚼压力,该支柱起于上颌第一磨牙区的牙槽突,沿颧牙槽嵴上行达颧骨分为两支,一支经眶外缘沿眶上缘外侧端至额骨,另一支向外后经颧弓达颅底;③翼突支柱,又称翼上颌支柱,主要支持磨牙区的咀嚼压力,该支柱由蝶骨翼突与上颌骨牙槽突

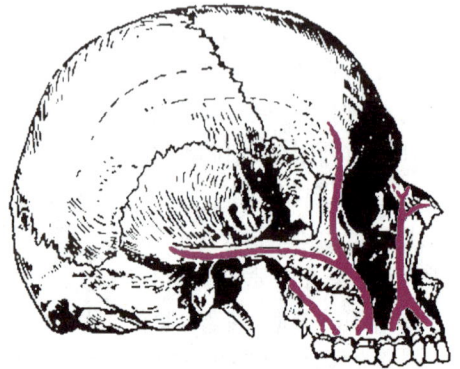

图 4-1-7　颌面骨支柱结构

的后端相互连接而构成,将咀嚼压力传至颅底。此外,在上述支柱间还有横行的连接支架,诸如眶上弓、眶下弓及鼻骨弓等,与拱门结构的原理相似,使上颌骨及其邻骨较为坚固且富于支持力,从而能够承受相当大的咀嚼压力。因此,一般轻微的创伤,外力常可在上述诸骨接缝处或腔窦弥散消失,但在暴力作用下,常可造成上颌骨及其邻骨的同时破损,甚至波及颅脑。上颌骨的附着肌肉主要为表情肌,肌束薄弱,因此上颌骨骨折的移位与肌肉牵拉的关系不大,主要与外力的大小、方向有关。上颌骨骨折时,骨折线也多与上述上颌骨的解剖结

构和毗邻有关。

(三) 神经支配、血管分布及淋巴回流

上颌骨的神经分布来自三叉神经第二支——上颌神经。上颌骨血液供应主要来自颈外动脉的上颌动脉分支,血液供应极为丰富,既接受骨内上牙槽前、中、后动脉的血液供应,又接受分布于颊、唇、眶下区和腭侧黏骨膜等软组织动脉的血液供应,故骨折后的愈合较下颌为快,牙源性骨髓炎也较下颌骨为少。这一血供特点,也为正颌外科提供了解剖学基础。上颌骨的淋巴回流广泛,包括咽后、下颌下及颈深诸淋巴结。

二、下颌骨

下颌骨(mandible)是颌面骨中最坚实和唯一能活动的骨,位于面部下 1/3。

(一) 外形及结构特点

分为下颌体(水平部)和下颌支(垂直部),体与支的交接处称为下颌角(mandibular angle)。

1. 下颌体(mandibular body) 呈弓形,有内外两面及牙槽突和下颌体下缘。

(1) 外面(图 4-1-8):正中有纵行隆起称正中联合,在正中联合两旁近下颌骨下缘处,左右各有一隆起称颏结节。从颏结节沿颏孔之下向后上延伸至下颌支前缘的骨嵴,称外斜线,有降下唇肌及降口角肌附着。外斜线之下,有颈阔肌附着。在外斜线上方,下颌第二前磨牙的下方或下颌第一、第二前磨牙之间的下方,下颌体上、下缘之间偏上处有颏孔,孔内有颏神经、血管通过。颏孔的位置可随年龄的增长而逐渐上移和后移。儿童在第一磨牙萌出以前,颏孔位于下颌第一乳磨牙的下方,距下颌体下缘较近。颏孔的方向出生时直接朝前,2~3 岁时,颏孔则朝向后上,成人颏孔多朝向后、上、外方。年老或因病牙列缺失后,牙槽骨萎缩吸收,颏孔则上移甚至接近下颌骨上缘。由于颏孔这一生理特性,经颏孔行颏神经麻醉时,应注意进针方向。

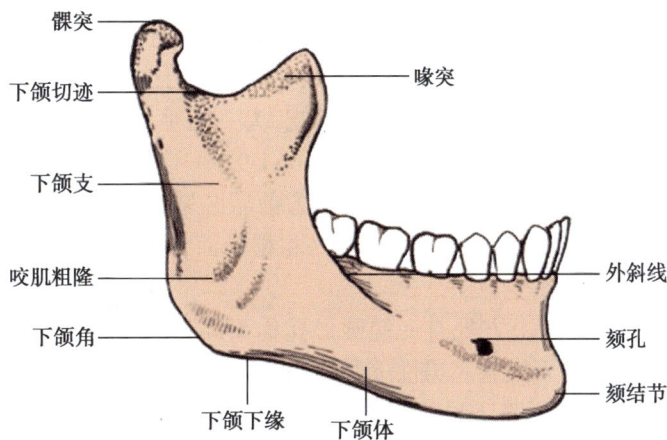

图 4-1-8 下颌骨(外侧面)

(2) 内面(图 4-1-9):在正中联合处之下份有上下两对骨质突起称为颏棘,上两对突起称上颏棘,有颏舌肌附着;下两对突起称下颏棘,有颏舌骨肌附着。颏棘之下中线两侧近下颌体下缘处有一对不明显的卵圆形凹陷称为二腹肌窝,为二腹肌前腹附着处。自下颏棘斜向

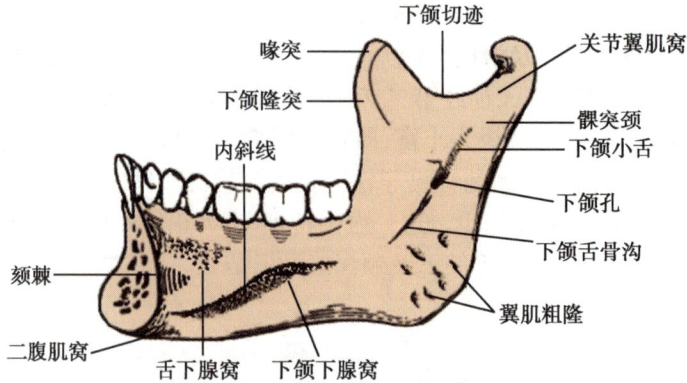

图 4-1-9　下颌骨(内侧面)

上外与外斜线对应的骨嵴,称内斜线,有下颌舌骨肌附着,故又称下颌舌骨线。线之后端尚附着翼突下颌缝和部分咽上缩肌。下颌体内面由内斜线分为上、下两部分,内斜线上方,颏棘两侧的光滑骨面,称舌下腺窝,容纳舌下腺。内斜线下方,中线两侧近下颌体下缘处的凹陷骨面,此骨面不明显,称下颌下腺窝,容纳下颌下腺。

(3) 牙槽突:下颌骨牙槽突与上颌骨牙槽突相似,但牙槽窝均较相应上颌骨牙槽窝小,另外牙槽突内、外骨板均由较厚的骨密质构成,除切牙区外,很少有小孔通向其内的骨松质,故行下颌拔牙及牙槽骨手术时,除切牙区可采用浸润麻醉外,一般均采用阻滞麻醉。下颌切牙区唇侧牙槽突骨板较舌侧为薄,前磨牙区颊舌侧牙槽骨板厚度相近,下颌磨牙区牙体倾向于牙槽突的舌侧,故其颊侧骨板较厚。下颌第一、第二磨牙区的颊侧因有外斜线使其骨质更为增厚,牙槽骨壁更坚实且致密,且牙体倾向于牙槽突的舌侧,故其颊侧骨板较厚。此外,下颌骨的形状略大于上颌骨,因此老年无牙颌牙槽突萎缩,可致反𬌗面型。

(4) 下颌体下缘(inferior border of mandibular body):又称下颌下缘,外形圆钝,为下颌骨最坚实处。下颌体下缘常作为颈部的上界及下颌下区手术切口的标志。

2. 下颌支(mandibular ramus)　又称下颌升支,为一几乎垂直的长方形骨板,分为内外两面,喙突,髁突及上、下、前、后四缘(图 4-1-8,图 4-1-9)。

(1) 外面:外面上中部相当于内面下颌孔上方前后区域有突起或骨嵴称下颌支外侧隆突,是行下颌支手术的重要标志。外面下部有一粗糙骨面,称咬肌粗隆,为咬肌附着处。下颌角处有茎突下颌韧带附着。

(2) 内面:其中央稍偏后上方处有一椭圆形孔称下颌孔,该孔呈漏斗形,其口朝向后上方,向前下通入下颌骨内的下颌管。男性下颌孔约相当于下颌磨牙的𬌗平面,女性及儿童者位置较低。此外,下颌孔的位置还与下颌支和下颌骨弓宽度以及下颌角的角度有关。下颌孔的周围关系较为复杂:①前方有锐薄的小骨片,称下颌小舌,有蝶下颌韧带附着。②前上方有一连于髁突和喙突之间的骨嵴称下颌隆突,此处由前往后有颊神经、舌神经和下牙槽神经经过,故在下颌隆突处注射麻醉剂,可以同时麻醉上述三个神经。③后上方有下颌神经沟,下牙槽神经、血管由此沟进入下颌孔。下颌神经沟位于约相当于下颌磨牙𬌗平面上方 1cm 处。口内法行下牙槽神经阻滞麻醉时,为了使针尖避开下颌小舌的阻挡,接近下牙槽神经,针尖应在下颌孔上方约 1cm 处注入麻药以麻醉该神经。④下方有一沟,向前下延伸,称下颌舌骨沟,该沟沿内斜线下方向前伸延,沟内有下颌舌骨神经、血管经过。⑤下颌孔前方下颌小舌的后下方,有　粗糙骨面,称为翼肌粗隆,有翼内肌附着。

(3) 喙突(coracoid process):又称冠突,呈扁三角形,有颞肌和咬肌附着,故也称肌突。颧骨骨折时,骨折片可压迫喙突,影响下颌运动。

(4) 髁突(condylar process):又称关节突,分为头、颈两部分。上端膨大部呈椭圆形为髁突头,其顶部有关节面,与颞下颌关节盘相邻。侧面观,关节面上有横嵴将其分为前斜面和后斜面。髁突下方缩窄的部分称髁突颈,髁突颈前上方有小凹陷称关节翼肌窝,有翼外肌下头附着。喙突与髁突之间借 U 形的下颌切迹(或乙状切迹)分隔,切迹内有咬肌神经、血管通过。髁突的长轴斜向内后,与下颌体的长轴相垂直。髁突是下颌骨的主要生长中心之一,如该处在发育完成前遭受损伤或破坏,将影响下颌骨的生长发育,导致颌面畸形。

(5) 四个边缘:上缘较薄,称下颌切迹或乙状切迹。下缘与下颌体下缘相连,与后缘相接成下颌角。后缘圆而厚,是髁突至下颌角的边缘,上部稍向后凸,下部凹,与腮腺相接触。前缘上部薄,与喙突相连,下部厚,与内斜线相连。

(二) 内部结构

下颌管(mandibular canal)是位于下颌骨骨松质间的骨密质管道(图 4-1-10)。

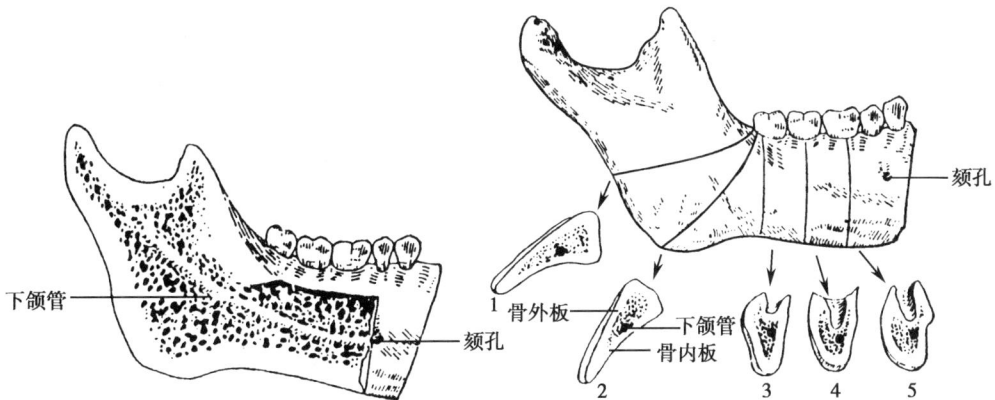

图 4-1-10　下颌管的形态和位置

1. 下颌孔下方 2mm 水平剖面　2. 下颌角斜剖面　3. 下颌第三磨牙正中垂直剖面　4. 下颌第二磨牙正中垂直剖面　5. 下颌第一磨牙正中垂直剖面

1. 下颌管位置　在下颌支内,该管行向前下,在下颌体内则几乎呈水平位,当其经过下颌诸牙槽窝下方时,沿途发出小管至各牙槽窝,通以下牙槽神经分支、血管。下颌管在行至下颌第一磨牙至下颌第二前磨牙下方时,从后内斜向前外侧,穿过骨松质与颏孔相连,通以颏神经、血管。皮昕等在 1986 年通过对下颌骨进行剖面观测研究表明,下颌管从下颌孔至下颌第一磨牙的位置具有下列三点规律(简称前、下、内):①在下颌支内,下颌管距下颌支前缘较后缘为近(除下颌孔及其下方 1~2mm);②在下颌体内,下颌管距下颌下缘较牙槽缘为近;③下颌管距骨内板较骨外板为近。

2. 下颌管与骨外板及其间的骨松质厚度关系　除下颌角及下颌第三磨牙区骨松质与该处骨外板厚度相近外,下颌支及下颌第一、第二磨牙区的骨松质均较该处骨外板为厚。在下颌支矢状劈开或斜行截骨术及下颌后牙种植术时,均应注意下颌管的位置关系,以免损伤下牙槽神经及其伴行的血管。

(三) 薄弱部位

下颌骨为颌面诸骨中体积最大、面积最广、位置也最为突出者,在结构上也存在着下列较易发生骨折的薄弱部位。

1. 正中联合 该处位置最为突出,是胚胎发育时两侧下颌突的连接处。
2. 颏孔区 此处有颏孔,又有下颌前磨牙的牙槽窝位于其间,骨量较少。
3. 下颌角 位于下颌体与下颌支的转折处,骨质较薄,且有下颌第三磨牙的牙槽窝位于其间,若下颌第三磨牙阻生,则骨质更薄。
4. 髁突颈部 该部较细小,其上下均较粗大,无论直接或间接暴力的打击,均可发生骨折。

知识拓展

下颌骨应用解剖

1. 下颌骨薄弱部位的解剖特点,并非下颌骨发生骨折的必然因素,还受到引起骨折外力的方向、程度及性质等因素的影响。下颌骨上有咀嚼肌的附着,当骨折发生后,由于咀嚼肌的牵拉方向不同,常会使骨折块发生移位,出现咬合错乱等现象,还会出现舌后坠,引起呼吸困难甚至窒息的并发症。因此,临床上遇到下颌骨骨折的患者要进行全面的检查,综合分析,及早进行治疗复位。

2. 下颌管走行于下颌诸牙的牙槽窝下方,与下颌磨牙根尖较接近,尤其是下颌第三磨牙根尖。因此,在拔除或者摘除断根时应注意避免损伤下颌管内的下牙槽神经,避免因损伤下牙槽神经导致出现下唇及颏部皮肤不完全性麻木或兼有烧灼、刺痛、蚁走等异感。

(四) 神经支配、血管分布及淋巴回流

下颌骨的神经支配主要为下牙槽神经。血液供应来源较上颌骨少,主要来自下牙槽动脉,还有来自骨周围软组织的动脉,如翼内外肌动脉、颞肌动脉、咬肌动脉等,血供较差,因而骨折的愈合较上颌骨缓慢。同时,下颌骨骨密质厚而且致密,周围有致密的肌和筋膜包绕。牙槽脓肿不易穿破骨壁得到引流,因而牙源性骨髓炎的发生也较上颌骨多见且严重。下颌骨的淋巴回流至下颌下淋巴结和颈外侧深淋巴结,下颌骨癌的淋巴转移灶应与原发灶合并清除。

三、腭骨

腭骨(palatine bones)位于鼻腔后部,上颌骨与蝶骨翼突之间,为左右成对的呈"L"形的骨板,构成鼻腔底、外侧壁及硬腭的后部,并参与颞下窝和翼腭窝等的构成。腭骨分为水平部与垂直部两部分(图 4-1-11),水平部构成硬腭后 1/4、鼻腔

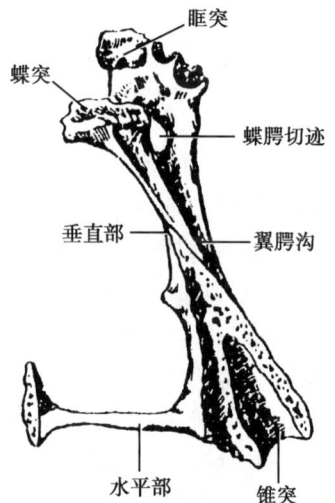

图 4-1-11 腭骨(后面)

底的后部,其外侧缘与上颌骨牙槽突共同构成腭大孔,两侧水平部的内侧缘在中线处相连,构成鼻嵴后部。垂直部构成鼻腔的后外侧壁,其外侧面有翼腭沟,与上颌体内面和蝶骨翼突前面的沟,共同构成翼腭管。垂直部上缘有蝶突和眶突,两突间的凹陷为蝶腭切迹,蝶腭切迹与蝶骨体的下面构成蝶腭孔,翼腭窝经此孔通向鼻腔。在水平部与垂直部连接处有锥突,锥突后面的中部构成翼突窝底,为翼内肌的起始处。

四、蝶骨

蝶骨(sphenoid bone)属脑颅骨,位于颅底中部,为不成对的骨,分别与前面的额骨与筛骨,后面的颞骨及枕骨,下面的犁骨和腭骨连接,状似蝴蝶(图 4-1-12,图 4-1-13)。它包括中央的体部、一对小翼、一对大翼和两个翼突四部分。

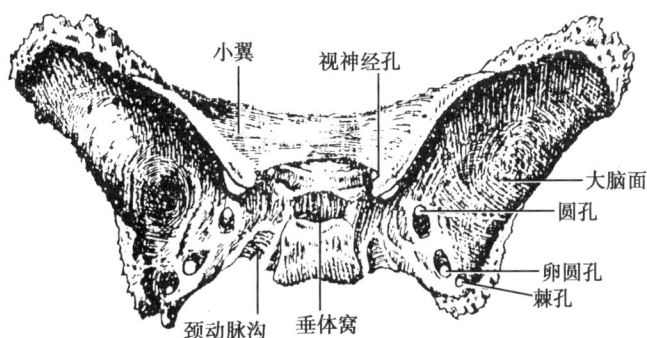

图 4-1-12 蝶骨(上面)

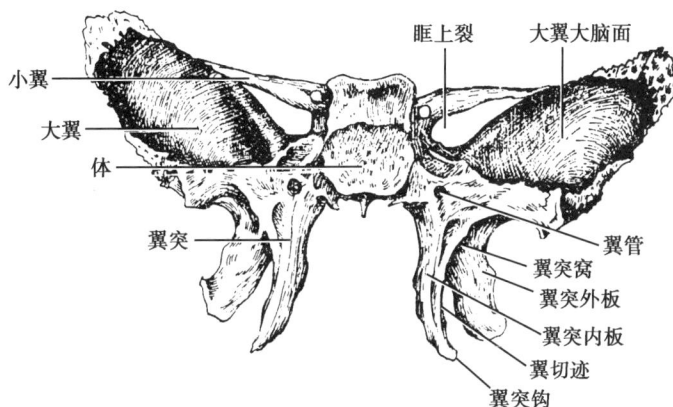

图 4-1-13 蝶骨(后面)

(一) 蝶骨体
居蝶骨中部,近似立方体,体内有不规则的空腔,称为蝶窦,左右各一,由中隔分开。体上面为蝶鞍,蝶鞍中部有凹陷的垂体窝,容纳脑垂体。

(二) 小翼
为成对的三角形薄骨板,构成眶顶的一部分,以上下两根与蝶骨体前上部相连,两根间为视神经孔,有视神经和眼动脉通过。

(三) 大翼

由蝶骨体两侧向外上方伸出的较大三角形骨板。大翼由四个面构成:

1. 大脑面　为光滑而凹陷的面,为颅中窝的前部,容纳大脑颞叶前部。近内侧有弧形排列的三个孔:①近蝶骨体处的前内侧有圆孔,向前通翼腭窝,三叉神经的上颌神经由此出颅;②圆孔的后外侧为卵圆孔,向下通颞下窝,为三叉神经的下颌神经出颅处;③再向后外侧是棘孔,脑膜中动脉由此入颅。

2. 颞面　构成颞窝的一部分,其下界为颞下嵴,为颞肌的起始处。

3. 颞下面　位于颞下嵴内侧,构成颞下窝的上壁,颞下面与颞下嵴均为翼外肌上头的起始处;在颞下面亦可见卵圆孔和棘孔。颞下面的后端有突向下方的骨棘称蝶骨角棘,为蝶下颌韧带的起点。

4. 眶面　光滑呈四边形,朝向前内方,构成眶外侧壁的后部。眶面下缘与上颌骨体眶面后缘之间的裂隙为眶下裂,翼腭窝借此通向眶腔,主要有眶下动脉、上颌神经及眼下静脉经过。

蝶骨大、小翼之间的裂隙为眶上裂,动眼神经、滑车神经、展神经、三叉神经的眼神经及眼上静脉皆经此裂进入眶腔。

(四) 翼突

为一对从蝶骨体和大翼连接处伸向下方的突起,由外板和内板构成。内、外板的前上部融合,下部分离形成翼切迹,内有腭骨锥突。两板间的窝称为翼突窝,为翼内肌的起始处。外板宽而薄,其外侧面朝向前外方,构成颞下窝的内侧壁,为翼外肌下头的起始处,亦作为上、下颌神经阻滞麻醉定位的骨性标志。内板窄而长,其下端较尖并弯向外下方,形成翼突钩,有腭帆张肌腱呈直角绕过。临床上行腭裂修复手术时,需凿断翼钩,使腭帆张肌收缩时失去原有的牵拉功能,以减少缝合时软腭的张力。翼突上部前面与上颌体后面间的裂隙称翼突上颌裂,为颞下窝与翼腭窝的分界处,上颌动脉的末端经此裂进入翼腭窝。翼突下部前面与上颌体下部后面相接,形成翼突上颌缝(翼下颌连接)。

五、颞骨

颞骨(temporal bone)为参与构成颅底及颅腔侧壁的成对的骨,位于蝶骨大翼、顶骨及枕骨之间,其内部藏有味觉及听觉器官。颞骨以外耳门为中心,分为颞鳞、乳突、岩部和鼓板四部分(图 4-1-14,图 4-1-15)。

(一) 颞鳞

为鳞片状骨板,分为内、外两面,构成颞骨的前上方。

1. 外面　又称颞面,构成颞窝的主要部分,下部有伸向前方的颧突,与颧骨的颞突相接构成颧弓。颧弓上缘较薄,附以颞深筋膜。下缘略厚,短弓状,为咬肌起始处。颞鳞下面颧弓前根起始处形成一短半圆柱状的关节结节,关节结节从侧面观为一个突起,底面观则呈自后内方略向前外方的横嵴,中间部稍有凹陷。关节结节后面向前下方倾斜,称关节结节后斜面,为颞下颌关节的功能面。关节结节后方、鼓部前方有关节窝,为颞下颌关节的组成部分。关节窝顶部与颅中窝之间仅一薄骨板相隔,因此在行颞下颌关节手术时应注意,以免造成关节窝顶部骨折。关节窝的后界是骨鳞裂和岩鳞裂。

2. 内面　又称大脑面,与大脑颞叶相邻接,有脑膜中动脉沟。其下界与岩部之间为岩

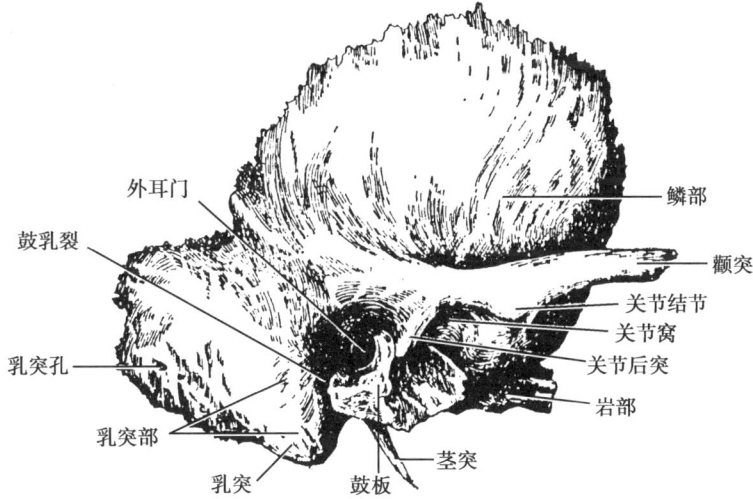

图 4-1-14　颞骨(外面)

鳞裂。此裂幼年比较明显,且与鼓室相通,成年人有时也有不愈合者,为中耳炎侵及颅内的途径之一。

(二) 乳突

颞骨的后份有一尖朝下的乳突,有胸锁乳突肌的附着。乳突内侧的深沟为乳突切迹,为二腹肌后腹起始处。

(三) 岩部

又称颞骨锥体,呈锥体形,位于蝶骨与枕骨之间,构成颅底的一部分。岩部的大脑面有三叉神经压迹,容纳三叉神经节。小脑面有内耳门,岩部下面有颈动脉管外口,岩尖有颈动脉管内口。岩部内有面神经管(图4-1-16),管内有面神经通过。

(四) 鼓板

是一片弯曲的骨板,参与外耳门及外耳道的构成。鼓板后内侧有细长的茎突,一般长约 2~3cm,伸向前下方,茎突与乳突之间有茎乳孔。鼓板后方与乳突之间的骨

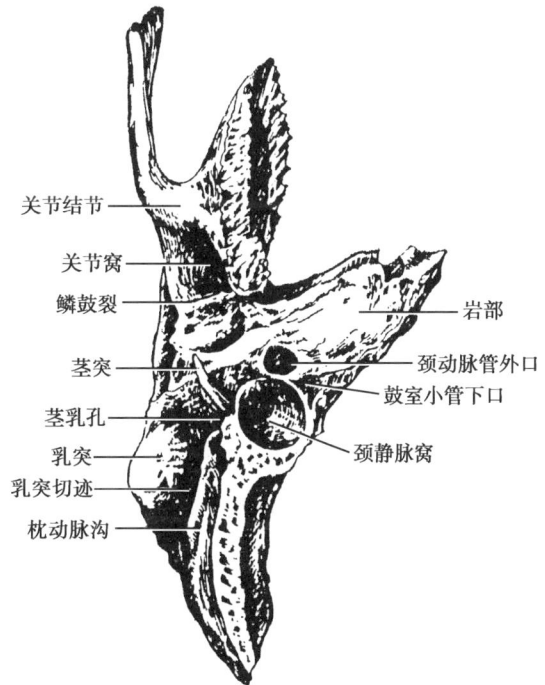

图 4-1-15　颞骨(下面)

缝称鼓乳裂,是查找茎乳孔的骨性标志。鼓板前方与颞鳞之间的骨缝称鳞鼓裂,其内侧有岩部嵌入,将鳞鼓裂分为前方的岩鳞裂和后方的岩鼓裂。茎突为茎突咽肌、茎突舌骨肌、茎突舌肌、茎突下颌韧带和茎突舌骨韧带的起始处。茎突与乳突之间有茎乳孔,面神经由此出颅。

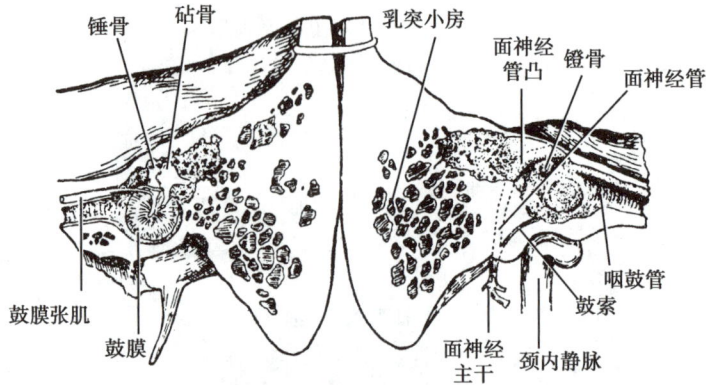

图 4-1-16 面神经管及鼓索(颞骨剖面)

六、舌骨

舌骨(hyoid bone)呈"U"形,位于甲状软骨和下颌骨之间,是颈部重要的骨性标志。由三部分组成,中间部为舌骨体,左右成对的长突、短突分别称为大角和小角。舌骨小角向后借茎突舌骨韧带与茎突尖连接。

舌骨中间部舌骨体为近似椭圆形的扁骨板,与下颌角处于同一水平面。舌骨体上部有颏舌骨肌附着,下部有下颌舌骨肌、胸骨舌骨肌和肩胛舌骨肌附着。舌骨大角自舌骨体的外侧端延伸向后上方,其上缘一般与舌动脉起始部位于同一平面,为舌骨舌肌的起始处。舌骨小角起于舌骨体和大角的连接处,有茎突舌骨韧带附着(图 4-1-17)。临床上,甲状舌管囊肿常发生于舌骨体上下,舌骨大角是咽部手术以及寻找或结扎舌动脉的重要解剖标志。

七、颞下窝与翼腭窝

颞下窝(infratemporal fossa)是位于上颌骨体和颧骨后方、蝶骨下方的不规则间隙。前界为上颌骨的后面,内界为蝶骨翼突外侧板,外界为下颌支上部及颧弓,上界为蝶骨大翼的颞下面。其向上借卵圆孔和棘孔与颅中窝相通。向前借眶下裂通向眶内,向内借上颌骨与蝶骨翼突之间的翼上颌裂与翼腭窝相通。

翼腭窝(pterygopalatine fossa)位于颞下窝内侧,是一尖向下的三角形骨性间隙。前界为上颌骨体,后界为蝶骨翼突,上界为蝶骨大翼,内界为腭骨垂直板。翼腭窝向外经翼上颌裂通颞下窝,向内经蝶腭孔通鼻腔,向前经眶下裂通眼眶,向后上经圆孔通颅腔,向下经翼腭管通口腔(图 4-1-18)。

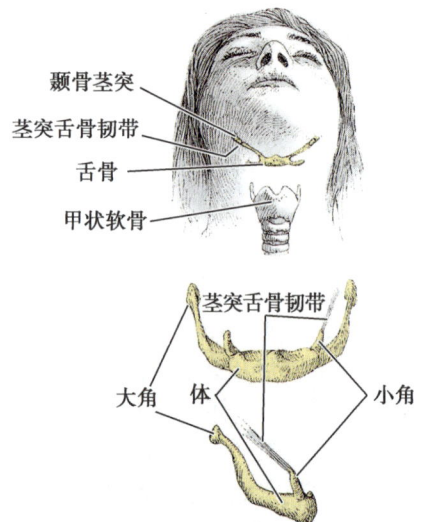

图 4-1-17 舌骨及解剖位置

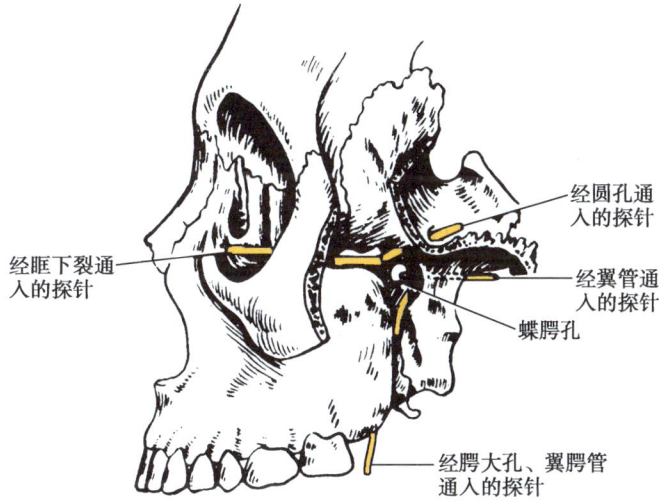

图 4-1-18 翼腭窝及其交通

（蒋沂峰）

第二节 颞下颌关节

颞下颌关节（temporomandibular joint，TMJ）简称下颌关节，是颌面部唯一的左右双侧联动关节，具有一定的稳定性和多方向的活动性。在肌肉作用下产生与咀嚼、吞咽、语言及表情等有关的各种重要活动。颞下颌关节的主要功能包括运动和负重两个方面。在运动方面，关节各结构伴随着运动发生位置的变化，这些变化对关节功能有着重要的影响，是关节影像诊断的重要参考依据；在负重方面，关节的负重主要与升颌肌在咬合或咀嚼功能活动中的收缩有关，对颞下颌关节的改建进而发生的形态改变有着重要的影响。

一、颞下颌关节的组成

颞下颌关节由下颌骨髁突、颞骨关节面、居于两者之间的关节盘、关节周围的关节囊和关节囊外韧带所组成（图 4-2-1）。

（一）下颌骨髁突

髁突呈椭圆形，内外径长，约 15~30mm，前后径短，约 8~10mm。其向内突出多，称为内极，向外突出少，称为外极。开口运动时，在耳屏前可触及外极。从侧面观髁突头有前后两个斜面，中间有一内外向走行的骨性隆起，称横嵴。前斜面较小为功能面呈窄长形，是关节的负重区，许多关节病最早破坏此区。后斜

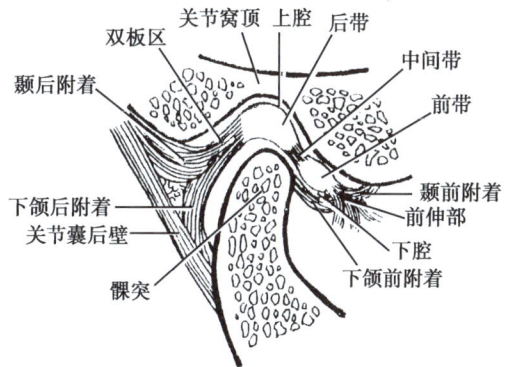

图 4-2-1 颞下颌关节的组成

面较大呈圆三角形，为非功能面。髁突头外侧极有一粗糙面，是关节盘和韧带附着处。从后面观，髁突头也有内外两个斜面，内侧斜面与侧方运动的非工作侧有关，外侧斜面与侧方运

动的工作侧有关。外侧斜面是关节压力集中处,它的改建活动大于内侧斜面。

髁突向下至颈部,其内外侧迅速缩窄,髁颈相对较细,是下颌骨骨折的好发部位。髁颈的前内区骨面粗糙,外形略凹陷称翼肌窝,有翼外肌附着。髁突在形态上个体差异较大,甚至同一个体也经常出现双侧髁突不对称的情况。

(二)颞骨关节面

颞骨鳞部的关节面位于颞骨鼓部的前方,包括关节面的凹部称关节窝和关节面的凸部称关节结节。

1. 颞骨关节窝(articular fossa) 形似三角形。底边在前,为关节结节。外边为颧弓的后续部分。内后边为岩鳞裂和鼓鳞裂。内边比外边低,内外两边相交于一点,是三角形关节窝的顶点,有的此处为一骨状突起,呈锥形,称关节后结节。

当人体处于端坐位时,关节窝的前缘低于后缘,外缘低于内缘。关节窝内侧为蝶棘,其骨折或破坏可致髁突向内侧移位。关节窝的顶部与颅中窝之间仅有薄骨板相隔,因此颞下颌关节的化脓性病变可由此侵入颅内,引起脑膜炎或脑脓肿。关节窝的颅腔面多数有脑膜中动脉越过,因此关节窝顶部的外伤或手术可造成此血管破裂,引起颅内出血,危及生命。关节窝与外耳道和中耳紧密相邻,幼儿期仅隔一层软组织,因而中耳与颞下颌关节的感染可互相蔓延。

关节窝后界后方位于颞骨鼓部及岩部下面有一凹陷,表面无软骨覆盖,位于关节囊外,该凹陷与关节窝合称下颌窝。在形态解剖学方面,下颌窝比髁突大,从而使髁突能在较大的窝内做回旋运动,保证了髁突运动的灵活性。按功能解剖学的观点,下颌窝可分为前后两部。前部为关节窝的本体,容纳髁突。后部为一些脂肪结缔组织和部分腮腺充满。这种特殊结构缩小了关节窝的骨性容积,保持髁突的稳定性,使髁突的运动既灵活又稳定,亦对颞下颌关节紊乱病的发病有着重要意义。在牙尖交错位时,髁突位于下颌窝的中央、关节窝的后位。在下颌后退接触位时,髁突位于关节窝的最后位。

2. 关节结节(articular tubercle) 关节结节位于颧弓根部,侧面观是一个突起略呈圆丘形,正面观它的内外方向是一个凹面。关节结节有前后两个斜面,前斜面是颞下窝的延长,斜度较小,便于髁突在最大开口时,可越过关节结节的嵴顶再向前滑行。如前斜面斜度大,则可能使髁突后退发生困难。关节结节的后斜面为功能面,构成关节窝的前壁,是关节的负重区。关节结节后斜面和关节结节嵴顶附近较厚的关节软骨是颞下颌关节的主要功能区。由于关节结节后斜面和关节结节嵴顶的负重,使这个区的改建活动大于关节窝。

(三)关节盘

关节盘(articular disk)呈椭圆形,位于髁突和颞骨关节面之间。关节盘周缘增厚附着于关节囊纤维层,并借较粗大的纤维组织,在内、外侧连于髁突的内、外极(图4-2-2,图4-2-3)。关节盘由强韧而致密的结缔组织所构成,但随年龄的增长,可见有软骨样结构,内含大量的胶原纤维、少量弹性纤维、血管及神经并有软骨

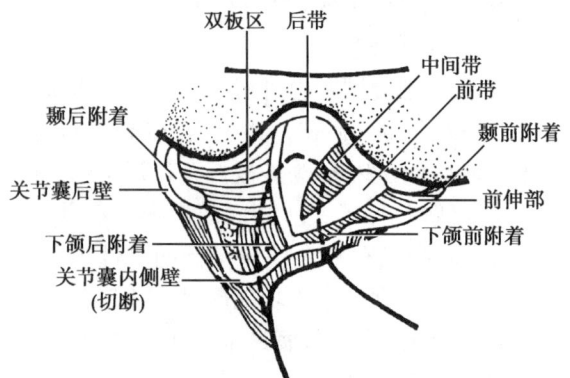

图 4-2-2 关节盘的结构(关节前外上观)

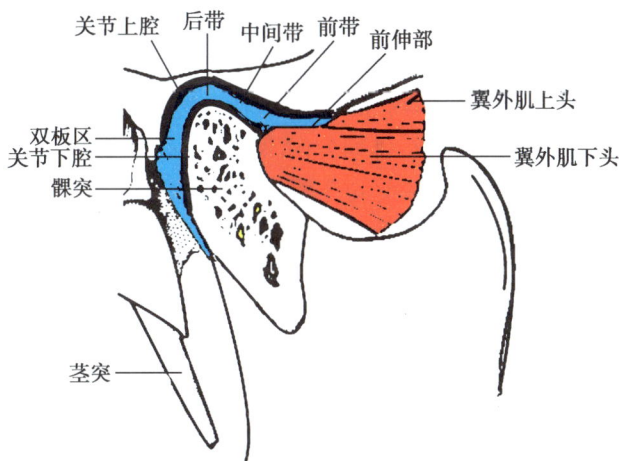

图 4-2-3　关节盘的结构（关节矢状切面）

样细胞。这种结构具有较强的抗压力和抗摩擦力,在咀嚼过程中,它具有承受关节的挤压力和缓冲对关节骨组织压力的作用。关节盘具有良好的形态可塑性,对调节髁突和颞骨关节面之间形态、大小的不均衡以及维持关节运动等功能稳定起着重要的作用。

　　关节盘内外径长于前后径,因位于髁突和颞骨关节面之间,其上表面呈"S"形、下表面呈凹形(图 4-2-4,图 4-2-5)。关节盘在矢状方向各部厚度不同,从前到后可分为三部分:

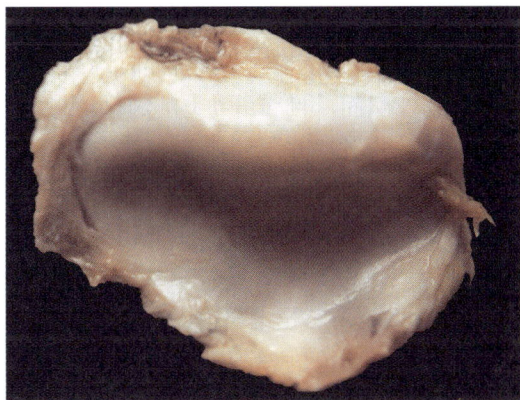

图 4-2-4　关节盘上表面

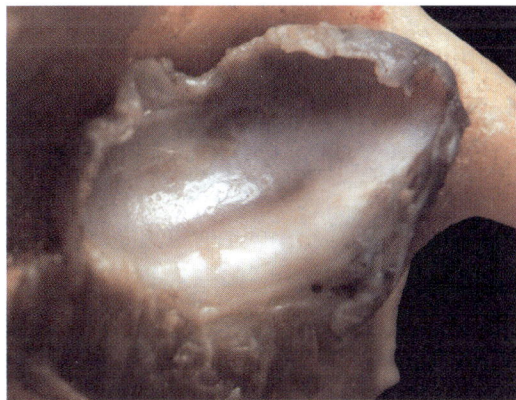

图 4-2-5　关节盘下表面

　　1. 前带(anterior band)　此部分较厚约 2mm,前后径窄,由胶原纤维和少许的弹性纤维组成。前带的表面有滑膜覆盖。纤维的排列呈多向性,有小血管和神经。其前方有两个附着,即颞前附着和下颌前附着。颞前附着起自关节盘上方前缘,止于关节结节的前斜面。下颌前附着起自关节盘下方前缘,止于髁突前斜面的前端。关节盘前缘在颞前附着和下颌前附着之间为翼外肌上头的肌腱。以上两个附着、翼外肌上头肌腱和关节囊融合在一起又称关节盘的前伸部。

　　2. 中间带(intermediate zone)　该区最薄约 1mm,前后径窄。中间带可见软骨样细胞和软骨基质,中间带无血管和神经,表面有滑膜覆盖。其与关节结节后斜面和髁突前斜面相对,由前后方向排列的胶原纤维和细弹性纤维组成,是关节的负重区,也是关节盘穿孔、破裂的好发部位。

3. 后带(poster band)　此带最厚约 3mm,前后径最宽,介于髁突横嵴和关节窝顶之间。也由胶原纤维和少量的弹力纤维构成,排列方向不定。后带的组织学与中间带相似,没有血管和神经,表面有滑膜覆盖。后带的后缘位于髁突横嵴的上方,此点在关节盘和髁突两者精细解剖结构上甚为重要。在临床上,常见的关节结构紊乱疾病,就是由于这一精细的解剖结构紊乱造成的。关节盘后带的后缘移位于髁突横嵴的前方即关节盘前移位,在开口运动初,可发生开口初期弹响症。

(四)关节囊和关节腔

关节囊(articular capsule)为结缔组织构成的韧性强而松薄的纤维囊,因此颞下颌关节容易脱位。关节囊上起于关节窝的周缘和关节结节,向下附着于髁突颈。关节囊与关节盘的周缘相连,由此而将关节间隙分为互不相通的上腔和下腔,二者均为潜在性腔隙。上腔大而松弛,便于关节盘和髁突作滑移运动,称为滑动关节(盘 - 颞关节);下腔小而紧密,使髁突只能在关节盘下做转动,称为铰链关节(盘 - 颌关节)。关节盘可因伤病造成破裂而致上、下关节腔互相交通。关节囊内覆以滑膜,分泌滑液,具有润滑和营养关节软骨和关节盘的作用。关节囊的后壁与颞骨鼓板之间有含丰富脂肪的结缔组织和部分腮腺,使髁突生理最后位置时尚能轻微后移。关节囊内存在多种感受器,与关节感觉、体位、运动感受有关。

(五)关节囊外韧带

颞下颌关节有三条韧带,包括颞下颌韧带、蝶下颌韧带和茎突下颌韧带。

1. 颞下颌韧带(temporomandibular ligament)　在关节囊的外侧,是关节囊外壁的增厚部分,因此与关节囊不能分开(图 4-2-6)。此韧带呈三角形,其上边附着于颧弓后部、颧弓根和关节结节等之外侧面,其下端收窄向下后止于髁突颈之外侧面。韧带纤维均起于颞骨关节结节外侧面,分为深、浅两层。此韧带可以防止髁突向外侧脱位,并限制髁突过度向后和向下运动,大开口时则呈松弛状态,同时也是韧带位和本奈特(Bennet)运动的解剖学基础。

2. 蝶下颌韧带(sphenomandibular ligament)　为一扁状薄带,起自蝶棘,向下止于下颌骨内侧面及下颌小舌。

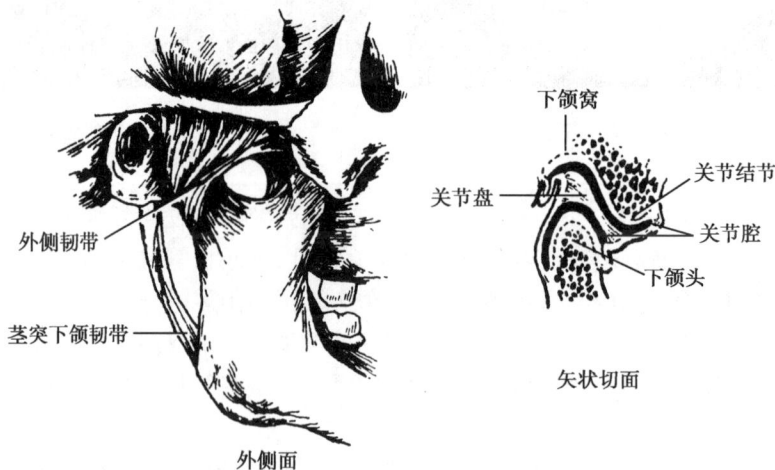

图 4-2-6　颞下颌关节

当下颌过度前伸时或大开口时,颞下颌韧带松弛,此韧带主要起悬吊下颌骨的作用,并具有保护进入下颌孔神经血管的作用。

3. 茎突下颌韧带(stylomandibular ligament)　上端附着于茎突尖,下端附着于下颌角和下颌支后缘,介于翼内肌和咬肌之间,并将腮腺和下颌下腺隔开(图4-2-6)。此韧带系颈深筋膜增厚而成,张口时该韧带松弛,前伸时被牵拉,因此该韧带有固定下颌角以防止过度前移的作用。

茎突下颌韧带和蝶下颌韧带都离关节较远,力量不大,因此对于巩固关节之作用极其有限。关节的稳定,主要依靠升颌的咀嚼肌,以保持髁突位于下颌窝内。

二、颞下颌关节的运动

下颌运动是在中枢神经系统的调节支配下,通过升、降颌肌群活动,在双侧颞下颌关节及骀的协调作用下实现的。咀嚼系统为运动系统,这个系统中,颞下颌关节是运动轴,咀嚼肌是动力,而牙齿则是直接施力器官。上述各部之间的相互关系协调,则下颌运动正常;反之,则下颌运动可出现异常。因此,掌握正常和异常的下颌运动,将有助于诊断咀嚼系统的功能紊乱。

下颌运动极为复杂,通常将该运动归纳为开闭口运动、前伸后退运动及侧方运动三种基本形式。下颌的运动是以双侧颞下颌关节的运动为基础的,而颞下颌关节的运动因为其结构的特点具有两种方式,第一种是发生在关节下腔内关节头与关节盘之间的转动,第二种是关节头与关节盘一起沿关节结节后斜面的滑动,通常在滑动运动同时伴随有关节头相对关节盘的转动。

(一) 开闭运动中的颞下颌关节运动

1. 开颌运动　正常情况下,两侧颞下颌关节运动是对称的。开口型(从正面观下颌下降时颏点运动的方向)呈"↓"。在不同的开颌运动范围内,颞下颌关节运动不同(图4-2-7)。

(1) 小开颌运动:下颌下降约0~2cm,髁突在关节下腔内做单纯的转动,运动轴心在髁突,称为下颌的铰链运动。此时,下切牙向后下方运动18~25mm。

(2) 大开颌运动:下颌下降约2cm以上。髁突不仅有转动运动,同时还有滑动运动并以滑动为主。髁突带动关节盘协调地沿关节结节后斜面向前下方滑动,关节盘在向前滑动的同时又稍向后方旋转。运动发生在下腔又发生在上腔,并且有两个运动轴心。转动运动轴心不变,滑动运动轴心在下颌孔附近。在正常情况下,大开颌运动时,髁突可滑到关节结节处或稍前方,此时关节盘颞后附着的弹性纤维可被拉长0.7~1.0cm。临床常见的髁突过度向前滑动,可损伤此结构,从而破坏关节盘的动力平衡,以致造成关节盘的移位或脱位。

(3) 最大开颌运动:大开颌运动继续,直到最大开口位。如在打哈欠时的下颌运动就是最大开颌运动,髁突停在关节结节处,不再向前滑行只做转动运动。此时关节在升颌肌控制下以防脱位。

2. 闭颌运动　大致是循开颌运动原轨迹做相反方向运动。下颌回到下颌后退接触位,髁突又回到关节窝的后位。就咀嚼作用而言,开颌是准备,闭颌才是真正的咀嚼运动。

3. 开闭口运动的作用力　开颌运动时,下颌颏部向下后方运动,运动力来自舌骨上肌群,髁突向前下运动,力主要来自翼外肌下头。闭颌运动时,下颌向前上方运动,由颞肌、咬肌及翼内肌收缩引起,髁突归位、关节盘向前旋转时翼外肌上头起稳定关节盘的作用。

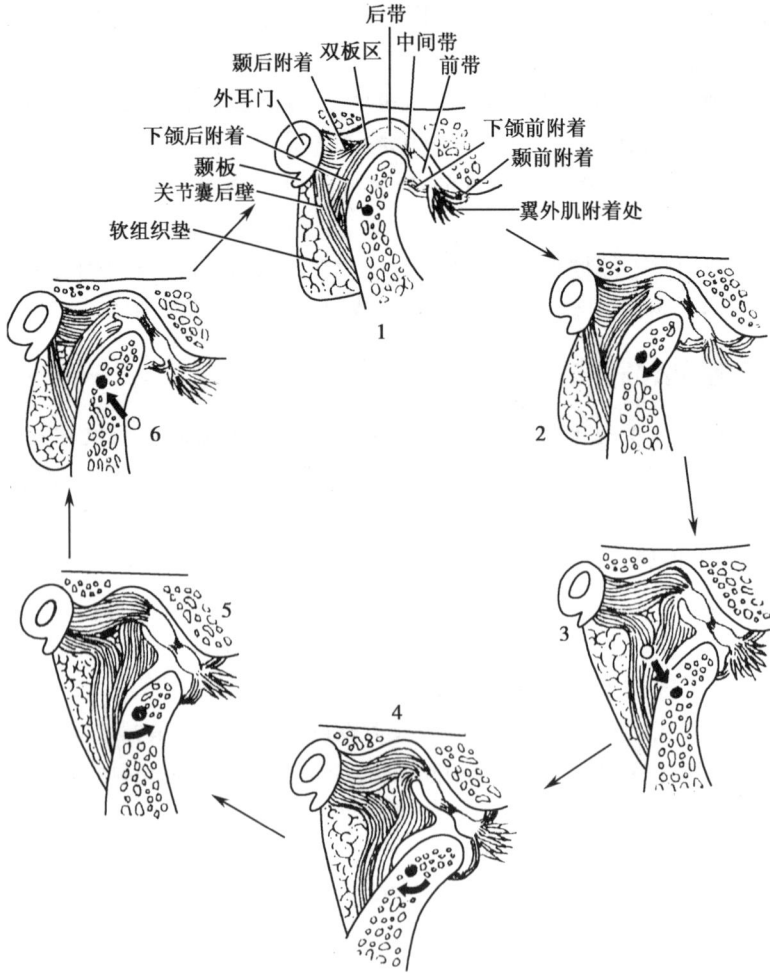

图 4-2-7　开闭颌时颞下颌关节的运动下颌髁突、关节盘与颞骨关节面的关系(1→4 开口,4→1 闭口)

4. 开闭口运动正常的标志　做开闭口运动时开口型呈"↓",关节无弹响、弹跳,关节及颌面部无疼痛,开口度 40mm 以上。

(二) 前伸后退运动中的颞下颌关节运动

1. 前伸运动　前伸运动也是两侧髁突的对称性运动。前伸运动时髁突和关节盘沿关节结节后斜面向下方滑动,活动发生在关节上腔。此时下颌切牙沿上切牙向前下运动,到达上、下颌切牙切缘相对的位置,此为前牙切割食物的主要功能形式。髁突在前伸运动时的活动轨迹,不仅与关节结节后斜面有关,还取决于前牙特别是上下颌切牙的𬌗关系。

2. 后退运动　是循前伸运动原轨迹做相反方向运动,髁突和关节盘沿关节结节后斜面向后上方滑行,又回到关节窝后位。此时,下颌切牙从与上颌切牙切缘相对的位置后退到上下牙最广泛密切接触的位置。正常情况下,此时髁突还能后退约 1mm。

3. 前伸后退运动的作用力　前伸时的运动力主要来自翼外肌的收缩。后退时的运动力主要来自颞肌后束及二腹肌等降下颌肌的收缩,翼外肌上头收缩起稳定关节盘的作用。

4. 前伸后退运动正常的标志　双侧髁突运动均匀一致,无关节杂音及疼痛、无颌面部疼痛。

(三) 侧方运动中的颞下颌关节运动

侧方运动是一种不对称运动,即下颌偏向一侧的运动,下颌偏向的一侧为工作侧,另一侧为非工作侧。侧方运动时下颌从牙尖交错位开始向一侧运动,直至上下后牙颊侧同名牙牙尖相对,是后牙咀嚼食物时的主要功能形式。

侧方运动时,工作侧髁突基本上为转动运动,髁突沿髁突 - 下颌支后缘的垂直轴转动运动;而非工作侧的髁突为滑动运动,髁突从关节窝沿关节后斜面向前下、内滑动运动。运动轨迹在水平面的投影与矢状面所构成的角度,称 Bennet 角。其向内运动程度主要取决于:①非工作侧关节窝内壁的形态;②工作侧髁突关节囊、韧带紧张度。临床上不少关节病或关节手术后,常不能做侧方运动,从而明显地降低了咀嚼功能。值得注意的是,所谓工作侧髁突的转动,并非发生在原位,而是有向工作侧约 2~3mm 的移动,也就导致了下颌的整体移动。

1. 侧方运动的作用力　工作侧髁突的运动力主要来自同侧颞肌后束的收缩,此时该侧的翼外肌上头收缩以稳定关节盘。非工作侧髁突的运动力主要来自同侧翼外肌下头和翼内肌的收缩。

2. 侧方运动正常的标志　整个运动无障碍,颏部的运动范围约 10mm。

(四) 下颌运动的制约因素

制约下颌运动的因素主要有 4 个,即:①左颞下颌关节;②右颞下颌关节;③𬌗;④神经及肌肉。左右颞下颌关节的形态相对稳定,一般不会改变,其对下颌运动的范围和方式有重要的制约作用。其解剖结构特征,如髁道斜度等可影响下颌运动,颞下颌关节从后方控制着下颌的运动,又称为后方控制因素。前牙的切道、后牙的𬌗面形态等𬌗因素,可提供稳定的后退接触位和引导下颌做前伸和侧方运动,𬌗因素从前方控制着下颌的运动,又可称为前方控制因素。

𬌗的控制作用既通过机械性制导作用,也通过神经肌肉反馈调节作用而完成。牙周组织中的感受器能灵敏地传入信息,因而在反馈控制过程中占据优势主导地位。𬌗因素是可以改变的,可由于龋坏、磨损、外伤等原因而变化,也可由口腔医师进行调𬌗、修复、正畸、拔牙等治疗来改变。因此,前控因素的改变可以在治疗中扮演一定的角色。通过调𬌗的改建,可改变应力在牙周膜上的分布,从而改变本体感受器传入的信号,间接地调节神经及肌肉的反应,影响下颌运动。

颞下颌关节和𬌗因素可称为解剖控制因素。神经肌肉因素又称为生理控制因素,它对下颌运动的控制有随意和反射双重机制,是在中枢神经系统控制下完成的。咀嚼系统各部分之间相互影响,𬌗面的形态决定牙支持组织受力的方向。与此同时,又刺激牙支持组织的本体感受器,刺激传入中枢后,经过整合作用而产生消耗能量最小、疼痛与不适最轻且能发挥最大效能的个体下颌运动型。

三、颞下颌关节的血液供应与神经支配

颞下颌关节的血供主要由来自颞浅动脉、上颌动脉的关节支,以及邻近关节约 2cm 范围内的知名动脉分支,主要是颞浅动脉的分支颞中动脉和面横动脉以及上颌动脉的分支颞深

后动脉和鼓室前动脉等。颞下颌关节的动脉分支分布并不均衡,关节囊纤维层血管稀疏而滑膜层血管丰富,关节盘中央区无血管而周围血管密集,关节窝、关节结节及髁突软骨无血管,而骨髓腔内血管丰富。动脉主支细直,静脉相对粗大,窦腔密集呈网状。

颞下颌关节主要有耳颞神经、颞深神经和咬肌神经分布。其中耳颞神经的分支主要分布于关节囊的后内侧壁和外侧壁的大部分,颞深神经的分支主要分布于关节囊前壁及外侧壁的一部分,咬肌神经的分支则主要分布于关节囊前壁其余部分及内侧壁的一小部分。关节盘的周缘有神经末梢,而中心区缺如。另外,关节囊及关节韧带存在着许多感受器,对关节的位置、运动进行反馈调节。

（蒋沂峰）

第三节　肌

口腔颌面颈部的肌群包括表情肌、咀嚼肌、腭咽部肌、颈部肌,以及口腔内的舌、腭、咽、喉部肌。本节主要叙述与咀嚼相关的表情肌、咀嚼肌、颈部肌这三个重要肌群。

一、表情肌

表情肌位置较浅,多行于浅筋膜内,起于骨面或筋膜,止于皮肤。表情肌肌束薄弱,收缩力较小,协同运动时可表达喜、怒、哀、乐等各种表情,同时参与咀嚼、吮吸、吞咽、言语、呕吐和呼吸等活动。面部表情肌多位于裂孔周围,呈环状和放射状排列,可开大和缩小裂孔。其运动由面神经支配。头面部表情肌按部位分为口、鼻、眶、耳和颅顶五群。下面着重介绍与咀嚼系统关系密切的口周围肌。

口周围肌大部分起自上、下颌骨及颧骨,止于口角附近口唇的皮肤及黏膜,可分为口周围肌上组、口周围肌下组、口轮匝肌和颊肌。口周围肌中口轮匝肌呈环行,其余诸肌均呈放射状排列在口裂周围(图 4-3-1)。

(一) 口周围肌上组

主要有笑肌(risorius)、颧大肌(zygomaticus major)、颧小肌(zygomaticus minor)、提上唇肌(levator labii superioris)、提上唇鼻翼肌(levator labii superioris alaeque nasi)和提口角肌(levator anguli oris)。其起止点、神经支配和作用见表 4-3-1。

(二) 口周围肌下组

由三块肌肉组成,由浅到深分别是降口角肌(depressor anguli oris)、降下唇肌(depressor labii inferioris)和颏肌(mentalis)。其起止点、神经支配和作用见表 4-3-1。

(三) 口轮匝肌

口轮匝肌(orbicularis oris)排列呈扁环形,由围绕口裂数层不同方向的肌纤维组成(图 4-3-2)。部分纤维从唇的一侧至对侧构成口轮匝肌浅层,是口轮匝肌的固有纤维;部分纤维来自颊肌唇部,构成口轮匝肌深层。其中层由颧大肌、颧小肌、提口角肌、降口角肌和降下唇肌的纤维参与组成。

口轮匝肌由面神经颊支支配,其主要作用是闭唇,并参与咀嚼、发音、吮吸和进食。其深部肌束可使唇靠近牙,交叉纤维使唇突出,做努嘴、吹口哨等各种动作。

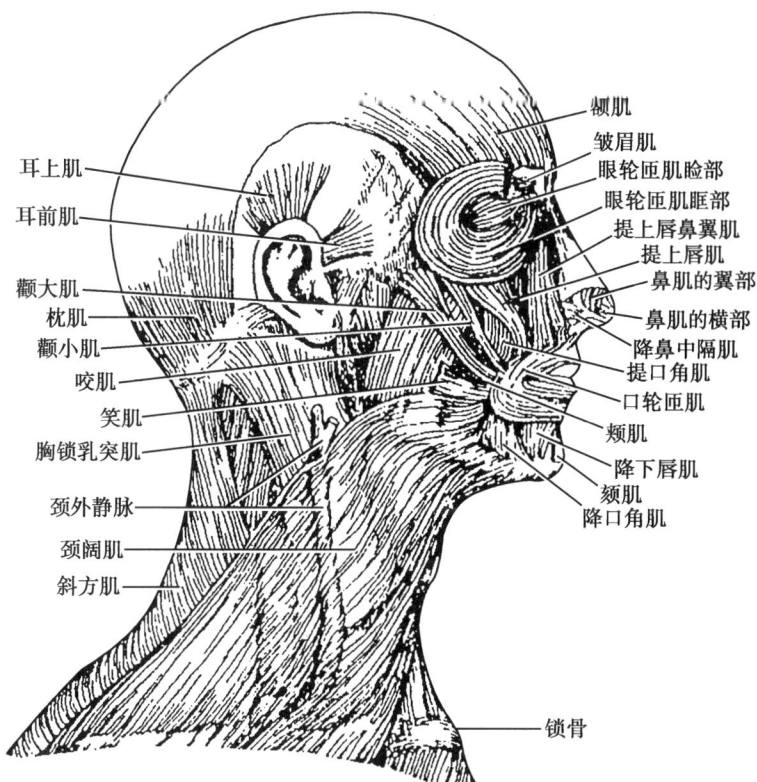

图 4-3-1 表情肌

表 4-3-1 表情肌及其神经支配与作用

	名称	起点	止点	神经支配	主要作用
口周围肌上组	笑肌	腮腺咬肌筋膜	口角部皮肤	面神经的颊支	牵引口角向外上
	颧大肌	颧骨颧颞缝前方	口角部皮肤	面神经的颊支及颧支	牵引口角向外上
	颧小肌	颧骨外侧面的颧颌缝后	口角内侧的上唇皮肤	面神经的颊支及颧支	牵引口角向外上
	提上唇肌	上颌骨眶下缘	上唇外侧的皮肤	面神经的颊支及颧支	牵引上唇向上
	提上唇鼻翼肌	上颌骨额突	内侧束止于鼻翼软骨和皮肤 外侧束斜向下与提上唇肌共同参与口轮匝肌的组成	面神经的颊支及颧支	牵引上唇及鼻翼向上
	提口角肌	上颌骨尖牙窝	部分纤维止于口角皮肤,部分纤维参与口轮匝肌的组成	面神经的颊支及颧支	上提口角

续表

名称		起点	止点	神经支配	主要作用
口周围肌下组	降口角肌	下颌骨外斜线	部分纤维止于口角皮肤 部分纤维参与口轮匝肌的组成	面神经下颌缘支	降口角
	降下唇肌	下颌骨外斜线	止于下唇皮肤和黏膜,参与口轮匝肌的组成	面神经下颌缘支	降下唇
	颏肌	下颌骨侧切牙及中切牙根尖处骨面	向下止于颏部皮肤	面神经下颌缘支	上提颏部皮肤,使下唇靠近牙龈并前伸下唇

(四)颊肌

颊肌(buccinator)位于颊部,为扁肌,呈四边形,构成颊部的基础,内表面衬以黏膜(图4-3-2)。起自上、下颌骨第三磨牙牙槽突的外方和翼下颌韧带(该缝亦称咽颊肌缝或翼突下颌缝,为颊肌与咽上缩肌之间的致密结缔组织),纤维向前在口角汇集,止于口角、上下唇和口角皮肤。颊肌纤维向前参与口轮匝肌的组成,上份纤维进入下唇,而下份纤维进入上唇,产生交叉,但其最上方和最下方的纤维并不交叉,分别进入上、下唇(图4-3-3)。

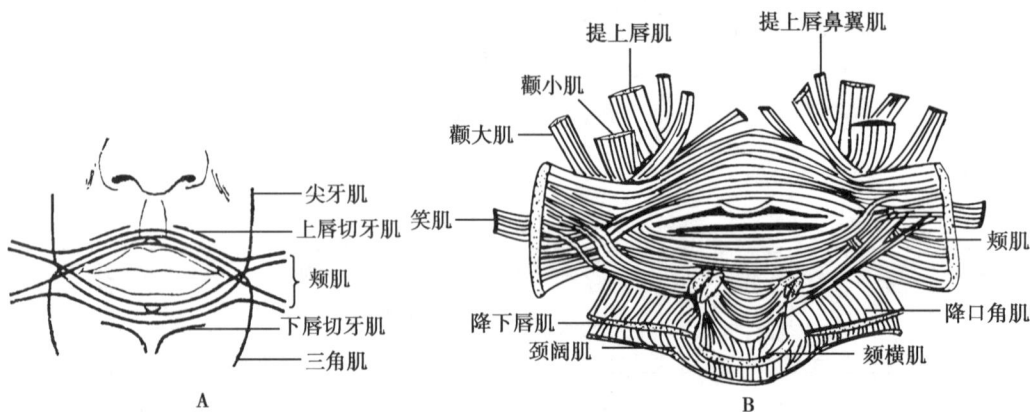

图4-3-2 口轮匝肌纤维(示意图)

颊肌的主要作用是牵引口角向后,为口轮匝肌的拮抗肌,并使颊部更贴近上、下牙列,以参与咀嚼和吮吸。此外,当口腔充满气体时,颊肌收缩可将气体排出口外。

二、咀嚼肌

咀嚼肌亦称颌骨肌,比表情肌较强大而有力,狭义的咀嚼肌包括咬肌(masseter)、颞肌(temporal)、翼内肌(medial pterygoid)、翼外肌(lateral pterygoid)4组肌肉(图4-3-4,图4-3-5),它们与咀嚼功能关系最为密切。广义的咀嚼肌还包括舌骨上肌群。咀嚼肌与下颌骨的运动关系最为密切,其排列也与颞下颌关节的运动特点相适应,在咀嚼活动中牵拉下颌骨做各个方向的运动以完成食物的研磨。咀嚼肌均为左右成对,其起止点、作用、血液供应及神经支配见表4-3-2。

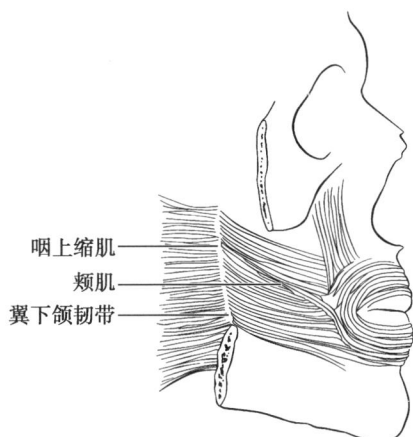

图 4-3-3 颊肌

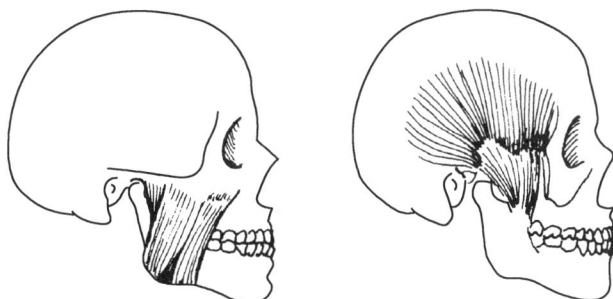

图 4-3-4 咬肌和颞肌

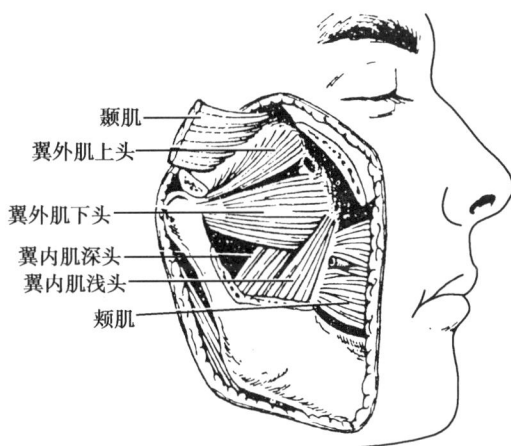

图 4-3-5 翼内肌与翼外肌

表 4-3-2 狭义咀嚼肌群及其血供、神经支配与作用

名称	起点	止点	血液供应	神经支配	主要作用
咬肌	浅层:上颌骨的颧突和颧弓下缘的前 2/3 深层:颧弓深面	下颌支及下颌角外侧面	上颌动脉的分支	咬肌神经	提下颌骨,使下颌骨微向前伸
颞肌	颞窝及颞深筋膜	下颌骨喙突及下颌支前缘	上颌动脉的分支	颞深神经	提下颌骨,使下颌骨后退与侧方运动
翼内肌	浅头:腭骨锥突和上颌结节 深头:翼外板的内面和腭骨锥突	下颌支及下颌角内侧面	上颌动脉的分支	翼内肌神经	提下颌骨,亦参与下颌骨侧方运动
翼外肌	上头:蝶骨大翼的颞下面和颞下嵴 下头:翼外板的外侧面	上头:关节盘前缘及部分关节囊 下头:髁突颈	上颌动脉的分支	翼外肌神经	牵引髁突和关节盘向前,使下颌前伸及下降,亦参与下颌侧方运动

因咬肌、颞肌及翼内肌的下颌附着点低于其起点,故其收缩时可上提下颌,引起闭颌运动。翼外肌呈水平方向,主要参与前伸和开颌运动。下颌侧方运动则需要双侧咀嚼肌的协同与配合。

三、颈部肌

颈部肌分为颈浅肌群、颈中肌群和颈深肌群。本节着重叙述与口腔咀嚼活动关系密切的颈浅肌群和舌骨上、下肌群(图4-3-6)。

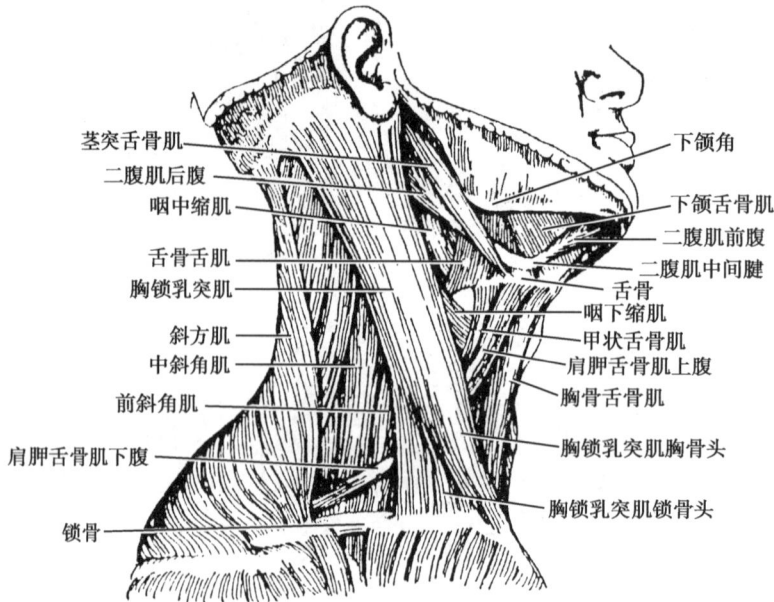

图4-3-6 颈部肌

(一) 颈浅肌群

从外科的观点看,位于颈部大动脉浅面的肌称为颈部浅层肌,分为颈阔肌和胸锁乳突肌(图4-3-6)。

1. 颈阔肌(platysma) 位于颈部皮下,宽而薄,呈长方形。因其与皮肤结合紧密属皮肌类。其下缘起自三角肌和胸大肌的筋膜,越过锁骨和下颌骨向上内走行至面部。前部纤维在颏正中联合下方与对侧同名肌纤维交织,向上止于下颌体下缘。中部纤维附着于下颌骨下缘或于降口角肌深面向内上行,止于下唇外侧。后部纤维越过下颌骨及咬肌后下部,附着于面下部皮肤和皮下组织,并与口角下部的表情肌肌纤维汇合。此肌深面与颈深筋膜之间只有很薄的一层结缔组织。此肌是下颌下切口和颈部切口深度的一个解剖标志。其主要作用是协助降下颌骨和向下牵引下唇与口角协助表达惊吓与惊讶的表情。颈阔肌的变异较大,有的甚至可一侧或双侧缺失。

2. 胸锁乳突肌(sternocleidomastoid) 位于颈阔肌之深面,颈部大血管之浅面。该肌粗壮而有力。下起自胸骨和锁骨,起自锁骨的肌纤维止于乳突外侧面。起自胸骨的肌纤维则止于枕骨上项线的外侧。此肌主要维持头的姿势,两侧肌肉同时收缩,使头后仰。一侧收缩使头向同侧倾斜,脸向对侧旋仰。当头部固定时,则上提胸廓以辅助深呼吸;当下端固定,双侧同侧同时收缩则牵引头向前以协助屈颈。

胸锁乳突肌将颈部分为颈前三角和颈后三角。在这个区域内有许多重要的血管神经通过,如颈总动脉、颈内静脉、迷走神经等。因此在临床手术中,可通过胸锁乳突肌来寻找这些神经血管以及避免损伤。

(二) 颈中肌群

颈中肌包括舌骨上肌群、舌骨下肌群(图 4-3-6,表 4-3-3)。

表 4-3-3　舌骨上下肌群及其血供、神经支配与作用

名称		起点	止点	血液供应	神经支配	主要作用
舌骨上肌群	二腹肌	后腹:颞骨的乳突切迹 前腹:二腹肌窝	中间腱 中间腱	舌下动脉 颏下动脉	面神经的分支 下颌舌骨肌神经	降下颌骨,拉舌骨向前
	下颌舌骨肌	下颌体内侧 下颌舌骨线	舌骨体	颏下动脉	下颌舌骨肌神经	降下颌骨,拉舌骨向前
	颏舌骨肌	下颌骨颏棘	舌骨体	颏下动脉	舌下神经	降下颌骨,拉舌骨向前
	茎突舌骨肌	茎突	舌骨体与舌骨大角连接处	面动脉的分支	面神经的分支	牵引舌骨向后,拉长口底
舌骨下肌群	胸骨舌骨肌	胸骨柄后面	舌骨体下缘		舌下神经降袢	下拉舌骨
	肩胛舌骨肌	上腹起自中间腱,下腹起自肩胛切迹附近的肩胛骨上缘	舌骨体下缘 中间腱		舌下神经降袢	
	胸骨甲状肌	胸骨柄及锁骨胸骨端后面	甲状软骨斜线		舌下神经降袢	
	甲状舌骨肌	甲状软骨斜线	舌骨体和舌骨大角的下缘		舌下神经降袢	

1. 舌骨上肌群　位于舌骨与下颌骨、颅底之间,包括二腹肌(digastric)、下颌舌骨肌(mylohyoid)、颏舌骨肌(geniohyoid)和茎突舌骨肌(stylohyoid)。

2. 舌骨下肌群　位于喉、气管和甲状腺的浅面,颈前正中线两侧,舌骨与胸骨之间。分为浅、深两层,浅层有胸骨舌骨肌(sternohyoid)和肩胛舌骨肌(omohyoid);深层有胸骨甲状肌(sternothyroid)和甲状舌骨肌(thyrohyoid)。其共同作用是下拉舌骨和喉。

舌骨上、下肌群共同收缩,亦能固定舌骨以利附着于舌骨的舌肌活动。

(三) 颈深肌群

颈深肌群位于脊柱颈段的前方和前外侧,分为内、外侧两群。外侧群有前、中、后斜角肌,其主要作用是屈颈和使颈侧屈;内侧群又称椎前肌,包括头长肌、颈长肌等,其主要作用是屈头和屈颈。

(蒋沂峰)

第四节 脉 管

一、动脉

口腔颌面颈部的血运十分丰富,其动脉来源于颈总动脉和锁骨下动脉。颈总动脉在颈部分为颈内及颈外动脉,颈内动脉经颅底的颈动脉管进入颅腔,供应脑的前 3/5 部分、眶内结构及额部等处。颈外动脉则是颈前部、口腔颌面部、颅顶及硬脑膜等处的动脉主干。颈内、外动脉之间,两侧动脉之间,及其与锁骨下动脉之间均有大量的吻合。本节着重叙述与口腔颌面颈部关系较密切的颈总动脉、颈外动脉及与之有关的解剖。

(一) 颈总动脉

颈总动脉(common carotid artery)是头颈部的主要动脉干(图 4-4-1,图 4-4-2)。左、右起始不同,右颈总动脉在右胸锁关节的后方起自头臂干,左颈总动脉在胸骨柄后方起自主动脉弓。因此,右侧者较短,左侧者较长。两侧颈总动脉颈段的行程均经胸锁关节深面上行,经气管及喉的外侧,胸锁乳突肌深面,进入颈动脉三角。在此行程中,颈总动脉本身一般没有分支。与动脉伴行的有颈内静脉及迷走神经,共同包被在颈动脉鞘内。在鞘内,颈总动脉在内侧,颈内静脉在外侧,迷走神经略居两者之间的后方。颈总动脉在颈动脉三角位置表浅,仅有皮肤、浅筋膜及颈阔肌被覆,可在此处触及该动脉搏动,临床上常作为测脉、暂时性压迫止血和进行颈动脉穿刺造影的部位。约有半数的颈总动脉在平甲状软骨上缘平面,分为颈内动脉和颈外动脉,另有半数分叉或高或低,高达舌骨平面,低达环状软骨。颈内动脉入颅前无分支,而颈外动脉有数个分支,颈内动脉与颈外动脉在颈部是否有分支为术中辨别两者的重要标志。

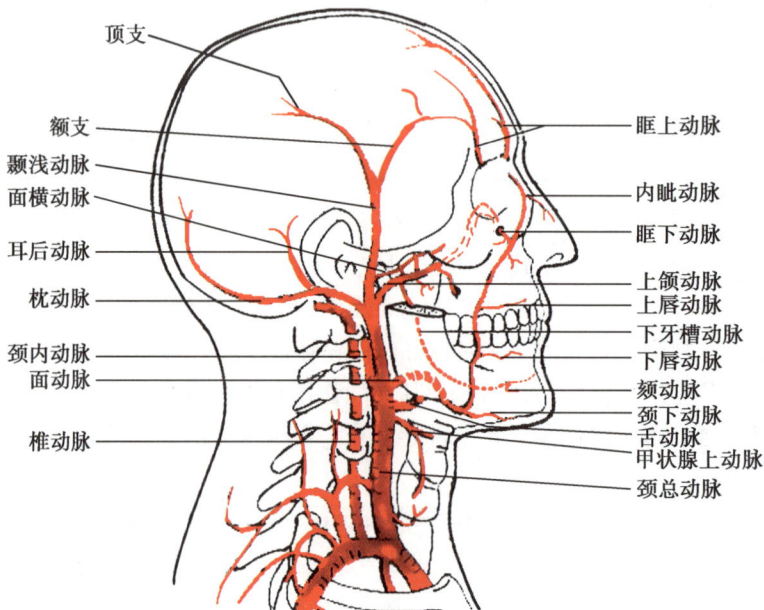

图 4-4-1 头颈部的动脉

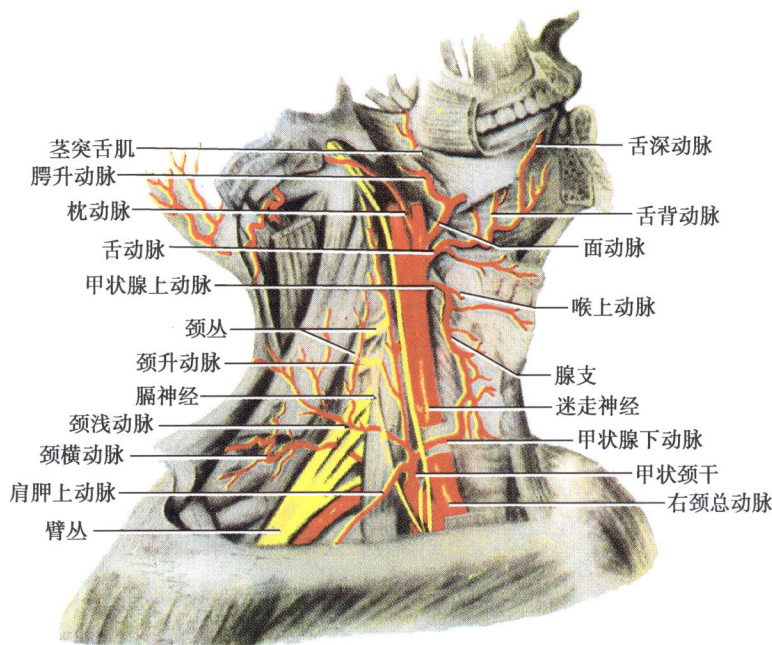

图 4-4-2 颈总动脉

颈总动脉分叉处有两个重要结构,即颈动脉窦和颈动脉体。

1. 颈动脉窦(carotid sinus) 为颈内动脉起始处或颈总动脉分叉处的膨大部分。窦壁内含有特殊压力感受器,其神经末梢被血液本身的压力所兴奋,并将神经冲动传入延髓内的心血管中枢,反射性地调节心率和血压。临床上在颈总动脉分叉区域进行手术时,常先施以局部封闭麻醉,以免压迫颈总动脉或不慎累及颈动脉窦,并发心率减慢、血压降低之颈动脉窦综合征。

2. 颈动脉体(carotid body) 又称颈动脉小球,系一棕色的椭圆形扁平小体,由结缔组织连于颈总动脉分叉处的后壁或其附近。颈动脉小球内含有丰富的毛细血管网和感觉神经末梢,属化学感受器,能感受血液中二氧化碳的含量,当血内二氧化碳浓度升高时,可反射性地使呼吸运动加快加深。

(二)颈外动脉

颈外动脉(external carotid artery)约半数在平甲状软骨上缘水平,自颈总动脉起始后,先在颈内动脉前内侧,再略向前弯上行,继而转向上后,经二腹肌后腹及茎突舌骨肌深面,穿腮腺实质或其深面,行至髁突颈内后方,分为上颌动脉与颞浅动脉两终支(图 4-4-1,图 4-4-2)。颈外动脉共有八个分支,其中向前发出三支:甲状腺上动脉、舌动脉及面动脉,向后发出两支:枕动脉及耳后动脉,向内侧发出咽升动脉,两个终支为上颌动脉及颞浅动脉。与口腔学科关系密切的为前支和终支(表 4-4-1)。

1. 甲状腺上动脉(superior thyroid artery) 为颈外动脉的第一分支(图 4-4-2~图 4-4-4)。于舌骨大角稍下方,发自颈外动脉起始部的前内侧壁。在高位颈总动脉分叉者,该动脉可起于颈总动脉,偶见甲状腺上动脉与舌动脉共干发出者,称为甲-舌动脉干。动脉起始后呈弓形弯向前下,沿甲状软骨外侧下行,到达甲状腺上极,分支进入甲状腺。其分支除与对侧同

表 4-4-1 颈外动脉主要分支分布

名称	主要分支	分布
甲状腺上动脉	—	甲状腺、舌骨下区域和喉内
舌动脉	舌背动脉	舌根部肌肉和黏膜
	舌下动脉	舌下腺、口底黏膜及舌肌
	舌深动脉	舌肌和舌黏膜
面动脉	腭升动脉	软腭及腭扁桃体等处
	颏下动脉	舌下腺、颏部各肌与皮肤、舌骨上区的前部
	下唇动脉	下唇黏膜、腺体和肌肉
	上唇动脉	上唇黏膜、腺体和肌肉
	内眦动脉	鼻背和鼻翼
上颌动脉	脑膜中动脉	硬脑膜
	下牙槽动脉	下颌骨、下颌后牙、牙槽突、牙周膜和牙龈,分支颏动脉供应颏部和下唇,切牙支供应下颌前牙
	翼肌段	发出分支供应咀嚼肌、颊肌以及颞下颌关节囊等结构
	上牙槽后动脉	上颌后牙及其牙槽突颊侧黏膜和牙龈、上颌窦黏膜
	眶下动脉	供应颊的前部、上唇根部及唇侧牙龈,分支上牙槽前动脉供应上颌前牙、牙周组织及上颌窦黏膜
	腭降动脉	分支腭大动脉供应硬腭黏膜及上颌腭侧牙龈
	蝶腭动脉	分支供应鼻腔外侧壁、鼻窦及鼻中隔
颞浅动脉	面横动脉	分支供应腮腺、颞下颌关节、咬肌和邻近皮肤
	额支	分支供应额部
	顶支	分支供应颅顶部

名动脉分支相吻合外,也与甲状腺下动脉的分支交通。途中发出胸锁乳突肌支、舌骨下肌支、环甲肌支分布于相应肌肉及其附近的皮肤。其中熟悉胸锁乳突肌支的分布,对制备胸锁乳突肌肌瓣或肌皮瓣具有临床意义。甲状腺上动脉还发出喉上动脉,与喉上神经内侧支一起穿入甲状舌骨膜,分布于喉黏膜和喉内肌。临床上可选在甲状腺上动脉起始处,行颈外动脉逆行插管区域动脉化疗。行颈外动脉结扎术亦在该动脉与舌动脉之间进行。因此,甲状腺上动脉的起点是常用的标志。

2. 舌动脉(lingual artery) 于甲状腺上动脉起点稍上方,约在相当于舌骨大角水平,从颈外动脉的前壁发出(图 4-4-2,图 4-4-4)。因此,舌骨大角尖为寻找舌动脉起始和颈外动脉的标志,用于结扎颈外动脉或舌动脉插管灌注化疗药物等。此处,由于舌动脉被二腹肌后腹及下颌角所掩盖难以接近,更兼有时它与面动脉以共干发出而难以鉴别。舌动脉在行程中以舌骨舌肌为界分为以下三段:

第一段,从起点至舌骨舌肌后缘处。舌动脉发出后在颈动脉三角上部,稍向上弯曲,分出扁桃体支,其后向下弯曲经舌下神经的内侧至二腹肌中间腱附着于舌骨处的上方,内邻咽肌,到达舌骨舌肌的后缘。此段位置较浅,易于暴露,临床上可选此处作为游离瓣血管吻合的受区动脉或做舌动脉结扎术。在舌骨舌肌后缘处,舌动脉发出小支供给舌骨下肌群。

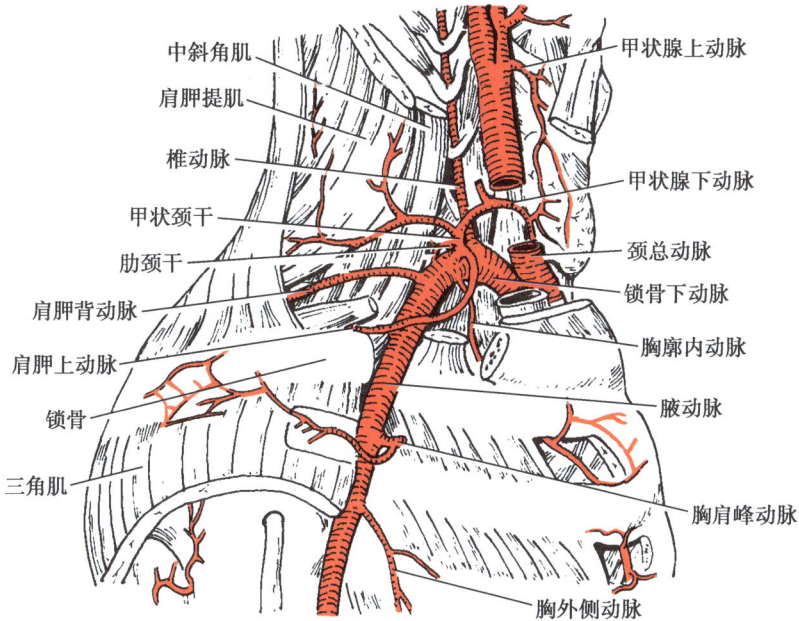

图 4-4-3 颈总动脉及甲状腺上动脉

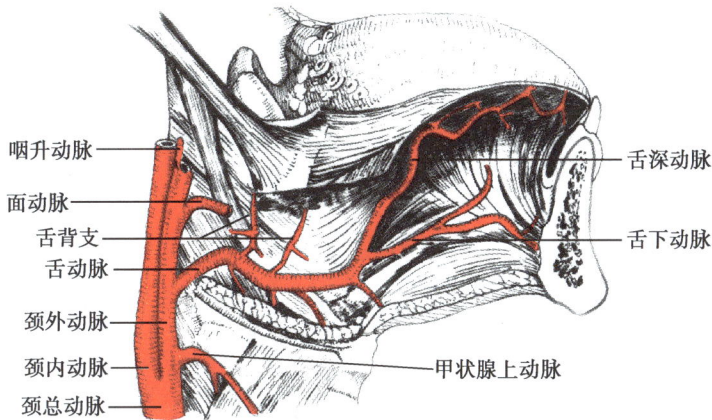

图 4-4-4 舌动脉

第二段,系舌骨舌肌深面一段。在此段,舌动脉沿舌骨上缘水平前行,走在舌骨舌肌的深侧,向上发出 2~3 支舌背动脉,迂曲向上到舌咽部,供应舌黏膜、腭扁桃体、软腭及会厌等处,其终支止于界沟和舌正中线。

第三段,舌动脉再向前上在舌骨舌肌的前缘附近,分成舌下动脉与舌深动脉两终支。其中舌下动脉前行于颏舌肌和下颌舌骨肌之间至舌下腺,供应舌下腺、口底黏膜和舌肌。有时舌下动脉缺如,由面动脉分支颏下动脉穿支代替,临床行牙体制备时应避免损伤。舌深动脉为舌动脉的直接延续,于舌骨舌肌前缘转向上行,经舌神经内侧、颏舌肌与舌下纵肌间以及舌系带两侧的黏膜下迂曲前行至舌尖,分支供应舌肌和舌黏膜。

3. 面动脉(facial artery) 或称颌外动脉(图 4-4-1,图 4-4-2),于舌骨大角的稍上方、二腹肌后腹下缘处,起于颈外动脉的前壁,行向前内上方,经二腹肌后腹与茎突舌骨肌深面,进入下颌下三角,穿下颌下腺鞘达腺的上缘,在咬肌附着处前缘,呈弓形绕过下颌骨体的下缘上行至面部,通常经面神经下颌缘支浅面及颊肌浅面,于笑肌和颧大肌深面、面静脉的前方迂曲行向前上,经口角及鼻翼外侧至眼内眦,易名为内眦动脉。面动脉在面部弯曲的行程为其特点,以适应唇颊部的活动。

面动脉在绕过下颌骨下缘处位置最浅,可扪及波动,临床上可在此进行压迫止血或动脉插管注入化学药物以治疗颌面部的恶性肿瘤。面动脉的主要分支有:

(1) 腭升动脉(ascending palatine artery):起自面动脉起始部,沿咽上缩肌与翼内肌之间上行达颅底,分布于软腭及腭扁桃体等处。

(2) 颏下动脉(submental artery):面动脉即将转至面部时发出,在下颌骨体下方,沿下颌舌骨肌浅面前至颏部,分支分布于舌下腺、颏部各肌、皮肤以及舌骨上区的前部,并与舌下动脉、下唇动脉和颏动脉相吻合。有时舌下动脉缺如时,其穿支经下颌舌骨肌至舌下区代替舌下动脉。临床用的颈阔肌皮瓣在舌骨上区部分的血供主要来自颏下动脉。

(3) 下唇动脉(inferior labial artery):起自面动脉近下唇处,迂曲向前行于降口角肌深面,穿入口轮匝肌,沿下唇黏膜下层行至中线,与对侧同名动脉相吻合。此外,尚与下牙槽动脉分出的颏动脉吻合。下唇动脉分布于下唇黏膜,腺体和肌肉。

(4) 上唇动脉(superior labial artery):稍粗于下唇动脉,弯曲亦较明显。于口角附近发出后进入上唇,穿口轮匝肌与唇黏膜之间前行至中线,与对侧同名动脉吻合,供应上唇组织。两侧上、下唇动脉在距唇红缘深面约4mm处的唇黏膜下行至中线,互相吻合成围绕口裂的动脉环,以手指捏住上唇或下唇的边缘,可扪及动脉环的搏动。临床行唇裂修复术或严重的唇外伤出血,可用唇夹或拇、示二指夹持口唇进行暂时止血。

(5) 内眦动脉(angular artery):为面动脉的末段,经鼻的外侧上行,分支供应鼻背和鼻翼。动脉终端行至眼内眦,与眼动脉的分支相吻合。面动脉有时在近口角处即分为上、下唇动脉两终支,而无内眦动脉,在此情况下缺如的部分由眼动脉或眶下动脉的分支代替。

4. 上颌动脉(maxillary artery) 又称颌内动脉(图4-4-5,图4-4-6),是颈外动脉在腮腺内

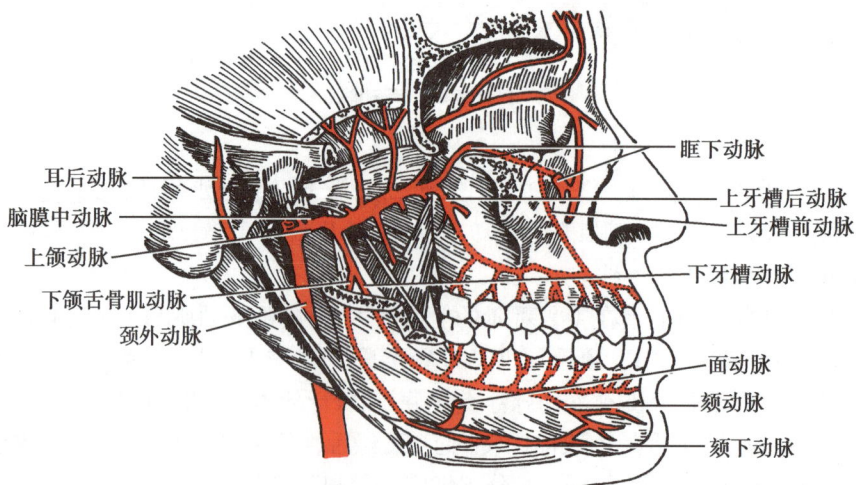

图 4-4-5 上颌动脉

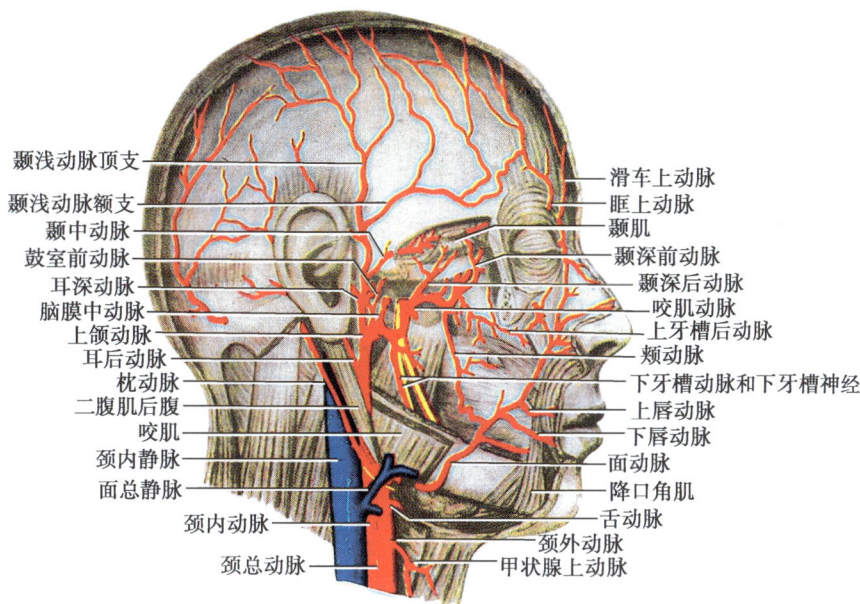

图 4-4-6 上颌动脉分支

分出的两个终支之一。于髁突颈的内后方起于颈外动脉,经髁突颈的深面前行至颞下窝,继续向前内行进,经翼外肌下头之浅面或深面,在该肌二头之间经翼上颌裂进入翼腭窝。上颌动脉依其行径与骨和肌的关系可分为三段,各段均有重要分支。

(1)下颌段:由起始处至翼外肌下缘,横行于髁突颈深面、耳颞神经浅面。临床行髁突切除或行颞下颌关节成形术时,应注意保护该段动脉。此段动脉越过其深面的下牙槽神经,并沿翼外肌下缘续于第二段。下颌段的主要分支为:

1)脑膜中动脉(middle meningeal artery):起始后经蝶下颌韧带与翼外肌之间上行,经耳颞神经两根之间,穿棘孔进入颅中窝,行于硬脑膜内分为前后两支,供应硬脑膜。

2)下牙槽动脉(inferior alveolar artery):于翼外肌下缘附近,起自上颌动脉下壁,沿下颌支的内侧面,经下牙槽神经后方,并与其穿下颌孔进入下颌管,在管内分支供应下颌骨、下颌牙、牙槽突、牙周膜及牙龈。动脉与神经伴行至第一前磨牙处分为两支,一支为较大的颏动脉,出颏孔至颏部,供应颏部及下唇,并与颏下动脉及下唇动脉相吻合;另一支系稍小的切牙支,经尖牙及切牙根部下方,与对侧的同名动脉相吻合,分支供应下颌尖牙及切牙。下牙槽动脉在进入下颌孔前还发出下颌舌骨肌支,穿过蝶下颌韧带伴同名神经在下颌骨内侧的下颌舌骨沟内行向前下,分布于下颌舌骨肌。

(2)翼肌段:为最长的一段,通常经翼外肌下头的浅面(有时在肌的深面),斜向前上,行于颞肌深面,继经翼外肌上下头之间至翼上颌裂。该段的分支主要有颞深动脉、翼肌支、咬肌动脉和颊动脉,主要供应咀嚼肌、颊肌以及颞下颌关节囊等结构,其分支与面动脉、颞浅动脉、眼动脉的分支相吻合。

(3)翼腭段:为上颌动脉的末段,经翼上颌裂进入翼腭窝。翼腭段的分支有:

1)上牙槽后动脉(posterior superior alveolar artery):于上颌动脉即将进入翼腭窝处发出,沿上颌骨体后面下行,发出分支穿牙槽孔,进入上颌窦后壁的牙槽管分布于上颌磨牙和上颌窦黏膜。另有分支沿骨面继续向前下行,供应上颌磨牙牙槽突、颊侧黏膜和牙龈。

2）眶下动脉（infraorbital artery）:在上牙槽后动脉的远侧从主干发出,或与上牙槽后动脉共干发出,经眶下裂进入眶腔,与眶下神经一起沿眶下沟、眶下管前行,出眶下孔至面部,在颧小肌、提上唇肌和提上唇鼻翼肌深面,供应颊的前部、上唇根部及唇侧牙龈,并与上唇动脉和内眦动脉相吻合。

眶下动脉在眶下管内发出上牙槽前动脉,经上颌窦前外侧壁的牙槽管至牙槽突供应上颌前牙、牙周组织及上颌窦黏膜。上牙槽前后动脉在上颌窦前及后外侧壁内互相吻合。

3）腭降动脉（descending palatine artery）:在翼腭窝内发出,伴腭神经经翼腭管下行,分为腭大动脉和腭小动脉（图 4-4-7）。腭大动脉出腭大孔,沿腭沟前行于硬腭的黏膜下组织内,分支供应硬腭黏膜及上颌腭侧牙龈。腭大动脉的末段即鼻腭支,至切牙孔,穿切牙管进入鼻腔与蝶腭动脉的鼻中隔支相吻合。腭小动脉出腭小孔后分布于软腭及腭扁桃体。

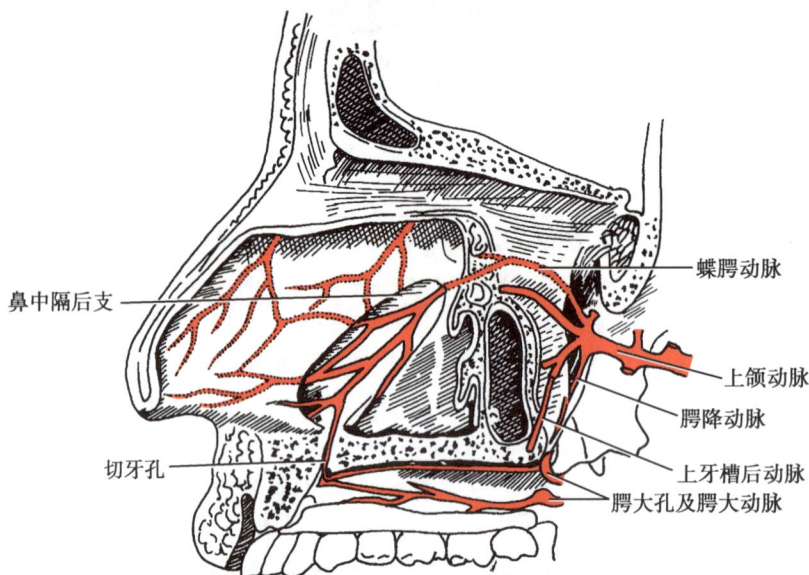

图 4-4-7　蝶腭动脉及腭降动脉

4）蝶腭动脉（sphenopalatine artery）:为上颌动脉的终支,经蝶腭孔至鼻腔,分支供应鼻腔外侧壁、鼻旁窦及鼻中隔（图 4-4-7）。

上颌动脉为供应口腔颌面部的主要动脉。分支较多,位置较深,且彼此相互吻合,血供丰富,除一支脑膜中动脉进入颅腔外,大部分分支供应上下颌骨、上下颌牙齿、腭、鼻旁窦、咀嚼肌和鼻腔等处。

5. 咽升动脉（ascending pharyngeal artery）　为颈外动脉最小的分支。自颈外动脉起始部内侧壁分出,沿咽侧壁上行达颅底,分支分布于咽、软腭、腭扁桃体和颈深肌群等。

6. 枕动脉（occipital artery）　与面动脉同高度起于颈外动脉的后外壁,沿二腹肌后腹的下缘行向后上,经乳突根部内侧向后,在斜方肌与胸锁乳突肌附着点之间穿出筋膜至枕部皮下。分支分布于胸锁乳突肌、耳郭背面及乳突。

7. 耳后动脉（posterior auricular artery）　于下颌后窝内,二腹肌后腹和茎突舌骨肌上缘,起自颈外动脉后壁,在腮腺深面沿茎突舌骨肌上缘向后上行,经面神经主干浅面,至外耳道软骨与乳突之间,分布于耳郭后部肌肉和皮肤。耳后动脉与枕动脉和颞浅动脉均有吻合。

8. 颞浅动脉(superficial temporal artery)　系颈外动脉另一终支(图 4-4-1,图 4-4-6)。在髁突颈的平面,于腮腺深面,由颈外动脉发出,经外耳道软骨前上方,与颞浅静脉和耳颞神经伴行,于腮腺上缘穿出,在颧弓上方约 3cm 处分为额、顶两终支,供应颅顶部软组织。颞浅动脉较大的分支为:

(1) 面横动脉(transverse facial artery):在腮腺内发自颞浅动脉的开始部位,向前越过咬肌的浅面而横于面部,经颧弓与腮腺导管之间水平前行,终于眼外侧角下方,与面动脉及眶下动脉分支吻合。其分支供应腮腺、颞下颌关节、咬肌和邻近皮肤。面横动脉位置较为恒定,横行越过颊部,与邻近动脉又有丰富的吻合,是面部皮瓣的营养血管。

(2) 额支:为颞浅动脉的前终支,斜行向前上,迂曲行于额部皮下组织内,分支供应额部,并与眼动脉的分支相吻合。

(3) 顶支:较额支大,系颞浅动脉的后终支。经颞筋膜浅面行向上后,与对侧同名动脉、耳后动脉、枕动脉以及同侧的额支相吻合,分支供应颅顶部。

颞浅动脉在颧弓根部上方,解剖位置恒定,位居表浅,于此能扪到动脉搏动,常用以测脉搏和压迫止血,并有静脉伴行,为常采用的受区部吻合血管之一,亦为动脉插管进行化疗与造影术常选用的部位。

二、静脉

口腔颌面颈部的静脉分为浅静脉和深静脉两类。浅静脉接受口腔颌面颈部之浅层组织的血液,汇入深静脉,静脉血主要通过颈内静脉和颈外静脉向心回流。静脉的行径、分布大多与动脉一致,但分支多而细,变异较多,吻合更丰富,常呈现网状。

(一)口腔颌面部浅静脉

1. 面静脉(facial vein)　又称面前静脉,起始于内眦静脉,循面动脉后方斜向后外下方至咬肌前下角,途经颧肌、笑肌、颈阔肌的深面及颊肌、咬肌的浅面,穿颈深筋膜浅层入颈部,斜向后下进入下颌下三角,再经下颌下腺、二腹肌后腹和茎突舌骨肌的浅面,在下颌角的后下方,与后上方的下颌后静脉的前支汇合成面总静脉,于舌骨大角附近注入颈内静脉(图 4-4-8~图 4-4-10)。

面静脉在行程中接纳相当于面动脉分布的内眦、鼻背、眶下区、上下唇及颏下区域的静脉血。还借面深静脉与翼静脉丛相交通,引流由翼静脉丛而来的面深部的静脉血。

面静脉以有瓣膜者为多,静脉瓣的形态皆呈袋状,袋口呈向心性开放。静脉有瓣但又不能阻止血液反流。如采用面静脉作为静脉吻合时,应加以注意。面静脉部分行走于表情肌中,肌收缩时血液可反流,有的静脉内瓣膜少而薄弱,难以阻挡逆流,当面部发生化脓性感染时,尤其是上唇和鼻根部炎症,易在面静脉内形成血栓,若处理不当或挤压,其感染源或栓子可经内眦静脉、眼上静脉而逆流至颅内的海绵窦,或经面深静脉而至翼丛再到达海绵窦,导致颅内严重的海绵窦化脓性、血栓性静脉炎。故临床上常将鼻根部和两侧口角连成的三角区称为面部危险三角区。

2. 颞浅静脉(superficial temporal vein)　循颞浅动脉的后方,起始于头皮内的静脉网,由额支和顶支在颧弓上方汇合而成,于颧弓根部浅面穿入腮腺,沿途接纳来自腮腺、颞下颌关

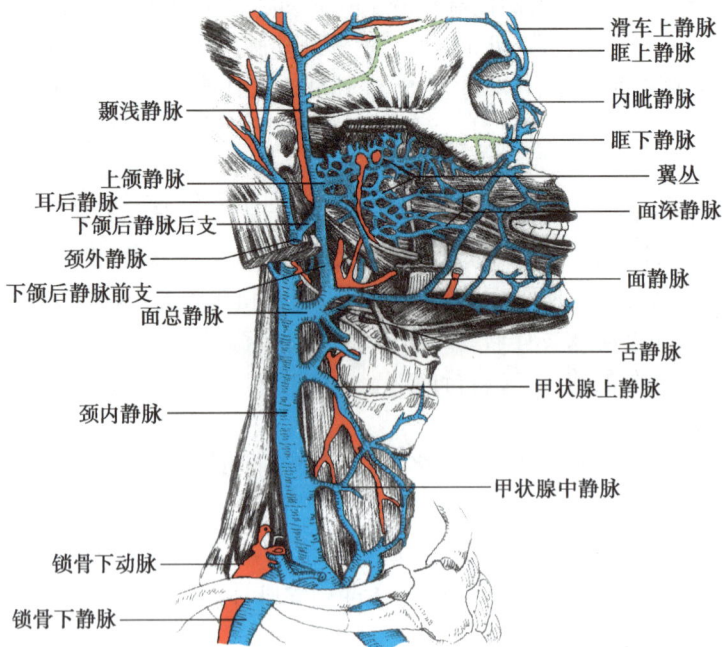

图 4-4-8 头颈部浅、深静脉

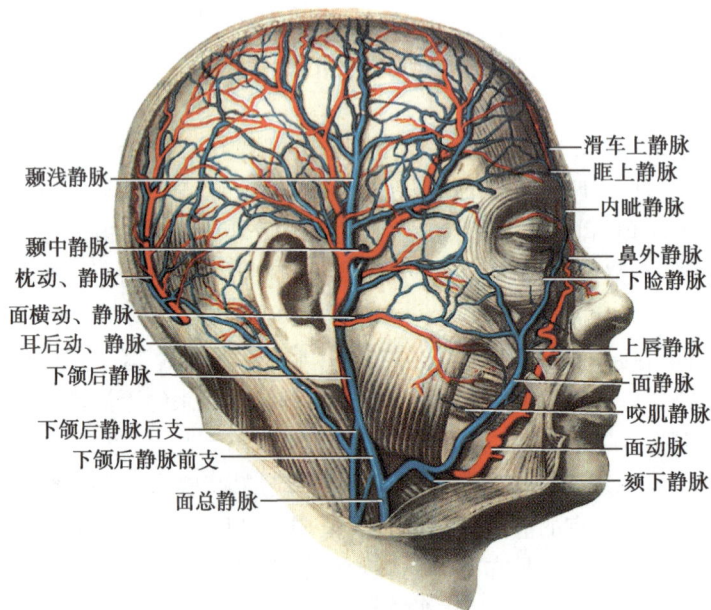

图 4-4-9 头部浅层静脉

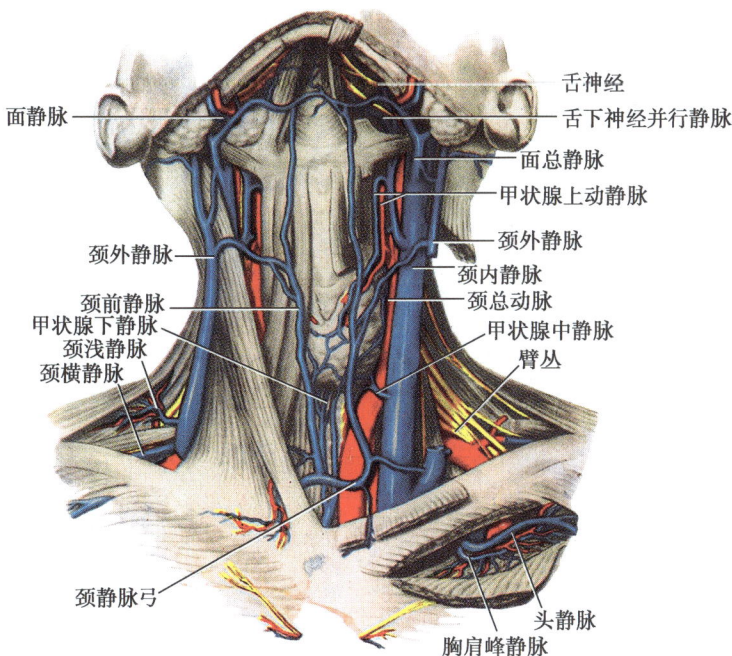

图 4-4-10　颈部静脉

节及耳郭的小静脉,最后于髁突颈后方与上颌静脉合成下颌后静脉。颞浅静脉与眶上静脉、枕静脉、耳后静脉等交通(图 4-4-8,图 4-4-9)。

(二) 口腔颌面部深静脉

1. 翼静脉丛(pterygoid venous plexus)　简称翼丛(图 4-4-8),位于颞下窝内,颞肌与翼内肌、翼外肌之间,上颌动脉的周围,并围绕部分翼外肌,小部分尚伸到翼内肌上份的深侧,形成稠密的静脉丛。凡与上颌动脉分支伴行的静脉均参与此丛的构成。该丛后部最后汇集成上颌静脉,在施行上牙槽后神经传导阻滞麻醉时,应正确掌握注射针的方向、角度及深度,避免刺破翼丛而发生血肿。

翼丛与颅内、外静脉有广泛的交通,其血液主要是向后外经上颌静脉汇入下颌后静脉,向前也可经面深静脉通入面静脉,亦可向上通过卵圆孔网和破裂孔导血管等处的静脉,与海绵窦交通。翼丛主要收集口腔颌面及眼的静脉血,这些交通静脉可将该处感染扩散蔓延到海绵窦。翼丛的交通途径如下(图 4-4-11):

2. 上颌静脉(maxillary vein)　即颌内静脉,位于颞下窝内(图 4-4-8)。起始于翼丛的后端,短而粗,在髁突颈的内侧与上颌动脉第一段伴行,经髁突颈与蝶下颌韧带之间,于下颌支后缘附近处汇入下颌后静脉。

3. 下颌后静脉(retromandibular vein)　又称面后静脉(posterior facial vein)(图 4-4-8,图 4-4-9),为颞浅静脉的延续,向下经下颌支后面,穿过腮腺实质的深面,在此行程中位于颈外动脉的外侧,继续下行经二腹肌和茎突舌骨肌的浅面或深面,至下颌角平面分成前后两支,前支行向前下,在下颌角的后下方与面静脉汇合成面总静脉;后支向后下与耳后静脉汇合而成颈外静脉。

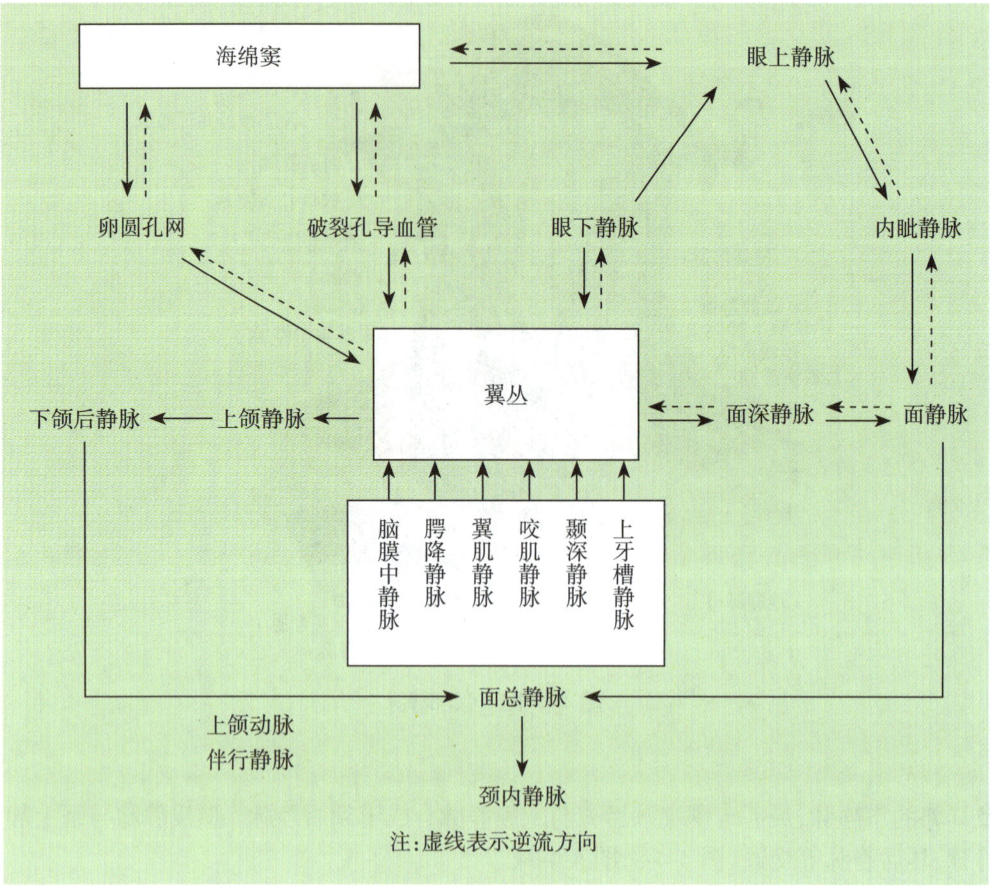

图 4-4-11　翼丛的交通

下颌后静脉出腮腺下端后有面神经的下颌缘支跨越其浅面,故可借下颌后静脉寻找下颌缘支,再追踪面神经主干。

(三) 颈部浅静脉

1. 面总静脉(common facial vein)　是颈内静脉较粗的属支(图 4-4-8~ 图 4-4-10)。在下颌角的后方,由面静脉和下颌后静脉的前支组成,在舌骨平面处注入颈内静脉。面总静脉位于颈动脉三角内,仅被颈阔肌及筋膜遮盖。

有时面总静脉还接受舌静脉及咽深静脉等属支。在颈外动脉浅面形成静脉网。面总静脉有吻合支与颈外静脉相通,有时主干注入颈外静脉,有时反以小支与颈内静脉相连。面总静脉与颈内静脉交角处有角淋巴结,上颌窦癌、鼻咽癌转移时可先至此结。在施行颈外动脉结扎时,常需先处理面总静脉,便于颈外动脉的显露。

2. 颈外静脉(external jugular vein)　为颈部较大的浅静脉,位置表浅,大部位于浅筋膜内,胸锁乳突肌的表面,此静脉由前后两支合成,前支是下颌后静脉的后支,后支由枕静脉与耳后静脉合成。前后两支在下颌角附近汇合,沿胸锁乳突肌表面向下后行,至该肌后缘,距锁骨中点上方约 2.5cm 处,穿过颈深筋膜浅层至深部,汇入锁骨下静脉。颈外静脉收集枕部和颈外侧部肌肉和皮肤的静脉血(图 4-4-10)。

3. 颈前静脉（anterior jugular vein） 始于颏下部的浅静脉,或者也可始于更外侧的下颌后静脉或面总静脉(图 4-4-10)。它与颈内静脉或面总静脉有各样的交通支。颈前静脉沿下颌舌骨肌及胸骨舌骨肌下降,两侧逐渐靠近。在颈下部胸骨的上方,通常约有近 60% 以一横置的颈静脉弓,把两侧颈前静脉衔接起来。因此,颈静脉弓是进行下位气管切开术时易受损的血管。颈前静脉向外侧汇入颈外静脉的终部或锁骨下静脉。颈前静脉有时仅有一条,位于颈前正中线附近,称颈前正中静脉,该静脉在胸骨上间隙内分为两支,分别注入左右颈外静脉或颈内静脉。颈前静脉汇集颈前部皮肤的静脉血。

（四）颈部深静脉

1. 颈内静脉（internal jugular vein） 是头颈部粗大的静脉干,为头面颈部血管回流的主要静脉(图 4-4-10)。上端起于颅底颈静脉孔处的乙状窦,起始处膨大称颈静脉上球。起始位于颈内动脉的背侧,邻近咽的外侧壁,后沿颈总动脉外侧下行,并与迷走神经一起被包于颈鞘内,向下前行至锁骨的胸骨端深面,与锁骨下静脉汇合成头臂静脉。颈内静脉下端亦膨大形成颈静脉下球,膨大腔内上方有一对瓣膜,有时下方亦有,这些瓣膜有防止血液逆流的作用。

颈内静脉的颅外属支有面总静脉、舌静脉、咽静脉以及甲状腺上、中静脉等,这些属支多在舌骨大角附近汇入颈内静脉。颈内静脉周围解剖关系比较复杂,手术时应仔细辨认,以免损伤周围重要的血管和神经。其周围有颈深淋巴结群与其紧密相连,在施行口腔颌面颈部恶性肿瘤手术时,往往需要切除一侧或双侧颈内静脉,此时颅内静脉血的回流要依靠其颅内外静脉的交通来代偿。上述属支中的舌静脉、咽静脉和甲状腺上静脉,也可直接汇入面总静脉。

2. 锁骨下静脉（subclavian vein） 位于颈根部,为腋静脉的延续,自第一肋骨外侧缘,在胸锁关节后方,前斜角肌内侧缘,与颈内静脉汇合形成头臂静脉。两静脉形成的夹角称颈静脉角,左侧静脉角有胸导管注入,右侧有右淋巴导管注入。锁骨下静脉的主要属支有颈外静脉、肩胛上静脉,有时颈前静脉也注入锁骨下静脉。

三、淋巴

口腔颌面颈部的淋巴结和淋巴管较为丰富,共同组成此部的防御系统。在正常情况下,淋巴结与软组织硬度相似,一般不易触及。当淋巴结所收纳的范围内有炎症时,该淋巴结就会肿大和疼痛。如系肿瘤侵及,淋巴结多呈固定肿大或可触及活动性肿大。口腔颌面部原发癌灶主要沿淋巴转移,因而掌握淋巴结的所在部位、收集范围、淋巴流向,特别是淋巴结的形态,对炎症或肿瘤的诊断、肿瘤的转移和治疗以及预后均具有极其重要的临床意义。与口腔颌面外科有关的头颈部淋巴结群可分为环行组和纵行组。

（一）环行组淋巴结群

环行组淋巴结群位置较浅,由后向前环绕颌面及颈上部,包括枕淋巴结、耳后淋巴结、腮腺淋巴结、下颌下淋巴结、面淋巴结及颏下淋巴结,其中与口腔颌面颈部关系密切的主要有腮腺淋巴结、面淋巴结和下颌下淋巴结(图 4-4-12,图 4-4-13)。

1. 腮腺淋巴结（parotid lymph nodes） 位于面侧部,约 20 个。依淋巴结分布在腮腺区位置的深浅,可分为腮腺浅淋巴结和腮腺深淋巴结。

（1）腮腺浅淋巴结（superficial parotid lymph nodes）:约 2~8 个,多为 3~5 个,分布于腮腺咬肌筋膜的浅面和腮腺表面。按其所处的位置与外耳的关系可再细分为耳前淋巴结和耳下淋巴结。

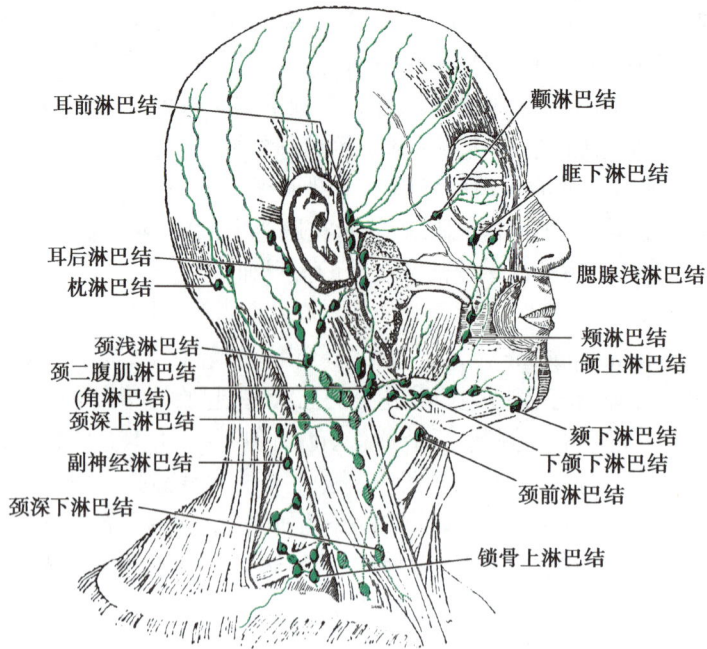

图 4-4-12 颌面、颈部浅淋巴结

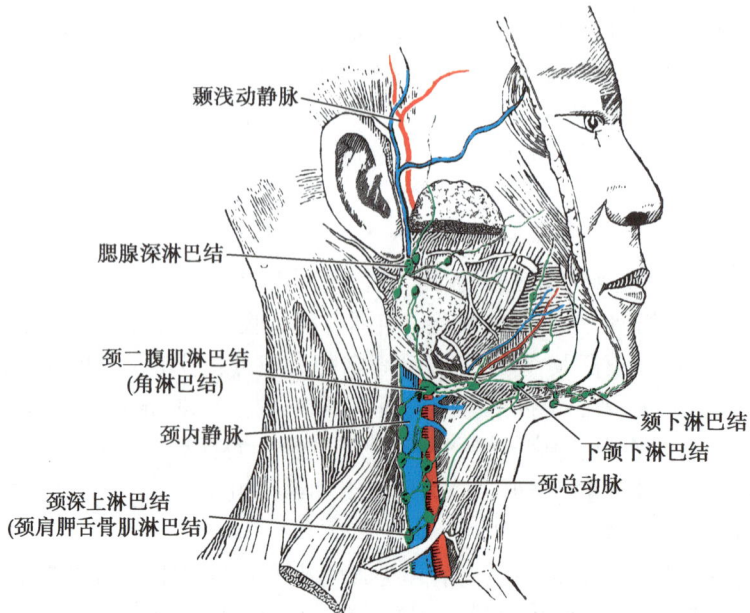

图 4-4-13 颌面、颈部深淋巴结

腮腺浅淋巴结收集来自鼻根部、上下眼睑的外侧部、额区、颞区、耳郭、外耳道的淋巴,颊部、上唇和颧部的淋巴有时也汇入此淋巴结。其输出管主要注入腮腺深淋巴结和颈深上淋巴结。

(2) 腮腺深淋巴结(deep parotid lymph nodes):约 5~10 个,主要沿腮腺内的下颌后静脉和面神经分支分布,少数淋巴结可深达腮腺与咽侧壁、腮腺与下颌升支之间。

腮腺深淋巴结收集淋巴的范围较广,前方包括眼睑外侧的结膜、腮腺与腮腺相应的面部皮肤,后方到外耳道,深达咽鼓管和鼓室黏膜的淋巴,同时亦收纳腮腺浅淋巴结的输出管。

腮腺深淋巴结输出管浅部的分支沿着胸锁乳突肌前、后缘下行,循前缘走行的淋巴结输出管常直接汇入颈深上淋巴结,沿后缘走行的淋巴结输出管伴行于下颌后静脉汇入颈浅淋巴结,或伴随耳大神经向下,再沿胸锁乳突肌后缘至锁骨上淋巴结。腮腺深淋巴结输出管的深部分支沿颈外动脉注入颈深上淋巴结群的颈二腹肌淋巴结。

2. 面淋巴结(facial lymph nodes) 约为 1~5 个,较小,分布位置不恒定,一般位于面部皮下与表情肌浅面之间的蜂窝组织内,多沿面动脉和面静脉分布。当口腔颌面部发生炎症或肿瘤时可引起面淋巴结反应性增大而被发现。

面淋巴结收集上唇、部分上颌前牙牙龈、鼻、眶内侧、眼睑内侧、颊部及颧部内侧等处的淋巴,其输出管向下汇流至下颌下淋巴结。

3. 下颌下淋巴结(submandibular lymph nodes) 约 3~10 个,在二腹肌前、后腹与下颌骨下缘之间的下颌下三角,介于下颌骨内侧或其下缘与下颌下腺之间。

下颌下淋巴结集纳口腔颌面部的大部分淋巴,该结不仅收集前方颏下淋巴结和上方面淋巴结的输出管,而且还引流鼻、眼睑内侧部、颊部、上唇、下唇的外侧、上下颌牙(下颌切牙除外)及牙龈、软腭、舌前 2/3、舌下腺和下颌下腺等处的淋巴。

下颌下淋巴结发出的淋巴输出管伴随面静脉和面动脉汇入颈深上淋巴结的颈二腹肌淋巴结,或直接向下沿肩胛舌骨肌上腹后缘下行,至颈深上淋巴结的颈肩胛舌骨肌淋巴结。少数淋巴输出管可向后至颈外侧浅淋巴结。

现将环行组淋巴结群的名称、所在部位、收集范围和淋巴流向列于表 4-4-2。

表 4-4-2 环行组淋巴结群

淋巴结名称		所在部位	收集范围	淋巴流向
腮腺淋巴结	腮腺浅淋巴结	腮腺浅面及腮腺咬肌筋膜浅面	颞区、额区、耳郭、外耳道、上下睑外侧部和鼻根部	腮腺深淋巴结、颈深上淋巴结
	腮腺深淋巴结	腮腺内、腮腺深面	腮腺及其相应的面部皮肤、眼睑外侧的结合膜、外耳道、咽鼓管、鼓室黏膜和腮腺浅淋巴结的输出管	颈深上淋巴结
面淋巴结	颌上淋巴结	咬肌前缘面动脉附近	眼睑内侧、眶内侧、鼻、上唇、颊部、颧部内侧	下颌下淋巴结
	颊淋巴结	颊肌表面		
	眶下淋巴结	眶下孔附近		
	颧淋巴结	眼外眦下方		
下颌下淋巴结		下颌下三角内	下颌下腺、舌下腺、上唇,下唇外侧、颊部、鼻、牙龈、上下颌牙(下颌切牙除外),眼睑内侧部,软腭、舌前 2/3、颏下淋巴结和面淋巴结的输出管	颈深上淋巴结
颏下淋巴结		颏下三角内	下唇中部、颏部、口底前部、下颌切牙及舌尖	同侧或对侧下颌下淋巴结、颈深上淋巴结

表 4-4-2 说明口腔颌面部的大部分淋巴引流至下颌下淋巴结,最终都引流至颈深上淋巴结,可见下颌下淋巴结与口腔颌面部炎症或肿瘤关系的重要性仅次于颈深上淋巴结。

下颌下淋巴结有一淋巴结位于面动脉的"S"形弯曲处,舌癌常转移至此。颏下淋巴结位于颏下三角内,引流同侧下唇的淋巴及接收来自对侧下唇的淋巴,最后引流至下颌下淋巴结或颈深上淋巴结。

(二) 纵行组淋巴结群

纵行组淋巴结群位置较深,常沿血管、神经或器官附近纵行排列,包括咽后淋巴结、颈前淋巴结、内脏旁淋巴结、颈外侧浅淋巴结、颈深上淋巴结、颈深下淋巴结、脊副淋巴结和锁骨上淋巴结(图 4-4-12),经由颈内静脉链颈淋巴干和淋巴导管或胸导管,最终汇入颈内静脉或锁骨下静脉。现主要叙述颈外侧群的淋巴结群。

1. 颈浅淋巴结(superficial cervical lymph nodes)　常为 1~2 个,有时缺如,有时多达 4 个。颈浅淋巴结上方的淋巴结在胸锁乳突肌前缘与腮腺后缘之间,紧邻腮腺淋巴结,故有时与耳下淋巴结难以区分。其下方的淋巴结位于胸锁乳突肌浅面,沿颈外静脉分布。

颈浅淋巴结收纳枕淋巴结的输出管,以及腮腺、耳后等处的淋巴。其输出管越过胸锁乳突肌,终止于该肌深面的颈深淋巴结。

2. 颈深淋巴结(deep cervical lymph nodes)　为颈部最大的淋巴结群,上到颅底下至颈根部,约有 15~30 个淋巴结,沿颈内静脉、副神经和颈横动静脉排列呈三角形。按其与这些解剖结构的关系,分别被命名为颈深上淋巴结和颈深下淋巴结、副神经淋巴结和锁骨上淋巴结。沿颈内静脉周围分布的颈深上淋巴结,颈深下淋巴结及其淋巴输出管和颈淋巴干共同组成颈内静脉链。现将纵行组淋巴结群中与口腔颌面部、颈部关系密切的颈外侧浅淋巴结和深淋巴结的名称、所在部位、收集范围和淋巴流向列于表 4-4-3。

表 4-4-3　纵行组淋巴结群

淋巴结名称		所在部位	收集范围	淋巴流向
颈外侧浅淋巴结		胸锁乳突肌浅面 颈外静脉周围	腮腺及耳后部、枕淋巴结输出管	颈深上淋巴结
颈外侧深淋巴结	副神经淋巴结	沿副神经排列	枕淋巴结、耳后淋巴结、肩胛上淋巴结的输出管和颈外侧部淋巴结	颈深下淋巴结、右淋巴导管或胸导管
	锁骨上淋巴结	沿颈横血管排列	副神经淋巴结、锁骨下淋巴结的输出管	颈深下淋巴结
	颈深上淋巴结	颈二腹肌淋巴结(角淋巴结):二腹肌后腹与颈内静脉交叉处 颈肩胛舌骨肌淋巴结:肩胛舌骨肌与颈内静脉交叉处	枕淋巴结、耳后淋巴结、腮腺淋巴结、下颌下及颏下淋巴结的输出管	颈深下淋巴结或颈淋巴干
	颈深下淋巴结	肩胛舌骨肌与颈内静脉交叉以下沿颈内静脉排列	颈深上淋巴结的输出管或颈前淋巴结、锁骨上淋巴结、副神经淋巴结的输出管	颈淋巴干

纵行组淋巴结群中的颈二腹肌淋巴结又称角淋巴结,为颈深上淋巴结的组成部分,位于面总静脉注入颈内静脉的交角处,该淋巴结在舌癌的转移上有重要意义。

颈内静脉肩胛舌骨肌淋巴结为颈深上淋巴结的
组成部分,位于肩胛舌骨肌中间腱与颈内静脉交叉处
的附近,当舌癌、下颌鳞癌、口底癌等转移时,常侵及
此淋巴结。

（三）颈部的淋巴分区

当前多采用 2002 年美国耳鼻咽喉头颈外科学会
的颈部淋巴结简化分区法(图 4-4-14),优点是命名简
单方便,便于理解记忆,有利于 CT 和 MRI 对头颈部
淋巴结的定位和确定颈淋巴结清扫术的区域。

Ⅰ区(Level Ⅰ):包括颏下及下颌下区的淋巴结
群,又分为ⅠA(颏下区)和ⅠB(下颌下区)两区。

Ⅱ区(Level Ⅱ):前界为茎突舌骨肌,后界为胸锁
乳突肌后缘上 1/3,上界颅底,下界平舌骨下缘。以在
该区中前上行向后下的副神经为界分为前下的ⅡA
区和后上的ⅡB区。

Ⅲ区(Level Ⅲ):前界为胸骨舌骨肌外缘,后界为
胸锁乳突肌后缘中 1/3,下界为肩胛舌骨肌与颈内静
脉交叉平面(环状软骨下缘水平)。

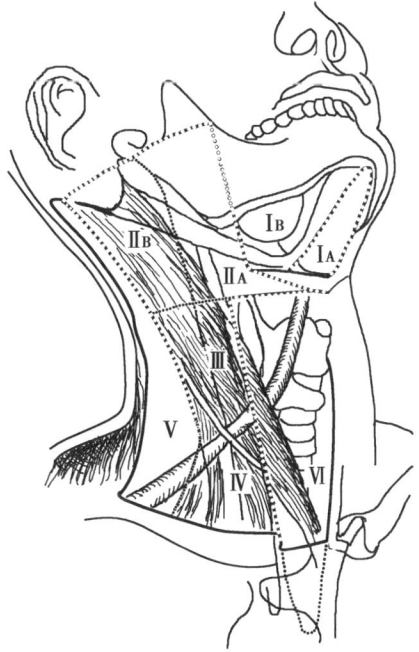
图 4-4-14 颈部的淋巴分区

Ⅳ区(Level Ⅳ):为Ⅲ区向下的延续,下界为锁骨上缘,后界胸锁乳突肌后缘下 1/3 段。

Ⅴ区(Level Ⅴ):即颈后三角区及锁骨上区。前界邻接Ⅱ、Ⅲ、Ⅳ区后界,后界为斜方肌前
缘。以环状软骨下缘平面为界分为上方的颈后三角区和下方的锁骨上区。包括颈深淋巴结
副神经链和锁骨上淋巴结群。

Ⅵ区(Level Ⅵ):带状肌覆盖区域,上界为舌骨下缘,下界为胸骨上缘,两侧颈总动脉为
两边界,包括内脏旁淋巴结群。

第五节 神 经

在周围神经中,分布于口腔颌面颈部与口腔学科密切相关的主要神经为三叉神经、面神
经、舌咽神经、迷走神经、副神经、舌下神经、颈丛、臂丛及颈交感干等。本节主要叙述与口腔
颌面颈部关系密切的三叉神经、面神经、舌下神经及舌咽神经。

一、三叉神经

三叉神经(trigeminal nerve)系脑神经中之最大者,由粗大的感觉神经纤维束和较细小的
运动神经纤维束所组成(图 4-5-1),是颅前部、面部、眼眶、鼻腔及口腔等处之感觉神经和咀
嚼肌的运动及本体感觉神经。在颅内,三叉神经以感觉根(大部)和运动根(小部)与脑桥臂
相连。感觉根在颞骨岩部尖端的三叉神经压迹处,扩展成扁平的半月神经节,内含感觉神经
细胞的胞体。半月神经节细胞的周围突聚成三条神经干,分别称为眼神经、上颌神经和下颌
神经(图 4-5-2)。三条神经干在出颅之前已分离,它们以后的行程及分支分布差别很大。运
动根较细,紧贴于半月神经节的下面,进入下颌神经,支配咀嚼肌。故眼神经和上颌神经为

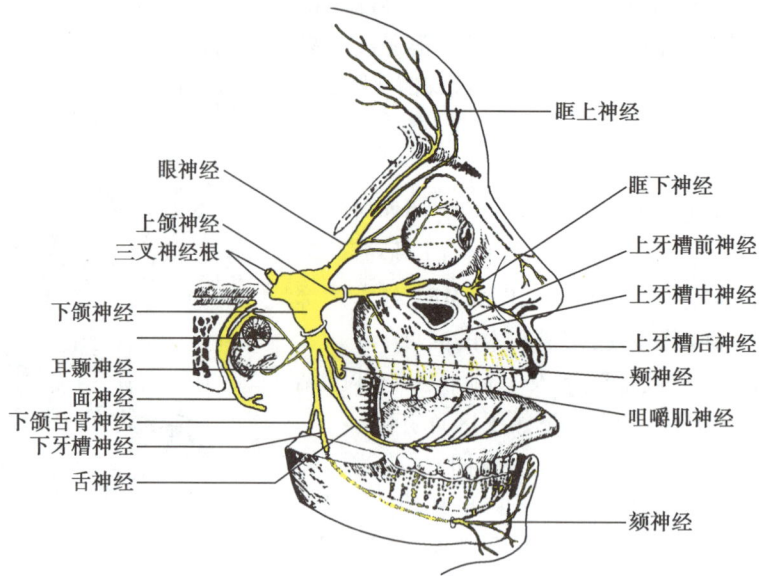

图 4-5-1 三叉神经

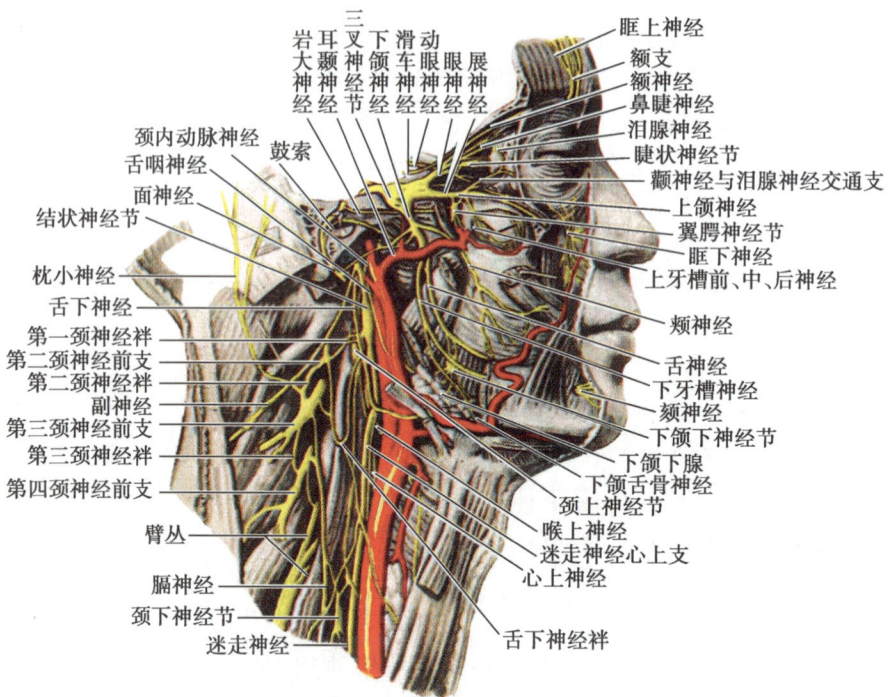

图 4-5-2 三叉神经与面神经

感觉神经,下颌神经则为混合性神经。三叉神经感觉纤维在面部的分布约以睑裂和口裂为界(图 4-5-3),彼此分界较明确。

半月神经节(semilunar ganglion)在颞骨岩部尖端的三叉神经压迹上,位于硬脑膜两层所

形成的腔内,该节呈新月形,其凸缘朝向前外
(图 4-5-4)。上面邻大脑颞叶,内缘邻近海绵
窦的后部和颈内动脉,外侧有卵圆孔、棘孔。
半月神经节的下面有三叉神经运动根及岩大
神经,并通过破裂孔与鼻咽腔顶部相邻。因
此,颈内动脉瘤、蝶鞍后横断性骨折等可损伤
半月神经节及其根。来自鼻咽腔顶部(经破
裂孔)、垂体和蝶窦的肿瘤也可侵及半月神经
节,引起非阵发性的深部剧烈疼痛。半月神
经节的前外下方有卵圆孔和棘孔,临床可经
卵圆孔对半月神经节进行阻滞麻醉或封闭,
也可经颞区入颅,分离颅中窝的硬脑膜,以卵
圆孔(或棘孔)为标志,暴露半月神经节,进行
选择性的三叉神经根切断术。

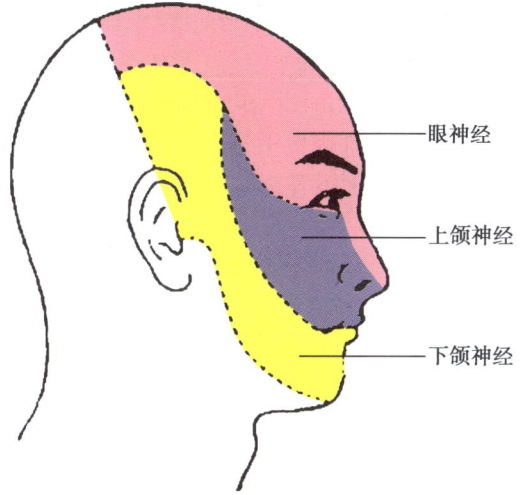

图 4-5-3 三叉神经感觉纤维在面部的分布区

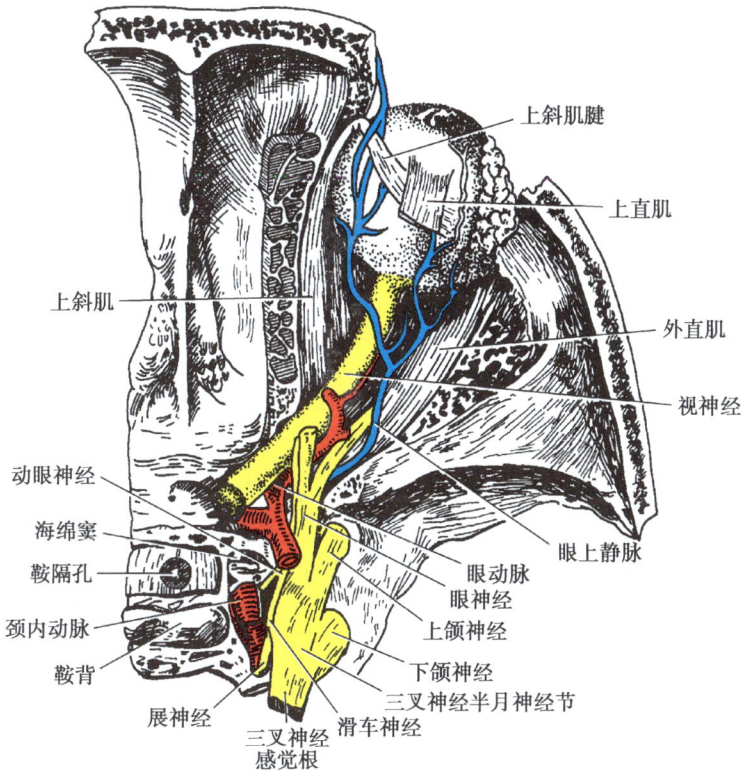

图 4-5-4 三叉神经半月神经节的位置和毗邻

(一) 眼神经

眼神经(ophthalmic nerve)为感觉神经,系三叉神经中最细者。起自半月神经节前内侧,
穿海绵窦外侧壁,在窦内位于动眼神经及滑车神经的下方,颈内动脉及展神经的外侧,向前

经眶上裂入眶,分布于泪腺、眼球、眼睑、前额皮肤及一部分鼻腔黏膜。

(二) 上颌神经

上颌神经(maxillary nerve)为感觉神经,形似扁带(图 4-5-5)。起于半月神经节前缘的中部,沿海绵窦外侧壁下方,向前经圆孔达翼腭窝之上部,继经眶下裂入眶,更名眶下神经,向前经眶下沟、眶下管,出眶下孔达面部。

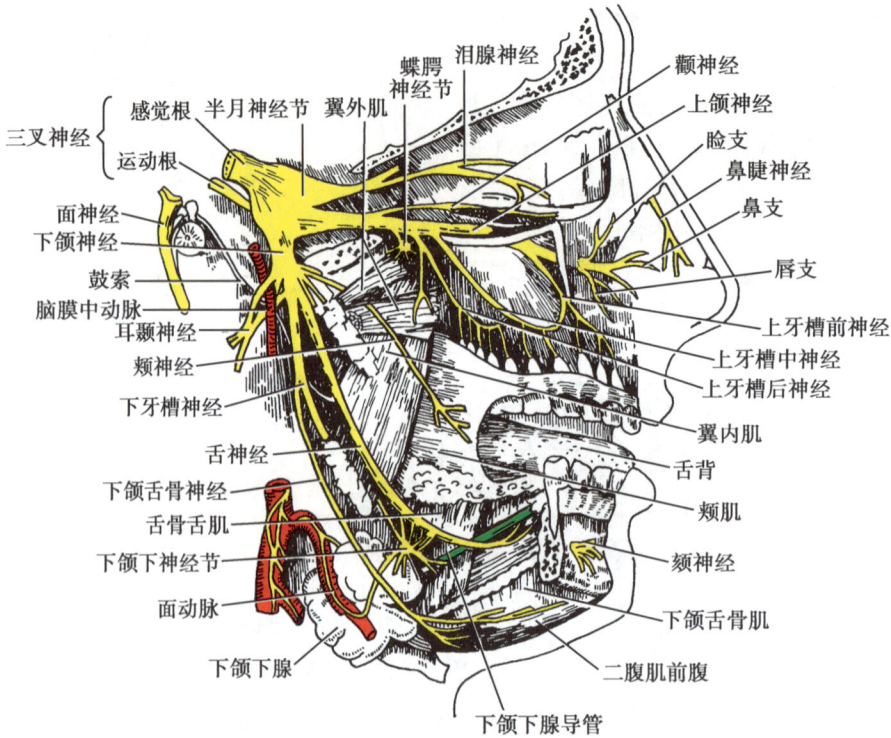

图 4-5-5 上、下颌神经及其分支

根据上颌神经的行程,将其分为四段:

1. 颅中窝段 发出脑膜中神经,分布于硬脑膜。

2. 翼腭窝段 发出颧神经、翼腭神经和上牙槽后神经。

(1) 颧神经(zygomatic nerve):由上颌神经的上面分出,经眶下裂入眶,穿眶外侧壁之颧骨,分为颧面支及颧颞支,分布于颧、颞部皮肤。

(2) 翼腭神经(pterygopalatine nerve):亦称蝶腭神经(sphenopalatine nerve)(图 4-5-6),在翼腭窝内。起自上颌神经干,常为两条小支,向下穿经蝶腭神经节,并不交换神经元,与此节的节后纤维共同组成下列分支:

1) 鼻支(nasal branches):经蝶腭孔入鼻腔,分支至鼻甲和鼻中隔的黏膜,其中一支称鼻腭神经,沿鼻中隔的黏膜深面行向前下,分布于鼻中隔,继经切牙管出切牙孔,分布于上颌前牙的腭侧黏骨膜及牙龈,且发出分支与上牙槽前神经交通,共同分布于上颌中切牙。

2) 腭神经(palatine nerve):分为前、中、后三支,均下行于翼腭管内。腭前神经最粗,出腭大孔,向前分布于上颌尖牙至上颌第三磨牙的腭侧黏骨膜及牙龈,并在上颌尖牙的腭侧黏

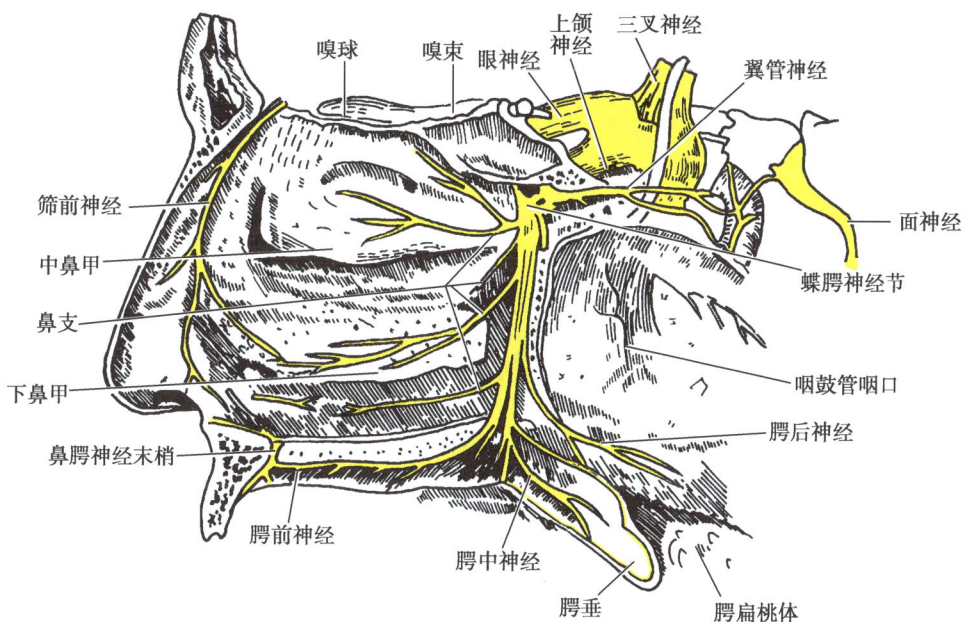

图 4-5-6 蝶腭神经节及其分支

骨膜内与鼻腭神经吻合。腭中、后神经下行出腭小孔,分布于软腭及腭扁桃体。

(3) 上牙槽后神经(posterior superior alveolar nerve):2~3 支,在上颌神经进入眶下裂之前发出,伴随同名血管下行至上颌骨后面,分出上牙龈支至上颌磨牙颊侧的黏膜及牙龈,然后进入上颌骨牙槽孔,经上颌窦后壁之牙槽管下行,分布于上颌第二、第三磨牙及上颌第一磨牙的腭根、远中颊根及其牙周膜、牙槽骨和上颌窦的黏膜,并在上颌第一磨牙的近中颊根与上牙槽中神经吻合。

3. 眶内段　上颌神经进入眶下裂后改称眶下神经,其分支如下:

(1) 上牙槽中神经(middle superior alveolar nerve):在眶下管的后段起自眶下神经,经上颌窦前外壁的牙槽管下行。分布于上颌前磨牙及上颌第一磨牙的近中颊根及其牙周膜、牙槽骨、颊侧牙龈及上颌窦黏膜,并与上牙槽前、后神经吻合,组成上牙槽神经丛。

(2) 上牙槽前神经(anterior superior alveolar nerve):距眶下孔 6~10mm 处发自眶下神经,经上颌窦前外壁之牙槽管下行,分布于上颌前牙及其牙周膜、牙槽骨、唇侧牙龈及上颌窦黏膜。

上牙槽前、中、后神经在到达其分布区之前,先在上颌骨牙槽突基底部互相交织成上牙槽神经丛,再由该丛分出三组分支:①上牙支,经相应各牙的根尖孔进入髓腔;②牙间支,经牙槽间隔从固有牙槽骨穿出,分布于相邻两牙的牙周膜,并有分支从牙槽嵴穿出,分布于相应的牙间乳头及唇颊侧牙龈;③根间支,经牙根间隔从固有牙槽骨穿出,分布于相邻两牙根的牙周膜。

4. 面段　于眶下孔分出睑下支、鼻内、外侧支和上唇支,分布于相应部位。

临床上可在眶下孔或进入眶下管,进行眶下神经阻滞麻醉,也可在眶下孔施行眶下神经末段撕脱术,以治疗周围支病变引起的上颌神经痛。

（三）下颌神经

下颌神经（mandibular nerve）在上颌神经的外侧,由三叉神经节前缘的外侧部发出,此神经是由感觉根纤维和运动根纤维所组成的混合性神经,系三叉神经中最大的分支,由大小两根组成（图 4-5-5,图 4-5-7）。大的感觉根发自半月神经节前缘之外侧部,小的运动根行于半月神经节的下方,两根共穿卵圆孔出颅,当其进入颞下窝时,感觉根与运动根合并,下行于腭帆张肌与翼外肌之间,分为前、后两干,在其分干之前,发出棘孔神经和翼内肌神经,分布于硬脑膜与翼内肌。

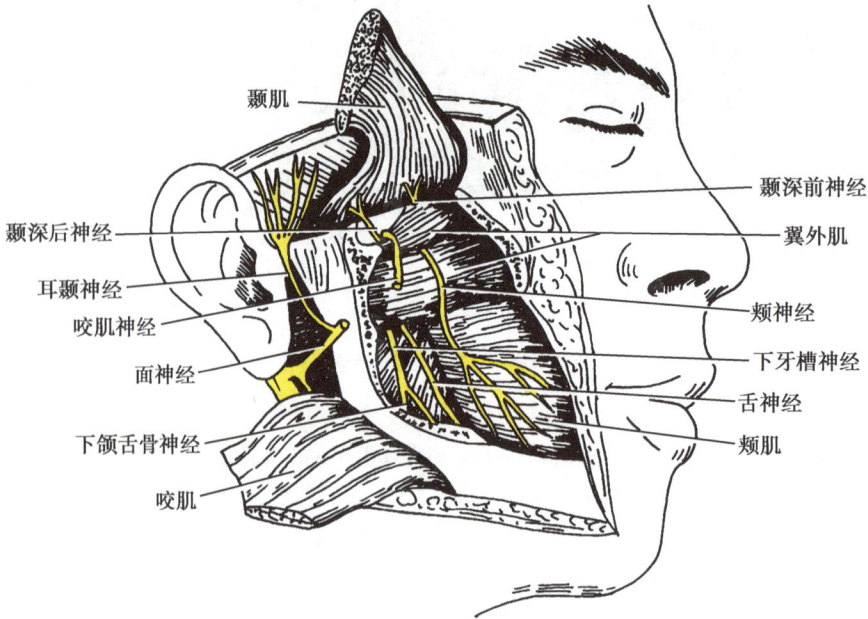

图 4-5-7　下颌神经

在卵圆孔处,下颌神经紧邻翼突外侧板根部的后外方,距下颌切迹中点处的皮肤深约 5cm,下颌神经阻滞麻醉时,可将麻药注于卵圆孔。其分支如下:

1. 下颌神经前干　较细,经翼外肌深面走行,大部分为运动神经,分布于颞肌、咬肌和翼外肌,故又称为咀嚼肌神经。前干中唯一的感觉神经为颊神经。

（1）颞深神经（deep temproal nerve）:前后各一,分别称颞深前神经和颞深后神经,均经翼外肌上缘进入颞肌深面,分布于该肌。

（2）咬肌神经（masseteric nerve）:常与颞深后神经共干,两者分开后,咬肌神经向外,经翼外肌上缘,伴行咬肌动脉,在颞肌与颞下颌关节之间跨越下颌切迹,至咬肌深面分布于该肌。

（3）翼外肌神经（lateral pterygoid nerve）:行于翼外肌深面,发出分支,分布于翼外肌上下头。

临床可经下颌切迹中点刺入,施行咀嚼肌神经麻醉,以暂时解除或减轻某些炎症（如冠周炎、牙源性感染）引起的牙关紧闭,使张口度增大,以利于早期拔除病灶牙;或用以治疗颞下颌关节紊乱病等。

（4）颊神经（buccal nerve）：或称颊长神经，行向前外，经翼外肌两头之间穿出，在喙突内侧沿下颌支前缘行向前下，在颞肌和咬肌前缘的覆盖下，穿过颊脂垫，分布于下颌第二前磨牙至下颌第三磨牙的颊侧牙龈及颊部的黏膜和皮肤。

2. 下颌神经后干 较粗，主要分为三条神经，即耳颞神经、舌神经和下牙槽神经。前两者为感觉神经，下牙槽神经为混合性神经。

（1）耳颞神经（auriculotemporal nerve）：多以两根包绕脑膜中动脉后复合成一干，沿翼外肌深面向后，绕髁突颈的内侧至其后方进入腮腺，在此分为几乎相等的上、下两支。

1）上支：从耳颞神经主干分出后，几乎呈直角弯曲向上，经腮腺之上缘穿出，越过颧弓浅面，进入颞区，其分支如下：①关节支，分布于颞下颌关节；②耳前支及外耳道支，分别分布于耳郭之前上部及外耳道；③腮腺支，分布于腮腺；④颞浅支，为耳颞神经上支的终支，上行越过颧弓浅面，经耳郭的前方，在颞浅动、静脉之间上行，分布于颞区皮肤。

2）下支：与面神经交通。根据耳颞神经的行程，在耳前切口进行颞下颌关节手术时，应避免损伤耳颞神经。

（2）舌神经（lingual nerve）：为下颌神经最大分支之一，典型的是与下述的下牙槽神经共干从下颌神经后干发出，于翼内肌与腭帆张肌之间下行，经翼外肌深面至其下缘，于翼内肌与下颌支之间向下前行。继而向前下经舌骨舌肌与下颌舌骨肌之间，居下颌下腺及其导管之上，旋至导管之外侧，绕过导管的下方至其内侧，沿颏舌肌外侧与舌深动脉伴行至舌尖（见第五章第一节舌下区），故在做下颌下腺或舌下腺手术时，应熟悉此解剖关系，以免伤及舌神经。舌神经主要分布于同侧下颌舌侧牙龈、舌前 2/3 及口底黏膜和舌下腺。舌神经在经过翼外肌下缘时，收纳由面神经分出的鼓索，将面神经的味觉纤维分布于舌前 2/3 的味蕾，将副交感纤维导入舌神经下方的下颌下神经节，该节之节后纤维分布于下颌下腺及舌下腺，管理其分泌。

舌神经于下颌第三磨牙远中舌侧下方时，位置表浅，表面仅覆以黏膜，故单纯的舌神经阻滞麻醉即可在此注射。另外，在拔除阻生下颌第三磨牙时，应防止损伤。翼下颌韧带相当于翼内肌前缘，临床可在翼内肌前缘施行舌神经撕脱术，以治疗舌神经痛。

（3）下牙槽神经（inferior alveolar nerve）：系混合性神经，为下颌神经分支中之最大者，与舌神经同经翼外肌深面，下行于翼内肌与下颌支之间入下颌神经沟，在该处舌神经恰位于下牙槽神经之前内方约 1cm 处。下牙槽神经沿下颌神经沟下行，伴随下牙槽血管经下颌孔入下颌管，沿途分支在下颌骨牙槽突基底部吻合成下牙槽神经丛，由该丛分出下牙支、牙间支及根间支，分布于下颌牙及其牙周膜和牙槽骨。其分支出颏孔称为颏神经，颏神经分为三支，其中两支分布于下颌中切牙至下颌第一前磨牙的唇颊侧牙龈及下唇黏膜和皮肤；另一支分布于颏部的皮肤，并在中线与对侧同名神经吻合。下牙槽神经在经过下颌第三磨牙的牙根下方时，距根尖较近，取该牙断根时，应避免损伤该神经或将根尖推入下颌管内。临床上可在下颌孔或颏孔处分别施行下牙槽神经或颏神经撕脱术以治疗下牙槽神经痛。下牙槽神经在进入下颌孔之前分出下颌舌骨神经，向前下方行经于下颌舌骨沟内，分布于下颌舌骨肌及二腹肌前腹。

（四）上、下颌神经在口腔的分布及其变异

1. 上、下颌神经在口腔的分布（表 4-5-1，图 4-5-8）。

表 4-5-1　上、下颌神经在口腔的分布

神经名称		分布部位
上颌神经	鼻腭神经	1|1 的牙髓和 321|123 的腭侧黏骨膜及牙龈
	腭前神经	876543|345678 的腭侧黏骨膜及牙龈
	上牙槽后神经	87|78 及 6|6 的腭根及远中颊根、牙周膜、牙槽骨、颊侧牙龈
	上牙槽中神经	54|45 及 6|6 的近中颊根、牙周膜、牙槽骨、颊侧牙龈
	上牙槽前神经	321|123 及其牙周膜、牙槽骨、唇侧牙龈
下颌神经	颊神经	8765|5678 的颊侧牙龈、颊部的皮肤和黏膜
	舌神经	87654321|12345678 的舌侧牙龈、口底及舌前 2/3 的黏膜和下颌下腺、舌下腺
	下牙槽神经	87654321|12345678 及其牙周膜、牙槽骨
	颏神经	4321|1234 的唇颊侧牙龈、下唇黏膜及颏部皮肤

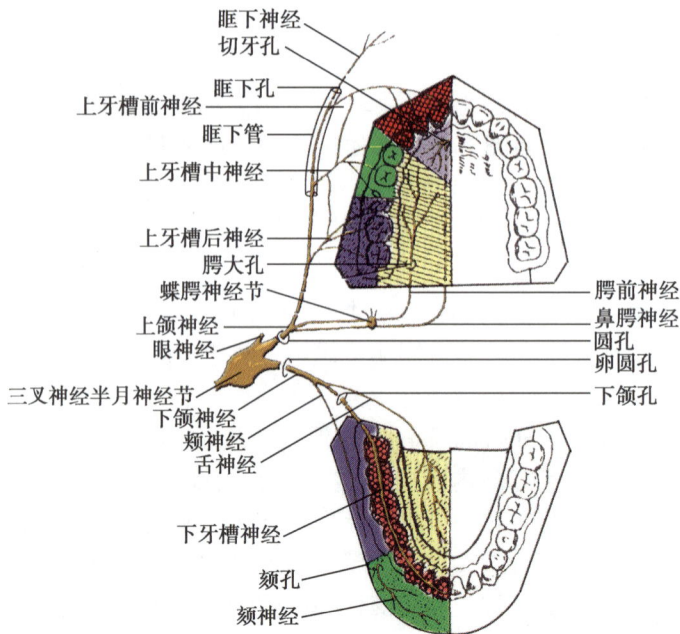

图 4-5-8　上、下颌神经在口腔的分布

2. 上、下颌神经在口腔分布的变异

（1）下颌中切牙可受双侧下颌神经分支支配,故拔除一侧下颌中切牙时,除进行传导阻滞麻醉外,尚需在同侧做局部浸润,以麻醉对侧来的吻合支。

（2）上牙槽前神经的分布区可后延至上颌前磨牙或第一磨牙区。

（3）上牙槽中神经约有 40% 缺如,其分布范围则由上牙槽后神经和 / 或上牙槽前神经所代替。

（4）上牙槽后神经的分布区可前伸至前磨牙或尖牙区。

（5）颊神经在颊侧牙龈的分布可前伸至下颌尖牙或后缩至下颌第二磨牙。

（6）颊神经可被上牙槽后神经的分支或下牙槽神经入下颌孔以前分出的一支所代替。

（7）颊神经可参与支配下颌前磨牙和第一磨牙。

（8）颊神经有时可代替上牙槽后神经的上牙龈支。

（9）舌神经在下颌舌侧牙龈的分布有时止于尖牙区，其变更的范围由对侧舌神经支配。

（10）下颌舌骨神经内有时混有感觉纤维，由下颌骨正中内面进入下颌骨，其分支直接分布于下颌切牙和牙龈或参与同侧或对侧的下颌切牙神经。

（11）颈皮神经的上部分支可经下颌骨内面前磨牙区的舌侧骨孔进入该骨，分布于前磨牙区。故有时施行下牙槽神经阻滞麻醉时，前磨牙仍有麻醉不全之感。

二、面神经

面神经（facial nerve）为混合性神经，含有三种纤维（图 4-5-9）。

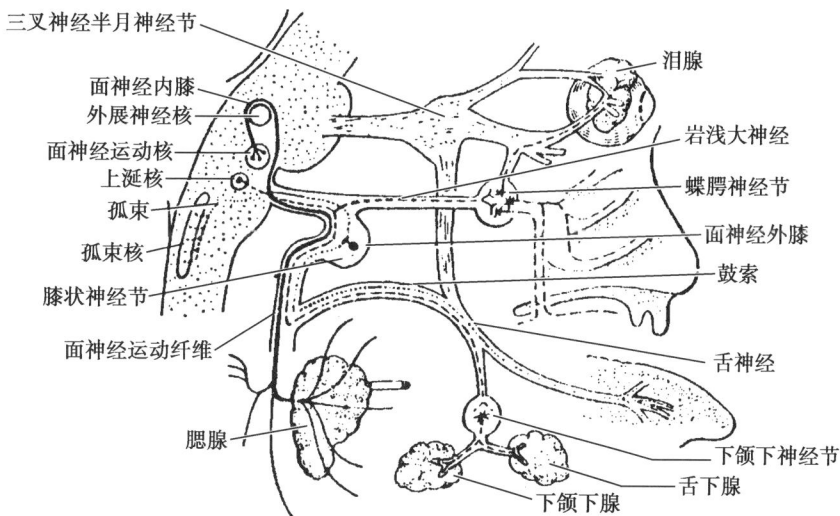

图 4-5-9 面神经运动、味觉及副交感纤维示意图

……味觉纤维 ----- 副交感纤维 ——运动纤维

1. 运动纤维 为面神经的主要成分，起于脑桥的面神经核，其纤维支配面部表情肌、颈阔肌、镫骨肌、二腹肌后腹和茎突舌骨肌。

2. 副交感纤维 发自脑桥上涎核，由上涎核发出节前纤维至下列副交感神经节，经鼓索至下颌下神经节交替，节后纤维分别至下颌下腺及舌下腺；经岩浅大神经至蝶腭神经节，节后纤维分别至泪腺、腭及鼻腔黏膜的腺体。

3. 感觉纤维 起自位于面神经管内的膝神经节，其中枢突经中间神经进入脑桥，周围突主要经岩浅大神经及鼓索分布。其中，含有三种不同性质的传入纤维：①来自舌前 2/3 的味觉纤维（周围突），其中枢突终于孤束核的上部；②来自鼻腔后部及腭黏膜的传入纤维（周围突），其中枢突经孤束止于孤束核；③少量的传入纤维，经吻合支至迷走神经的耳支，与舌咽、迷走神经的同类纤维共同分布于外耳道及耳后面的皮肤,其中枢突终于三叉神经脊束核。

面神经自脑桥延髓沟的外侧部出脑后入内耳门,穿内耳道底入面神经管,在管内先向前外,继成直角转向后外,构成面神经膝(外膝),在此有膝状神经节。此后再下行出茎乳孔,向前穿过腮腺,呈扇形分布于面部表情肌。因此,以茎乳孔为界,可将面神经分为面神经管段和颅外段。

(一) 面神经管段的分支

面神经管段的分支主要有岩大神经、镫骨肌神经和鼓索。

1. 岩大神经(greater petrosal nerve) 也称岩浅大神经,主要含有副交感节前纤维,起自面神经膝状神经节,至蝶腭神经节交换神经元,节后纤维至泪腺、鼻和腭黏膜的腺体。

2. 镫骨肌神经(stapedial nerve) 支配镫骨肌。

3. 鼓索(chorda tympani) 在茎乳孔上方约6mm处自面神经发出,进入鼓室,继而穿过岩鼓裂至颞下窝加入舌神经。鼓索含有两种纤维:①味觉纤维,分布于舌前2/3味蕾;②副交感纤维,在下颌下神经节内交换神经元,节后纤维至下颌下腺及舌下腺,支配上述腺体的分泌。

(二) 面神经颅外段及其分支

面神经颅外段(图4-5-10,图4-5-11)从茎乳孔出颅底(此段长约16mm),位于茎突与乳

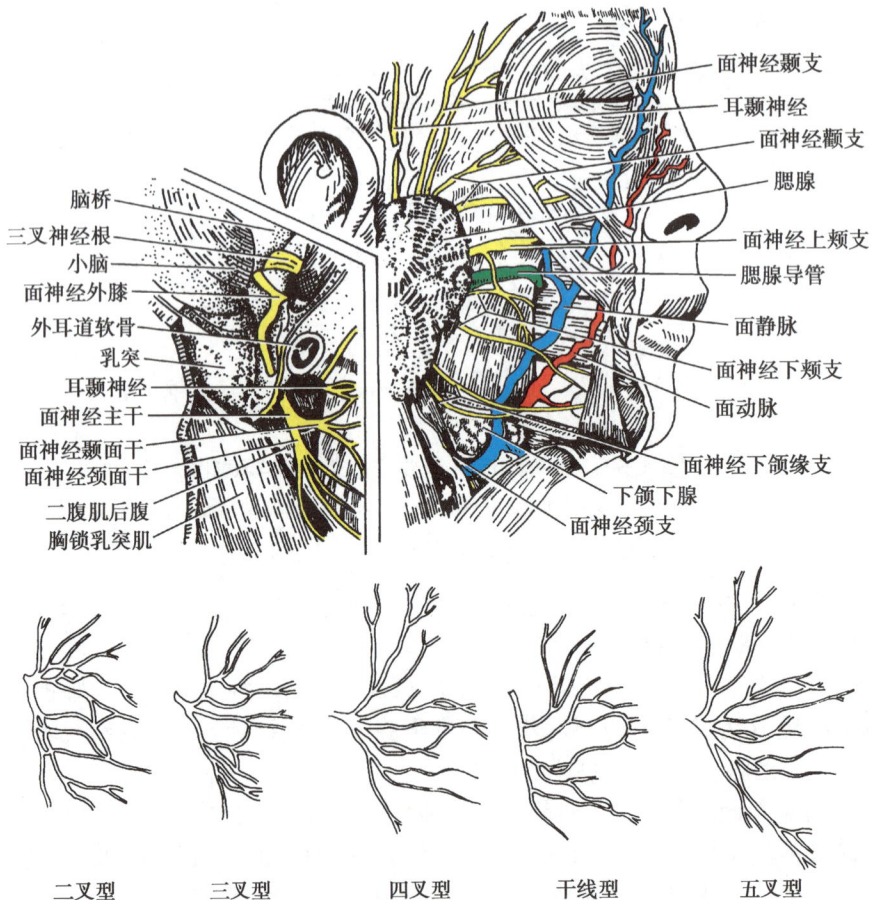

图 4-5-10　面神经及其主干分支类型

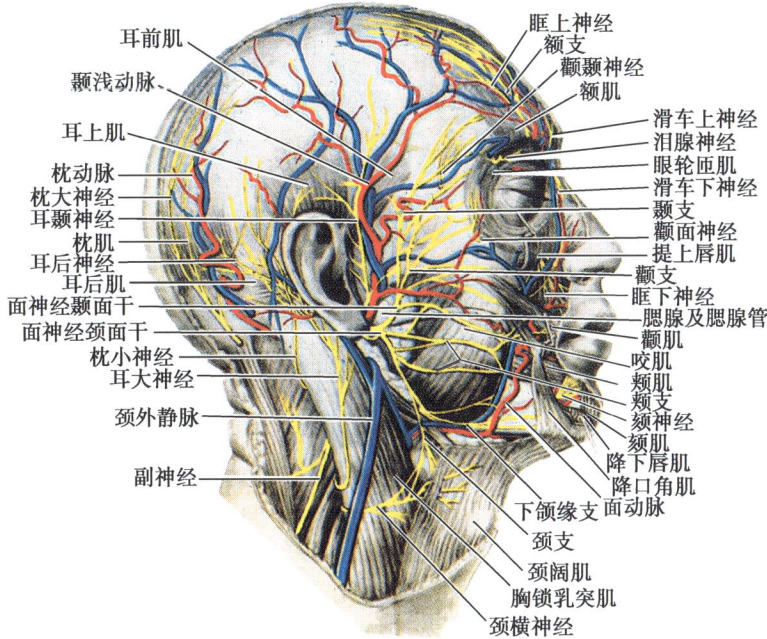

图 4-5-11　面神经颅外段

突之间,一般是在乳突前缘相当于乳突尖端上方约 1cm,距皮肤表面深约 2~3cm 处。出孔后,它弯向前方并稍向下,经外耳道软骨与二腹肌后腹之间,在腮腺的覆盖下过茎突根部、下颌后静脉及颈外动脉的浅面,入腮腺峡部,分为颞面干和颈面干(国人面神经主干分叉类型以二叉型多见,其次依次为三叉型、四叉型、干线型或五叉型)。颞面干较粗,行向前上。颈面干较细,沿下颌支后缘并行向下,由两干发出 9~12 条神经,形成五组分支,即颞支、颧支、颊支、下颌缘支和颈支,各分支间在腮腺内外均有吻合,这种结构特点可使面神经部分分支损伤时具有一定的代偿能力。由于面神经与腮腺的密切关系,故腮腺病变可影响面神经,使之发生暂时性或永久性麻痹。在面部做切口时,应掌握面神经各分支的行程,以免损伤。

1. 颞支(temporal branches)　常为两支,由颞面干分出,经下颌髁突的浅面或前缘,从腮腺上缘穿出,在皮下组织中,越过颧弓后段的浅面行向前上,分布于额肌及眼轮匝肌上份、耳上肌和耳前肌。若该支损伤,同侧额纹消失。

2. 颧支(zygomatic branches)　多为 2~3 支,自颞面干分出,经腮腺上缘和前缘穿出。其上部分支较细,越过颧骨,分布于上、下睑之眼轮匝肌;其下部分支较粗,循颧弓下方及面横动脉之下平行向前,经颧大肌、提上唇肌和提上唇鼻翼肌之深面支配上述肌肉。在眶下区与三叉神经之眶下神经组成眶下丛。颧支支配眼睑闭合,对保护眼球起重要作用。在颞下颌关节手术及颧骨和眶外侧壁手术时,应避免损伤。

3. 颊支(buccal branches)　常为 3~5 支,由颈面干分出或同时来自颞面干和颈面干,出腮腺前缘,行于腮腺咬肌筋膜的表面。根据它们与腮腺导管的位置关系,分为位于腮腺导管上方的上颊支和位于腮腺导管下方的下颊支。上颊支一般较粗,位置较恒定,其体表投影约位于耳屏前切迹与鼻翼下缘的连线上,平行于腮腺导管之上方,行至提上唇肌、提上唇鼻翼肌深面,并与眶下神经的上唇支形成眶下丛。下颊支位置不恒定,位于口角平面或稍上方向前走行。各颊支间在腮腺导管的上方和下方,或者其深面或浅面相互吻合形成不规则的颊面襻,由襻发出分支分布于笑肌、颧大肌、颧小肌、提上唇肌、提上唇鼻翼肌、提口角肌、切牙肌、口轮匝肌、鼻肌及颊肌等。由于颊支与腮腺导管的关系密切,因而腮腺手术可以腮腺导管作为寻找颊支的标志。颊支损伤,可出现鼻唇沟变浅或消失、上唇运动力减弱或偏斜以及食物积存于颊部等症状。

4. 下颌缘支(marginal mandibular branch or branches) 可为1~3支,一般较细,自颈面干分出,穿经腮腺的途径较长,位置变异较大,该支从腮腺前缘或下端穿出,其行程均恒定地位于颈阔肌深面与颈深筋膜浅层之间,约在下颌下缘平面,自后向前依次越过下颌后静脉、下颌角、面静脉的浅面,但与面动脉关系有所不同。若下颌缘支为单支,可行经于面动脉的浅面或深面;若为多支,则其分支分别行经于该动脉的浅面和深面,继而向上经降口角肌的深面,分布于该肌及降下唇肌。但有少数仍继续平下颌下缘前行一段,再转向上,分布于降口角肌和降下唇肌。根据下颌缘支的行径,临床下颌下区切口多选择平行于下颌下缘以下1.5~2cm,并应切开颈深筋膜浅层,使下颌缘支连同该层筋膜一并掀起,从而达到保护下颌缘支,避免损伤而致口角歪斜。

5. 颈支(cervical branch or branches) 1~2支,从腮腺下端穿出,在颈阔肌深面、下颌角(距下颌角水平距离平均约8mm)与胸锁乳突肌之间,行向前下至下颌下区,分布于颈阔肌,发出分支与颈皮神经交通形成颈浅襻。颈支有时还发出一返支向前上并入下颌缘支。

面神经颅外段的分支、分布和损伤表现见表4-5-2。

表4-5-2 面神经颅外段的分支、分布和损伤表现

分支	起源	支数	出腮腺位置	分布	损伤后表现
颞支	颞面干	1~2支	腮腺上缘	支配额肌、眼轮匝肌上份、耳前肌和耳上肌	额纹消失
颧支	颞面干	2~3支	腮腺前上缘	眼轮匝肌、颧大肌、颧小肌、提上唇肌和提上唇鼻翼肌	眼睑不能闭合
颊支	颞面干 颈面干	3~5支	腮腺前缘	支配颧大肌、笑肌、颧小肌、提上唇肌和提上唇鼻翼肌、提口角肌和颊肌	鼻唇沟变浅或消失、上唇动力减小或偏斜、颊部积存食物、不能鼓气和吸吮等
下颌缘支	颈面干	1~3支	腮腺下前缘	降下唇肌(下唇方肌)、降口角肌(三角肌)和颏肌	口角下垂、流口水等
颈支	颈面干	1~2支	腮腺下极	支配颈阔肌	无明显症状

面神经从茎乳孔至分为颞面干和颈面干的一段,一般称为面神经主干或面神经总干。此段长约1.5~2cm,粗约2.5mm。面神经主干浅面,常有耳后动脉越过。此段在茎乳孔附近尚发出耳后神经和茎突舌骨肌支分布于同名肌,发出二腹肌支分布于二腹肌后腹。了解此段的位置和毗邻,对于行腮腺切除术显露和防止损伤面神经主干有重要的临床意义。

三、舌咽神经

舌咽神经(glossopharyngeal nerve)为混合性神经,含有四种纤维:①运动纤维,支配茎突咽肌;②副交感纤维,管理腮腺的分泌;③味觉纤维,管理舌后1/3味觉;④感觉纤维,分布于

舌后 1/3、咽、咽鼓管、鼓室等处的黏膜和颈动脉窦以及颈动脉体。

舌咽神经同迷走神经和副神经一起出颈静脉孔,下行于颈内动、静脉之间,在茎突咽肌的后缘,向前在舌骨舌肌的内侧入舌(图 4-5-12)。舌咽神经分出以下主要分支:①鼓室神经(tympanic nerve),其终支至耳神经节,节后纤维伴耳颞神经至腮腺,管理腮腺的分泌;②咽支(pharyngeal branches),分布于咽黏膜;③颈动脉窦支(carotid sinus branch),分布于颈动脉窦和颈动脉体,传导颈动脉窦和颈动脉体所感受的刺激入脑以调节心跳、血压和呼吸;④舌支(lingual branch),管理舌后 1/3 的味觉和一般感觉;⑤扁桃体支(tonsillar branches),分布于腭扁桃体、腭舌弓和腭咽弓;⑥茎突咽肌支(stylopharyngeal branch),至茎突咽肌。

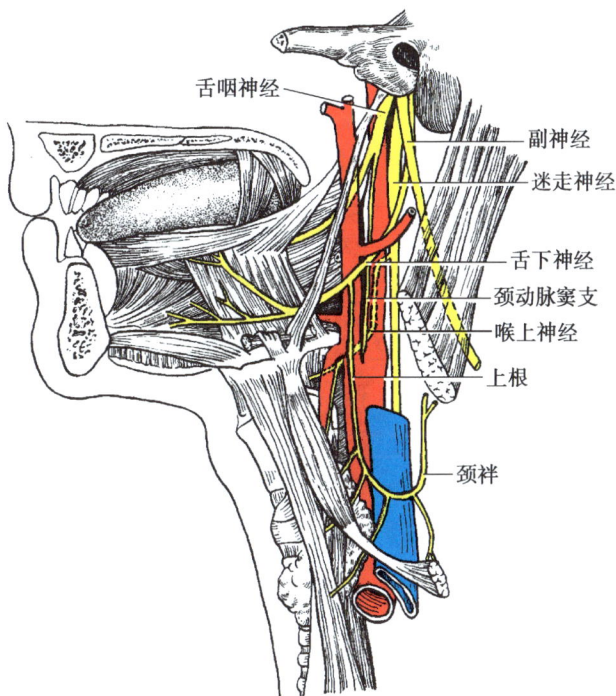

图 4-5-12　舌咽神经与舌下神经

四、舌下神经

舌下神经(hypoglossal nerve)为舌的运动神经。穿舌下神经管出颅,经二腹肌后腹的深面,穿颈内动、静脉之间,弓形向前,越过颈内、外动脉的浅面,再经二腹肌后腹深面进入下颌下三角,在此舌下神经位于下颌下腺的深面,伴随其上方的下颌下腺导管,经舌骨舌肌与下颌舌骨肌之间进入舌下间隙。舌下神经在舌骨舌肌浅面布于舌外诸肌,至舌骨舌肌前缘分支深入舌内肌群(图 4-5-12)。

五、颈丛、颈交感干

(一) 颈丛

颈丛(cervical plexus)由第 1~4 颈神经前支组成,分布于颈部肌,膈肌以及头、颈、胸部的皮肤。颈丛位于颈椎侧方、胸锁乳突肌上部和椎前筋膜的深面,肩胛提肌和中下斜角肌的前方。来自第 1 颈神经前支中合并于舌下神经的纤维,一小部分随舌下神经分布于颌舌骨肌和甲状舌骨肌,另一大部分则自舌下神经分离出来,形成舌下神经降支,参与颈袢的形成。

1. 走行及分支分布　颈丛的分支可分为浅支、深支两部分。浅支为皮神经,深支主要为支配颈深肌群的肌支。此外,还有至迷走神经、舌下神经、副神经和交感颈上神经节的交通支。

(1) 浅支:颈丛的浅支包括上行的浅升支及下行浅降支,浅升支的分支有枕小神经、耳大神经和颈横神经,浅降支为锁骨上神经(图 4-5-13)。各支均在胸锁乳突肌后缘中点处穿出颈深筋膜,分布于头颈及肩胸部皮肤。

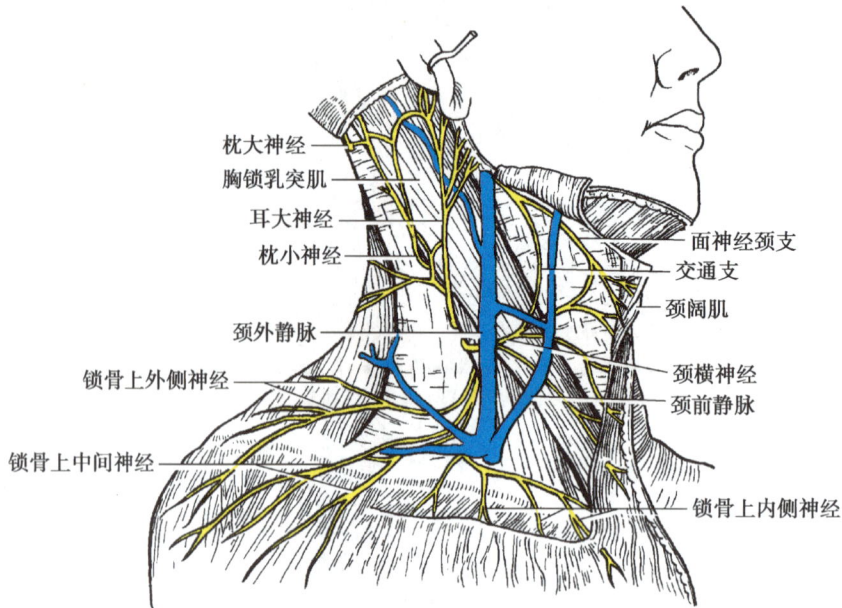

图 4-5-13　颈丛浅支

1) 枕小神经(lesser occipital nerve):来自第 2 或第 3 颈神经前支。沿胸锁乳突肌后缘向上经耳郭后方至头皮,分支分布于耳郭后面及枕部皮肤,并与枕大神经、耳大神经及面神经的耳后支相交通。

2) 耳大神经(greater auricular never):起自第 2 及第 3 颈神经的前支,为颈皮神经中最大的分支。绕过胸锁乳突肌后缘向前上行于颈阔肌深面,与颈外静脉伴行,至腮腺下方分出前、后两支。前支分布于腮腺区皮肤;后支分布于耳郭后面及乳突部皮肤。

3) 颈横神经(transverse nerver of neck):又称颈皮神经,起自第 2 及第 3 颈神经的前支。在胸锁乳突肌后缘中点穿出后,横过此肌表面向前走行,在颈阔肌深面分为升、降两支:升支分布于颈前上部皮肤,并有分支与面神经的颈支连接成袢;降支分布于颈前外侧部皮肤。

4) 锁骨上神经(supraclavicular never):起自第 3 及第 4 颈神经的前支。在胸锁乳突肌后缘中点处浅出后,在颈阔肌深面下行,有内侧、中间及外侧三组分支,分别在锁骨稍上方浅出,分布于颈下部、胸上部及肩部皮肤。

（2）深支：在颈丛深支中比较重要的是膈神经。

膈神经（phrenic never）为混合性神经，其内既含唯一支配膈运动的神经，又包含分布广泛的感觉神经，包括传导膈的本体感觉神经，还有分布于胸膜、腹膜和心包的感觉神经。

膈神经在前斜角肌上部外缘合成后，在椎前筋膜深面、前斜角肌浅面向内下行，于锁骨下动、静脉之间走行进入胸腔，然后与心包膈血管伴行越过肺根前方，经心包与纵隔胸膜之间下行至膈。

2. 临床要点　膈神经损伤会造成伤侧膈肌麻痹而发生呼吸障碍。在行颈淋巴清扫术时，要注意保护膈神经。颈丛浅支组各支均在胸锁乳突肌后缘中点处穿出颈深筋膜，在此可行颈丛浅支的阻滞麻醉。耳大神经位置表浅易于寻找，切取后功能影响不大，临床上可作为面神经移植的供体。

（二）颈交感干

颈交感干（cervical sympathetic trunk）左、右各一条，由三个颈交感神经节和节间支相互串联而成。上端起于颅底，下端与胸部交感干相延续。颈交感干位于颈椎横突前方，颈鞘后方，椎前筋膜的深面。

1. 颈交感神经节

（1）颈上神经节（superior cervical ganglion）：为三个颈交感神经节中最大的一个，位于第2、3颈椎横突的前方，颈内动脉及颈鞘的后方，多呈梭形。自该节上端和前面分别发出颈内动脉神经及颈外动脉神经。颈内动脉神经的分支包绕颈内动脉形成颈内动脉丛，并发出分支与脑神经相交通（如动眼神经、滑车神经、三叉神经的眼神经、展神经、睫状神经节等。其中至翼腭神经节的交通支为岩深神经）。颈外动脉神经的分支包绕颈外动脉形成颈外动脉丛，并随颈外动脉的分支走行，分布于面部血管壁、汗腺和唾液腺等处。

（2）颈中神经节（middle cervical ganglion）：为三个颈交感神经节中最小的一个，甚或缺如，平对第6颈椎横突的前方，此节发出心支和甲状腺支。心支加入心丛，甲状腺支与甲状腺下动脉伴行至甲状腺。

（3）颈下神经节（inferior cervical ganglion）：又称颈胸神经节，形态不规则，位于第7颈椎横突与第1肋骨颈之间，此节发出心支和血管支。心支加入心丛，血管支在锁骨下动脉分支壁上形成血管丛。

2. 颈交感干损伤（injury of cervical sympathetic trunk）　因颈丛麻醉或颈淋巴结清扫术中损伤颈交感干，均可导致颈交感神经功能障碍，临床上称为霍纳综合征（Horner syndrome），表现为：①由于瞳孔开大肌功能障碍导致患侧瞳孔缩小；②由于眼睑米勒肌麻痹，导致患侧上睑轻度下垂、睑裂变狭窄，并因此而表现出似有眼球内陷；③由于司面颈部血管收缩及汗腺分泌的交感神经功能障碍，导致患侧面颈部皮肤血管扩张以及汗腺分泌减少。

小　结

口腔颌面颈部系统解剖作为口腔解剖生理学中一个重要的组成部分，与口腔临床各学科密切相关。上颌骨、下颌骨在咀嚼过程中起着非常重要的作用，其中位于上颌骨中部的上颌窦是鼻窦中唯一与牙根有密切关系者。下颌骨是颌面骨中最坚实和唯一能活动的骨，由下颌体和下颌支构成，具有正中联合、颏孔区、下颌角和髁突颈部等薄弱部位，易发生骨折。咀嚼肌在人体神经控制下发生收缩使颞下颌关节、颌骨等产生节律性的运动从而完成咀嚼活动。颈外动脉是颈前部、口腔颌面部、颅顶及硬脑膜等处的动脉主干。翼丛是位于面侧深区主要的静脉丛，口、鼻、咽等部的感染，可沿翼丛的交通蔓延至颅内继而引发严重的颅内感染。口腔颌面部的大部分淋巴引流至下颌下淋巴结，最终都引流至颈深上淋巴结。人体的 12 对脑神经中，三叉神经和面神经与口腔关系密切。三叉神经是颅前部、面部、眼眶、鼻腔及口腔等处之感觉神经和咀嚼肌的运动及本体感觉神经。面神经由感觉、运动和副交感神经纤维组成，分别管理舌的味觉，面部表情肌运动及支配舌下腺、下颌下腺和泪腺的分泌。学习口腔颌面颈部系统解剖将为后续的课程学习奠定必要的形态学基础。

思考题

1. 简述上、下颌骨重要的解剖结构及其主要临床应用。
2. 描述咀嚼肌的起止点及主要功能。
3. 试述颞下颌关节的解剖结构及运动特点。
4. 描述面动脉的行程及分布。
5. 试述三叉神经的分支及分布。
6. 面神经颅外段有哪些分支？各分支损伤后的临床症状是什么？

（徐骏疾　王福　库莉博）

第五章　口腔颌面颈部局部解剖

学习目标

1. 掌握：口腔的境界、分部和口腔前庭的标志，唇、颊、舌、口腔顶部的境界与结构特点，腮腺咬肌区和面侧深区的境界与内容，腮腺与血管、神经的关系，口腔、颌面部蜂窝组织间隙概念，下颌下三角与颈动脉三角的境界与内容。

2. 熟悉：颌面部的分区及表面标志，面部皮纹和皮肤分裂线的特点，眶下间隙、颊间隙、咬肌间隙、翼颌间隙的境界及内容，颈部的境界与分区，颈筋膜各个层次，气管颈段解剖结构的临床意义。

3. 了解：颈部体表标志，颈筋膜、筋膜间隙及其连通，气管颈段层次及周围毗邻。

第一节　口腔局部解剖

口腔（oral cavity）是消化道的起始部位，具有非常重要的生理功能。它除参与消化过程、协助发音和言语动作外，还具有感觉和辅助呼吸等功能。

一、口腔的境界和分部

口腔（图 5-1-1）前壁为唇，经口裂与外界相通，后经咽峡与口咽部相续，两侧为颊，上下二壁分别由腭和舌下区组成。闭口时，由上下牙列、牙龈及牙槽骨弓将口腔分为两部，前外侧部称口腔前庭（oral vestibule），后内侧部称固有口腔（oral cavity proper）。

二、口腔前庭及其表面解剖标志

口腔前庭为位于唇、颊与牙列、牙龈及牙槽黏膜之间的蹄铁形的潜在腔隙。在下颌姿势位时，此腔隙经息止𬌗间隙与固有口腔有广泛交通。在牙尖交错位时，口腔前庭主要在其后部经翼下颌皱襞与最后磨牙远中面之间的间隙与固有口腔相通，牙关紧闭或颌间固定的患者，可经此间隙输入流体营养物质。

在口腔前庭各壁上，可见到以下临床常用的表面解剖标志。

1. 口腔前庭沟（groove of oral vestibule）　又称唇颊龈沟，即口腔前庭的上、下界。沟呈

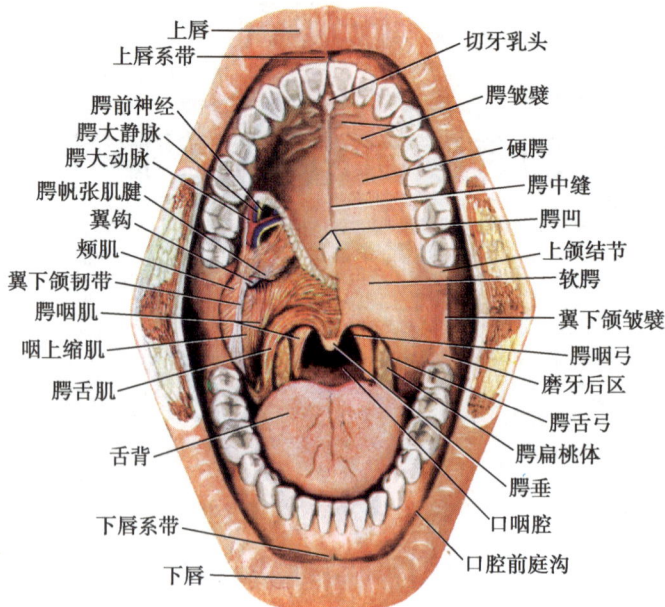

图 5-1-1 口腔（右侧腭黏膜部分切除）

蹄铁形,为唇、颊黏膜移行于牙槽黏膜的转折沟,是口腔局部麻醉穿刺及手术切口的常用部位。

2. 上、下唇系带(frenum of upper and lower lip) 为前庭沟中线上扇形或线形的黏膜皱襞。上唇系带一般较下唇系带明显。制作义齿时,基托边缘应在唇系带处形成切迹,以免压伤唇系带。儿童的上唇系带较为宽大,并可能与切牙乳头直接相连。随着儿童年龄的增长,唇系带也应逐渐缩小,如果持续存在,则上颌中切牙间隙不能自行消失,影响上颌中切牙的排列,需要手术治疗。

3. 颊系带(buccal frenum) 为口腔前庭沟相当于上、下颌尖牙或前磨牙区的扇形黏膜皱襞,其数目不定。一般上颊系带较明显,义齿基托边缘应注意此特点。

4. 腮腺导管乳头(papilla of parotid duct) 在平对上颌第二磨牙牙冠的颊黏膜上,腮腺导管开口于此。做腮腺造影或腮腺导管内注射治疗时,须找到此导管口。

5. 磨牙后区 由磨牙后三角及磨牙后垫组成。

(1) 磨牙后三角(retromolar triangle):位于下颌第三磨牙的后方,该三角的底朝前,为下颌第三磨牙远中面的颈缘,其尖朝向后方。

(2) 磨牙后垫(retromolar pad):为覆盖于磨牙后三角表面的软组织。

6. 翼下颌皱襞(pterygomandibular fold) 为延伸于上颌结节后内侧与磨牙后垫后方之间的黏膜皱襞,其深面为翼下颌韧带所衬托。该皱襞是下牙槽神经阻滞麻醉的重要标志,也是翼下颌间隙及咽旁间隙口内切口的有关标志。

7. 颊脂垫尖 在大张口时,平对上、下颌后牙拾面间颊黏膜上有一个三角形隆起,称颊脂垫(buccal fat pad)。其尖称颊脂垫尖,向后邻近翼下颌皱襞前缘,此尖约相当于下颌孔平面,为下牙槽神经阻滞麻醉的重要标志。颊脂垫是一脂肪团块,因而颊脂垫尖的位置有时不恒定,此时麻醉穿刺点应作相应的调整。

三、唇

(一) 境界及表面解剖标志

唇(lips)上界为鼻底,下界为颏唇沟,两侧以唇面沟为界,其中部有横行的口裂将唇分为上唇和下唇(图 5-1-2)。

口裂两端为口角,其正常位置约相当于尖牙与第一前磨牙之间,施行口角开大或缩小术时,应注意此关系。上、下唇的游离缘系皮肤与黏膜的移行区,称为唇红。唇与皮肤交界处称唇红缘(唇缘)。上唇的全部唇红缘呈弓背状称唇弓。唇弓在正中线并微向前突,此处称为人中点(人中切迹)。在其两侧的唇弓最高点称为唇峰(唇弓峰)。上唇正中唇红呈珠状向前下方突出称唇珠(上唇结节)。上唇皮肤表面,正中有由鼻小柱(鼻中柱)向下至唇红缘的纵行浅沟称为人中,人中的上、中 1/3 交点为人中穴,是抢救昏迷患者常用的穴位。人中的两侧各有一条纵行的皮肤嵴,自鼻孔底伸延至唇峰,称为人中嵴。上述解剖部位,在唇裂手术及外伤修复中均为重要的标志。

(二) 唇的层次

唇的构造由外向内分为五层(图 5-1-3)。

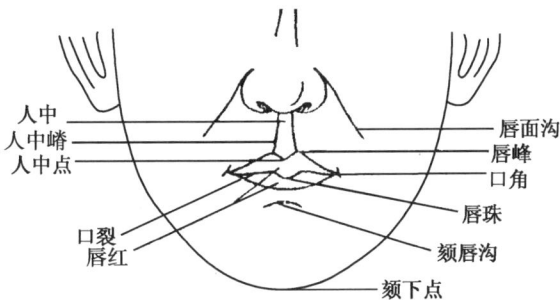

图 5-1-2　唇的表面解剖标志

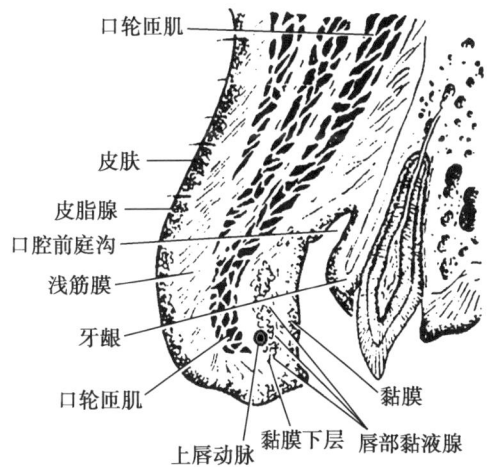

图 5-1-3　唇的层次(上唇矢状切面)

1. 皮肤　较厚,与浅筋膜及表情肌结合紧密,并富含毛囊、皮脂腺和汗腺,是疖、痈的好发部位。由于该处位于"危险三角区"内,故一旦感染,严禁热敷、挤压,以免感染向颅内扩散。

2. 浅筋膜　较疏松,炎症时常发生明显水肿。

3. 肌层　主要为口轮匝肌,手术或外伤应将其对位缝合,以免愈合后形成较宽的瘢痕或隐裂。

4. 黏膜下层　内含有上、下唇动脉及黏液腺。黏膜下层内的黏液腺,又称唇腺,其导管阻塞时可发生黏液腺囊肿。

5. 黏膜　有黏液腺开口,排出的黏液可润滑黏膜。

(三) 唇的血管、淋巴管及神经

唇的血液供应主要来自面动脉的分支——上、下唇动脉。静脉血经面静脉回流。唇的淋巴管丰富(图 5-1-4)，上唇及下唇外侧部的淋巴管注入下颌下淋巴结，上唇的淋巴管有时可注入耳前淋巴结或颈深上淋巴结。下唇中部的淋巴管注入颏下淋巴结，下唇中线或近中线的淋巴管尚可相互交叉至对侧的颏下淋巴结。下唇外 1/3 的淋巴管还可通过颏孔进入下颌骨。因此，下唇癌有可能扩散至下颌骨。由此可见上唇的淋巴引流较为广泛，下唇中部的淋巴管可交叉至对侧。了解上述关系对上、下唇癌的诊治具有临床意义。唇的感觉神经来自上、下颌神经的分支，运动则由面神经支配。

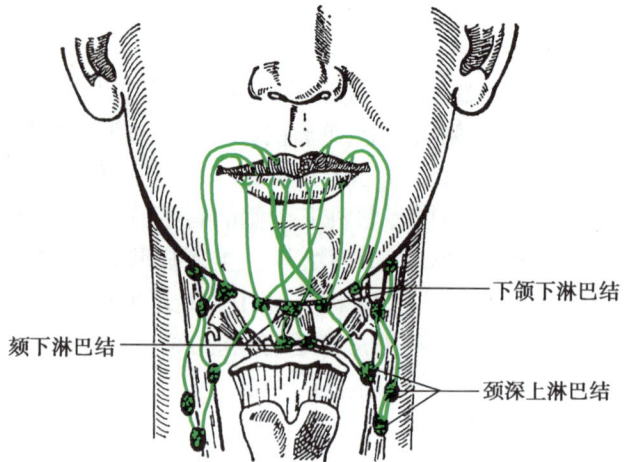

图 5-1-4　唇的淋巴回流

四、颊

(一) 境界

颊(cheeks)的上界为颧骨下缘，下界为下颌骨下缘，前界为唇面沟，后界为咬肌前缘(图 5-1-5)。

(二) 颊的层次

颊由外向内分为皮肤、皮下组织、颊筋膜、颊肌、黏膜下层和黏膜，共六层。

1. 皮肤　薄而柔软，富有弹性，含有丰富的皮脂腺、汗腺及毛囊，是皮脂腺囊肿和疖肿

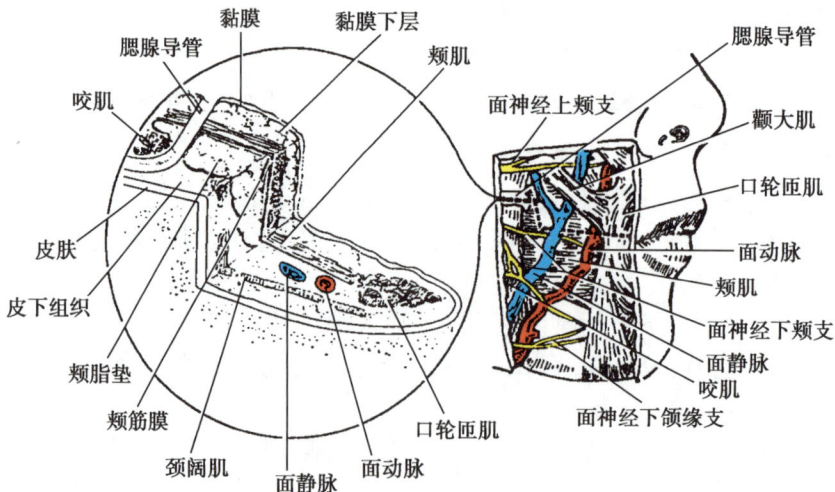

图 5-1-5　颊

的好发部位。

2. 皮下组织　较面部其他部位发达。在颊肌表面和颊、咬二肌之间,有一团被菲薄筋膜包裹的脂肪,称颊脂垫。在皮下组织中有神经血管等穿行。根据其行走方向,可分为横行和斜行两组。横行组自上而下依次为面横动脉、面神经颧支、上颊支、腮腺导管、面神经下颊支和下颌缘支。斜行组为面动脉及其后方伴行的面静脉。

3. 颊筋膜　位于皮下组织的深面,该筋膜覆盖于颊肌表面,向后被覆于咽肌表面者,称咽筋膜。颊、咽筋膜在上述二肌间增厚,形成翼下颌韧带(颊咽肌缝),该韧带也是翼内肌前缘的标志。

4. 颊肌　起自翼下颌韧带及其上、下颌骨的毗邻部分,肌纤维向前加入口轮匝肌中,该肌有腮腺导管穿过。

5. 黏膜下层　含有黏液腺,又称颊腺。

6. 黏膜　黏膜上有腮腺导管的开口。

(三) 颊的血管、淋巴管及神经

颊部的血液供应主要来自面动脉、眶下动脉和面横动脉,彼此之间有众多的吻合支,因此结扎一支动脉不致影响该区的血供。静脉血主要回流至面静脉。淋巴管注入下颌下淋巴结。感觉神经为上、下颌神经,运动神经为面神经。

五、牙龈

牙龈(gums)为覆盖于牙槽突边缘区及牙颈的口腔黏膜,内移行于腭或舌下区,外与牙槽黏膜相连。牙龈的边缘称为龈缘,呈波浪状,其突入牙间部分称为龈乳头(牙间乳头)。牙龈无黏膜下层,固有膜直接与骨膜相连,坚韧而不能移动。在口腔内行浸润麻醉时,药物应注入口腔前庭沟黏膜下层内,而不应注入牙龈深部,以免引起疼痛或牙龈撕裂。

六、腭

腭(palate)为口腔上壁,分隔口腔和鼻腔,参与发音、言语及吞咽等活动。腭分为前 2/3 的硬腭及后 1/3 的软腭两部分。

(一) 硬腭

硬腭(hard palate)呈穹窿状,是以骨腭为基础,表面覆盖黏膜构成。

1. 表面解剖标志　在硬腭的口腔面,可见到或触及以下具有临床意义的表面解剖标志(图 5-1-6)。

(1) 腭中缝:为硬腭中线上纵行的黏膜隆起。

(2) 切牙乳头(incisive papilla):又称腭乳头,为一黏膜隆起,位于腭中缝前端,左右上颌中切牙之间的腭侧,其深面为切牙孔,切牙乳头是鼻腭神经局部麻醉的表面标志。

(3) 腭皱襞(palatal rugae):位于硬腭前部,为自腭中缝前部向两侧略呈辐射状的软组织嵴,其形态不规则。

(4) 上颌硬区及上颌隆凸:在硬腭中央,黏膜薄而缺乏弹性,称为上颌硬区。在硬区前部有时可出现不同程度的骨质隆起即上颌隆凸。

(5) 腭大孔(greater palatine foramen):位于硬腭后缘前方约 0.5cm 处,上颌第三磨牙腭侧,约相当于腭中缝至龈缘中、外 1/3 处。肉眼观察此处黏膜稍显凹陷,其深面即腭大孔,黏膜

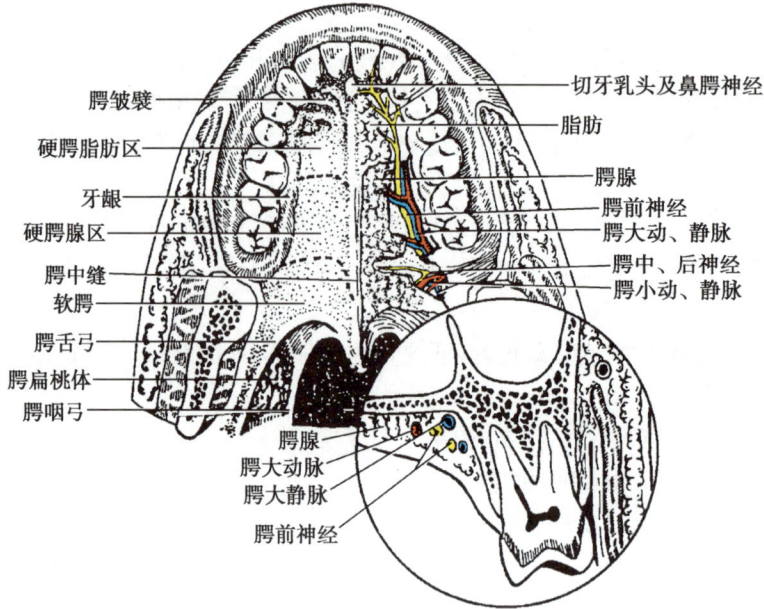

图 5-1-6 腭

凹陷为腭大孔麻醉的表面标志。

（6）翼钩（pterygoid hamulus）：位于上颌第三磨牙后内侧约 1~1.5cm 处，触摸此处有一骨质隆起即翼钩，与腭裂手术有关。

2. 层次及结构特点　硬腭除腭中缝处无黏膜下层外，其余部分均覆以黏膜及黏膜下层。硬腭的黏膜下层前部含有少量脂肪而无腺体，后部则有较多的腭腺。硬腭的黏膜、黏膜下层和骨膜连接非常紧密，手术时常将黏膜、黏膜下层及骨膜视为一层，称黏骨膜。黏骨膜移动性小，能耐受摩擦和咀嚼压力。腭部浸润麻醉多在两侧近牙槽骨的黏膜下注射。在行腭两侧松弛切口时，亦应尽量靠近牙龈切开，以免损伤腭部的神经和血管。

硬腭是参与分隔口腔与鼻腔的重要结构，若因外伤或炎症等原因所致的硬腭部口、鼻腔串通，即使软腭功能正常，腭咽闭合良好，亦会因口、鼻腔串通而影响言语和吞咽等功能，因而需手术或赝复体修复。

（二）软腭

软腭（soft palate）为一能动的肌性膜样隔，厚约 1cm，附着于硬腭后缘并向后延伸（图5-1-6）。

1. 表面解剖标志　软腭前端中线两侧的黏膜，左右各有一对称的腭小凹（palatine foveola），可作为总义齿基托后缘的参考标志。软腭后缘游离，斜向后下，称为腭帆，其中央伸向下方的指状突起，称腭垂（uvula）。软腭后部向两侧形成前后两条弓形皱襞，前方者向下移行于舌根称腭舌弓（palatoglossal arch），后方者移行于咽侧壁称腭咽弓（palatopharyngeal arch）。两弓间的三角形凹陷，称扁桃体窝，容纳腭扁桃体（palatine tonsils）。腭帆、腭舌弓和舌根共同围成咽门（fauces），咽门是口腔与咽的分界。

2. 软腭的层次　软腭主要由黏膜、黏膜下层、腭腱膜及腭肌等构成（图5-1-7）。软腭黏膜与硬腭黏膜相延续。黏膜下层中含有较多的黏液腺。黏膜下层在腭垂、腭舌弓及腭咽弓等处特别疏松,炎症时易出现水肿。在黏膜下层深面为腭腱膜及腭肌。腭腱膜位于软腭前1/3,构成软腭的支架,向前附着于硬腭后缘,腭腱膜主要由腭帆张肌的腱膜组成,其他腭肌也附着其上。腭肌位于软腭的后2/3,前续腭腱膜,腭肌细小,共计五对(图5-1-8):①腭帆张肌,其作用为紧张腭帆及开大咽鼓管;②腭帆提肌,其作用为上提腭帆;③腭舌肌,其作用为下降腭帆,紧缩咽峡;④腭咽肌,其作用为上提咽喉,并使两侧腭咽弓接近;⑤腭垂肌,其作用为上提腭垂。

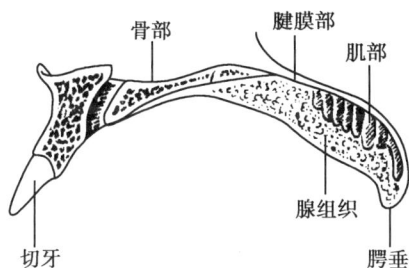

图5-1-7 腭(正中矢状切面)

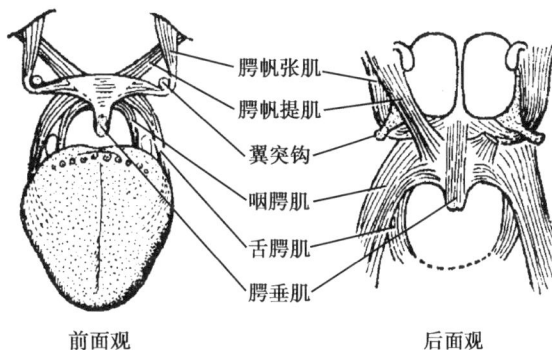

图5-1-8 腭肌

腭肌与咽肌协调运动,控制腭咽闭合。所谓腭咽闭合是指鼻咽部的咽腔缩小,与上提的软腭形成广泛而密切的接触,从而分隔鼻咽腔与口咽腔。因而腭咽闭合是言语时获得清晰语音的前提,也为吞咽初期避免食物进入鼻腔提供了保证。可见腭、咽各肌在吞咽、呼吸、言语等功能中起重要的作用。

(三) 腭的血管、淋巴管及神经

腭部的血液主要由腭降动脉的分支腭大动脉和腭小动脉供应,软腭尚有咽升动脉和腭升动脉分布。静脉血回流至翼丛。淋巴主要引流至颈深上淋巴结。腭部感觉神经来自三叉神经上颌支,软腭尚有舌咽神经分布。软腭运动主要有副神经的颅根经迷走神经咽支支配,但腭帆张肌由三叉神经支配。

七、舌

舌(tongue)为口腔内的重要器官,在言语、咀嚼、吞咽、一般感觉和味觉以及建猞的动力平衡中,为牙列内侧提供动力起重要作用。此外,舌又是观察全身某些疾病的重要窗口,中医早就将舌诊视为辨证施治的依据之一。舌以骨骼肌为基础,表面覆以黏膜而成。

(一) 舌的形态

舌的上面拱起称舌背(图5-1-9)。按其形态结构和功能不同,可分为前2/3的舌体与后1/3的舌根。两部以倒"V"形界沟分界。界沟尖端有盲孔,为胚胎甲状舌管咽端的遗迹。舌体前端称舌尖,舌体为舌活动较大的部分。舌根参与咽前壁的构成。舌下面又称舌腹(图5-1-10),黏膜薄而平滑,与舌下区的黏膜相延续,并在中线形成舌系带。舌系带过短或附着过前常造成吮吸、咀嚼及言语障碍,需手术治疗。舌系带活动性很大,制作义齿时应注意此特点。舌系带两侧各有一条黏膜皱襞称伞襞,向前内方行向舌尖。左、右伞襞与舌腹中线间

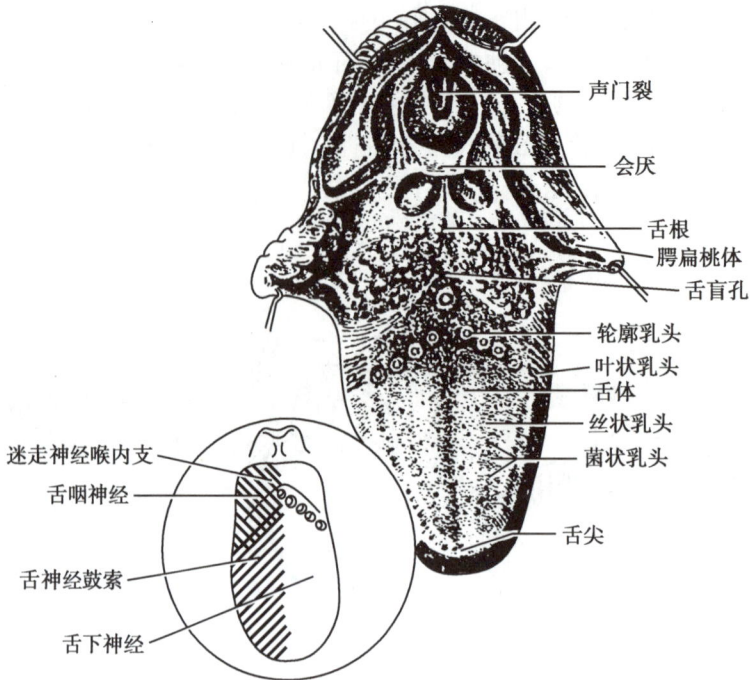

图 5-1-9　舌背及舌的神经分布区

的三角区内,有舌神经及舌深血管穿行,其中舌深静脉靠近伞襞,位置表浅,透过黏膜,清晰可见。手术时,应注意上述血管、神经的位置和走向,以免损伤。

(二) 舌黏膜

舌黏膜呈淡红色,覆于舌的表面,在舌体及边缘可见许多小突起,称舌乳头,按形态可分为下列四种:

1. 丝状乳头(filiform papillae)数目最多,呈丝绒状,布于舌体上面,管理一般感觉。

2. 菌状乳头(fungiform papillae)数目较少,呈红色圆点状,分散于丝状乳头之间,内有味蕾,管理味觉。

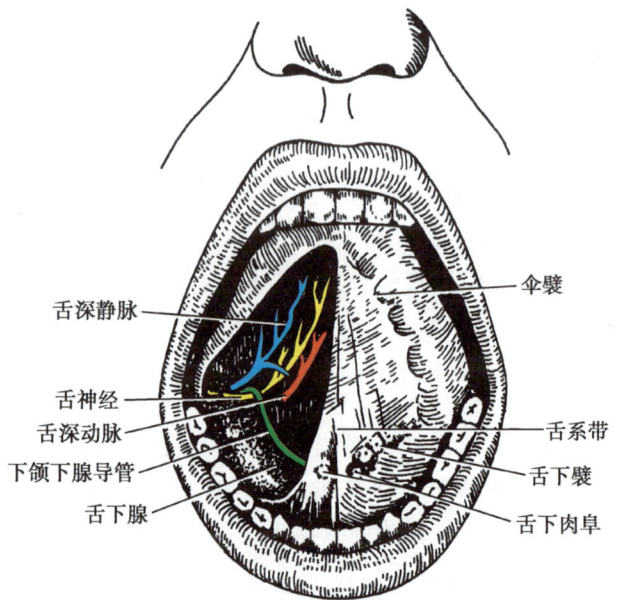

图 5-1-10　舌腹

3. 轮廓乳头(vallate papillae)一般为 7~9 个,体积最大,排列于界沟前方。乳头周围有深沟环绕,沟内有味蕾,管理味觉。

4. 叶状乳头(foliate papillae)　为 5~8 条并列皱襞,位于舌侧缘后部,含味蕾,管理味觉。舌根的黏膜无舌乳头,但有许多结节状淋巴组织,称舌扁桃体。

（三）肌层

舌肌为骨骼肌,分为舌内肌和舌外肌两部分。

1. 舌内肌　起止均在舌内,包括舌上纵肌、舌下纵肌、舌横肌及舌垂直肌(图5-1-11)。肌纤维纵、横、垂直交织,收缩时可改变舌的形态。舌上、下纵肌同时收缩,使舌变短;分别收缩,能使舌向上、下卷曲。舌横肌收缩使舌变窄加厚,舌垂直肌收缩使舌增宽变薄。

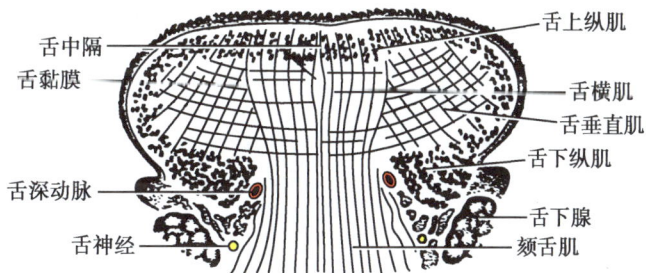

图 5-1-11　舌内肌(额状切面)

2. 舌外肌(图 5-1-12)　主要起自下颌骨、舌骨和茎突而止于舌,依次分别称为颏舌肌、舌骨舌肌、茎突舌肌及腭舌肌,收缩时依肌纤维方向变换舌的位置。其中,颏舌肌两侧收缩时使舌伸向前下,一侧收缩时舌尖伸向对侧。

舌内、外肌协同收缩,使舌能进行复杂而又灵活的运动。在全身深度麻醉或昏迷时,舌肌均松弛,因而舌向后缩,以致压迫会厌,

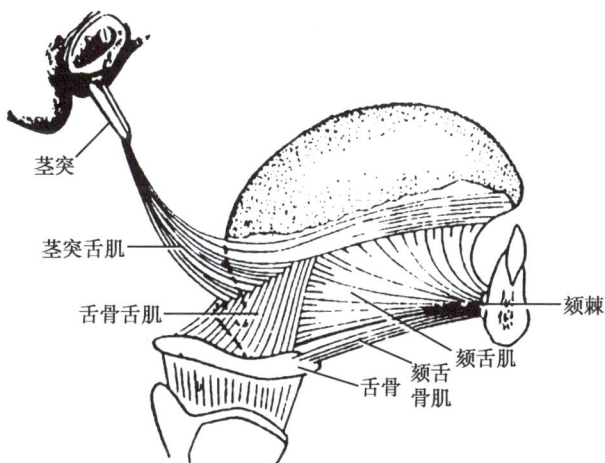

图 5-1-12　舌外肌

阻塞喉部,造成窒息。因此,须将患者下颌推向前方或将舌牵出。

（四）舌的血管、淋巴管及神经

1. 舌的血管　舌的血液供应来自舌动脉。此外,咽升动脉的分支也可营养舌后 1/3。舌的静脉较为特殊,除与舌动脉的伴行静脉外,还有与舌下神经伴行的静脉,两者向后均注入舌静脉。

2. 舌的淋巴管　极为丰富,主要起于黏膜下层及肌层内,舌的淋巴管最终全部汇入颈深上淋巴结。其中,舌尖的淋巴管注入颏下淋巴结和颈肩胛舌骨肌淋巴结。舌前 2/3 的边缘或外侧淋巴管一部分至下颌下淋巴结,另一部分引流至颈深上淋巴结。舌中央淋巴管汇入颈深上淋巴结或颏下淋巴结,靠近正中面的淋巴管,部分交叉至对侧。舌体和舌根的淋巴管注入颏下淋巴结和颈深上淋巴结(图5-1-13)。

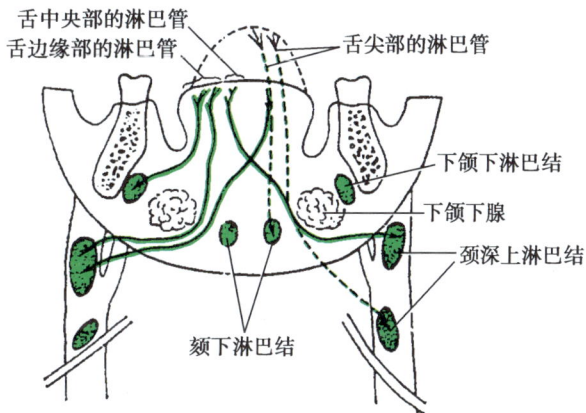

图 5-1-13　舌不同部位的淋巴回流

由于舌的淋巴管极为丰富,引流广泛和血运充足,加之舌的运动频繁,这些都是促使舌癌转移的因素。因此,熟悉舌的淋巴流向对于舌癌的转移诊断,以及在手术中确定淋巴清扫的范围均有重要的临床意义。

3. 舌的神经　舌前 2/3 的一般感觉由舌神经管理,味觉由参与舌神经走行的鼓索(面神经的分支)味觉纤维所管理。舌后 1/3 的一般感觉及味觉由舌咽神经所管理(但舌后 1/3 的中部则由迷走神经管理)。舌的运动由舌下神经管理。

八、舌下区

(一) 境界

舌下区(sublingual region)位于舌和口底黏膜之下,下颌舌骨肌及舌骨舌肌之上,前面及两侧为下颌体的内侧面,后部止于舌根。由起自下颌骨颏棘的颏舌肌和颏舌骨肌将其分为左、右两半,两者前端在舌系带深面彼此相通。其后端借下颌舌骨肌与舌骨舌肌之间的裂隙连通下颌下间隙。

(二) 表面解剖标志

当舌向上方翘起时,可见舌系带两侧的口底黏膜上各有一小突起,称舌下阜,是下颌下腺导管及舌下腺大管的共同开口处。舌下阜两侧各有一条向后外斜行的舌下襞,是舌下腺小管的开口部位,也是下颌下腺导管的表面标志。舌系带延长术剪开舌系带时注意勿损伤腺管口及其附近的血管神经。

(三) 舌下区的重要结构

在口底黏膜深面,从两侧向中线排列有下列重要结构(图 5-1-14):

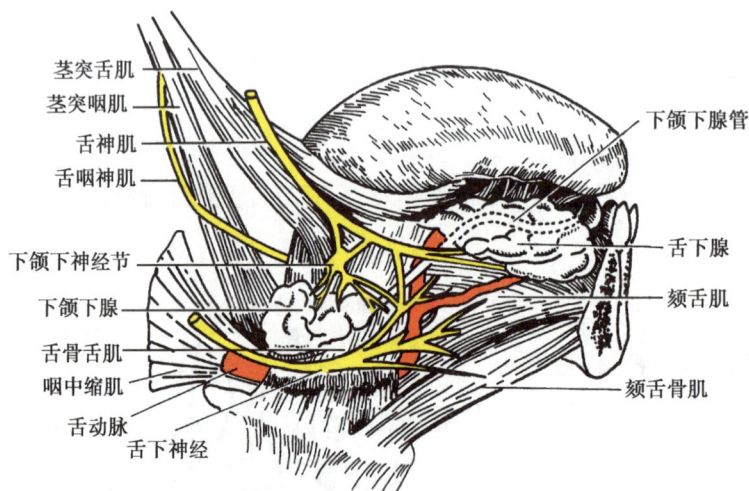

图 5-1-14　舌下区的结构

1. 舌下腺　呈扁杏核状,较小,位于口底舌下襞的深面,由蜂窝组织鞘包绕。该腺前端与对侧舌下腺相接,后端与下颌下腺的深部相邻,外侧为下颌骨的舌下腺窝。舌下腺有两种排泄管,分别开口于舌下阜和舌下襞。

2. 下颌下腺导管及舌神经　下颌下腺导管位于舌下腺内侧,由后向前行,由深至浅,开口于舌下阜。舌神经在舌骨舌肌前缘处,绕下颌下腺导管下方分布于舌。

3. 舌下神经 与其伴行静脉越过舌骨舌肌浅面,发出分支布于舌外肌。经舌骨舌肌前缘进入舌内,布于舌内肌。

4. 舌动脉 在平对舌骨大角处起于颈外动脉,行向内上,继而弯向前下,于舌骨舌肌深面进入舌内,发出分支营养舌、腭扁桃体和舌下腺等。

第二节 颌面部局部解剖

一、颌面部分区

颌面部为颜面部的组成部分。所谓颜面部系指上起发际,下达下颌骨下缘,两侧至下颌支后缘之间的部位。通常以经过眉间点及鼻下点的两水平线为界,将颜面部分为上 1/3、中 1/3 和下 1/3 三等份,颌面部系由颜面部的中 1/3 和下 1/3 两部组成。

根据解剖学的特点并结合临床应用,可将颌面部分成以下各区:眶区、眶下区、颧区、颊区、鼻区、唇区、颏区、腮腺咬肌区和面侧深区(图 5-2-1),本节重点介绍后两区。

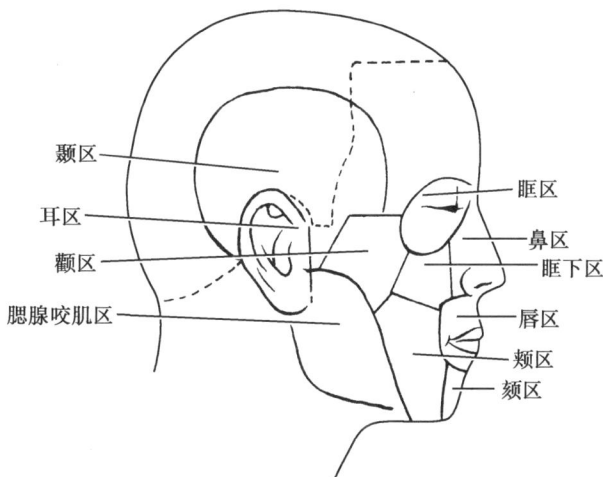

图 5-2-1 颌面部的分区

二、颌面部表面解剖标志

颌面部常用的表面解剖标志如下(图 5-2-2):

1. 鼻根(radix nasi)、鼻尖(apex nasi)和鼻背(dorsum nasi) 外鼻上端连于额部者称为鼻根,前下端隆起处称鼻尖,鼻根与鼻尖之间称为鼻背。

2. 鼻底(base of the nose)和鼻孔(nostril) 锥形外鼻之底称鼻底。鼻底上有左、右卵圆形的孔,称为鼻孔,又称鼻前孔。

3. 鼻小柱(columella nasi)和鼻翼(alae nasi) 两侧鼻前孔之间的隆嵴称鼻小柱。鼻前孔外侧的隆起称鼻翼。

4. 鼻面沟(nasofacial sulcus) 为

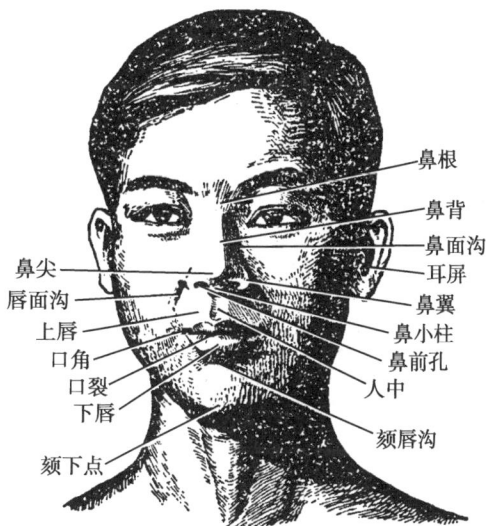

图 5-2-2 颌面部表面解剖标志

外鼻两侧与面部之间的凹陷。沿鼻面沟做手术切口,愈合后瘢痕不明显。

5. 唇面沟(labiofacial sulcus) 为上唇与颊部间的斜形凹陷。沿唇面沟做手术切口,愈合后瘢痕不明显。在矫治修复时,唇面沟常用以作为判断面容恢复情况的指征。

6. 鼻唇沟(nasolabial sulcus) 鼻面沟与唇面沟合称为鼻唇沟。

7. 鼻下点(subnasale) 为鼻小柱与上唇连接点。

8. 口裂(oral fissure) 为上唇与下唇之间的横形裂隙。

9. 口角(angle of mouth) 口裂两端为口角,其正常位置约相当于尖牙与第一前磨牙之间,施行口角开大或缩小术时,应注意此关系。

10. 颏唇沟(mentolabial sulcus) 为下唇与颏部之间的横形凹陷。

11. 颏前点(pogonion) 为颏部最前点。

12. 颏下点(menton) 为颏部最低点,常用以作为测量面部距离的标志。

13. 耳屏(tragus) 为外耳道前方的结节状突起,临床常在其前方,颧弓根部之下,检查下颌骨髁突的活动情况。在耳屏前方约 1cm 可触及颞浅动脉的搏动。

14. 眶下孔(infraorbital foramen) 位于眶下缘中点下 0.5~1.0cm 处,相当于鼻尖至外眼角连线的中点,是眶下神经阻滞麻醉的进针部位。

15. 颏孔(mental foramen) 位于下颌体外侧面,成人多位于第二前磨牙或第一、第二前磨牙之间的下方,下颌体上、下缘中点稍上方,距正中线约 2~3cm。颏孔为颏神经阻滞麻醉的进针部位。

16. 腮腺导管的体表投影 为耳垂至鼻翼与口角间中点连线的中 1/3 段。颊部手术时了解腮腺导管的体表投影,将有助于避免腮腺导管的损伤。

三、颌面部软组织特点

颌面部皮肤薄而软,具有一定程度的伸展移动性,且皮下组织疏松,故利于外伤缝合及整形美容手术,但颏部及鼻翼处的皮肤与皮下组织结合紧密,不易剥离,清创时务必注意,防止发生缝合困难。此外,颌面部皮肤与皮下组织的弹性纤维及肌纤维紧密相连,在外伤或手术切口时,皮肤创缘易向内卷。因此,在面部施行外科手术时,皮肤切口的方向应尽可能与皮肤皱纹或沟一致,利于切口的愈合及避免愈后形成明显的瘢痕。

颌面部软组织富含皮脂腺、毛囊及汗腺,是皮脂腺囊肿及疖肿的好发部位。该部位的血供十分丰富,组织再生和抗感染能力强,利于创口的愈合,但在外伤或手术时出血较多。面部静脉与颅内海绵窦关系密切,当有感染或感染处理不当时,会出现向颅内蔓延的可能。颌面部有丰富的血管、神经,反应灵敏,在情绪激动和某些病理情况下,较身体其他部位容易出现不同反应,如潮红、苍白、青紫等。

皮下组织内有面神经、血管及腮腺导管穿行,故手术除应注意皮肤皱纹及沟的走向外,更应避免深部重要结构的损伤。另外,皮下组织中有表情肌,在手术或处理软组织损伤时,应注意表情肌的缝合,以免功能受损。

四、皮纹及皮肤分裂线

皮纹与皮肤分裂线是两个不同的概念,两者是有区别的。皮纹系皮肤表面的皱褶所呈现的纹理。遍布全身皮肤的表面,在肉眼下即可较清楚地辨出。将凹者称皮沟,凸者称皮嵴。由于突向表皮生发层的乳头,其大小、形状及高低因部位而异,所以身体各部皮纹的走向有所不同。在手指末节掌侧面及足趾末节跖面的皮肤上,具有形式多样的指(趾)纹。指(趾)纹自胎儿时形成,终生不变,有显著的个体差异,在法医学个体鉴定上具有重要意义。

皮肤分裂线实质上是皮肤张力线,是由皮肤内的弹性纤维和胶原纤维束按张力方向排列成平行束所形成的。分裂线与皮纹的方向有的相近,有的却截然不同。

皮肤分裂线是随着机体所处的环境及功能状态的不同,不断地在变化着。一方面在肌肉舒缩作用的直接牵拉及关节活动的影响下,在身体的一定部位形成了永久性的皱纹,如关节屈侧的皱纹。成年人的颈部及躯干基本上是以横行为主,而在四肢除关节周围呈环行外,均以纵行方向为主。另一方面随着年龄的增长,皮下组织逐渐失去弹性及脂肪组织含量的减少,皮肤因松弛而形成了一些皱纹,如额纹(俗称抬头纹)及眼角处的鱼尾纹等(图 5-2-3)。

对皮纹及皮肤分裂线的了解,在口腔颌面外科应用具有一定的临床意义。在施行手术时,皮肤切口的方向应尽可能与皮肤皱纹或沟一致,以利于切口的早期愈合,避免在愈合后形成较大的瘢痕,而影响面部美观及运动功能。

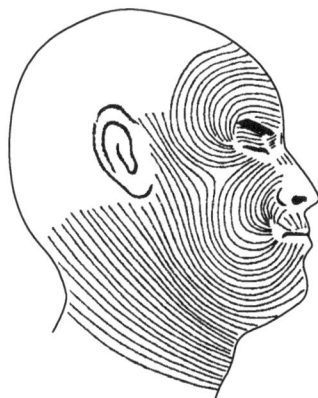

图 5-2-3　面颈部皮肤皱纹

五、腮腺咬肌区及面侧深区

(一) 腮腺咬肌区

1. 境界　前界为咬肌前缘,后界为胸锁乳突肌、乳突及二腹肌后腹的前缘,上界为颧弓及外耳道,下界为下颌骨下缘,内侧界为咽旁间隙。

2. 层次　由浅入深依次为:

(1) 皮肤和皮下组织:内含颈阔肌上部。在腮腺区有耳前淋巴结及耳大神经,在咬肌区有面神经分支及腮腺导管。

(2) 腮腺咬肌筋膜:来自颈深筋膜浅层,筋膜在腮腺后缘分为浅、深两层,包被腮腺,形成腮腺鞘。在腺体前缘筋膜复合为一,形成咬肌筋膜,向前覆盖于咬肌表面直达该肌前缘。腮腺鞘具有下列特点:①浅层特别致密,但其深层薄弱,在茎突和翼内肌之间有一裂隙,腮腺深叶经此与咽旁间隙和翼下颌间隙相通。故腮腺化脓时,脓液不易向浅层穿破,而通过深层薄弱部位,形成咽旁脓肿。②腮腺鞘与其腺体紧密结合,并发出许多间隔,伸入腺体,将其分为多数小叶,化脓时形成独立散在的小脓灶,因而难以扪到典型的波动,切开引流时应注意分开各腺叶的脓腔,以利引流通畅。③腮腺鞘上部与外耳道紧密相连,并发出索状纤维束,伸入外耳道前下壁软骨部的裂隙中,腮腺内的小动、静脉及神经也经该裂隙进入外耳道,外耳道前下部的淋巴亦经此裂隙流入腮腺区的耳前淋巴结。因此,化脓性感染可在腮腺与外耳道之间互通。

(3) 腮腺:腮腺为最大的唾液腺,尖向下略呈不规则的三角形,其长约 4~6cm,上部宽约 3~3.5cm,厚约 2~2.5cm。它位于腮腺间隙内,分为上、外、前内及后内四面。各面隔腮腺鞘与下列结构相毗邻:上面形凹,邻外耳道及颞下颌关节后面;外面邻浅筋膜(含耳大神经及颈阔肌和腮腺浅淋巴结);前内面邻近咬肌、下颌支及翼内肌后部;后内面与乳突、胸锁乳突肌、二腹肌后腹、茎突及茎突诸肌、颈内动静脉和第Ⅸ~Ⅻ对脑神经毗邻(图5-2-4)。

临床常以面神经主干和分支平面为界,将腮腺分为浅、深两叶,分别位于面神经主干和分支的浅面和深面。此种分法有其实用意义,因临床做腮腺切除保留面神经手术时,通常是按面神经主干和分支平面,分离腮腺浅、深两叶。

腮腺与神经血管的关系:

1)腮腺内主要神经血管的排列(图5-2-5):根据腮腺内血管神经的走向,可将

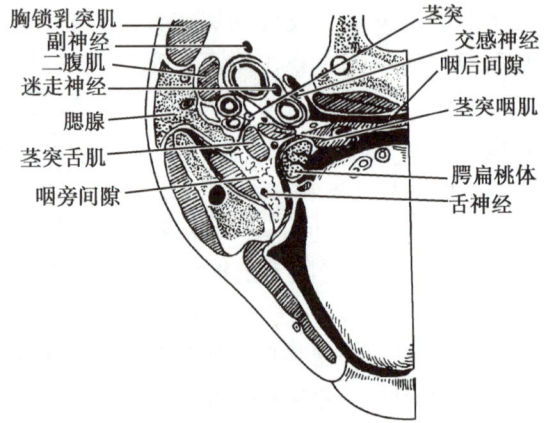

图 5-2-4　腮腺水平断面(内侧面的毗邻关系)

其分为纵行和横行两组:纵行组为颞浅动静脉、耳颞神经、下颌后静脉及颈外动脉;横行组为面神经、上颌动静脉及面横动脉。面神经出茎乳孔后,从腮腺后上部进入腮腺,由后向前越过上、下行走的下颌后静脉及颈外动脉浅面。由于上述解剖关系,故腮腺炎症或肿瘤,除使腮腺肿大外,亦可产生压迫症状。

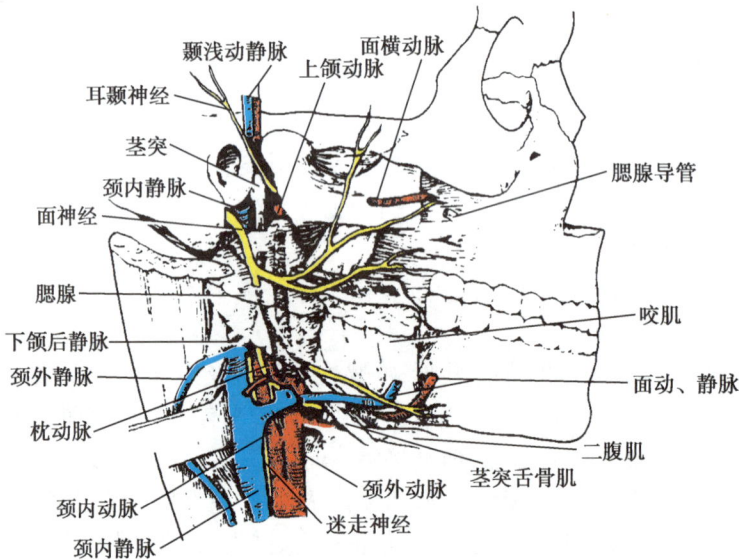

图 5-2-5　腮腺内主要血管神经的排列

2)腮腺浅叶周缘神经血管的排列(图5-2-6):上缘从后向前依次为颞浅静脉、耳颞神经、颞浅动脉、面神经颞支及颧支;前缘从上向下依次为面横动脉、面神经颧支、面神经上颊支、腮腺导管、面神经下颊支及下颌缘支;下端从前向后依次为面神经下颌缘支、面神经颈支、下颌后静脉及其至颈外静脉的交通支。

3)腮腺深叶深面的神经血管:腮腺深叶的深面与茎突诸肌及围以蜂窝组织的深部血管神经(颈内动、静脉和第Ⅸ~Ⅻ对脑神经)相毗邻。上述结构称为"腮腺床"。

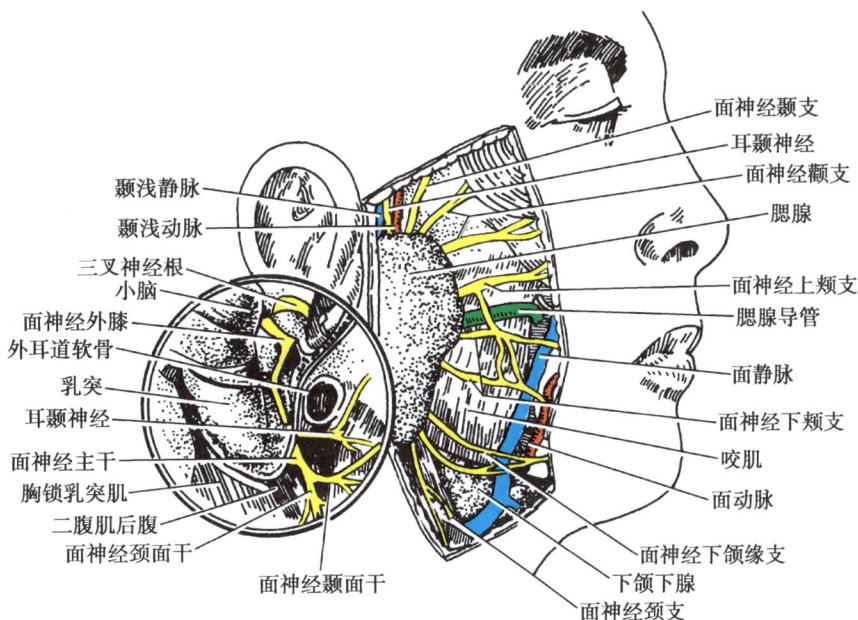

图 5-2-6　腮腺咬肌区

　　"腮腺床"内各重要血管神经可以下列骨性标志进行辨别和寻找：①环椎横突，约位于乳突尖端与下颌角连线的上、中 1/3 交界处。②颈内动、静脉和第Ⅸ~Ⅻ对脑神经，位于环椎横突的前方和茎突的深面。③茎突，将其浅面的颈外动脉和其深面的颈内动脉分开。④第Ⅸ~Ⅻ对脑神经，在环椎横突前方开始分开。舌咽神经在下颌角上方向前穿过颈内外动脉之间。舌下神经在下颌角下方，向前越过颈内、外动脉的浅面，进入下颌下三角。迷走神经下行于颈内动、静脉之间的后方。副神经多越过颈内静脉的浅面行向后外下。

　　（4）咬肌：位于腮腺咬肌筋膜深面，在咬肌深面与下颌支之间有咬肌间隙。

　　综上所述，腮腺咬肌区中，腮腺浅面并无重要结构，重要的神经、血管主要位于：①腮腺内；②从腮腺边缘呈辐射状露出；③腮腺深叶深面。因此，在面部手术时，应避免在腮腺浅叶或颊部做垂直深切口，以免伤及腮腺内或腮腺浅叶前缘走出的面神经分支或腮腺导管，导致面瘫、腮腺腺体瘘或腮腺导管瘘。在腮腺深叶深面咽旁间隙手术时，慎勿伤及"腮腺床"内的重要血管、神经。

理论与实践

味觉出汗综合征

　　腮腺切除术是目前治疗腮腺区肿瘤的最常用外科手段，味觉出汗综合征（gustatory sweating syndrome，GSS）是其术后最常见的并发症。"神经错位愈合"是当前最为公认的学说，其机制为在腮腺切除术中切断面部神经中司腮腺分泌的颞神经皮瓣或副交感神经与司皮肤血管和汗腺分泌的交感神经皮瓣错位愈合所致，故在咀嚼时会出现术区皮肤潮红、出汗的现象。许多临床医师曾尝试采用不同的外科方法来预防 GSS 的发生，其中应用最多的方法是在皮肤和腮腺床之间置入肌皮瓣。

(二)面侧深区

1. **境界** 前界为上颌骨的后面,后界为腮腺深叶,内界为翼外板,外界为下颌支。该区亦即颞下间隙及翼下颌间隙的范围。

2. **层次** 面侧深区位于腮腺咬肌区前部的深面,其中有大量的血管和神经位于下颌支、翼内外肌与翼外板之间,并为蜂窝组织所包绕。血管、神经互相交错或伴行(上颌动脉分支与下颌神经分支),层次排列不很明显,由浅入深分层如下(图 5-2-7):

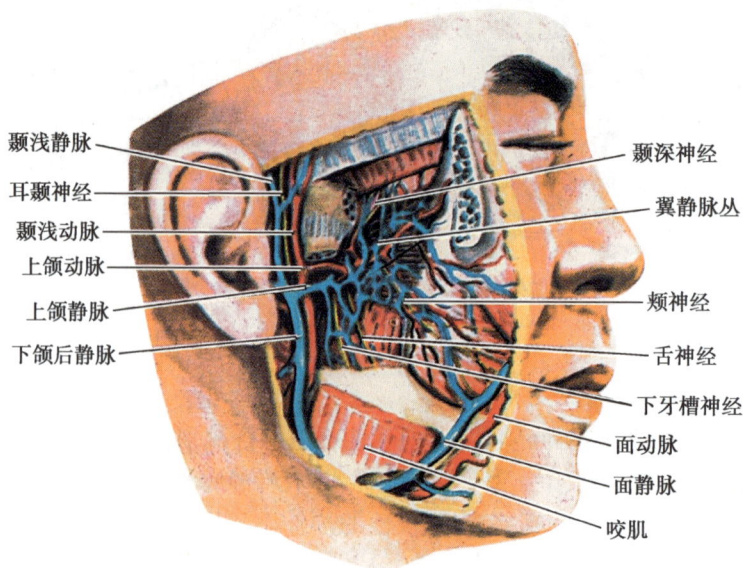

图 5-2-7 面侧深区

颞浅静脉
耳颞神经
颞浅动脉
上颌动脉
上颌静脉
下颌后静脉

颞深神经
翼静脉丛
颊神经
舌神经
下牙槽神经
面动脉
面静脉
咬肌

(1) 翼丛:当下颌支除去后,首先见到翼丛浅部,该静脉丛位于颞肌与翼外肌之间及翼内、外二肌之间。施行上颌结节阻滞麻醉时,应注意翼丛的位置关系,以免刺破发生血肿。

(2) 上颌动脉:伴随其下方的上颌静脉,贴邻下颌骨髁突颈部的深面向前走行,该动脉越过翼外肌浅面(少数在深面),经翼外肌两头间入翼腭窝。在上颌动脉周围有面深淋巴结。

临床上做高位颞颌关节成形术或下颌骨切除时,应注意保护髁突颈部深面之上颌动脉。当下颌骨髁突颈部骨折时,亦可能伤及上颌动脉。行上颌骨切除时,可在翼外肌二头之间显露和结扎上颌动脉,以代替结扎颈外动脉。上颌动脉进入翼腭窝时,距翼突上颌缝更近(约5mm),有关手术(如上颌骨截断前徙术)分离该缝时,慎勿伤及上颌动脉。

(3) 下颌神经与翼外肌:下颌神经与翼外肌关系密切,该神经出卵圆孔后即位于翼外肌的深面,几乎立即分支。其中,颞深前后神经和咬肌神经从翼外肌上缘穿出。颊神经从翼外肌两头之间穿出,行于舌神经的前方。舌神经及其后外方的下牙槽神经,均经翼外肌下缘进入翼下颌间隙。耳颞神经向后经髁突颈的深面,至其后方进入腮腺。颞下颌关节手术和腮腺手术等应注意此关系。

综上所述,翼丛、上颌动脉、下颌神经及其分支等均与翼外肌关系密切,可见翼外肌在面侧深区的重要性。

(王维维)

第三节 口腔、颌面部蜂窝组织间隙及其连通

　　口腔、颌面部蜂窝组织间隙系指位于颅底,上、下颌骨及其周围的筋膜间,筋膜与肌肉间,肌肉与骨膜间以及骨膜与骨膜间由蜂窝组织充满的潜在性间隙。在间隙内除蜂窝组织外,并有血管、神经等穿行,某些间隙还含有唾液腺及淋巴结。蜂窝组织伴随血管神经束,从一个间隙进入另一个间隙,使相邻的间隙彼此相通,只有当明显感染后间隙才明显出现,感染可局限于一个间隙内,也可沿上述途径或破坏邻近的组织由近而远波及一个或数个间隙,有时还可向下侵及纵隔,甚至向上进入颅内。因此,了解口腔、颌面部蜂窝组织间隙的位置、内容及其相互连通关系,是正确诊断和治疗间隙感染的重要基础。

一、眶下间隙

　　眶下间隙(infraorbital space)位于眼眶前部的下方,上界为眶下缘,下界为上颌骨牙槽突,内侧界为鼻侧缘,外以颧大肌为界(图 5-3-1)。以尖牙窝为中心的上颌骨前壁构成眶下间隙的底,浅面有面部表情肌覆盖。

　　眶下间隙内有蜂窝组织和出入眶下孔的眶下神经、血管,有时还有眶下淋巴结。上颌前牙及前磨牙、鼻侧部及上唇的感染,可侵及该间隙。其中,大多是由牙源性感染引起的。此间隙向后可达颊间隙,并有面静脉及面动脉经过,面静脉连于内眦静脉经眼静脉与海绵窦相通,炎症可由此蔓延至海绵窦,发生颅内感染。

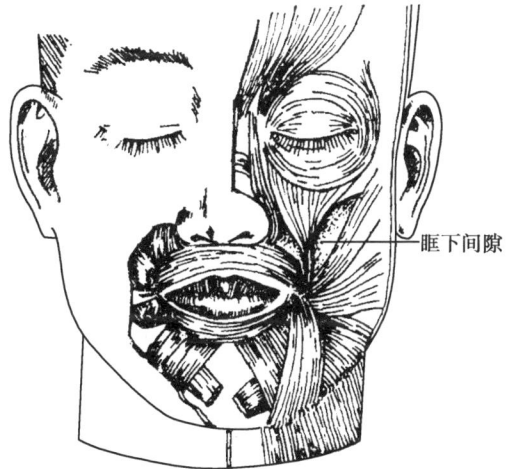

图 5-3-1 眶下间隙

二、颊间隙

　　颊间隙(buccal space)位于颊部皮肤深面、颊肌与咬肌之间,略呈倒立的锥形,前界为咬肌前缘,后界为下颌支前缘及颞肌前缘(图5-3-2)。该间隙内有颊神经、颊动脉、面深静脉及脂肪组织等结构。颊间隙与翼颌间隙、咬肌间隙、眶下间隙、颞下间隙及颞间隙等处的脂肪组织相连,成为感染相互扩散的途径。感染最多见于上、下颌磨牙的根尖周及牙周感染,尤其是下颌第三磨牙冠周炎可以直接波及该间隙。

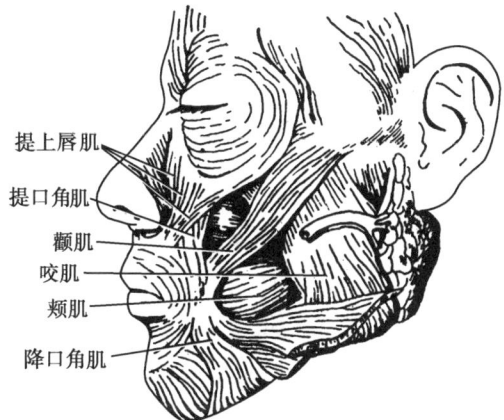

提上唇肌
提口角肌
颧肌
咬肌
颊肌
降口角肌

图 5-3-2 颊间隙

三、咬肌间隙

咬肌间隙(masseteric space)又称咬肌下间隙或咬肌下颌间隙,位于咬肌与下颌支之间。

前界为咬肌前缘,后界为下颌支后缘或腮腺组织,上界为颧弓下缘,下界为咬肌附着于下颌支处。间隙内含有少量疏松结缔组织及咬肌血管、神经。咬肌间隙与翼颌、颊、颞及颞下等诸间隙相连通(图 5-3-3,图 5-3-4)。间隙感染多来自下颌智齿冠周炎、下颌磨牙根尖周炎、牙槽脓肿及下颌神经阻滞麻醉感染,也可由相邻间隙扩散引起。

四、翼下颌间隙

翼下颌间隙(pterygomandibular space)又称翼颌间隙,位于下颌支内侧面与翼内肌之间。前界为颞肌及颊肌,后界为腮腺,上界为翼外肌下缘,下界为翼内肌附着于下颌支处(图 5-3-3~图 5-3-5)。该间隙内有舌神经、下牙槽神经、血管通过。该间隙内蜂窝组织向上可与颞下间隙及颞间隙相通,向前与颊间隙连通,向后与咽旁间隙连通,向下与舌下、下颌下间隙相通,向外连通咬肌间隙。翼颌间隙尚可经颅底血管神经束进入颅内。该间隙与下颌磨牙邻近,间隙感染常来自下颌智齿冠周炎与下颌磨牙根尖周炎。在进行下牙槽神经阻滞麻醉时,亦可因消毒不严将感染源带入或下颌第三磨牙拔除时创伤过大而引起此间隙感染。

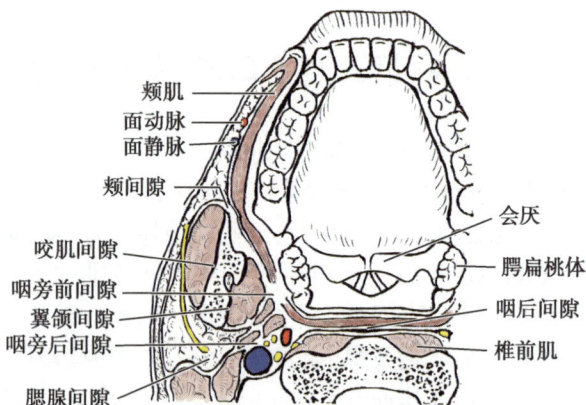

图 5-3-3 面部间隙(水平面观)

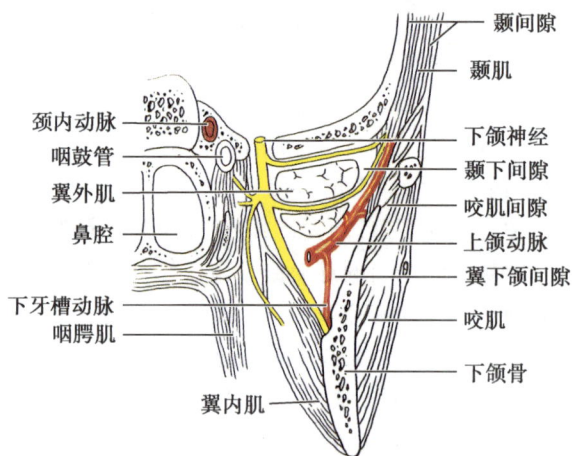

图 5-3-4 面部间隙(冠状面观)

五、颞下间隙

颞下间隙(infratemporal space)位于颞下窝内,在翼颌间隙的上方。其前界为上颌骨的后面,后界为腮腺深叶,内为蝶骨翼外板及腭帆张肌、腭帆提肌,外为下颌支上份及颧弓,上为蝶骨大翼的颞下面和颞下嵴,下以翼外肌下缘平面为界。此间隙有翼丛、上颌动脉及其分支和上、下颌神经的分支,通过颞下间隙和翼颌、颊、颞、翼腭及咽旁等诸间隙相连通,并经眶下裂与眶内相通,经卵圆孔和棘孔与颅内相通,借翼静脉丛与海绵窦相通(图 5-3-4)。因此,临床很少见单独的颞下间隙感染,常与相邻间隙感染同时存在。上颌第二、三磨牙的急性炎症常可并发颞下间隙感染。

六、颞间隙

颞间隙(temporal space)位于颞区,以颧弓和颞下嵴的平面与颞下间隙为界,分为颞浅间隙和颞深间隙两部分。颞浅间隙位于颞深筋膜与颞肌之间。颞深间隙位于颞肌与颞窝之间。颞间隙可与颊、咬肌、翼颌及颞下等间隙相通(图 5-3-4)。

　　颞间隙的解剖结构特点:①颞深筋膜致密;②颞肌坚厚;③颞窝骨质及颞鳞处最薄,其内外骨板间板障很少。因此,颞部脓肿形成后,难以自行穿破,脓液积存于颞鳞表面,压迫骨皮质,使其坏死,发生骨髓炎,感染可以由此直接向颅内或通过邻近脑膜的血管蔓延,导致脑膜炎,脑脓肿等并发症的发生。

七、腮腺间隙

　　腮腺间隙(parotid space) 位于腮腺鞘内,该间隙被腮腺及通行于腺体内的血管、神经及淋巴结所充满。腮腺间隙内侧面直接与咽旁间隙和翼颌间隙相通(图 5-3-6)。

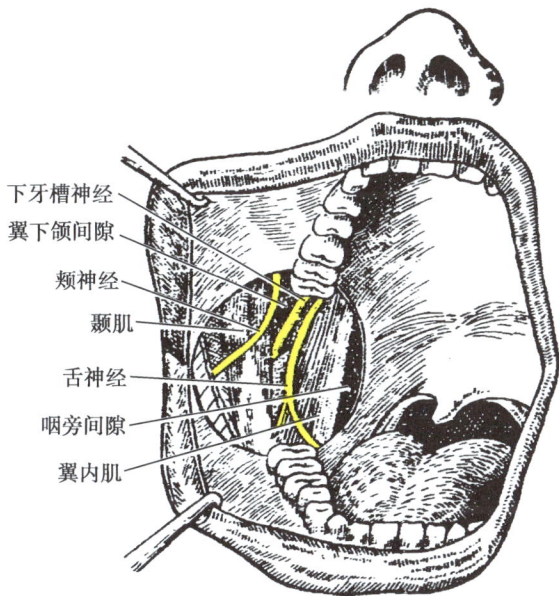

图 5-3-5　翼颌间隙及咽旁间隙

八、咽旁间隙

　　咽旁间隙(parapharyngeal space)又称咽侧间隙,位于翼内肌、腮腺深叶与咽侧壁之间,呈倒立的锥体形。咽旁间隙与翼颌、颞下、舌下、下颌下、腮腺及咽后等间隙相通,炎症可在各间隙相互蔓延(图 5-3-5,图 5-3-7)。感染多源自下颌智齿冠周炎及腺源性感染。

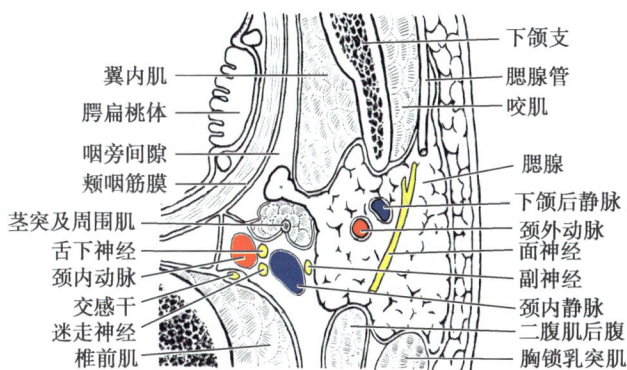

图 5-3-6　腮腺间隙

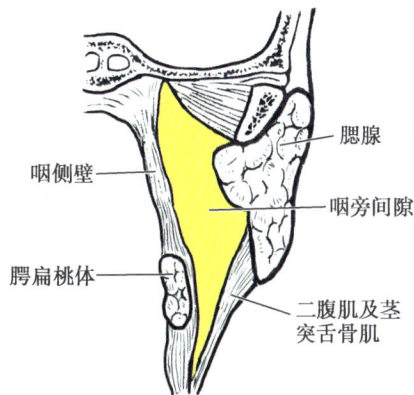

图 5-3-7　咽旁间隙

九、翼腭间隙

　　翼腭间隙(pterygopalatine space)又称翼腭窝,位于眶尖的下方,颞下窝的内侧,是三角形间隙。其前界为上颌骨体,后界为蝶骨翼突,上界为蝶骨大翼,内侧以腭骨垂直板为界,外侧为翼上颌裂的范围内。翼腭间隙内主要有上颌神经、翼腭神经节、上颌动脉的第三段及其分支穿行。翼腭间隙向前经眶下裂通眶,向内经蝶腭孔通鼻腔,向下经腭大管通口腔,向后经圆孔通颅腔(图5-3-8)。

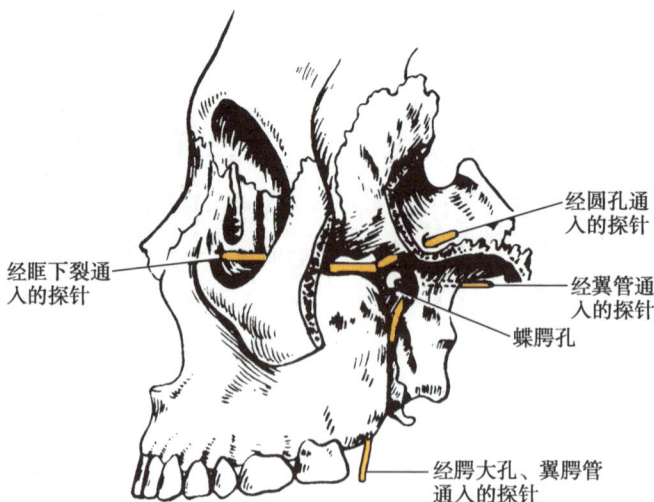

图5-3-8　翼腭间隙

十、舌下间隙

舌下间隙(sublingual space)位于舌下区,呈马蹄铁形,其上界为口底黏膜,下界为下颌舌骨肌及舌骨舌肌,前外侧为内斜线以上的下颌体内侧面的骨壁,后界止于舌根。舌下间隙内有舌下腺、下颌下腺深部及其导管、舌神经、舌下神经及舌下动、静脉等。舌下间隙向后通下颌下间隙,向后上通翼腭间隙,向后通咽旁间隙(图5-3-9,图5-3-10)。由于下颌前牙及第一前磨牙的根尖位于内斜线的上方,因而上述诸牙发生牙源性感染时,一旦破坏下颌骨的内侧骨板,感染即可蔓延至舌下间隙。

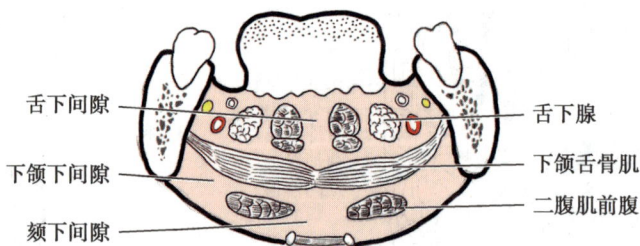

图5-3-9　舌下间隙

口腔、颌面部相邻的蜂窝组织间隙,由于蜂窝组织及血管神经束的穿行,致使各间隙之间彼此互相通连(图5-3-11),当炎症破坏了邻近的软组织后,其连通关系变得更加广泛复杂。口腔、颌面部蜂窝间隙感染均为继发性,常见为牙源性或腺源性所致(图5-3-12),损伤性、血源性或医源性感染较少,对于某些牙所引起的间隙感染可参照。

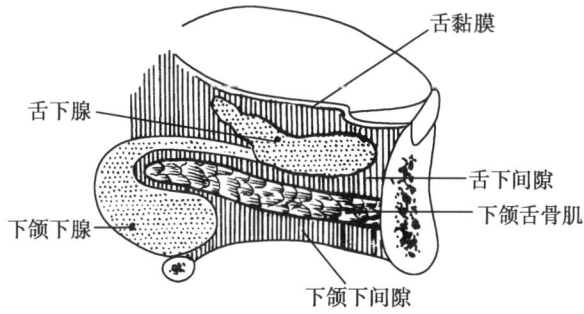

图 5-3-10 舌下、下颌下间隙在下颌舌骨肌后缘相续

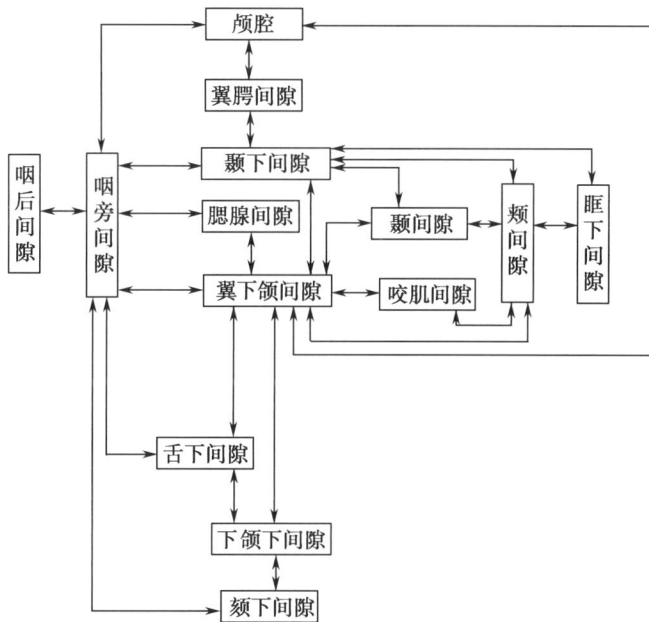

图 5-3-11 口腔、颌面部蜂窝间隙连通示意图

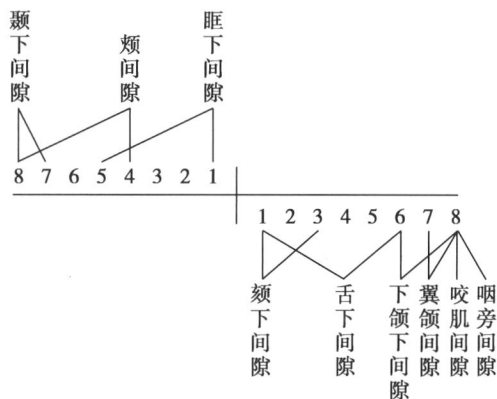

图 5-3-12 牙源性间隙感染

第四节 颈部局部解剖

颈部位于头部与上肢和胸部之间,是连接头部、躯干和上肢的枢纽,在颈后部的正中有脊柱颈段为骨性支架。在颈部正中,由前向后依次纵列呼吸道和消化道的颈段。甲状腺则位于喉及气管颈段上部的两侧。在其两旁,有颈部的大血管和神经上下通行。在颈下部,除有斜行于颈部与上肢之间的颈部大血管神经外,尚有胸膜顶和肺尖突入其间。

颈部肌肉分群和层次较为复杂,可分为颈浅肌群、舌骨上下肌群、喉肌、咽肌及颈深肌群。颈肌不仅使头颈产生复杂的运动,而且对发音、吞咽及呼吸均起重要作用。颈部的肌肉、器官及大血管均为筋膜所包被。

当头后仰时,颈部器官向上、前突出,颈前部增长,喉和气管位置变浅,有利于施行气管切开术。颈部侧转并后仰时,喉、气管及颈部大血管均向旋转侧移动,大血管位置变浅,有利于施行颈外动脉结扎及颈淋巴组织清扫等手术。

一、颈部的境界和分区

颈部上界为下颌骨下缘,乳突尖、上项线及枕外隆突的连线;下为胸骨颈静脉切迹、胸锁关节、锁骨上缘、肩峰和第 7 颈椎棘突连线为界。

颈部以斜方肌前缘为界,将颈部分为前、后两部。前部称为狭义颈部,后部称为项部(图 5-4-1)。

固有颈部与口腔临床关系密切,该部又以胸锁突肌的前、后缘为界,将每侧分为三部,由前向后依次为颈前(颈内侧)三角、胸锁乳突肌区和颈后(颈外侧)三角,两侧颈前三角合称颈前区,胸锁乳突肌区及颈后三角合称颈侧区。

1. 颈前三角 前界为颈前正中线,后界为胸锁乳突肌前缘,上界为下颌骨下缘。该三角又被二腹肌及肩胛舌骨肌上腹分为下列四个三角:

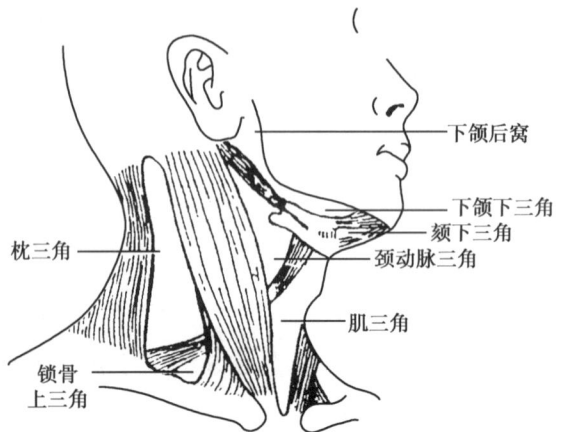

图 5-4-1 颈部的分区

(1) 下颌下三角(submandibular triangle):又称二腹肌三角。位于二腹肌前、后腹与下颌骨下缘之间。

(2) 颈动脉三角(carotid triangle):位于胸锁乳突肌、二腹肌后腹及肩胛舌骨肌上腹之间。

(3) 肌三角(muscular triangle):位于胸锁乳突肌、肩胛舌骨肌上腹及颈前正中线之间。

(4) 颏下三角(submental triangle):上界为下颌体,两外侧界为左右二腹肌前腹,下界为舌骨。

还有另一种分法,将两侧颈前三角合并为颈前区,以舌骨为界,分为舌骨上区和舌骨下区。舌骨上区包括颏下三角和左、右下颌下三角,舌骨下区包括左、右颈动脉三角和左、右肌三角。

2. 颈侧区

(1) 胸锁乳突肌区:相当于胸锁乳突肌及其浅面和覆盖的部位,即上界乳突,下界胸骨和锁骨胸骨端的上缘,前内和后外分别以胸锁乳突肌的前、后缘为界。

(2) 颈后三角:由胸锁乳突肌后缘斜方肌前缘及锁骨中 1/3 上缘围成。此三角又被肩胛舌骨下腹分为两个三角:

1) 枕三角:又称肩胛舌骨肌斜方肌三角,位于肩胛舌骨肌下腹之上。

2) 锁骨上三角:又称肩胛舌骨肌锁骨三角,位于肩胛舌骨肌下腹之下。

二、颈部体表标志

颈部正中自上而下可触及舌骨、甲状软骨、环状软骨、气管颈段和胸骨上窝,两侧可触及胸锁乳突肌和锁骨上窝(图 5-4-2)。

1. 舌骨(hyoid bone) 位于颈前区的软组织内,其高度约相当于平对第 3 颈椎平面。舌骨大角是寻找或结扎舌动脉的重要标志。

2. 甲状软骨(thyroid cartilage) 位于舌骨的下方,甲状软骨的上缘前部,在成年男性形成明显的喉结,在喉结上缘有甲状软骨切迹。甲状软骨上缘平对第 4 颈椎,此平面为颈总动脉分叉处。

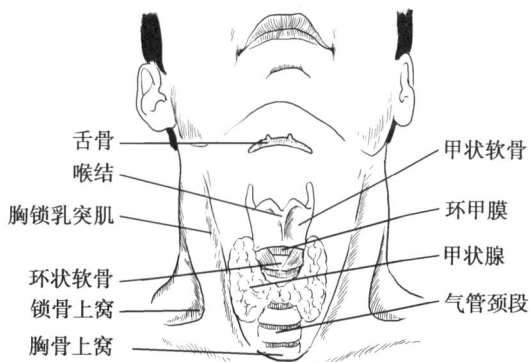

图 5-4-2 颈部体表标志

3. 环状软骨(cricoid cartilage) 位于甲状软骨的下方,为一完整的软骨环,其后方正对第 6 颈椎平面。甲状软骨下缘与环状软骨之间有环甲膜相连,在某些呼吸困难来不及行气管切开术时,可用粗针头自环甲膜刺入,或行环甲膜切开术,作为急救措施之一。

4. 气管颈段(cervical segment of trachea) 位置居中,在环状软骨下缘至胸骨颈静脉切迹之间可触及。

5. 胸锁乳突肌(sternocleidomastoid) 为颈侧区重要的肌性标志,当头向对侧旋转时,此肌肉更加明显。胸锁乳突肌的前、后缘既是颈部分区的境界,又是某些手术的切口标志,其前缘可作为显露颈外动脉,颈内动、静脉等的切口标志;胸锁乳突肌的后缘中点处为颈丛皮支的汇集点,颈神经丛皮支阻滞麻醉即由此点刺入。胸锁乳突肌的浅面有颈外静脉越过,深面主要有颈总动脉、颈内静脉和迷走神经通行。

6. 锁骨上窝(supraclavicular fossa) 位于锁骨上方。在此窝的锁骨上缘处,可触及锁骨下动脉的搏动。

7. 胸骨上窝(suprasternal fossa) 为位于胸骨颈静脉切迹上方的凹陷,是触及气管颈段的部位。

三、颈筋膜、筋膜间隙及其连通

(一) 颈筋膜(cervical fascia)

临床上,筋膜是手术分层的标志,筋膜之间存在着潜在的间隙,是炎症蔓延的重要通道。颈筋膜由浅及深可以分为五层(如图 5-4-3,图 5-4-4):

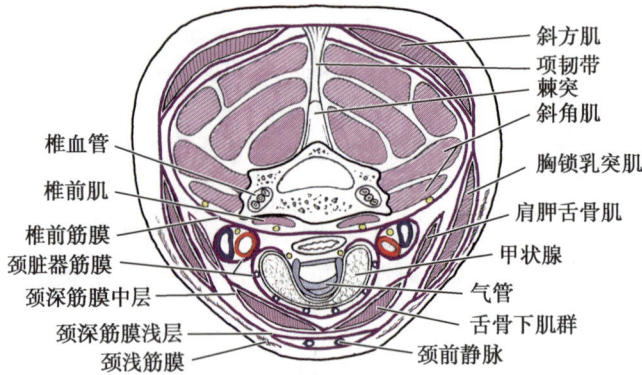

图 5-4-3 颈筋膜

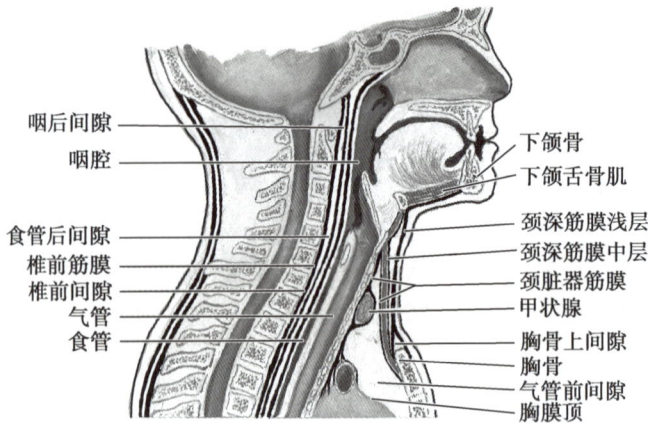

图 5-4-4 颈筋膜及颈筋膜间隙（正中矢状面）

1. 颈浅筋膜（superficial cervical fascia） 为全身浅筋膜的一部分，以一薄层包绕颈阔肌及颈部浅层的脉管和神经。

2. 颈深筋膜浅层（superficial layer of deep cervical fascia） 位于颈浅筋膜深面，其形成一完整的封套，包围颈部，故称之为颈深筋膜封套层或包围层。该层上方附着于头颈部分界线，下方附着于胸骨柄的前缘、锁骨、肩峰及第 7 颈椎棘突。除颈阔肌及浅层的脉管、神经外，几乎包被颈部全部结构。颈深筋膜浅层在腮腺、下颌下腺、胸锁乳突肌及斜方肌处分为两层包被上述结构，分别形成腮腺鞘、下颌下腺鞘、胸锁乳突肌鞘及斜方肌鞘，其余部分均为一层。

3. 颈深筋膜中层（middle layer of deep cervical fascia） 位于颈深筋膜浅层深面，呈梯形，其上附着于舌骨，其下附着于锁骨和锁骨柄的后缘，两侧至肩甲舌骨肌外缘，包被舌骨下肌群形成其鞘。

4. 颈脏器筋膜（visceral cervical fascia） 位于颈深筋膜中层深面，颈脏器筋膜分为脏、壁两层。脏层包被于颈部脏器如喉、气管、甲状腺、咽及食管的表面。壁层则包于全部脏器的外围，并向外包被颈内静脉、颈内动脉或颈总动脉及迷走神经，形成颈鞘。

5. 椎前筋膜（prevertebral fascia） 又名颈深筋膜深层，位于颈脏器筋膜深面，覆盖于椎前肌和斜角肌的浅面,该筋膜上缘起自于颅底,向下续于胸内筋膜。该筋膜将其浅面的颈深淋巴结、颈鞘内的大血管、神经与其深面的膈神经、颈交感神经干及颈丛神经隔开。在外下方,该筋膜形成锁骨上窝的底,并包被锁骨下血管和臂丛,随大血管进入腋腔形成腋鞘。颈淋巴清扫术时,通常以椎前筋膜为底界,手术在椎前筋膜的浅面进行,只要不切开此层筋膜,就不致伤及该筋膜深面的重要血管和神经。

(二)颈筋膜间隙及其连通

在上述颈深筋膜各层之间,均存在着潜在的筋膜间隙,主要有以下几种:

1. 颏下间隙(submental space) 位于双侧二腹肌前腹与舌骨之间的颏下三角内的间隙。该间隙以下颌舌骨肌为底,借此与舌下间隙分隔,颈深筋膜浅层形成此间隙的顶,间隙内主要有颏下淋巴结。颏下间隙感染多见于腺源性感染,因颏下淋巴结收集下唇中部、颏部、下颌前牙及舌尖等处的淋巴,故上述部位的感染可侵及颏下淋巴结,继而导致颏下间隙感染。因下颌舌骨肌在下颌体前部的附着处较低,下颌前牙及第一前磨牙根尖多在下颌舌骨线之上,故颏下间隙牙源性感染较少,而上述牙齿根尖部炎症,若形成脓肿,常破坏下颌骨舌侧骨板,侵入舌下间隙。

2. 下颌下间隙(submandibular space) 主要位于下颌下三角内,为一骨-筋膜间隙,由颈深筋膜浅层分为浅、深两层包绕下颌骨形成。颈深筋膜浅层的浅、深两层向上分别附丽于下颌骨下缘和下颌舌骨线,因而下颌下间隙的上界较下颌下三角为高。深层筋膜在下颌舌骨肌与舌骨舌肌的裂隙处疏松,下颌下间隙借此与舌下间隙相通。该间隙内含有下颌下腺、下颌下淋巴结、面动脉及面静脉。下颌下间隙与舌下、颏下、翼颌及咽旁诸间隙相交通。该间隙感染多来自下颌磨牙根尖感染和下颌第三磨牙冠周炎。因下颌磨牙根尖多位于下颌舌骨线之下,且下颌骨舌侧骨板较薄,故上述牙齿根尖部炎症,若形成脓肿,常破坏下颌骨舌侧骨板,侵入下颌下间隙。

3. 内脏周围间隙 包括咽旁间隙、内脏旁间隙、气管前间隙、咽后间隙及食管后间隙等(图5-4-5)。

(1)咽旁间隙(parapharyngeal space):见本章第三节。

(2)内脏旁间隙(paravisceral space):为咽旁间隙向下的延续,该间隙向前通气管前间隙,后通食管后间隙。

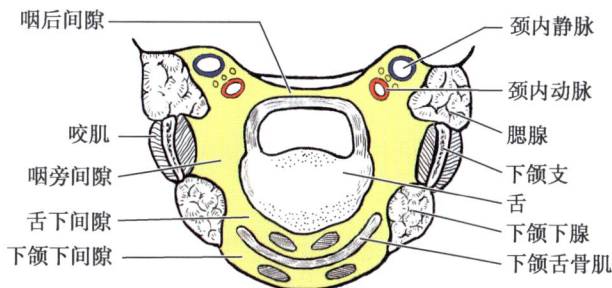

图5-4-5 咽周间隙

(3)气管前间隙(pretracheal space):位于气管前方,由颈脏器筋膜脏、壁两层所围成的潜在间隙,内含淋巴结及血管等。该间隙与前纵隔相连通,故其感染可以蔓延至前纵隔。前纵隔感染也可以上行扩散至颈部。气管前间隙还与内脏旁间隙相交通。

(4)咽后间隙(retropharyngeal space):位于咽后壁的颈脏器筋膜与椎前筋膜之间,上起自颅底,下通食管后间隙,两侧与咽旁间隙相通。咽后间隙感染因易于扩散至纵隔而特别危险,故又称为"危险地带"。

(5)食管后间隙(retroesophageal space):为咽后间隙向下的延续。

4. 椎前间隙(prevertebral space) 位于椎前筋膜与椎骨骨膜之间,内有椎前肌。

颈深筋膜各层之间,存在着潜在的筋膜间隙,各间隙之间,有着连通关系(图 5-4-6)。

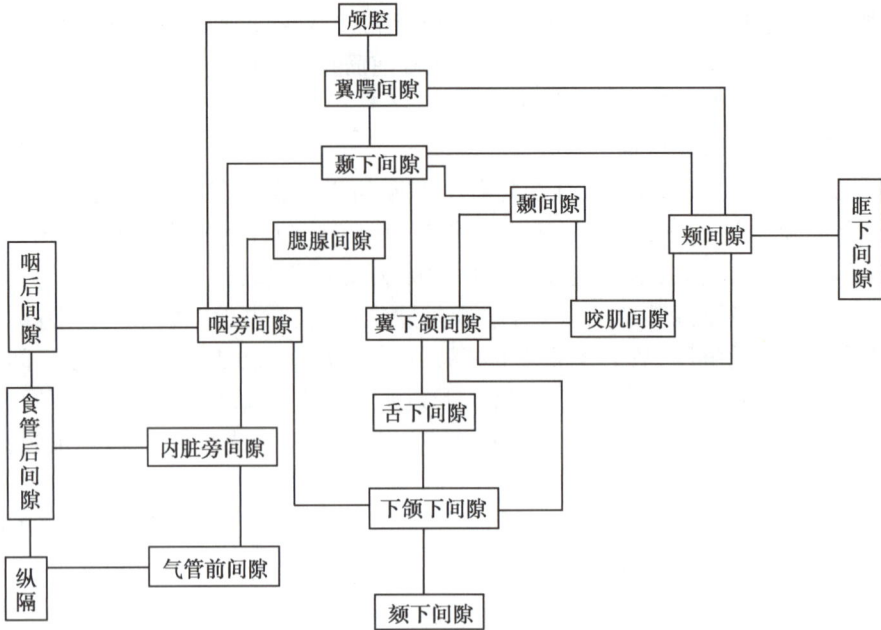

图 5-4-6　颈部蜂窝组织间隙连通示意图

四、下颌下三角

下颌下三角(submandibular triangle)又称下颌下区。

1. 境界　上界为下颌骨下缘,前下界为二腹肌前腹,后下界为二腹肌后腹(图 5-4-7)。其底由下颌舌骨肌、舌骨舌肌等构成。

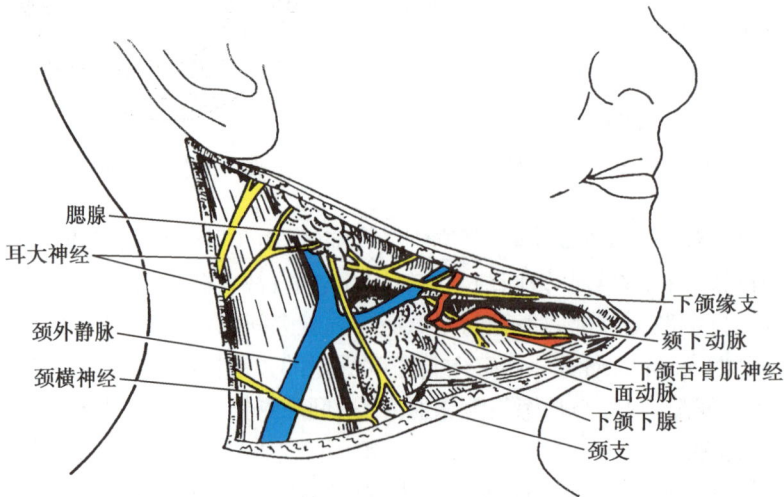

图 5-4-7　下颌下三角(下颌下腺鞘浅层已切除)

2. 内容及毗邻

(1) 下颌下腺:为下颌下三角的主要内容物,呈卵圆形,表面包有下颌下腺鞘,腺与鞘之间连以蜂窝组织,易于分离。腺体分深、浅两部分:浅面上部与下颌体内侧面的下颌下腺窝邻接,下部越过下颌骨下缘;深面与下颌舌骨肌、舌骨舌肌等相邻。腺体内侧有一深部(延长部)及下颌下腺导管,于舌骨舌肌浅面,经下颌舌骨肌深面进入舌下区,下颌下腺导管开口于舌下阜。

(2) 下颌下淋巴结:约3~6个,主要位于下颌下腺鞘内。由于下颌下淋巴结与下颌下腺关系密切,故在口腔颌面部恶性肿瘤转移时,常将下颌下淋巴结连同下颌下腺一并摘除。

(3) 面动脉及面静脉:面动脉在茎突舌骨肌及二腹肌后腹深面进入下颌下区,经下颌下腺的深面和上面的沟中走行,发出腺支营养下颌下腺。在咬肌附着端的前缘,钩绕下颌骨下缘至面部。面静脉在面动脉稍后方并与之并行于咬肌附着端前缘,越过下颌骨下缘,穿下颌下腺鞘浅层,向后下方行于下颌下腺后部的浅面,经二腹肌后腹的浅面进入颈动脉三角。

(4) 舌神经、下颌下腺导管及舌下神经:三者均位于下颌下腺的深面,在舌骨舌肌浅面,自后向前经下颌舌骨肌的深面进入舌下区。在舌骨舌肌浅面,自上而下依次排列为舌神经、下颌下腺导管及舌下神经(图5-4-8)。舌神经与下颌下腺导管关系密切,舌神经经翼外肌深面下行,进入翼颌间隙,向下前行于最后磨牙后内侧的黏膜下,继续向前下行经舌骨舌肌与下颌舌骨肌之间。若将下颌舌骨肌后缘向前拉开,可见舌神经自外上钩绕下颌下腺导管,经其下方转至其内侧和上方。舌下神经位于二腹肌腱的上方。

(5) 其他:下颌后静脉前支在下颌下腺表面与面静脉汇合。下颌下神经节位于下颌下腺深部上方和舌神经下方,连于舌神经。

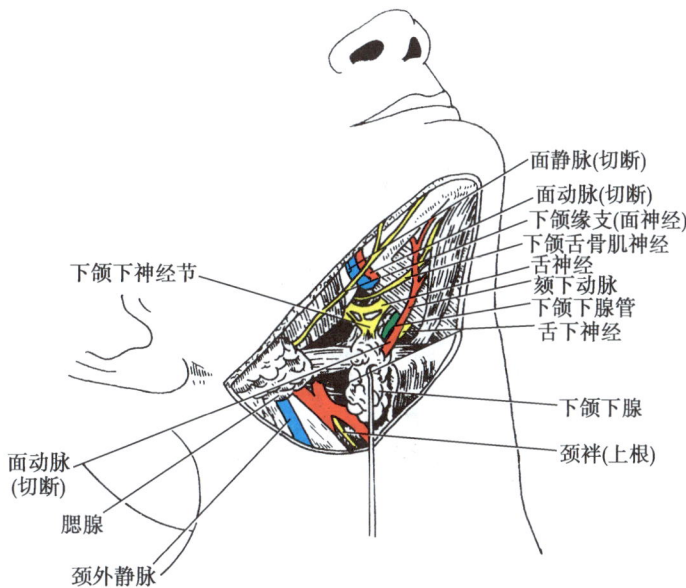

图 5-4-8 下颌下三角(下颌下腺向后拉开)

五、颏下三角

颏下三角(submental triangle)位于舌骨上区内。由左、右二腹肌前腹与舌骨体所围成。该三角浅面由皮肤、浅筋膜、颈深筋膜浅层覆盖,深面由下颌舌骨肌构成。三角内有颏下淋巴结。

六、气管颈段

气管颈段(cervical segment of trachea)位于舌骨下区肌三角下部正中,上接环状软骨下缘,下平胸骨颈静脉切迹与气管胸段相延续,长约6.5cm,横径约为1.5~2cm,有6~8个气管软骨环。气管在近环状软骨处最浅,距皮肤仅1~2cm,近胸骨颈静脉切迹处最深,距皮肤达3~4cm。气管颈段由蜂窝组织包绕,有一定的移动性,其深、浅、长、短与头的俯仰关系密切,即头俯时,其位置深而且较短;头后仰时,其位置浅而且长;当头向一侧旋转时,气管即移向该侧,不利于气管的显露,故气管切开术时多采用头后仰正中位,以利于显露气管。另外,多在第3~5气管软骨环的范围内切开,不宜切开过深,以免损伤气管后壁,甚至可能伤及食管;也不可低于第5气管软骨环,以免引起头臂干等的损伤。

1. 气管颈段层次

气管颈段前方由浅入深分为:皮肤、颈浅筋膜、颈深筋膜浅层、颈深筋膜中层。在正中线的皮肤和颈浅筋膜的深面,有由颈深筋膜浅、中两层形成的颈白线,为气管切开术的入路。在气管前方,有颈脏器筋膜脏、壁两层所围成的气管前间隙,间隙内有甲状腺奇静脉丛、甲状腺下静脉,有时还有甲状腺最下动脉(图5-4-9)。在做低位甲状腺切开术时,要注意上述解剖关系。因小儿胸骨颈静脉切迹的稍上方可见胸腺、头臂干、左头臂静脉,甚至主动脉弓,故行小儿气管切开术时,更应注意这一解剖关系。在气管颈段第2~4气管软骨环的前方,有甲状腺峡部横过,此处因有左、右甲状腺上、下动脉的分支吻合,故切断后易引起出血。

2. 气管颈段周围毗邻　气管颈段的两侧上部有甲状腺侧叶覆盖,下部与颈总动脉相

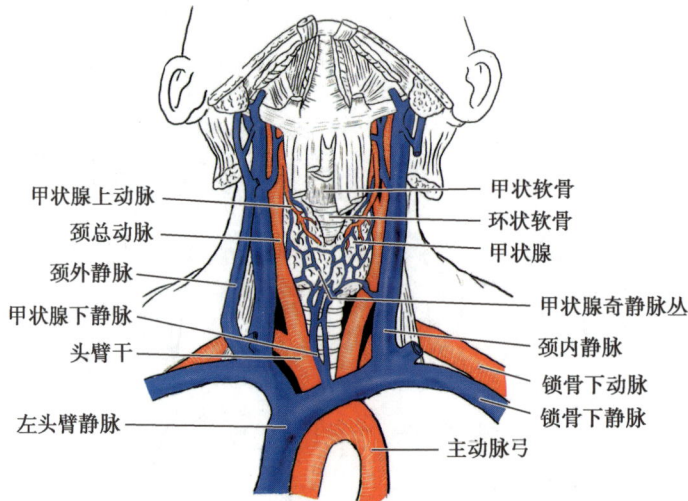

图5-4-9　气管颈段前方的层次

邻。愈接近胸骨上缘,颈总动脉与气管的距离愈近。故在行气管切开术时,应强调切口的正中位。气管后方紧邻食管,切开气管时,应注意深度适当。此外,在气管与食管之间的沟内尚有喉返神经通行。

七、颈动脉三角

颈动脉三角(carotid triangle)位于胸锁乳突肌上部的前方(图5-4-10)。

1. 境界 前上界为二腹肌后腹,前下界为肩胛舌骨肌上腹,后界为胸锁乳突肌前缘。

2. 内容及毗邻

(1)颈总动脉:颈总动脉在颈动脉三角内沿气管及喉的外侧上行,行至甲状软骨上缘处,分为颈内动脉和颈外动脉。颈内、外动脉从颈总动脉分出后,两者均上行进入二腹肌后腹的深面。

(2)颈外动脉:由颈总动脉发出后,先行于颈内动脉的前内侧,继而转到其外侧上行。颈外动脉的浅面自上而下有舌下神经、舌静脉和面总静脉越过,内侧为咽侧壁及喉上神经

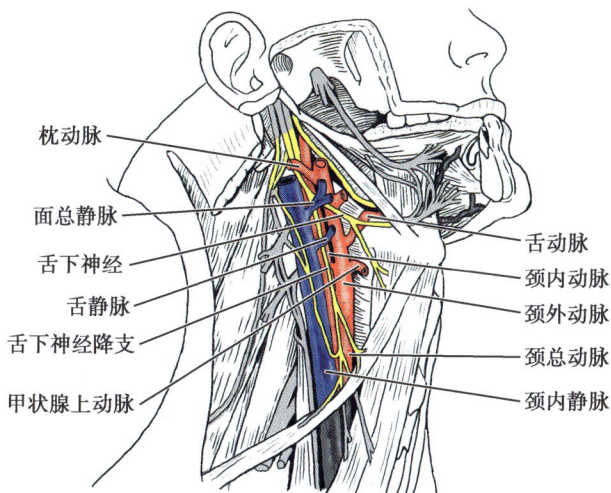

图 5-4-10 颈动脉三角

的内、外支,后有舌下神经降支及迷走神经。在甲状腺上动脉与舌动脉之间结扎颈外动脉时,必须清楚其解剖关系,以免误伤上述神经。由于两侧颈外动脉有丰富的吻合,故结扎一侧颈外动脉,其所营养部位不受影响。

(3)颈内动脉:由颈总动脉发出后,颈内动脉初在颈外动脉的后外侧,继而转至其后内侧沿咽侧壁上行,经颈动脉管入颅。在颈动脉三角内,颈内动脉浅面有枕动脉、舌下神经、舌静脉及面总静脉,后外侧有迷走神经,外侧有颈内静脉,内侧为咽侧壁及喉上神经内外支。

颈外动脉与颈内动脉的主要鉴别点如下:①颈内动脉初始在颈外动脉的后外侧,继而转向后内侧;②颈内动脉在颈部无分支,而颈外动脉则有一系列分支;③暂时阻断颈外动脉,则颞浅动脉及面动脉无搏动。

(4)颈内静脉:位于颈内动脉和颈总动脉的外侧,颈内静脉接受脑、颌面和颈部的静脉血。

(5)舌下神经:在颈内动脉、颈内静脉之间下行,经二腹肌深面进入颈动脉三角,呈弓形跨过颈内、外动脉的表面,于舌骨大角上方,再次经二腹肌后腹的深面进入下颌下区。舌下神经发出降支,在颈动脉鞘浅面下行,并与第2、第3颈神经分支组成舌下神经襻,由襻发出分支,布于舌骨下肌群。

(6)喉上神经:发自迷走神经,向前下分为内、外两支,在颈内、外动脉的深面下行。外支布于环甲肌;内支布于声门裂以上的喉黏膜。

小 结

在口腔颌面部的局部解剖学中,描述了口腔的境界、分部和口腔前庭的标志,唇、颊、牙龈、腭、舌和舌下区的组织层次、神经支配、血液供应和淋巴回流。在腮腺咬肌区中腮腺和面神经的关系紧密,腮腺手术应防止损伤到面神经及其分支或腮腺导管。面侧深区有翼丛、上颌动脉、下颌神经与翼外肌等重要结构与临床关系密切。在口腔、颌面部蜂窝组织间隙及其连通中描述了口腔、颌面部蜂窝组织间隙的概念,各间隙的境界、内容、感染途径及相互连通关系。下颌下三角和颈动脉三角与口腔颌面部密切相关。学习口腔颌面颈部的境界与分区,颈筋膜及气管颈段的结构特点和毗邻关系将为后续专业课的学习奠定必要的形态学基础。

思考题

1. 简述口腔前庭及其主要的解剖标志。
2. 简述舌的血液供应、淋巴回流的特点及临床意义。
3. 简述口腔、颌面部蜂窝组织间隙的概念及其临床意义。
4. 简述舌神经、下颌下腺导管及舌下神经的关系。
5. 简述颈动脉三角的境界及内容。

(郭艳玲)

第六章　口腔生理及功能

第一节　牙的生理

一、牙的理化特性

1. **比重**　牙的比重与有机或无机成分含量的多少有关。牙冠比重大于牙根,牙釉质大于牙本质,恒牙大于乳牙,萌出已久的牙大于刚萌出的牙。

2. **硬度**　牙釉质硬度最大,其次是牙本质,再次是牙骨质。恒牙的硬度大于乳牙,上颌牙的硬度大于下颌牙。牙釉质之所以最为坚硬,与其高度矿化及晶体结构密不可分。牙釉质中无机物含量约占牙釉质总重量的97%,其中以磷酸钙为主,约占90%,而碳酸钙、磷酸镁和氟化钙三者仅占牙釉质总重量的7%。此外尚有少量的钠、钾、铁和铅等微量元素。牙釉质的矿物盐是以羟磷灰石$[Ca_{10}(PO_4)_6(OH)_2]$的结晶形式存在。牙釉质的有机物和水分含量极少,仅占其总重量的3%。相比之下,牙本质的无机物含量就较低,约占其总重量的70%,而有机物和水分约占30%。牙本质中无机成分的结构也是以羟磷灰石结晶形式存在。

3. **色泽**　初萌出的牙呈半透明状,随年龄的增长色泽也随之产生改变。乳牙的牙冠呈乳白,恒牙的牙冠呈乳黄色,即使在同一牙冠的不同部位,其颜色也不完全一样。这主要取决于牙釉质的矿化程度和厚度。矿化程度越高,牙釉质越透明,其深层的黄色牙本质更易透出而使牙冠显得比较黄;反之,矿化程度低,牙釉质透明度差,牙冠就较白。牙釉质越厚,则越显白,这就是一般牙齿的切缘区常呈灰色,牙齿中部呈乳白色,到牙颈部往往呈淡黄色的缘故。

4. 温度 牙表面温度为 31~34℃。同一牙的牙颈部温度最高,前牙的温度较后牙低。

5. 离子通透性 牙釉质虽致密而坚硬,但却是半透膜,其表面可被某些元素透过,并与内部的氢或氢氧离子发生置换。利用离子置换法可对牙进行漂白或用氟化钠牙膏刷牙防龋等。但随着年龄的增长,牙釉质密度和渗透性会降低。

二、牙对外界各种刺激的反应

1. 温差刺激 釉牙本质界的温度一般为 37℃。在受到低于 29℃或高于 47℃的温差刺激后牙会引起温差反应,且有一潜在的反应过程。当温差刺激除去之后或反应消失之前均有一段持续的过程。

2. 压力刺激 用 50℃温水冲洗牙 10 秒后,髓腔压力会升高 1.3~1.96kPa(10~15mmHg)。如用冷刺激作用于牙 8 秒,髓腔压力会减低到零。髓腔无论是升压还是减压,均能引起牙髓反应。

3. 牙本质切断面小管内牙本质液的流体动力刺激 当龋病、磨损、酸蚀、外伤等病理性变化或充填体、修复体松脱等并发症导致牙本质暴露,温度、化学或机械性刺激作用于暴露的牙本质,导致牙本质小管内的液体流动,进而导致牙髓传入神经纤维兴奋而引起疼痛。隐裂牙咀嚼食物时产生疼痛也是此原因。

4. 高渗压刺激 高渗糖液吸引牙本质液的流速正常为 2~4mm/s,当超过 4.8mm/s 时,便会引起高渗压刺激产生疼痛。高渗压刺激是一过性的,当重复试验时疼痛可减轻。据此可解释食糖在某些情况下会引起牙疼痛的原因。

5. 电流刺激 根据任何两种不同金属插入电解液中组成电路这一原理,将铜片和锌片同时插入稀硫酸中,并将两金属片之间借导线相接,即可构成一个伏打电池。如用两种不同金属充填于上下相对牙的𬌗面时,即可构成一个"自体伏打电池"而刺激牙。使用铁质充填器充填银汞或用铜质的调羹进食,偶然接触银汞充填体时就构成电流刺激。

三、牙髓的血液循环

牙髓的血液来自于上、下牙槽动脉。其血液循环主要受以下因素影响。

1. 牙髓的血流量 牙髓的血流量与牙髓内毛细血管网的容积成正比关系,其中第一磨牙的血流量最大。在牙体预备、备洞过程中或窝洞用酒精、丁香油消毒时,均可因机械的或是化学的刺激而引起牙髓暂时充血。

2. 牙髓毛细血管网的压力 开髓后,可直接在牙髓毛细血管网的表面测出压力,正常压力约为 0.009kPa(0.07mmHg)。

3. 髓腔压力 作用于髓腔壁的压力称髓腔压力。正常髓腔压力为 1.3~2.6kPa(10~20mmHg)。

四、牙的功能性移动

在长期的咀嚼运动过程中,由于牙的𬌗面及切缘的磨耗出现牙冠伸长而向𬌗面移动,以及在相邻两牙之间的邻面出现磨耗而向近中的移动。这种向𬌗面及切缘或邻面少许移动现象,称牙的功能性移动。这种移动不仅在维持面下 1/3 的垂直距离、正常的邻接关系有重要意义,而且在稳定牙𬌗关系、保持牙弓完整、利于咬合以及对颞下颌关节、咀嚼肌、牙周组织的健康都有重要意义。

牙的功能性移动在磨牙区较前牙区明显。在功能性移动过程中,牙槽间隔及龈乳头也相应地发生改变。

第二节 咀 嚼 功 能

咀嚼活动(masticatory movement)是在神经系统的支配下,通过咀嚼肌的收缩使颞下颌关节、下颌骨、牙齿及牙周组织产生的节律性运动,咀嚼运动有一定的程序和重复性。

一、咀嚼运动过程及其生物力学杠杆作用

咀嚼运动为下颌运动的一部分,其运动形式较复杂但有规律。一般将咀嚼运动归纳为切割、捣碎和磨细三个基本动作,这三个动作连续顺畅、重复进行并有不同的生物力学相互依存,使咀嚼运动能发挥最大的效能。

1. 切割运动及其生物力学杠杆作用 切割主要是通过下颌的前伸运动,由上、下颌切牙进行前伸咬合来完成的。切割开始时,下颌从牙尖交错位或姿势位向下、前,然后上升,使上、下颌切牙相对切咬食物。食物一经穿透,上、下颌切牙即行对刃。随后,下颌切牙的切缘沿上切牙的舌面向后上滑行,回到牙尖交错位。其中,前伸过程为准备运动,切咬、对刃与后退才是切割的咀嚼运动。此运动的距离约为1~2mm,它取决于前牙覆盖与覆𬌗的程度。一般深覆盖、深覆𬌗者运动距离较大,反之则较小。一个完整的切割运动以牙尖交错位为始终,经过前伸、对刃,构成了前牙的𬌗运循环(图6-2-1),也就是前牙咀嚼运动的一个周期。在实际口腔功能运动中,切牙的这种连续的𬌗运循环是不存在的,因为被切牙切割的食物进入固有口腔后,多经过后牙嚼细、吞咽,然后才进入第二个切割运动。

在切割运动中,以前牙切咬的食物为重点(W),颞下颌关节为支点,提下颌肌群以咬肌和颞肌为主要动力点(F),形成第Ⅲ类杠杆(图6-2-2),阻力臂长于动力臂,机械效能较低,但前牙所承受的咀嚼力较小,有利于保护单根前牙和其牙周组织。

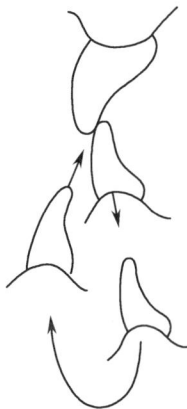

图6-2-1 前牙𬌗运循环

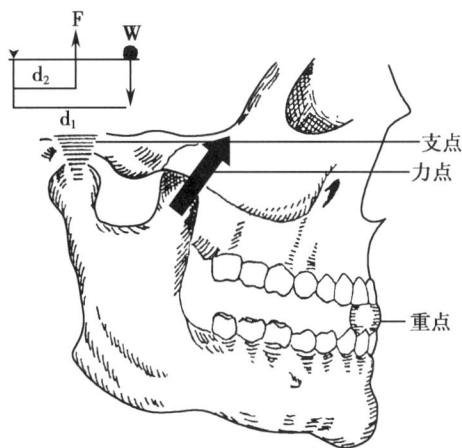

图6-2-2 咀嚼运动的第Ⅲ类杠杆

2. 捣碎和磨细及其生物力学杠杆作用 捣碎主要是通过下颌的开闭运动,即从垂直方向由上、下颌前磨牙将食物压碎,多用于较酥脆的食物。磨细主要是通过下颌侧方运动,由上、下颌磨牙进行侧方咬合来实现的。开始时,下颌先向下、外(即向工作侧),继而向上,使工作侧同名牙尖彼此相对。然后,下颌磨牙颊尖的颊斜面,沿上颌磨牙颊尖的舌斜面向舌侧滑行,回归至牙尖交错位。在返回牙尖交错位的过程中,受食物的性质影响,如韧性强者,则下颌磨牙颊尖的舌斜面往往需要从中央窝沿上颌磨牙舌尖的颊斜面再滑行,约至其一半处而分离,再重复上述运动,周而复始,称为后牙的𬌗运循环(图6-2-3)。在此循环中,下颌向下向工作侧均为准备运动,而上、下颌磨牙颊尖相对至颊舌尖分离,才是磨碎的咀嚼运动,其运动距离约为2~4mm,此距离受磨牙牙尖斜度的影响。在正常咀嚼过程中,捣碎和磨细往往是综合进行的。

在后牙𬌗运循环中非工作侧髁突虽向工作侧移动,但仍为翼外肌、颞肌、舌骨上下肌群所稳定,作为支点,工作侧的提下颌肌群以咬肌与翼内肌收缩为力点(F),研磨食物处为重点(W),构成第Ⅱ类杠杆(图6-2-4)。此时动力臂长于阻力臂,可使机械效能增加,当研磨食物的后阶段,下颌接近牙尖交错𬌗时,则同时存在第Ⅱ类与第Ⅲ类杠杆作用。

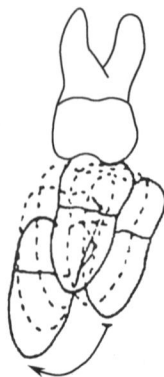

图 6-2-3 后牙的𬌗运循环

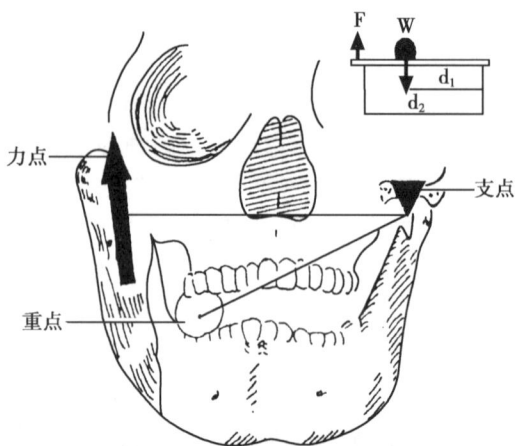

图 6-2-4 咀嚼运动的第Ⅱ类杠杆

二、咀嚼周期

咀嚼食物时,下颌运动有其一定的顺序和重复性,此种顺序和重复性称为咀嚼周期(图6-2-5)。根据咀嚼时下颌运动的轨迹图形,典型成人咀嚼周期具有时间和形态的变化。

1. 轨迹图形似泪滴形态,开口相靠近中线,闭口相靠近侧方。

2. 自牙尖交错位开口时,运动速度较快。

3. 近最大开口位时运动速度减慢,但闭口运动开始,速度又加快。

4. 闭口运动将近咬合接触时,运动速度又缓慢,近牙尖交错𬌗时速度急剧减慢趋于静止。

5. 牙齿咬合接触时,下颌运动停止瞬息,咀嚼周期终止于牙尖交错位。咀嚼周期的速度若缓慢,则正中位时牙接触的时间就长。

咀嚼周期中,每一程序所持续的时间和咀嚼运动的特征,可随食块的大小、硬度、滋味等特点及某些疾病的性质而异。一个咀嚼周期所需时间平均为0.875秒,其中咬合接触时间平均为0.2秒,两者之比约为4∶1。

儿童乳牙列的咀嚼运动型与成人的不同,侧方运动开口时,儿童有较大侧方滑动接触。随着恒前牙的萌出,10~12岁后,咀嚼型则转变成典型的成人运动型。患有前牙开𬌗的成人咀嚼型类似乳牙列儿童的咀嚼型。

三、咀嚼运动的类型

咀嚼运动可分为单侧咀嚼和双侧咀嚼两类(图6-2-6)。

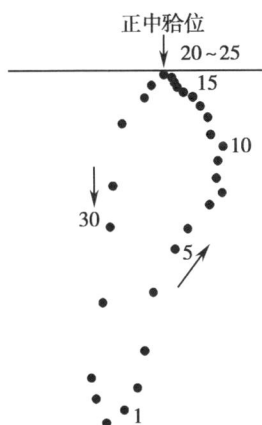

图6-2-5　咀嚼周期正常型特征(咀嚼食品:三明治)
黑点间隔距离远表示速度快,反之则慢(1秒分为30个点)

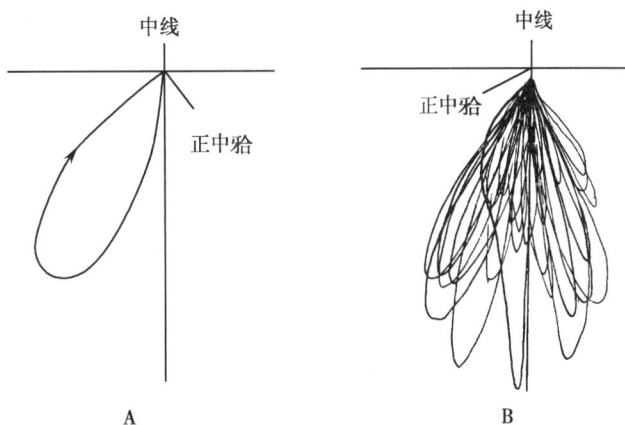

图6-2-6　咀嚼运动的类型(冠状面的投影)
A.单侧咀嚼运动　B.双侧咀嚼运动

1. 双侧咀嚼　又可分为双侧同时咀嚼和双侧交替咀嚼。在牙列完整对称、牙尖协调、功能潜力相等及咬合运动无障碍的情况下,应是多向双侧交替地咀嚼,此类约占87%。双侧同时咀嚼多发生在咀嚼食物的末期,全口义齿常为此类咀嚼方式。咀嚼的最常见形式是用前磨牙和磨牙将食物捣碎磨细。也有一部分食物是先经切牙切割,然后置于两侧后牙𬌗面,或从一侧转移至另一侧后牙𬌗面进行咀嚼。

2. 单侧咀嚼　往往是因障碍或颞下颌关节功能紊乱所致。单侧咀嚼时,下颌牙列经常向咀嚼侧运动,使牙列向咀嚼侧旋转,逐渐使咀嚼侧牙列趋于远中关系,废用侧则趋于近中关系,下颌前牙的中线亦向咀嚼侧偏移。因咀嚼肌及颞下颌关节均受影响,单侧咀嚼者的颌面部两侧发育不对称,因此为不正常咀嚼运动,约占12%。

四、咀嚼效率

机体在单位时间内,将定量食物嚼细的程度称为咀嚼效率(masticatory efficiency)。其是咀嚼作用的实际效率,也是衡量咀嚼能力大小的一个重要生理指标,咀嚼效率常用百分数表示。

(一)影响咀嚼效率的因素

1. 牙的功能性接触面积　在咀嚼功能正常的情况下,上、下颌牙齿的功能性接触面积越大,咀嚼效率越高。若𬌗关系异常,牙的大小、形状、数目、排列等不正常,牙体、牙列的缺损均可减少接触面积而导致咀嚼效率降低。

2. 牙周组织 由于疾病或某些原因,使牙周组织受损,可导致牙周组织耐受力下降,而使咀嚼效率降低。

3. 颞下颌关节疾病 颞下颌关节疾病可影响咀嚼运动,导致咀嚼功能下降,使咀嚼效率降低。

4. 全身性疾病或口腔内软组织炎症、外伤后遗症等,均可影响咀嚼效率。

5. 缺牙的位置 后牙缺失对咀嚼效率的影响大于前牙缺失。

6. 全口义齿与自然牙列的咀嚼效率相差比较明显,仅为自然牙列的 1/4~1/3,但在义齿的使用过程中,可逐渐适应并且提高咀嚼效率,故咀嚼效率的高低还可以评价修复体的制作质量。

7. 其他因素 如过度疲劳、精神紧张和不良咀嚼习惯等,也可影响咀嚼效率。

总之,咀嚼效率的高低代表咀嚼功能的大小。牙的功能性接触面积的大小、牙支持组织、颞下颌关节、口腔内软组织及全身健康与否等均可影响咀嚼效率。因此,咀嚼效率实际上是咀嚼过程中各种因素作用的综合体现,不但可为口腔、颌面部某些疾病的诊断提供线索,而且可对评定口腔矫形修复体的效果及制订矫治计划提供依据。

(二) 测定咀嚼效率的方法

1. 称重法 测定的方法是计算在单位时间内嚼碎一定量食物占总食量的百分率。其方法是给被试者花生米 4g,咀嚼 20 秒,然后全部吐在盛器内,并漱净口内咀嚼物残渣,过筛(筛孔径为 2.0mm),将未过筛的残渣烤干,若称其重量为 0.5g,其咀嚼效率按公式计算为:

$$(总量 - 余量)/ 总量 \times 100\% = (4-0.5)/4 \times 100\% = 87.5\%$$

若要考虑到烘干的咀嚼物残渣与被试物的干燥程度的差异,则需乘以干燥系数 a(咀嚼试物烘干后重量与其鲜重的比值),这样计算的结果更准确。

$$(a \times 咀嚼前总量 - 剩余量)/(a \times 咀嚼前总量) \times 100\%$$

2. 吸光度法 此法由宋兆俊等于 1987 年提出。采用光栅分光光度计,以其可见光对咀嚼后的试物(如花生米)悬浊液进行测定。咀嚼效能高者,咀嚼细,悬浊度高,测得的吸光度值大;反之则小。其测定步骤如下:

给受试者每次 5g 炒花生米,咀嚼 30 秒后吐在盛器内并漱净口内咀嚼物残渣,用水将吐出的咀嚼物稀释到 1 000mL,经充分搅拌 1 分钟,静置 2 分钟以后,采样放入 722 型光栅分光光度计,在光谱波长 590nm 处测定其吸光度值。本法简便、准确,全过程仅需 10 分钟。

3. 比色法 此法由瑞典学者 Gume 在 1983 年提出。该法利用试物对生物染料苋菜红溶液的吸附作用,将咀嚼后的试物放入苋菜红溶液中,试物嚼得越细,其表面积就越大,吸附染料越多,则溶液浓度越低。通过测定即可获得咀嚼效率的大小。因其测定步骤较为复杂,故不详细介绍。

五、咀嚼运动中的生物力

(一) 咀嚼力

咀嚼力(masticatory force)实际是指参与咀嚼的肌肉收缩时所能发挥的最大力,也称咀嚼肌力。咀嚼肌力的大小,可通过计算参加咀嚼运动的肌横断面积的总和而求得,正常肌横断面积所能发挥的力,平均为 10kg/cm²。成年人的颞肌、咬肌、翼内肌的横断面积分别约为

8cm²、7.5cm²、4cm²，三肌共为195kg。故单侧的咀嚼肌力理论为19.5kg。实际中的咀嚼肌力的大小应根据参与咀嚼的肌纤维的多少和食物的性状而定，并存在个体差异。

(二) 殆力、最大殆力与牙周潜力

殆力是指上、下颌牙咬合时，牙及牙周组织实际所承受的压力。咀嚼时，咀嚼肌仅发挥部分力量，一般不发挥全力而留有潜力，这种实际咀嚼肌力量，称为咀嚼压力，也称殆力。殆力的大小，因人而异。同一个人，又依其年龄、健康状况及牙周膜的耐受力范围等而有所差异。经过特殊训练的人，如杂技演员，其殆力可高于常人；反之，某些牙或牙列一侧因某种原因长期少用或不用，其殆力亦会减小。具有单侧咀嚼习惯者，工作侧牙较非工作侧牙的殆力大。殆力是反映咀嚼系统及全身健康状况的一个重要标志。咀嚼系统的任何部分发生疾病，均可影响正常殆力。因而对咀嚼系统某些疾病的诊断、治疗和矫治，可通过殆力的增减而有所了解。

最大殆力是牙周膜的最大耐受力，咀嚼力较殆力大得多，若牙周组织承受的殆力超过其耐受阈时，感受器感受刺激，传入中枢，产生疼痛，从而反射性地使咀嚼肌收缩力减弱，起调节作用。测定最大殆力通常是通过殆力计测量。目前测定最大殆力常用的殆力计有机械式和电子式两种，使用非常方便。1963年王毓英（北京大学口腔医院）对462例青壮年男女应用应变电阻仪测得的殆力均数见表6-2-1。

表 6-2-1 上、下颌牙的殆力　　　　　　　　　　　　　　　单位：kg

牙列	性别	牙位															
		8	7	6	5	4	3	2	1	1	2	3	4	5	6	7	8
上颌	男	45.5	48.2	49.4	35.1	26.8	19.3	11.5	12.2	12.0	11.5	19.7	27.3	35.0	50.4	46.3	45.8
	女	33.7	49.9	42.3	30.0	22.1	16.7	9.70	10.2	10.2	9.8	16.1	22.2	29.7	42.6	40.4	35.7
下颌	男	47.4	48.3	48.3	36.7	28.0	21.5	13.7	13.0	13.1	11.6	20.8	29.0	36.3	47.9	47.8	46.7
	女	35.2	41.8	42.3	30.8	24.6	17.6	11.6	11.3	11.4	11.4	17.5	24.8	30.8	41.2	42.2	36.2

表6-2-1说明：①最大殆力男性大于女性。②最大殆力大小的顺序为第一磨牙＞第二磨牙＞第三磨牙＞第二前磨牙＞第一前磨牙＞尖牙＞中切牙＞侧切牙。有时第一、第二磨牙差别不明显，也有第二磨牙＞第一磨牙者。③正常咀嚼食物所需力约为3~30kg，约为表6-2-1最大殆力的一半，由此可知，正常牙周组织尚储备一定的承受力，此力称为牙周潜力或称牙周储备力。牙周潜力是义齿修复的基础，义齿修复时利用基牙的牙周潜力，担负义齿所受到的殆力。

目前国内外多使用计算机辅助的咬合检测仪器，主要有光殆仪、T-Scan系统和Dental Prescale系统。T-Scan技术是利用栅格信息化的电子咬合片来测量咬合力和咬合时序以及咬合力中心的一种设备（图6-2-7）。而Dental Prescale系统则通过专用扫描仪扫描受压变色的压力敏感咬合膜（变色后的颜色浓度与压强对应），采集图像并计算机分析，得出接触的数目、位置，各点的面积，殆力大小以及全牙列的殆力中心和平衡情况。

六、咀嚼时牙的动度与磨耗

(一) 咀嚼时牙的运动

咀嚼时，牙具有轻微的垂直向和水平向的生理运动，除非大力咀嚼，一般不易感知。牙

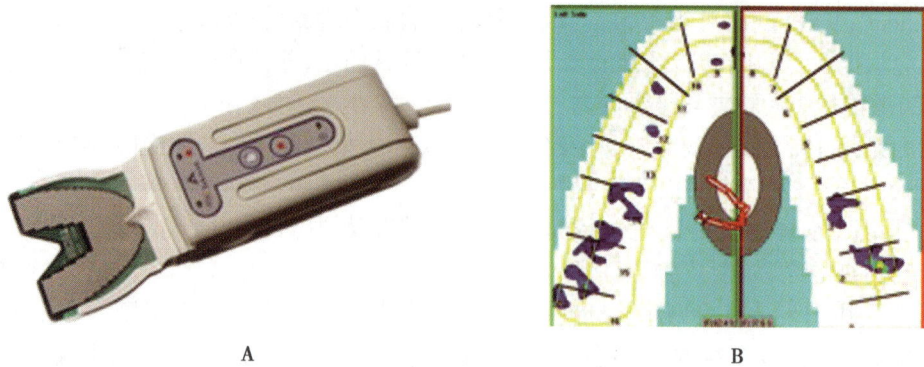

图 6-2-7　T-Scan 系统
A.咬合片及采集头　B.咬合图形显示

的这种生理动度可以在承受较大的冲击载荷时由牙周膜吸收能量,起到缓冲作用。此外,牙的轻微运动,还对牙髓的血液循环有调节作用。生理动度是由牙槽骨的高度、牙根的形态、牙周膜的厚度和性质以及施力的大小决定的。

(二) 牙的磨耗与磨损

在咀嚼过程中,由于牙面与食物或牙面与牙面之间的摩擦,造成牙齿硬组织缓慢地、渐进性消耗的现象,称为磨耗(attrition)。磨耗与磨损(abrasion)不同,磨耗是一种生理现象,磨损则是指牙面与外物机械摩擦而产生的病理性的牙体损耗。磨耗随年龄的增长而明显,最常发生在牙的𬌗面、切嵴及邻面。侧方咬合时,由于上颌磨牙的舌尖及下颌磨牙的颊尖无论在工作侧或非工作侧均有接触,故𬌗面磨耗以上述接触牙尖为多。前伸咬合时,上、下颌前牙对刃后,下颌前牙切嵴即沿上颌前牙舌面向后上滑行回归至牙尖交错𬌗,故下颌前牙切嵴磨耗较多。咀嚼时,各牙均有其生理动度,相邻牙的接触点因相互摩擦产生邻面磨耗。

(三) 磨耗的生理意义

均衡而适度的磨耗具有下列生理意义:①上下颌牙在建𬌗初期,往往没有正常而平衡的𬌗关系,可能只出现少数早接触点,但通过磨耗,使𬌗面接触广泛。②随着年龄增长,牙周组织对外力的抵抗力逐渐减弱。磨耗使牙尖高度降低,可减少咀嚼时牙周组织所受的侧向压力,使牙尖形态与牙周组织功能相适应。③高龄者牙周组织发生老年性退缩,临床牙冠增长,甚至牙根部分暴露。牙冠磨耗可减少临床牙冠的长度,保持冠根比例协调,从而不至于因杠杆作用而使牙周组织负担过重。④全牙列邻面持续地磨耗,可代偿牙列持续地向前移动,使前牙不会因后牙的推动而拥挤。

然而,牙过快、过多或不均匀的磨耗,不但可使牙体形态发生改变,牙列的𬌗关系亦受影响,以致出现各种病理改变。如由于后牙𬌗面磨耗,前牙切嵴未能相应地磨耗,结果形成严重的深覆𬌗。下颌前牙切嵴沿上颌前牙舌面向后上滑行,致使髁突后移,颞下颌关节受到损伤。另外,由于侧方运动幅度减小或咀嚼运动受限,造成后牙颊舌尖磨耗不匀,上颌后牙舌尖及下颌后牙颊尖磨耗较多,结果形成与正常横𬌗曲线相反的反横𬌗曲线(图 6-2-8)。具有反横𬌗曲线者,其上颌后牙颊尖及下颌后牙舌尖过于突出,咀嚼时易被侧力撞击而发生牙冠纵裂。此外,邻面磨耗可使原来的点状接触变成面接触,容易造成食物嵌塞、邻面龋及牙周病。

七、舌、唇、颊和腭在咀嚼运动中的作用

口腔咀嚼功能的完成除了神经肌肉调控以及咀嚼肌群、与颞下颌关节的共同作用外,离不开口周组织的协同作用。

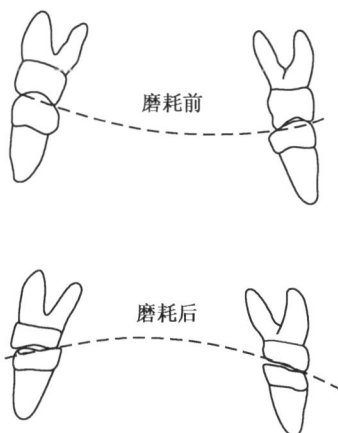

图 6-2-8 横𬌗曲线的改变

1. 舌在咀嚼中的作用 在咀嚼活动中,舌的作用极为复杂也非常重要,体现在:①推送并保持食物在上下牙列间,以便对其切割、捣碎和磨细;②将食物从牙弓的一个部位运转到另一个部位,以便全牙弓得以均匀使用;③搅拌食物与唾液混合,以利吞咽和消化;④舌和口腔后部的感觉末梢,能选择咀嚼完善的食团,以备吞咽;⑤清扫食物残渣,保持口腔清洁;⑥辨认食物中有无可致创伤的物质;⑦挤压食物,舌背前 2/3 黏膜粗糙,咀嚼时可将食物压于硬腭表面或牙弓舌面之间,帮助压碎。

2. 唇、颊在咀嚼中的作用 唇的作用是感知食物和协助咀嚼过程的完成。前者包括温度觉和触觉,后者则包括帮助运转食物和防止食物从口腔溢出。颊在咀嚼中的作用主要为容纳初步咀嚼过的食物以及辅助运转食物。

3. 腭在咀嚼中的作用 腭的作用除与舌共同挤压食物外,硬腭对触觉敏感,能辨别食物粗糙程度。

八、咀嚼的作用与影响

(一) 咀嚼的作用

1. 咀嚼的消化作用 ①食物进入口腔,经过上、下颌牙的机械加工,将食物粉碎,粉碎的食物表面积增加,使消化酶有效地活动,并使有味物质扩散到味觉感受器以增加食欲;②食物的刺激能反射性地使唾液分泌,唾液能润滑食物,便于咀嚼,而且唾液中的酶(特别是淀粉酶)能对食物进行初步化学消化;③食物的刺激还能使胃肠道消化腺的分泌及蠕动增加,为接纳食物做好准备。

2. 咀嚼食物对牙齿和牙龈起清洁和按摩作用 食物被咬碎后,从牙冠表面滑过,随后与牙龈接触,这一过程可以清洁牙齿和按摩牙龈。

3. 咀嚼时牙有轻微的生理性动度,能调节进出牙槽骨和牙髓的血液循环。

(二) 咀嚼对𬌗、颌、面生长发育的影响

1. 咀嚼能磨耗建𬌗初期少数牙的早接触,从而建立起正常的𬌗关系。

2. 咀嚼肌大部分附着于上、下颌骨,咀嚼时咀嚼肌的收缩,能影响颌骨的解剖结构及发育,如上颌骨的三对支柱结构、下颌骨表面的内外斜嵴及内部的牙力轨道和肌力轨道等。

3. 咀嚼肌的功能性收缩,对牙列、颌、面、颅底的组织有功能性刺激,能促进其血液循环和淋巴液回流,增强代谢,使𬌗、颌、面正常发育。

原始人由于食物粗糙,咀嚼功能强,颌骨粗大,牙排列整齐,错𬌗畸形与龋病少。而现代人,由于食物加工精细,咀嚼功能减弱,颌骨退化,错𬌗畸形及龋病增加。单侧咀嚼的人,其咀嚼侧发育较废用侧好。这些都说明在𬌗、颌、面的生长发育中咀嚼的重要性。因此,乳牙

殆形成后,应给予富有纤维的、粗糙和耐嚼的食物,以增强咀嚼功能,从而刺激儿童殆、颌、面的正常生长发育。

第三节 口腔其他功能

一、吮吸功能

吮吸是一种自出生后即具有的反射活动,口腔先形成负压,从而使流质进入口腔的一种运动。新生儿吮吸乳汁时口腔内所需的负压为:1.3~2.6kPa(10~20mmHg),婴儿吮吸时所需的负压为 5.3~8.0kPa(40~60mmHg)。大多数婴儿都必须经多次吮吸后,才能达到所需的负压数值而吸出乳汁。

吮吸为反射性运动,反射中枢在延髓,同时也受大脑皮层的控制。婴儿吮吸母乳时,依靠口轮匝肌固定乳头,舌根顶着软腭,舌背顶着硬腭,舌尖抵触下颌前部牙龈,此时口腔几乎被立即扩大的舌所充满,然后降舌肌群收缩,使舌向后方下降,舌中部平展,口腔内进一步形成负压而将食物吸入口腔。

二、吞咽功能

吞咽(deglutation,swallowing)为复杂的反射活动,是指食团从口腔经咽、食管进入胃内的一系列的复杂反射活动。从吞咽开始至食物到达贲门所需的时间与食物的性状及人的体位有关,液体食物约需 3~4 分钟,糊状食物约需 5 分钟,固体食物较慢,约需 6~8 分钟,通常不超过 15 分钟。身体倒置时,固体食物从口腔至胃的时间较正常者长,而正常范围内的体位改变,对吞咽时间无明显影响。

(一)吞咽的过程及相应的解剖基础

吞咽是一个连续复杂的反射过程。根据食团在吞咽时所经过的解剖部位,一般将吞咽过程分为三期(图 6-3-1)。

1. 第一期(食团由口腔至咽) 这是在大脑皮质冲动影响下开始的随意动作。首先由舌挑选咀嚼完善的食物搅拌成食团,将其置于舌背并轻抵硬腭,同时舌尖置于上颌切牙腭侧及硬腭,上下牙列处于牙尖交错位,上下唇紧闭,然后由下颌舌骨肌收缩,使舌背上抬,将食物向后方推送。同时由于气管关闭,舌肌及咽肌松弛,使咽腔形成负压,食团便从口腔被吸入咽腔。某些儿童在吞咽时上下牙列不接触,属异常吞咽,它主要通过吮吸吞咽机制产生异常压力,常引起错殆畸形。

2. 第二期(食团由咽至食管上段) 是通过一系列的急速反射动作而完成的。当食团刺激软腭的感受器时,引起一系列肌的反射性收缩。舌腭肌收缩,可使舌骨和舌根部上抬,从而关闭口腔与咽腔的通道。腭帆提肌、腭帆张肌和腭垂肌的收缩,可使软腭上提,咽后壁向前突出,封闭口咽与鼻咽的通道。同时,喉上升并向前紧贴会厌,封闭喉口,此时呼吸暂停。由于喉上升前移,使食管上口张开,食团就从咽腔被挤入食管。此期为时约 0.1 秒。上述肌活动的作用是使食团降入食管而不能涌入鼻腔、口腔和气管。

3. 第三期(食团由食管下行至胃) 本期是食管肌按顺序收缩完成的。是食管蠕动的结果,食管蠕动是在食团下端出现一舒张波,上端为一收缩波,从而使食团沿食管不断下降。

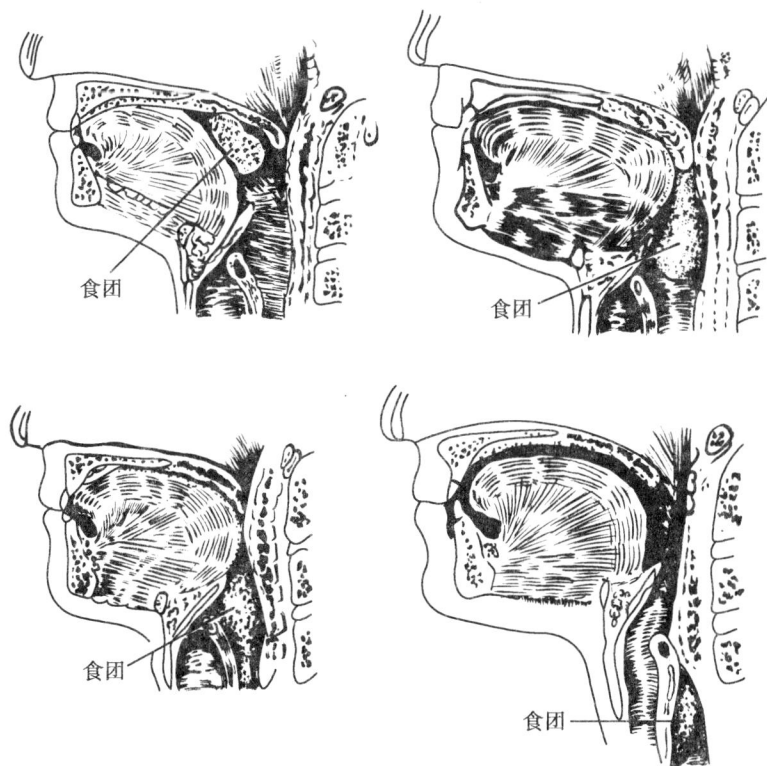

图 6-3-1 吞咽动作

当蠕动波到达贲门时,使其松弛,食团被挤入胃内。蠕动波周期约 6~7 秒。食团沿食管下降的速度在各段并不相同,因食管上段为随意肌,下段为不随意肌,故食团在食管上段下降速度较下段快。食团在食管上段时,可随意将其经咽返回口腔。吞咽液体时,其下降过程与固体略为不同,由于重力作用,使液体下行于蠕动波之前,但贲门须待蠕动波到达方能开放。除液体外,食物的重量对吞咽的影响甚微。

(二) 吞咽的神经支配

吞咽是一种典型的、复杂的反射动作,是由一系列按顺序发生的动作协同完成的功能。每一环节由特定的序列活动过程组成,前一环节的动作可以触发后一环节的动作。吞咽反射的感受器位于软腭、咽后壁、会厌和食管等处。

与吞咽有关的中枢神经结构有:①皮质高级中枢,主要集中在初级感觉运动区皮质、运动前区、扣带前回、岛叶和顶枕区,启动和调节自主吞咽;②脑干吞咽中枢,又被称为中枢模式发生器,位于延髓迷走神经背核附近的网状结构中,参与调控由咽喉肌及其他肌完成的吞咽及咳嗽、呕吐等反射活动,并接受吞咽脑皮质的调节信号,整合处理后控制调节吞咽反射。

负责吞咽功能的传入神经有:支配软腭的三叉神经和舌咽神经,支配咽后壁的舌咽神经,支配会厌的迷走神经和支配食管的迷走神经。传出神经有三叉神经、舌咽神经、迷走神经、副神经和舌下神经,对应的效应器官为舌、喉、咽部肌肉、食管等。

知识拓展

与吞咽相关的神经支配

1. 三叉神经感觉支传导除味觉以外的大部分感觉;其运动支支配咀嚼肌使食团后移,准备启动吞咽。

2. 面神经感觉支传导舌前2/3的味觉和软腭的感觉。其混合运动支支配面部表情肌的收缩,防止食物和水在吞咽时从唇部漏出。下咽部喉上神经支配区感受压力刺激可以诱发吞咽的启动。

3. 舌咽神经的感觉纤维传导舌后1/3的味觉、咽部黏膜、腭、扁桃体和腭弓的所有感觉。其运动神经纤维,除刺激腮腺分泌唾液外,还与迷走神经一起支配茎突咽肌,抬高和牵拉喉部向前以放松环咽肌。

4. 舌下神经支配颏舌肌、茎突舌骨肌和舌骨舌肌。

5. 来自颈上神经节的交感神经参与咽丛支配咽肌和环咽肌。

6. 迷走神经支配大多数软腭肌、咽肌和环咽肌,控制软腭上提,声带闭合和会厌反折。

(三) 吞咽对颌面、殆生长发育的影响

吞咽是消化系统功能活动的重要组成部分,吞咽还对儿童颌面、殆的生长发育起着非常重要的作用。正常吞咽对生长发育的作用有以下几点:①吞咽时,舌体从内侧向牙列及颌骨施加向前方和侧方的压力。与此同时,唇、颊肌及咽上缩肌则从外侧向牙列及颌骨施加压力,其结果使牙列及颌骨内外侧的生长压力趋于平衡,从而保持了颌面部的生长发育。异常吞咽时,唇部不能闭合,牙不咬合,牙列及颌骨的内外失去正常的动力平衡。此时,舌施加于牙列及颌骨的压力,可渐渐造成上牙列前突及开殆畸形。②吞咽时,升颌肌群将下颌固定于牙尖交错位,降颌肌群收缩牵引舌骨向上,这种牵引力能刺激下颌骨的生长发育。异常吞咽时,由于牙未咬合,下颌骨被降颌肌群向后下牵引,可发展为下颌后缩畸形。

总之,吞咽活动是在神经系统支配下,由口、咽、喉、颌面、颈部等肌肉共同参与的协调活动,如果协调失去平衡,可导致殆、颌面的发育畸形。

三、呼吸功能

人通常是用鼻呼吸,但在一定生理条件下,如精神紧张、交谈、运动时,部分气流是通过口腔的。在病理状态下,如鼻甲肥大、腺样瘤、扁桃体肥大、鼻炎等,鼻呼吸困难,则采用口呼吸。口腔提供了气体通道的另一个出入口。

1. **呼吸功能的检查** 鼻通气功能是反映呼吸功能的主要指标。鼻腔通畅与否和鼻腔开放的程度直接影响鼻通气功能。鼻气道阻力是鼻腔对呼吸气流的阻力,正常情况下,其占呼吸道总阻力的50%~53%。目前,常用来评价鼻腔开放程度的方法有:鼻测压计、口鼻呼吸同步测定装置、X线头影测量、鼻咽纤维镜等。

2. **呼吸与咀嚼、吞咽的关系** 呼吸与咬合、吞咽的关系体现在呼吸与咀嚼活动的协调性。咀嚼食物时,呼吸持续不中断,食物被嚼碎形成食团,而后呼吸中断进行吞咽。吞咽是

进食过程中唯一需要中断呼吸的活动。如果咬合关系良好,食物可被充分嚼碎形成食团,完善咀嚼的食团易被吞咽,不大可能造成吞咽时误入气管。因此,适宜的具有较好咀嚼功能的𬌗是吞咽 - 呼吸协调活动的保证。

3. 呼吸方式与颅面、𬌗的发育 呼吸方式是否会影响儿童颅面生长发育,造成错𬌗畸形,存在较大争议。多数学者认为,儿童因上呼吸道狭窄或阻塞而长期口呼吸,会引起头颅、下颌姿势的适应性改变,造成头颈部肌肉功能变化,最终影响颅面部生长发育。一些学者认为口呼吸与错𬌗畸形之间无关,或不能证明有因果关系。

长期口呼吸可能通过神经肌肉因素造成儿童颅面、𬌗发育异常。因鼻腔部分或全部阻塞导致患者口呼吸。口呼吸时,面颊部分肌肉张力增大,下颌及舌体下降,上颌弓外受颊肌压迫,内失舌体支持,且气流通过口腔使腭顶在生长发育中不能下降,从而导致腭盖高拱,牙弓狭窄,前牙拥挤或前突,下颌后缩畸形。扁桃体肥大患者,咽腔变窄,为减轻呼吸困难,舌体常前伸,带动下颌向前,久之形成下颌前突畸形。

四、言语功能

言语(speech)通称说话,是人与人交往中表达意识活动的基本方式,言语可因外伤或疾病而延缓发育,亦可由口腔部分缺损或畸形而发生障碍。

言语与语言(language)不同,语言是人与人之间用来交流信息的一种符号化的工具,如文字和手势等;言语则包括产生声音的一系列活动,涉及呼吸、发音、共鸣等。所以,语言和言语是两个不同的概念。前者是语言集团的总模式,后者是在某种情况下个人说话的活动。

(一) 发音的解剖基础和特征

人的发音器官主要包括呼吸器官、喉、口腔和鼻腔。而口腔中的发音器官又可细分为上下两个部分,上部分包括上唇、上牙列、硬腭、软腭和腭垂,下部分包括下唇、下牙列和舌。在上述发音器官中,唇、舌、软腭、腭垂、声带等器官能够自由活动并可以调节发音,被称为主动发音器官;而如上牙列、硬腭等不能活动的器官,被称为被动发音器官。在发音时,通常由主动发音器官向被动发音器官靠近或接触,通过改变气流的流动方式而调节发出的声音的强度、频率以及音色。

声带振动是发音的基础。声带是位于喉和喉头软骨所构成的圆柱体空腔中的两瓣对称的膜状结构,两侧声带及杓状软骨底之间的裂隙(声门裂)合称声门,其主要功能是利用气流产生振动而发音。正常呼吸时,声门处于自然外展状态。发音时,呼吸肌收缩,使肺内的空气呼出,同时两侧声带拉紧,声门裂变窄,气流通过声门时,内收的声带受气流的冲击引起特定频率的振动,通过咽腔、口腔、鼻、鼻窦及胸腔等共鸣腔的修饰或放大后,形成我们能听到的具有特定音色的声音。

上下唇的运动能够调控气流的流量、发音腔形状及唇齿间的相互关系,对发音进行调节。汉语中的一些元音及辅音(如双唇音[b]、[p]、[m],唇齿音[f])的发音是否正确,主要取决于唇的正确运动。

舌是口腔中最灵活的发音器官,能与口腔内许多部位联合作用,改变气流的流动速度,改变口腔共鸣腔的形状辅助发出不同的声音。例如舌尖和上颌牙列腭侧接触,能发出[t]、[n]、[l]、[ts]和[s]等,舌根与软腭接触能发出[k]、[h]和[x]等。

口腔与鼻腔间有软腭和腭垂,当两者下垂时,就会阻碍气流通向口腔,使气流沿鼻腔溢出,这时发出的音称为鼻音,如汉语中的[n]和[m]。

知识拓展

音调、音质与音强

1. 音调　其高低由声带的振动次数决定,次数多者音调高,反之则低。振动次数
又与声带的紧张度、形状、颤动部分的长短及声门的大小有关。声带紧张度增强,颤动
部分变短,形状变薄,都可使发音升高。发高音或低音时,声带的状态不同。发高音时,
声带内缘变薄,声门裂前宽后窄,声带紧张度不一致。但在发低音时,声带内缘钝厚,声
门裂成一均匀缝隙,全声带紧张度一致。

2. 音质　与共鸣关系较大而与声带关系较小。人的共鸣腔(如口腔、咽腔、喉腔和
鼻旁窦等)各有其不同的形状与特性,又可因疾病或意识控制而发生变化,因此每个个
体或同一个体在不同状态下的音质也各具特点。

3. 音强　与声波的振幅大小呈正相关,后者又与呼出的气流压力大小有关。

知识拓展

语音与共鸣

1. 语音　由元音和辅音组成。元音是声带发出的音,不受阻挡,气流较弱,不间断,
随口腔、咽腔形态的变化有改变,发音器官各部分保持均衡的紧张。辅音是气流出声门
后,在咽腔或口腔的某些部分,受到阻挡而发出的音,呼出的气流较强,并且只有形成
阻碍的那一部分发音器官紧张,其音短促而间断。

2. 共鸣　指某一音调的声波通过一种介质(通常是空气)并与某一物体(如空腔)
相遇时,如该物体的振动次数与该声波相同,则物体亦随之发生振动。人体的共鸣器官
主要有胸腔、口腔和颌面部窦腔。声带所发出的音,不经过加工便不能成为语音。加工
就是改变共鸣腔的形态,或在共鸣腔的某些部位,对气流加以阻挡,使声带发出的音波
发生改变。

(二) 发音器官的神经支配

1. 大脑皮质与言语活动

言语中枢是人类大脑特有的,大脑皮质存在着多种与言语活动有关的中枢(图 6-3-2),
主要有:①运动性言语中枢(说话中枢),位于额下回后 1/3 处。此区受损时,与发音有关的唇、
舌、咽喉肌肉虽未瘫痪,但丧失了言语功能,临床上称为运动性失语症。②视运动性言语中
枢(书写中枢),位于额中回后部。该处受损时,虽然其他运动功能仍然保存,但却丧失写字
或绘画的能力,临床上称为失写症。③听觉性言语中枢,位于颞上回后部,此处受损时,患者
虽能言语、书写并能看懂文字,也能感知他人的发音,但不能理解他人言语的含义,临床上称
为感觉性失语症。④视觉性言语中枢(阅读中枢),位于角回。该区受损时,视觉无障碍,其
他言语功能亦健全,但不懂文字的含义,不能阅读,临床上称为失读症。失语症严重者可同

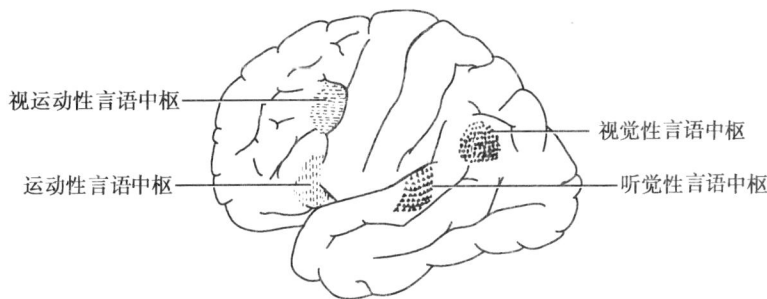

图 6-3-2 言语中枢

时出现上述四种言语功能障碍。

管理言语功能的中枢常集中在一侧大脑半球,即言语中枢的优势半球。优势半球主要是后天形成的,例如惯用右手者(右利手),其言语中枢位于左半球。儿童 12 岁以前,左侧优势尚未完全建立,此时若伤及左侧大脑半球的有关部位,尚有可能在对侧半球建立起此种优势,言语功能得以恢复。若已成年,由于左侧优势已经建立,损伤后则难于在右侧大脑半球重新建立语言功能。

2. 支配发音器官的有关神经

与语言有关的神经主要有三叉神经、面神经、迷走神经、舌下神经等,各神经支配的部位如下:①声带,由迷走神经的分支喉返神经支配;②口咽部,由迷走神经的分支咽支支配;③口腔后部,由迷走神经的分支支配;④口腔前、中部,由舌下神经的分支支配;⑤口腔前庭,由面神经的分支支配上下唇之运动;⑥口腔全部空间,由三叉神经的分支支配。

(三) 口腔的缺损或畸形对语音的影响

口腔既参与发音,也是语音的共鸣器官。因此,口腔的部分缺损或畸形,必然影响言语功能。现分述如下:

1. 前牙缺失尤其上前牙缺失,影响唇齿音([f]、[v])和舌齿音([s]、[z])。

2. 唇裂或唇缺损发双唇音时常夹杂有[s]音。

3. 舌缺失或畸形发元音和辅音中的舌齿音受影响。例如巨舌畸形者,以[sh]和[zh]替代[s]和[z]的发音,舌系带过短者发[r]、[s]和[z]音均受影响。

4. 腭裂者口鼻腔相通,一切语音均混有鼻音。

5. 下颌后缩或过小难以发双唇音。

6. 下颌前突或过大影响发齿音和唇音。

7. 戴修复体影响发音的清晰度。

综上所述,口腔部分缺损或畸形虽可在不同程度上影响发音,但健存的组织具有的一定代偿功能,在一定条件下,通过矫治、修复和训练,可能使发音接近正常。初戴修复体时在一定程度上可能影响发音,但在逐渐适应后,可获得较好的效果。

五、唾液的分泌及功能

唾液(saliva)是由口腔的三对大唾液腺和众多的小唾液腺所分泌的混合液的总称。其中,大唾液腺包括腮腺、下颌下腺和舌下腺,小唾液腺包括唇腺、颊腺、腭腺及舌腺等。

（一）唾液的性质

1. 物理性质　唾液为泡沫状、稍浑浊、微呈乳光色的黏稠液体，比重为 1.004~1.009，pH 6.0~7.9，平均为 6.75，但存在个体和分泌时间的差异。在无刺激状态下，如睡眠或早晨起床时多呈弱酸性，餐后可呈碱性。唾液的渗透压随分泌率的变化而异，在 100~200mOsm/L，较血浆渗透压（300mOsm/L）低。

2. 化学性质　唾液中电解质成分随分泌率的变化而有所不同。其中，水分为 99.4%，有机物约占 0.4%，无机物约占 0.2%。唾液中的有机成分为淀粉酶、麦芽糖酶、氧化酶、黏液素和球蛋白，还含有细菌及口腔黏膜脱落的上皮等。唾液的无机成分主要是钙、镁、钠和钾等元素。唾液中的碳酸氢钙在口腔内释放出二氧化碳的同时，释放的碳酸钙与口腔内的有机成分黏结，沉淀在牙颈部形成坚硬的牙石。

（二）唾液的分泌和调节

正常成人每天的唾液分泌量为 1 000~1 500mL，其中绝大多数来自三对大唾液腺。在无任何刺激的情况下，唾液的基础分泌为每分钟 0.5mL。下颌下腺静止时分泌量最大，占 60%~65%。腮腺占 22%~30%，但对于进食等刺激的反应大于下颌下腺。舌下腺占 2%~4%，小唾液腺占 7%~8%。

唾液的分泌量不稳定，变化较大，常受情绪、气候、年龄、食物、药物、健康状况等因素的影响，精神紧张、心理恐惧会抑制唾液的分泌。季节寒冷，分泌量较多；气候炎热，由于出汗，唾液分泌量较少。美味食物、酸类食物能引起唾液分泌量增多；无味食物难以引起唾液分泌。药物如毛果芸香碱可促进唾液分泌；而阿托品则抑制唾液分泌。胃溃疡、胃炎、幽门狭窄及汞中毒患者，可出现唾液分泌量增多；大出血、恶病质、糖尿病和发热性疾病的患者，唾液的分泌量则可减少。

唾液分泌通过条件和非条件反射进行调节。非条件反射是口腔内机械的、化学的和温度的刺激引起口腔黏膜、舌、牙周的神经末梢兴奋，冲动沿传入神经（舌神经、鼓索神经支、舌咽神经和迷走神经）到达中枢，再由传出神经（副交感神经和交感神经）到达唾液腺，引起分泌。反射的初级中枢在延髓，高级中枢分布于下丘脑和大脑皮质。条件反射性唾液分泌是后天获得的，即通过视、听、嗅觉等产生。食物的形状、颜色、气味及进餐环境都能形成条件反射而引起唾液分泌。成人唾液的分泌受条件反射和非条件反射的影响，婴儿唾液的分泌属于非条件反射。

（三）唾液的作用

1. 消化作用　唾液中的淀粉酶能把食物中的淀粉分解为麦芽糖，当 pH 为 5.6~6.4 时，最易发挥作用。

2. 溶媒作用　唾液能溶解食物中的有味物质，使之弥散与味蕾相接触而产生味觉，可增加食欲。

3. 保护和润滑作用　唾液中的黏蛋白吸附至口腔黏膜表面形成一层薄的渗透性屏障，保护膜表面的完整性，对抗组织脱水，阻止外源性刺激物质进入黏膜内。黏蛋白还能润滑口腔组织黏膜，有利于咀嚼、吞咽和语言等活动顺利进行。另外，唾液中的黏蛋白和糖蛋白吸附至牙表面形成生物膜，具有修复和保护牙釉质表面，影响特异口腔微生物对牙面的附着。

4. 冲洗清洁作用　唾液可冲洗口腔内的食物残渣、细菌和脱落的上皮，又能预防感染和龋病的发生。

5. 杀菌和抗菌作用　唾液中的溶菌酶、乳铁蛋白、分泌型免疫球蛋白 A（SIgA）、过氧化物酶 - 硫氰酸盐抗菌系统等具有杀菌和抗菌作用。

6. 稀释和缓冲作用　当强刺激物质进入口腔时，唾液分泌增多，以稀释其浓度；或缓冲过冷过热的刺激，以保护口腔组织。唾液很多成分具有缓冲作用，帮助控制口腔 pH，其中最重要的是碳酸氢盐。

7. 排泄作用　血液中某些异常或过量的成分可经唾液排出。如排出血液中过量的汞、铅等重金属。汞中毒患者龈缘上出现的棕褐色线，铅中毒患者牙龈上出现的黑色线，均为汞和铅随着唾液向体外排出，并在牙龈上沉积的结果。又如肾功能不全患者的部分尿素、糖尿病患者过多的葡萄糖及血液中的病毒如乙肝病毒均可从唾液排出。

8. 黏附与固位作用　全口义齿或局部活动义齿的基托与黏膜之间的唾液具有附着力的作用，从而使义齿获得固位。

9. 缩短凝血时间　当血液与唾液混合后，凝血时间变短。当血液与唾液之比为 1∶2 时，凝血时间缩短最多。

10. 内分泌作用　下颌下腺分泌唾液腺激素，腮腺分泌腮腺素，除具有维持下颌下腺与腮腺的正常分泌活动外，还具有调节钙的代谢，促进骨和牙齿硬组织的发育等作用。

11. 体液的调节作用　当出汗、腹泻时，唾液分泌量减少，以调节体液量。

12. 咀嚼的辅助作用　唾液使食物湿润，易于嚼碎，并易于形成食团。

六、感觉功能

口腔为人体多种感觉比较集中的部位。口腔颌面部的感觉包括深感觉（即本体感觉）和浅感觉，后者包括一般的痛觉、温度觉、触觉、压觉及口腔特有的味觉。在神经系统的调节下，口腔的多种感觉相互协调，可以顺利地完成多种复杂功能。

（一）本体感觉

本体感觉（proprioception）是指肌、腱、关节等运动器官本身在不同状态（运动或静止）时产生的感觉（例如人在闭眼时能感知身体各部的位置），又称深感觉，包括位置觉、运动觉和震动觉。

本体感觉可分为三个等级：一级为肌肉、肌腱、韧带及关节的位置，运动和负重感觉；二级为前庭的平衡感觉和小脑的运动协调感觉；三级为大脑皮质综合运动感觉。

1. 咀嚼系统的本体感受器　主要来源于颞下颌关节的韧带，咀嚼肌梭、腱梭以及牙周膜本体感受器所接受的本体感受刺激。

（1）肌梭：是分布于骨骼肌内的梭形小体，当肌肉受牵拉或主动收缩时，梭内肌纤维的长度发生变化，梭内的感觉神经末梢均受刺激，并将神经冲动传入中枢产生本体感觉。

（2）腱梭：是一种纺锤形的张力感受器，结构与肌梭相似，分布在肌腱胶原纤维之间，缠绕着感觉神经末梢。但与肌梭不同的是，腱梭不受传出神经的支配，两者一起作为本体感受器。

2. 本体感觉传导通路　来自腱梭和关节感受器的本体感觉纤维起自半月神经节内的神经元，这些神经元发出的上行纤维止于三叉神经脑桥核。脑桥核内多数神经元发出的上行纤维可投射至大脑皮质初级与次级躯体感觉区。来自肌梭、牙周膜本体感受器的感觉纤维穿经半月神经节上行终止于三叉神经中脑核，再由三叉神经中脑核传导至丘脑和大脑皮质相应区域,具体路径目前尚不十分清楚,有待进一步研究。

3. 本体感觉对行使口腔功能的影响 正常的本体感觉对于正确地行使口腔功能是不可或缺的,例如牙周膜的本体感觉十分敏感,可以很快地感知施加在牙上的微小力量的变化,并通过调节咀嚼压力以及协调肌肉和颞下颌关节之间的运动,使咀嚼活动顺利进行。

异常的本体感觉会扰乱正常的咀嚼肌活动和口腔功能的行使,对咀嚼系统的功能甚至结构造成损害,导致某些症状的产生,如咬异物、磨牙症、情绪障碍等,其中具有代表性的磨牙症患病率较高,危害重。病因可能是由于咬合紊乱造成咀嚼肌被动性适应,异常的本体感觉传入三叉神经中脑核,并易化网状结构,使之发放异常冲动,经由三叉神经运动核及其运动纤维,支配咀嚼肌产生非功能性异常运动,表现为磨牙症的出现。

(二) 味觉

味觉(gustatory sensation,taste)是口腔的一种特殊感觉,除能刺激唾液分泌和促进食欲外,还有助于咀嚼、吞咽等功能的进行。味觉是通过味觉细胞感受刺激并产生兴奋,兴奋传至味觉中枢而产生的。味觉的辨别力和对某种食物的选择,可受血液成分的影响,例如肾上腺皮质功能低下的患者,其血液中钠离子减少,喜食咸味食物;注射过量的胰岛素而致低血糖者主动地选择甜食。人们不愿食味差质劣的食物,以避免不良食物对机体的损害。可见,味觉的生理意义不仅在于营养和保健,而且也与维持机体内环境相对恒定有关。

1. 味觉感受器 味觉感受器是味蕾,主要分布于轮廓乳头、菌状乳头和叶状乳头内。此外,软腭、咽和会厌等处的黏膜上皮内也有味蕾分布。儿童的味蕾较成人分布广泛。45岁左右时,味蕾因变性萎缩而数量减少。老年时味蕾可减至成人的1/3。

味蕾所接受的酸、甜、苦、咸四种基本味觉,在舌的不同部位其敏感性也是不同的。舌尖对甜味最敏感,舌侧面对酸味敏感,舌根对苦味敏感,而舌的各部分均对咸味敏感。另外,腭、咽、会厌等也能感受味觉刺激,腭部主要感受酸、苦味,软、硬腭交界处对酸、苦味甚至比舌更为敏感(图6-3-3)。

长期给舌不同部位的味蕾以某有味物质刺激,其味觉阈值就会迅速升高,此现象称味觉适应。同时,它会使舌对其他的味道可能变得更为敏感,此现象称交叉反应。例如适应了酸味后,既可对甜味格外敏感,又可对苦味敏感。

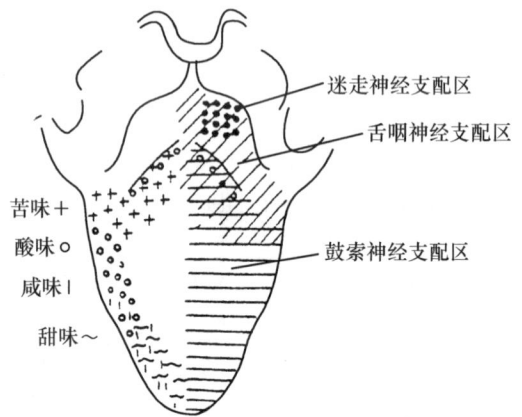

图 6-3-3 人舌不同部位的味觉

2. 味觉传导通路 味觉传导舌前 2/3 味蕾所接受的刺激,经面神经的鼓索传递。舌后1/3 的味觉自舌咽神经传递。舌后 1/3 的中部及软腭、咽和会厌等处味蕾所接受的刺激则由迷走神经传递。味觉冲动经面神经、舌咽神经和迷走神经的轴突进入脑干后终止于孤束核,换元后,再经背侧丘脑到达岛盖部的味觉中枢。

3. 味觉特征 人类的味觉多种多样,但基本味觉仅有四种,即酸、甜、苦、咸,其他的味觉都是上述四种基本味觉相互配合形成的。此外,由于口腔大量的触压觉和温度觉感受器,特别是嗅觉的参与,在中枢神经系统内,将这些感觉综合起来,就会形成多种多样的复合感觉。

4. 影响味觉的因素 机体的内、外环境的变化均可影响味觉,现将常见的影响因素分述如下:

(1) 嗅觉:嗅觉和味觉两种感受器都是特殊分化的化学感受器,两者关系非常密切,可相互影响。当患重感冒或慢性鼻炎时,在嗅觉功能发生障碍的同时,味觉也大受影响。

(2) 年龄:随着年龄的不断增长,味觉的敏感度亦随之下降。这与味蕾的老年性变化有非常密切的关系。

(3) 内分泌:处于更年期或妊娠期的妇女,由于激素水平的变化,味觉也随之受到影响。

(4) 精神和心理因素:精神异常或喜、怒、哀、乐等情绪变化时,味觉也受很大影响。

(5) 消化系统或全身性疾病:胃肠道消化功能发生障碍时,味觉也会受到影响。全身性疾病而导致的发热、口腔干燥时也可影响味觉。

(6) 局部因素:咽、喉部、口腔黏膜、舌黏膜的急慢性炎症和牙源性疾病等,均可影响味觉。

(7) 修复体:全口义齿基托的后缘处,可涉及硬、软腭交界处对酸、苦的敏感度,如修复体材料不良或非生理性修复体等,均可影响味觉。有时甚至在去除义齿后,味觉仍难以恢复。另外,咬合过低时,因髁突过度后移,可压迫鼓索引起味觉紊乱,特别是对酸、甜及苦味感觉迟钝。

(8) 遗传性味盲:由于遗传可致味觉障碍称味盲,一般只是某一种基本味觉障碍。

(9) 温度:食物或其他刺激物温度可影响味觉的敏感度,食物的温度在20~30℃时,味觉的敏感度最高。

(三) 触觉和压觉

触觉(touch sensation, tactile sensation)是指分布于口腔颌面部皮肤及口内黏膜内的感受器接受来自外界的压力、振动等方面的感觉。狭义的触觉,指刺激轻轻接触皮肤或黏膜时所引起的肤觉。广义的触觉,还包括增加压力使皮肤或黏膜部分变形所引起的肤觉,即压觉,一般统称为触压觉。

1. 触压觉感受器 引起触压觉的感受器主要有以下四种:①Meissner触觉小体,散布在舌尖及唇部;②Meckel环层小体,主要分布在口腔黏膜及唇部,其作用为当受刺激时,使人能确定某物体持续性的接触;③牙周膜本体感受器,分布在牙周膜内,能感受牙体受力的大小、方向等刺激;④游离神经末梢,不仅能感受疼痛刺激,也参与接受触觉和本体感觉等刺激。

牙周膜的本体感觉极为敏感,对加于牙冠上微小的力量变化或食物中的异物颗粒,均能作出迅速的反应,如力的强度、方向和食块的大小及粗细程度,即使在死髓牙上,仍有此反应。但牙周膜的感受阈值,也可因炎症、疲劳等不同原因而有所变化。牙周膜的触压觉对于调节咀嚼压力、协调咀嚼肌及颞下颌关节的运动等方面具有重要的作用。

2. 头面部触压觉和痛温觉传导通路 对于大部分头面部皮肤及口鼻黏膜的感觉传导而言,其第1级神经元为三叉神经节(除外耳道和耳后皮肤外)内假单极神经元,其周围突经相应的三叉神经分支分布于头面部皮肤及口鼻黏膜的相关感受器。外耳道和耳后皮肤的感觉传导通路中的第1级神经元则位于舌咽神经上神经节、迷走神经上神经节及膝神经节内。上述几种第1级神经元胞体发出的中枢突进入脑桥后,传导触压觉的神经纤维止于三叉神经脑桥核,传导痛觉、温觉的神经纤维止于三叉神经脊束核。在此处换元后,第2级神经元胞体发出纤维交叉至对侧,组成三叉丘脑束,止于背侧丘脑腹后内侧核,经第3次换元后继而发出纤维经内囊后肢投射至中央后回下部。

3. 影响触压觉的因素　口腔黏膜各部对触压觉的敏感度不同,舌尖及硬腭前部的黏膜最敏感,颊、舌背和牙龈等处则感觉较迟钝。年龄越大,黏膜角化越高,则口腔黏膜对触压觉的敏感度越低。触压觉感受器经过连续的刺激兴奋后,反应会逐渐减弱。所以,许多患者初戴修复体时虽有不适的感觉,但很快适应就是这一道理。

(四) 温度觉

温度觉(temperature sensation)是由口腔内冷觉与热觉两种感受不同温度范围的感受器感受外界环境中的温度变化所引起的感觉。

温度觉感受器主要分布在口腔黏膜上,口腔黏膜对温度刺激较敏感。并且,不同部位的黏膜对冷、热刺激的耐受力也不同,口唇黏膜对冷、热的耐受力为50~60℃,而口腔黏膜为60~65℃。

牙釉质内无温度觉感受器,只有当牙本质小管液受刺激而产生流动才能感受到刺激,牙髓对冷、热的刺激常是以疼痛形式表现出来。

口腔黏膜对温度的耐受力远大于皮肤,其主要原因在于:①口腔黏膜经常与温度较高的食物接触,因而提高了对温度的耐受力和适应性;②唾液能缓冲过冷、过热食物对口腔黏膜的刺激;③口腔黏膜的痛觉阈值较高,因而具有一定的耐受冷、热的能力。

(五) 痛觉

痛觉(algesia)是机体受到伤害性刺激时所产生的一种复杂感觉,常伴随不悦的情绪活动,是人体的一种保护性反应。此外,痛觉还是许多疾病的一种临床症状,故痛觉具有重要的临床意义。一般认为,痛觉感受器是口腔内的游离神经末梢,引起痛觉不需要特殊的刺激,任何形式的刺激只要达到一定强度形成伤害性刺激时,就能引起痛觉。

口腔黏膜的痛觉感受器较皮肤处少,且分布不均匀,故口腔黏膜的痛觉阈值高于皮肤。牙龈缘处痛觉最为敏锐,与第二磨牙相对的颊黏膜区有触点而无痛点。自颊侧黏膜中央至口角的一段带状区(kiesows zone,无痛区),痛觉较迟钝,且温度和触、压觉也较迟钝。牙龈、硬腭、舌尖、口唇等处分布有痛点,自前牙区至磨牙移行区的黏膜痛点依次减少,牙的痛觉感受器大多集中在牙髓和牙周膜内。牙髓及牙周膜的痛觉阈值顺序是,前牙低于后牙。牙周膜内痛觉感受器密度为:前牙 > 前磨牙 > 磨牙。

口腔组织的痛觉阈值,不但存在个体差异,即便同一个体,又因受刺激时的精神状态及口腔黏膜或牙周膜的健康状态而有所不同,如情绪紧张或注意力高度集中时痛觉阈值可升高,通过第二信号系统的暗示可使痛觉阈值升高或降低,口腔黏膜角化程度较大痛觉阈值较高。

小 结

　　咀嚼活动是在神经系统的支配下,通过咀嚼肌的收缩,使颞下颌关节、颌骨、牙齿及牙周组织产生节律性运动,将口腔内的大块食物切割成小块,与唾液混合形成食团,便于吞咽。唇、颊、舌参与和协助完成咀嚼过程。咀嚼活动作为人体一种基本的生理活动,对人体的意义重大。

　　口腔颌面结构除进行咀嚼功能活动以外,还参与了吮吸、吞咽、呼吸、语言、唾液的分泌以及感觉等生理活动功能。口腔功能的正常发挥,对口腔颌面部的生长发育具有重要的促进作用,了解这些功能特点和意义,可以为后续其他口腔专业课的学习打下良好基础。

思考题

1. 咀嚼效率的影响因素有哪些?
2. 测量咀嚼效率的方法有哪些?
3. 咀嚼运动过程中存在哪几种生物杠杆的作用?
4. 咀嚼肌力、𬌗力、牙周潜力三者之间的关系是什么?
5. 舌、唇、颊和腭在咀嚼运动中的作用是什么?
6. 牙齿磨耗的生理意义和严重磨耗的不良后果有哪些?
7. 口颌面部缺损或畸形如何影响语音?
8. 口腔颌面部的本体感觉和磨牙症的发生有什么潜在关系?

（库莉博　高　璐）

实训一　离体牙牙体形态观察与测量

一、牙体观察

【目的要求】

1. 通过观察离体牙,掌握牙冠各面的命名及基本解剖名称(牙体长轴、点线角等)。

2. 运用牙体解剖学知识,熟悉各类牙牙体表面标志。

【实训用品】

离体牙。

【步骤方法】

离体牙标志的识别

1. 将收集的离体牙先进行分类,再判断上下,区分左右,排列好顺序,再记录牙位。

2. 在每类牙上观察表面标志

(1) 准确指出切牙类的切缘、唇面发育沟、舌面窝、近远中边缘嵴、舌隆突等解剖特征(实训图 1-1-1)。

(2) 准确指出尖牙类的牙尖、唇面发育沟、唇轴嵴、舌面窝、近远中边缘嵴、舌轴嵴、舌隆突等解剖特征(实训图 1-1-2)。

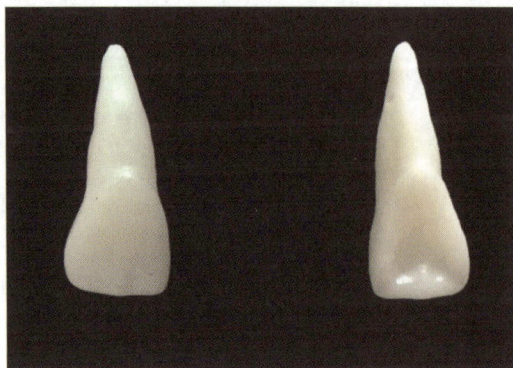

实训图 1-1-1　切牙类

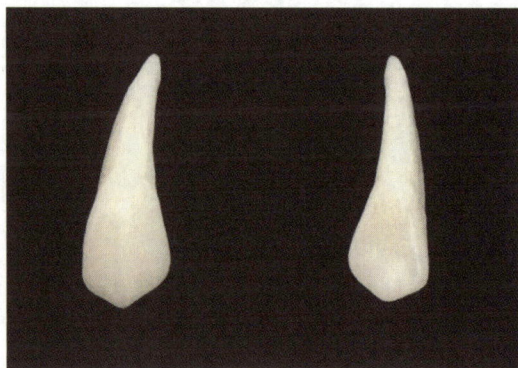

实训图 1-1-2　尖牙类

(3) 准确指出前磨牙类的颊尖、舌尖、颊尖三角嵴、舌尖三角嵴、近远中边缘嵴、中央沟、
𬌗面窝、横嵴、颊轴嵴、舌轴嵴等解剖特征(实训图 1-1-3)。

(4) 准确指出磨牙类的近远中颊尖、近远中舌尖、颊尖三角嵴、舌尖三角嵴、近远中边缘
嵴、中央沟、中央窝、颊舌沟、斜嵴、颊轴嵴、舌轴嵴等解剖特征(实训图 1-1-4)。

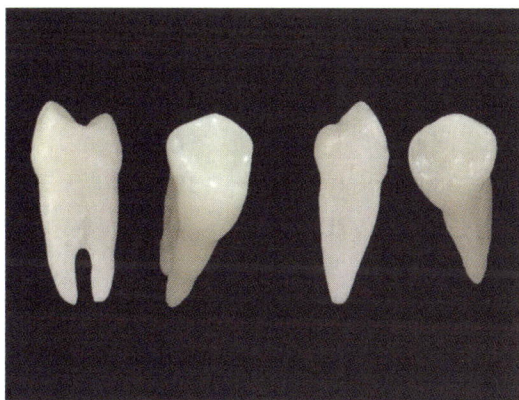

实训图 1-1-3 前磨牙类

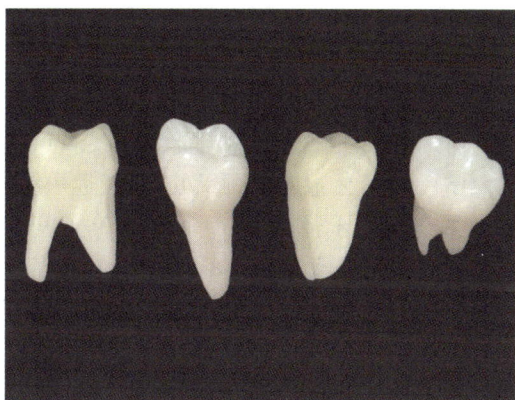

实训图 1-1-4 磨牙类

二、牙体测量

【目的要求】

1. 通过测量掌握牙体各部位间的比例关系。

2. 掌握牙体测量的步骤方法和游标卡尺的使用。

【实训用品】

离体牙、游标卡尺(实训图 1-2-1)、直尺、
铅笔、纸张。

【步骤方法】

4~5 位同学为一组,分组进行。每组需
备游标卡尺、离体牙。

1. 右手持游标卡尺,左手持离体牙,然
后移动游标卡尺上的滑动部分,依测量之距
读写出测量资料。

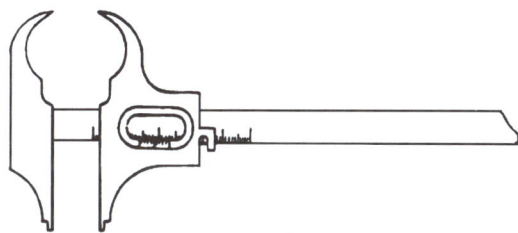

实训图 1-2-1 游标卡尺

2. 游标卡尺的应用 游标卡尺一端为平面接触,以准确测量牙体的全长、冠长、根长、
冠厚、冠宽、颈曲度等。游标卡尺另一端为葫芦形,以便绕过牙体突起部分伸入牙体倒凹部
位,准确测量颈宽、颈厚。

3. 测量顺序按类型分类,上、下、左、右不同牙位分别测量,并做好记录,牙体测量的项
目及记录格式见实训表 1-2-1。

实训表 1-2-1　测量表举例　　　　　　　　　　　　　　　　　单位:mm

名称	冠长	根长	冠宽	冠厚	颈宽	颈厚	近中面颈曲度	远中面颈曲度
上颌中切牙	11.7	12.1	8.6	7.2	7.0	6.0	3.5	2.5

4. 前牙测量的项目和方法

(1) 牙体全长:从切缘或牙尖顶至根尖距离。

(2) 冠长:从切缘或牙尖顶至颈缘最突点之间的距离(实训图 1-2-2A)。

(3) 根长:从颈缘的最突点至根尖的距离(实训图 1-2-2B)。

(4) 冠宽:牙冠近、远中面上最突出点(接触点)之间的距离(实训图 1-2-2C)。

(5) 颈宽:牙冠唇面颈缘处与近、远中缘相交点之间的距离(实训图 1-2-2D)。

(6) 冠厚:牙冠唇面与舌面外形高点间的距离(实训图 1-2-2E)。

(7) 颈厚:牙颈唇面与舌面颈缘上最高点的距离(实训图 1-2-2F)。

(8) 近、远中面颈曲度:邻面颈缘最低点连线到最高点的垂直距离(实训图 1-2-2G)。

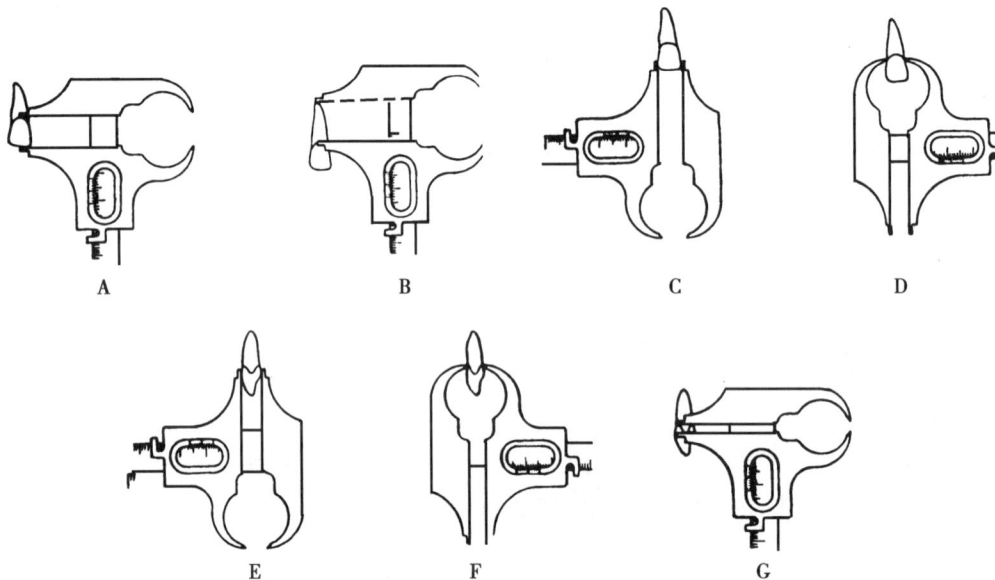

实训图 1-2-2　前牙测量法

5. 后牙测量方法(实训图 1-2-3)

6. 测量结果举例

(1) 测量记录见实训表 1-2-1。

(2) 根据实训表 1-2-1 上颌中切牙各项测量值的标志见实训图 1-2-4。

【注意事项】

离体牙与标准模型牙不同,存在磨耗等现象,因此牙体形态可能会有所改变。

【思考题】

1. 后牙的颊舌面可以通过哪些特征来辨别?

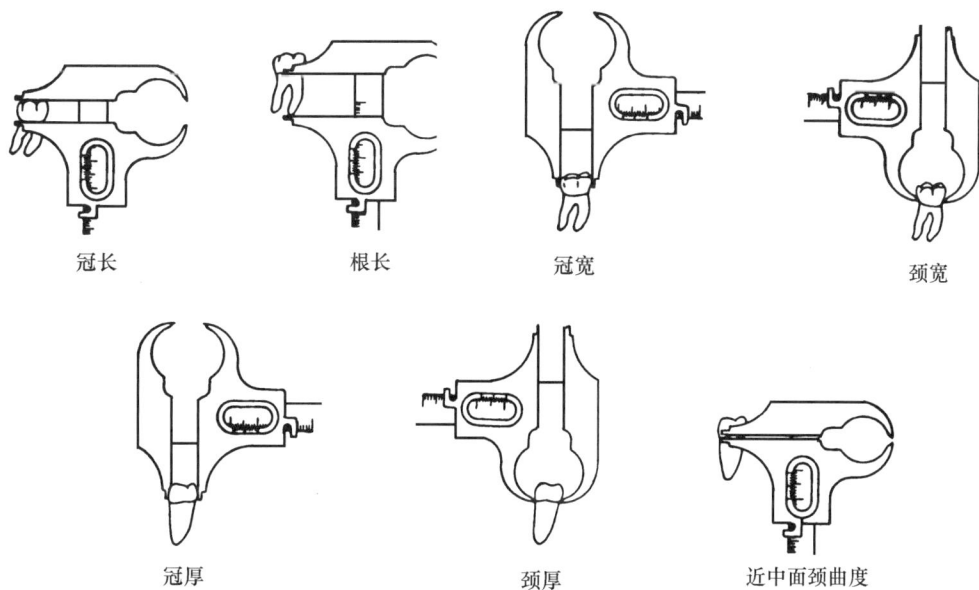

冠长　　　　　　　根长　　　　　　　冠宽　　　　　　　颈宽

冠厚　　　　　　　颈厚　　　　　　　近中面颈曲度

实训图 1-2-3　后牙测量法

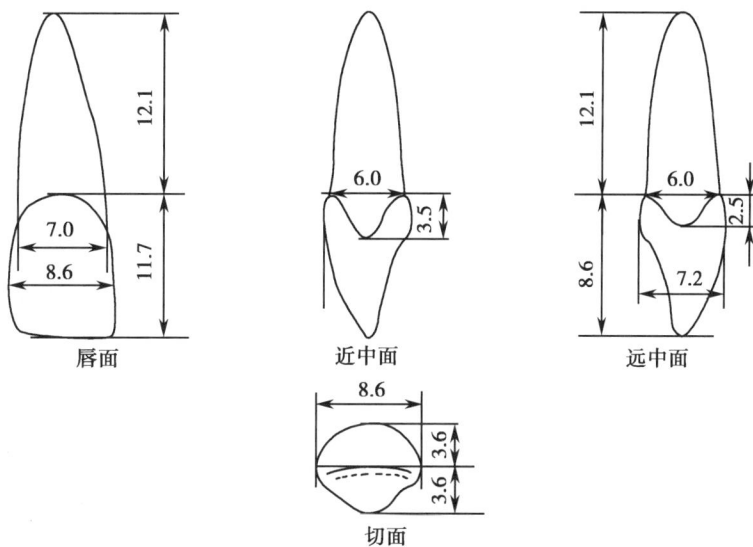

唇面　　　　　　　近中面　　　　　　远中面

切面

实训图 1-2-4　上颌中切牙各项测量值的标志

2. 上颌第一磨牙𬌗面形态有何特点?各解剖特征的具体标志是什么?

3. 测量冠宽时如何避免误差产生?

（李幼琴　夏　萍）

实训二 标准放大三倍石膏牙牙体雕刻

一、标准放大三倍右上颌中切牙石膏牙雕刻

【目的要求】

1. 通过对放大三倍右上颌中切牙牙体外形的雕刻,牢固掌握该牙的解剖形态、体会平衡感及协调感。

2. 熟悉三倍大牙体形态描绘的方法和步骤,掌握外形高点的确定方法。

3. 熟悉上颌中切牙雕刻的方法、步骤,学会正确使用操作工具。

【实训用品】

石膏块(71mm×26mm×22mm)、三倍大牙体线图(实训图 2-1-1)、三倍大牙体浮雕图(实训图 2-1-2)、石膏切刀(实训图 2-1-3)、雕刻刀(实训图 2-1-4)、直尺、铅笔、橡胶垫板。

【步骤方法】

1. 雕刻器具的握持方法

(1) 直握式:是最常用的一种方法。主要握刀的手指是拇指、示指和中指,无名指和小指在雕刻时起支持作用,此法用于细雕(实训图 2-1-5)。

(2) 横握式:将刀柄全部握在右手第二、三、四、五指内,用刀时刀口向着外侧,刃部对着雕刻物。同时左手握着雕刻物,并用示指顶着雕刻物作为支点。用左手拇指按压在右手拇指上推动其沿斜面切割。此法多用于粗雕(实训图 2-1-6)。

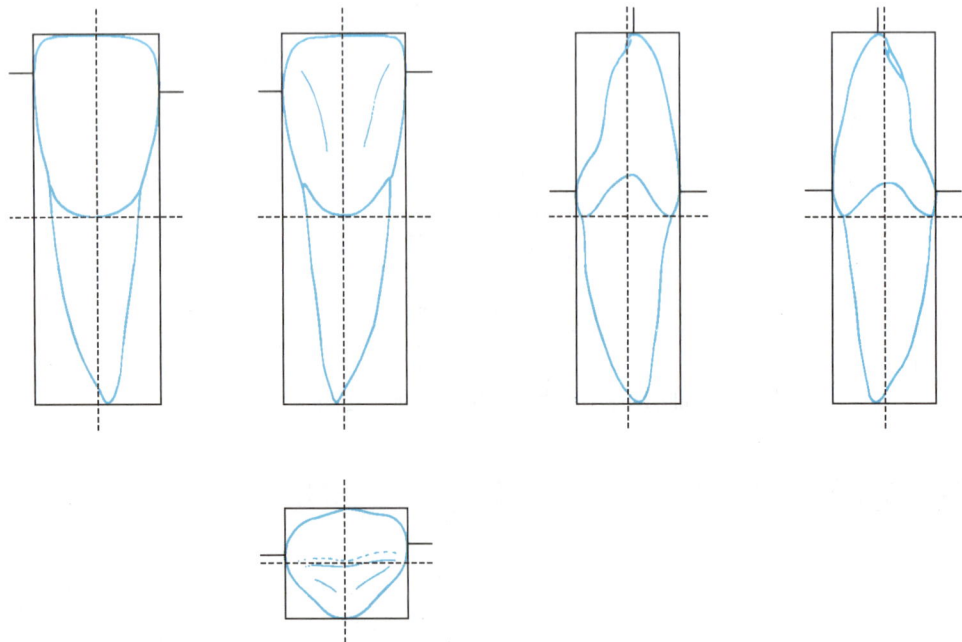

实训图 2-1-1 三倍牙体线图

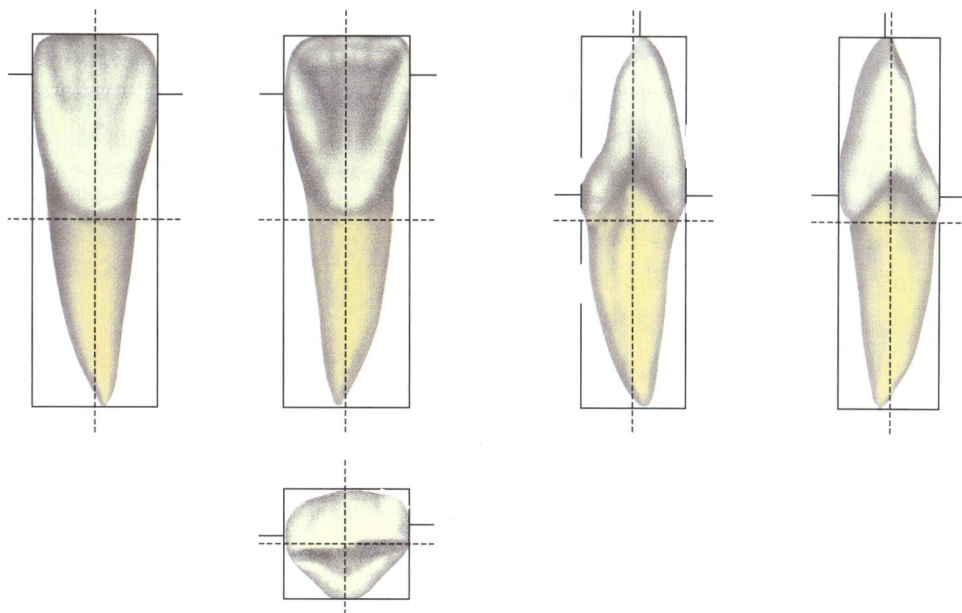

实训图 2-1-2　三倍牙体浮雕图

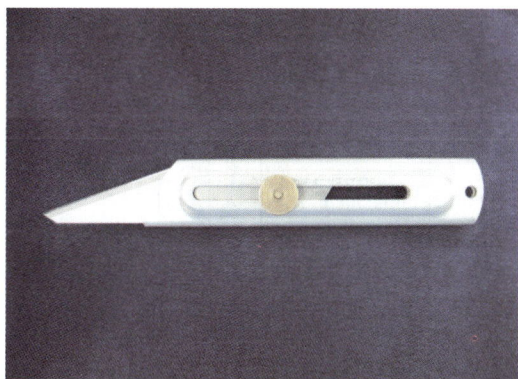

实训图 2-1-3　石膏切刀

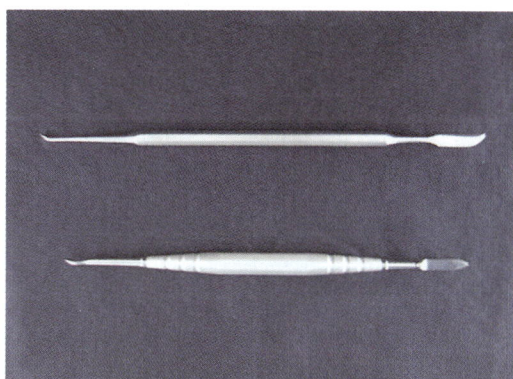

实训图 2-1-4　雕刻刀

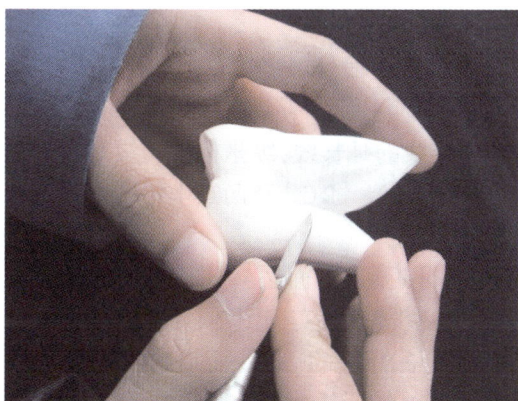

实训图 2-1-5　直握式

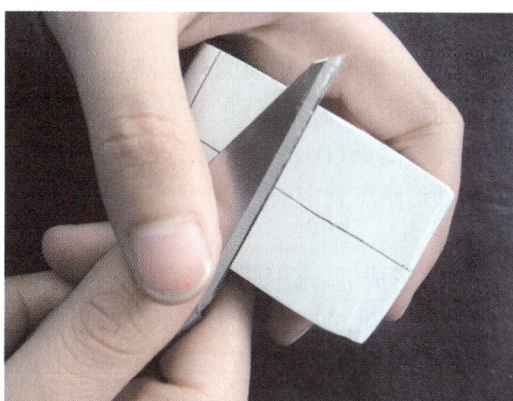

实训图 2-1-6　横握式

（3）按切式：右手握着刀柄，右手中指作为支点，同时用左手示指按压刀背切割雕刻物。此法用于大面积的切削（实训图2-1-7）。

2. 雕刻步骤

（1）描绘上颌中切牙近、远中面初步形态：按三倍大牙体线图（实训图2-1-1）的外框数值，依次确定石膏块的近、远中面和唇、舌面，在石膏块的近、远中面上描绘根冠分界线（a）、中轴（b）、唇、舌面邻接点（c、d），描绘近、远中面根冠外形轮廓（实训图2-1-8，实训图2-1-9）。

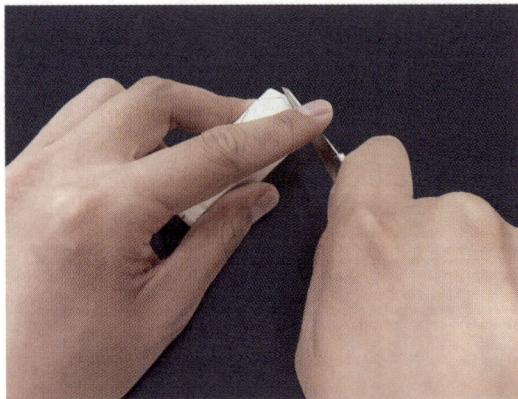

实训图 2-1-7　按切式

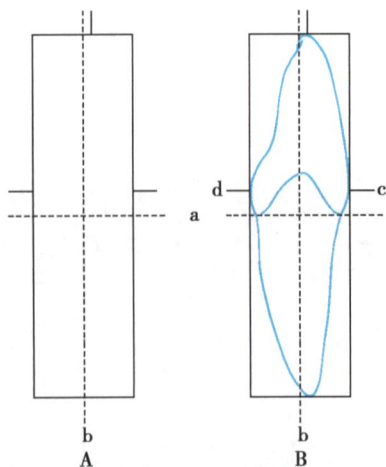

实训图 2-1-8　右上颌中切牙近中面
外形轮廓图
a.根冠分界线　b.中轴　c.唇面邻接
点　d.舌面邻接点

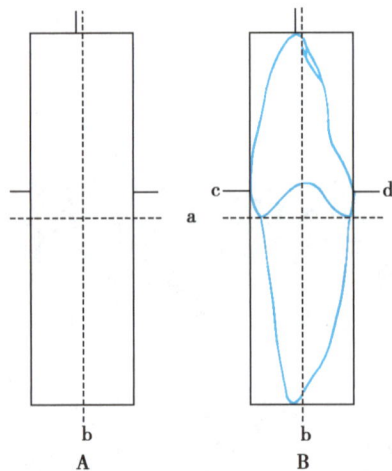

实训图 2-1-9　右上颌中切牙远中面
外形轮廓图
a.根冠分界线　b.中轴　c.唇面邻接
点　d.舌面邻接点

（2）描绘近、远中面的外形高点：根据实训图2-1-2，近中面外形高点（C）的横坐标为唇、舌面与近中接触点连线的延长线，纵坐标为切缘观唇侧近中面外形高点到中轴的数值；远中面外形高点（D）的横坐标为唇、舌面与远中接触点连线的延长线，纵坐标为切缘观唇侧远中面外形高点到中轴的数值（实训图2-1-10，实训图2-1-11）。将C、D两点坐标转移到石膏块上。

（3）形成近、远中面外形：按描绘好的右上颌中切牙近、远中面（实训图2-1-12），用石膏切刀切削石膏块描绘线的外侧部分，形成近、远中面的初步轮廓（实训图2-1-13）。

（4）描绘唇、舌面初步形态：参照实训图2-1-1，在石膏块的唇、舌面描绘根冠分界线（a），中轴（b），近、远中面接触点（c、d）描绘唇、舌面根冠外形轮廓（实训图2-1-14，实训图2-1-15）。

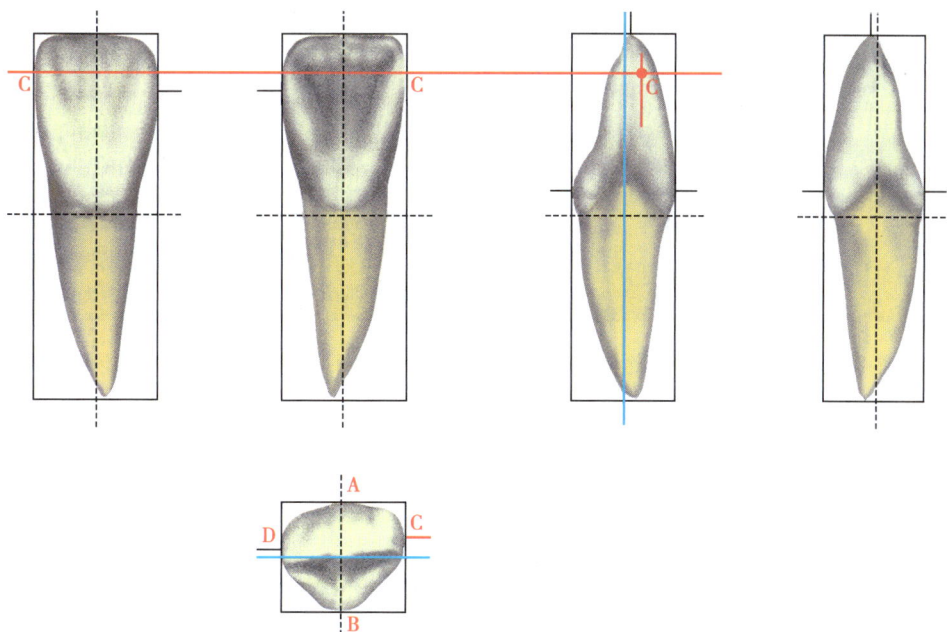

实训图 2-1-10　右上颌中切牙近中面外形高点描绘
A.唇面外形高点　B.舌面外形高点　C.近中面外形高点　D.远中面外形高点

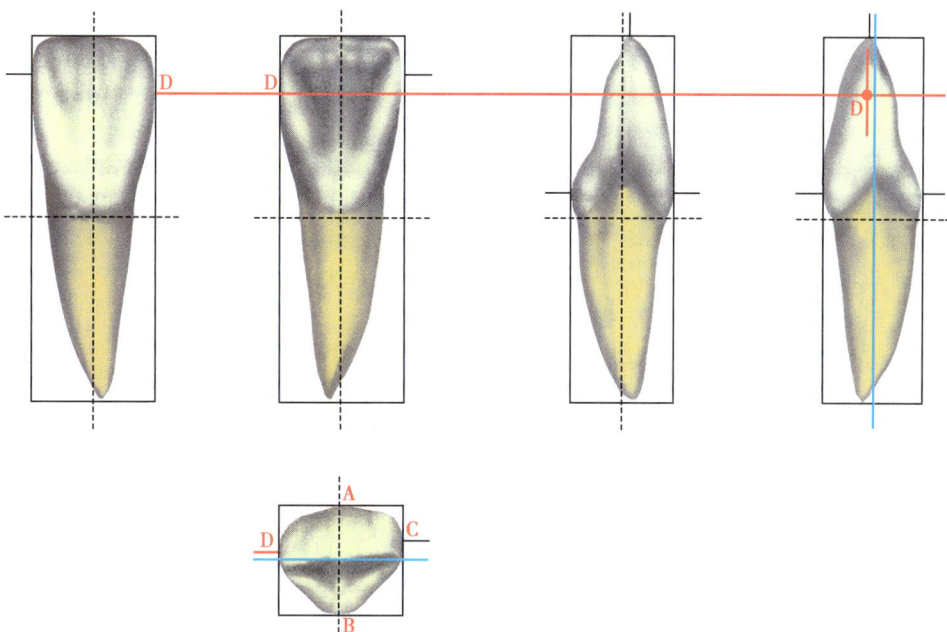

实训图 2-1-11　右上颌中切牙远中面外形高点描绘
A.唇面外形高点　B.舌面外形高点　C.近中面外形高点　D.远中面外形高点

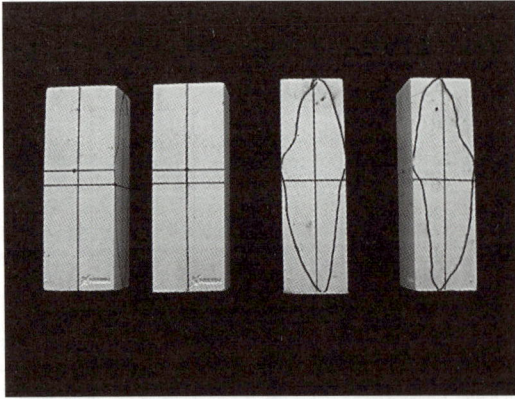

实训图 2-1-12 右上颌中切牙近、远中面描绘

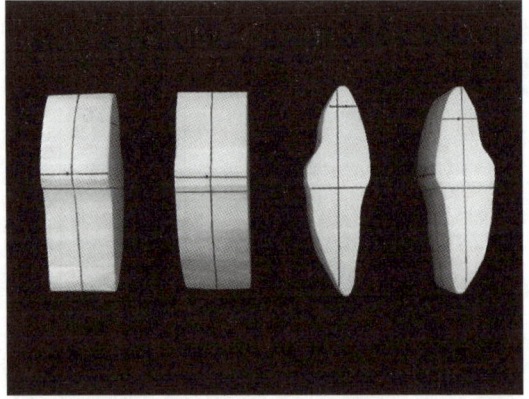

实训图 2-1-13 切削右上颌中切牙的近、远中面

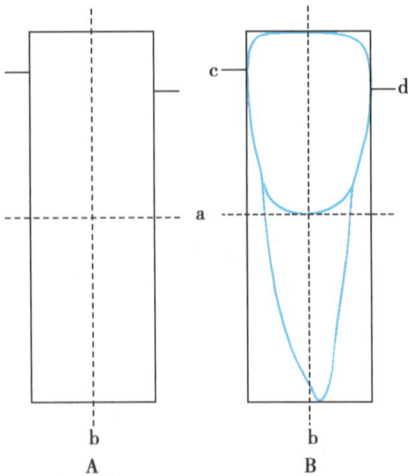

实训图 2-1-14 右上颌中切牙唇面外形
轮廓图

a. 根冠分界线 b. 中轴 c. 近中面接触
点 d. 远中面接触点

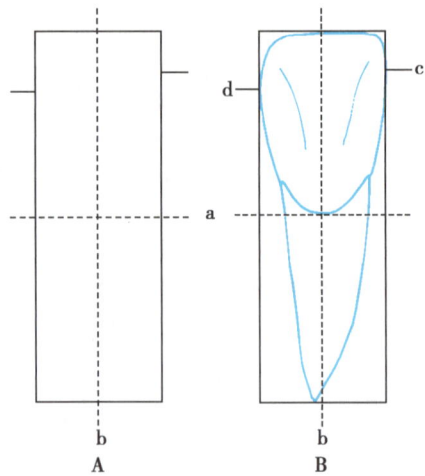

实训图 2-1-15 右上颌中切牙舌面外形
轮廓图

a. 根冠分界线 b. 中轴 c. 近中面接触
点 d. 远中面接触点

(5) 描绘唇、舌面外形高点：根据实训图 2-1-2，唇面外形高点（A）的横坐标为近、远中面与唇侧接触点连线的延长线，纵坐标为切缘观近中侧唇面外形高点到中轴的数值；舌面外形高点（B）的横坐标为近、远中面与舌侧接触点连线的延长线，纵坐标为切缘观远中侧舌面外形高点到中轴的数值（实训图 2-1-16，实训图 2-1-17）。将 A、B 两点坐标转移到石膏块上。

(6) 形成唇、舌面外形：按描绘好的右上颌中切牙唇、舌面（实训图 2-1-18），用石膏切刀切削石膏块的唇舌面，形成唇、舌面的初步轮廓（实训图 2-1-19）。

(7) 描绘各轴面最突出部分：参照实训图 2-1-2，用铅笔绘出石膏牙各轴面最突出部分（实训图 2-1-20）。

(8) 描绘第一次 1/2 等分线：用铅笔在各轴面最突出部分与外形边缘间画出第一次 1/2 等分线（实训图 2-1-21）。

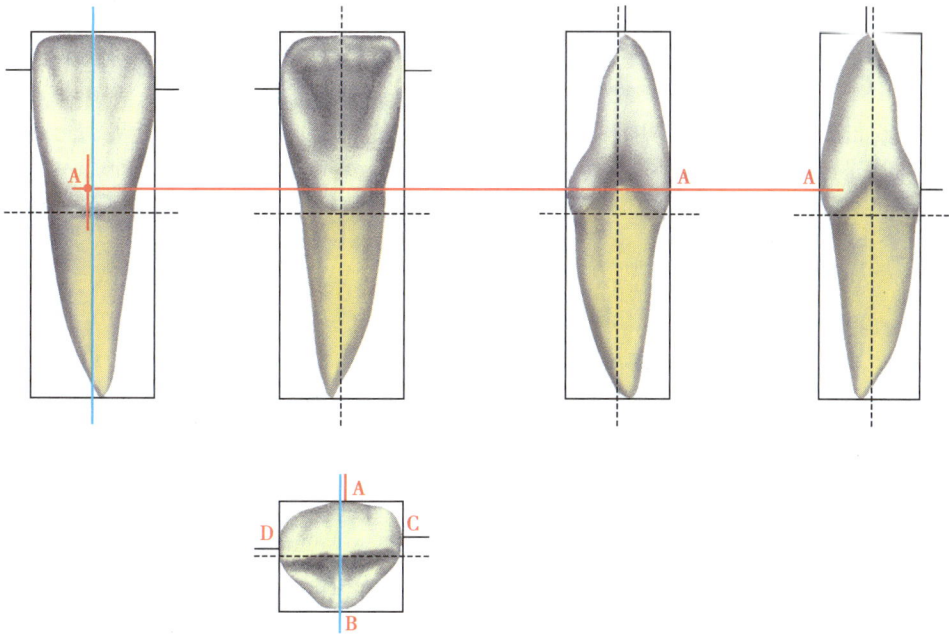

实训图 2-1-16　右上颌中切牙唇面外形高点描绘
A.唇面外形高点　B.舌面外形高点　C.近中面外形高点　D.远中面外形高点

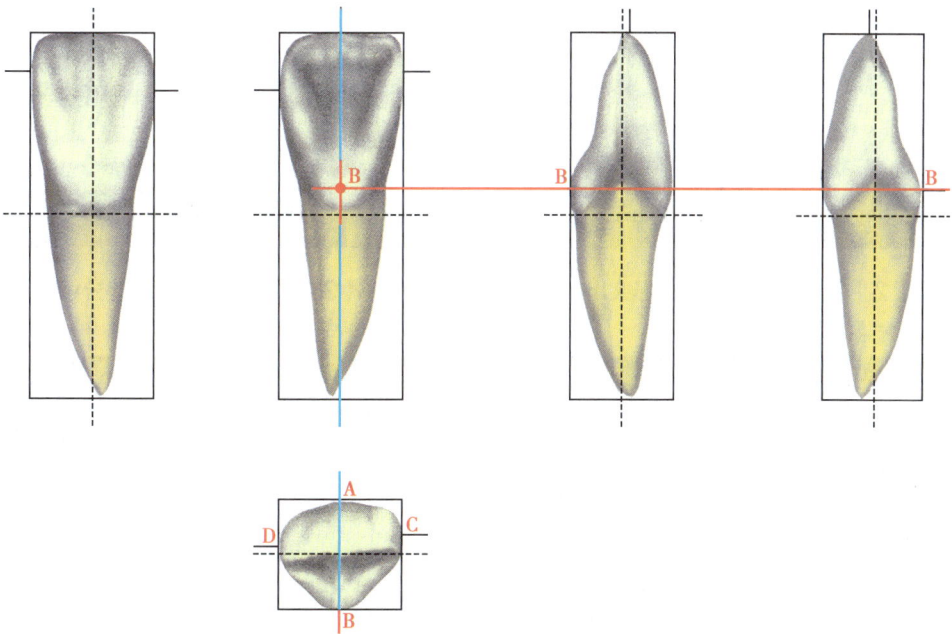

实训图 2-1-17　右上颌中切牙舌面外形高点描绘
A.唇面外形高点　B.舌面外形高点　C.近中面外形高点　D.远中面外形高点

(9) 切除多余部分:用石膏切刀切除各轴面角即相邻两条等分线之间的多余部分(实训图 2-1-22)。

(10) 描绘第二次 1/2 等分线:在各轴面最突出部分与第一次 1/2 等分线间,以及相邻两条等分线之间描绘第二次 1/2 等分线(实训图 2-1-23)。

(11) 多面体成形:用石膏切刀切除相邻的两条等分线之间的多余部分(实训图 2-1-24)。

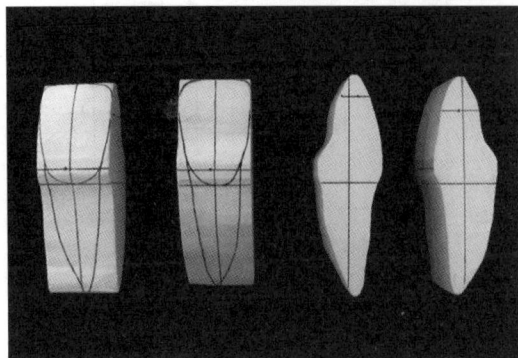

实训图 2-1-18　右上颌中切牙唇、舌面描绘

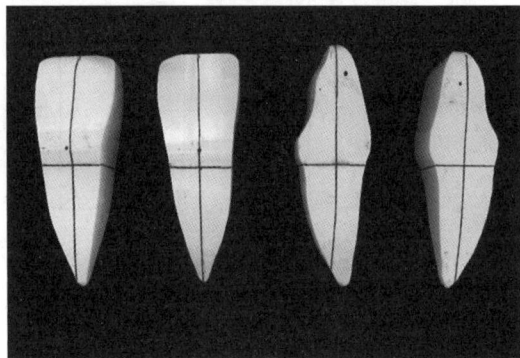

实训图 2-1-19　切削右上颌中切牙的唇、舌面

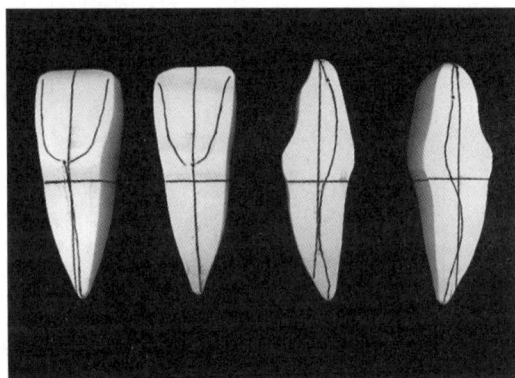

实训图 2-1-20　描绘四个轴面最突出部分

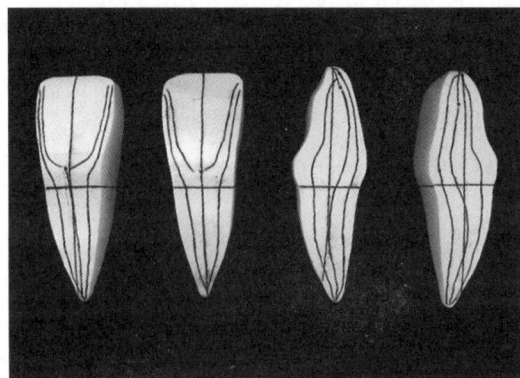

实训图 2-1-21　绘出第一次 1/2 等分线的四个轴面

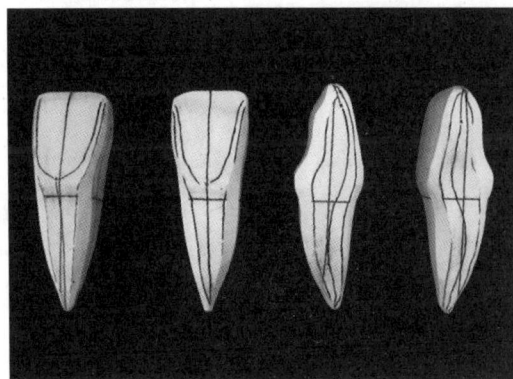

实训图 2-1-22　切削四个轴面

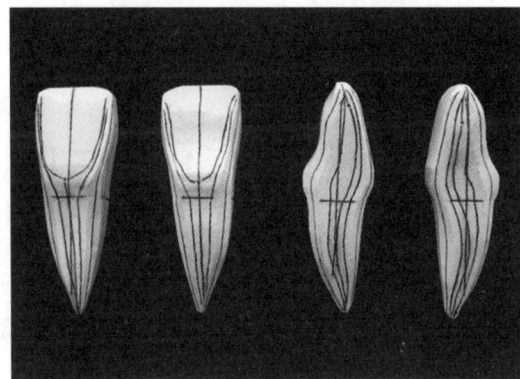

实训图 2-1-23　四个轴面绘出第二次 1/2 等分线

（12）牙颈成形

1）描绘、勾勒牙颈线：参照实训图 2-1-1，在石膏棒上描绘牙颈线。检查合格后，用雕刻刀将牙颈线勾勒一周，注意深度要适宜（实训图 2-1-25）。

2）形成台阶：在牙颈线下方 1mm 处画线，用雕刻刀沿该线从根方向冠方顺着牙颈线方向轻轻切削，形成浅的台阶。

3）消除台阶：在牙颈线上方 1mm 处画线，用雕刻刀沿该线从冠方向根方顺着牙颈线方向轻轻切削，消除台阶。

4）形成牙颈线：用雕刻刀轻轻勾勒出清晰的牙颈线。

5）形成牙根：参照实训图 2-1-2，用雕刻刀形成牙根。

（13）四面成形：参照实训图 2-1-2 的各轴面图形，修整各轴面外形，使其与图形的轮廓一致，并流畅衔接（实训图 2-1-26）。

（14）切缘成形：参照实训图 2-1-2 的唇、舌面和切端形态，用雕刻刀形成切端形态，并使其与各面流畅地衔接（实训图 2-1-27）。参照实训图 2-1-2 的唇、舌、切端发育沟的位置及形态，用雕刻刀形成由深逐渐变浅的发育沟（实训图 2-1-28）。

（15）修整完成（实训图 2-1-29）

1）润饰牙体表面：用雕刻刀的刀刃、刀背及勺润饰牙体表面，使各面流畅衔接。

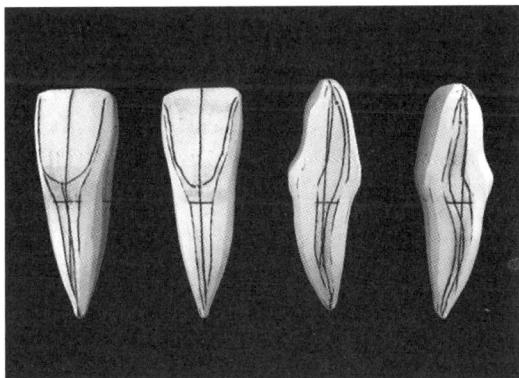

实训图 2-1-24　四个轴面多面体成形

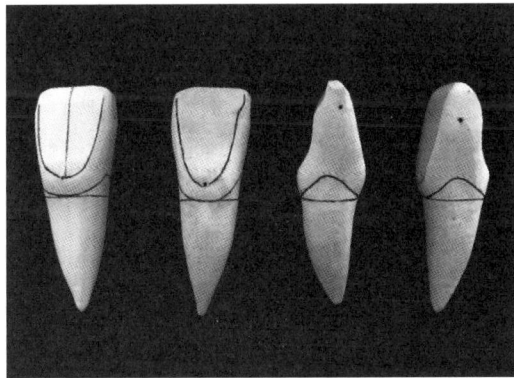

实训图 2-1-25　牙颈线的四个轴面

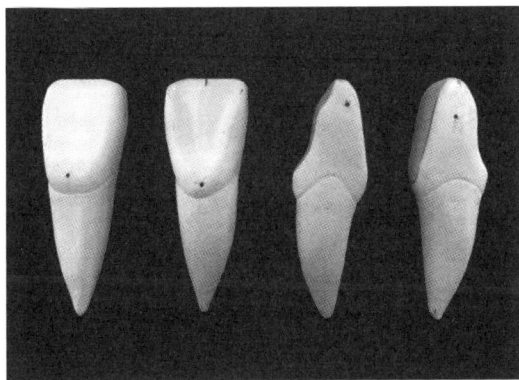

实训图 2-1-26　成形的四个轴面

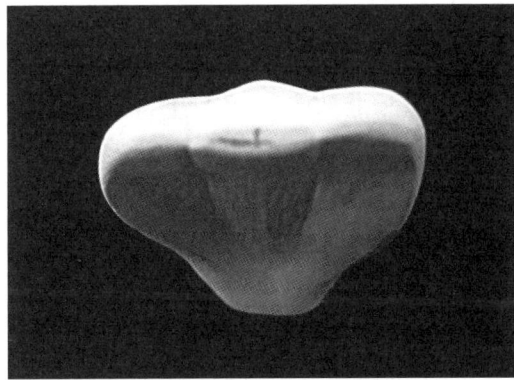

实训图 2-1-27　切端成形

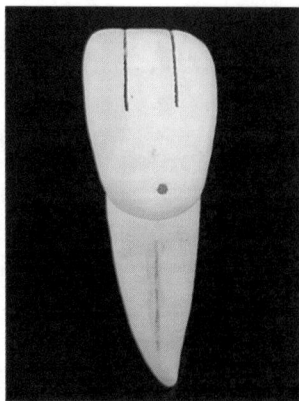

实训图 2-1-28　发育沟成形

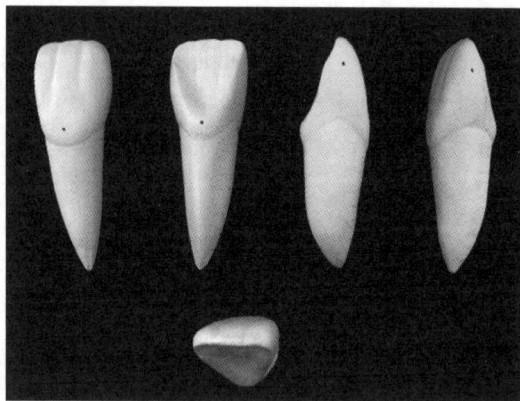

实训图 2-1-29　完成雕刻

2) 勾勒牙颈线:用雕刻刀勾勒出清晰的牙颈线。

3) 检查流畅性:按实训图 2-1-2 检查石膏牙各轴面的外形高点、邻接点、凹凸衔接程度。

【注意事项】

1. 必须熟知上颌中切牙的解剖形态,并按比例雕刻。

2. 使用雕刻工具时,应注意支点的掌握,只有支点稳定,才能有节制地用力,需防止雕刻刀滑脱误伤手和石膏牙。

3. 整个雕刻过程均应在垫板上操作,以免损坏桌面,并应养成不用嘴吹粉末的良好习惯。如粉尘过多,有碍操作视野,可备牙刷以去除粉末。

4. 桌面及各种工具均应保持清洁,去除的碎屑应放在指定位置,实验结束后应将桌面及工具擦净。

5. 为便于自我检查,可用透明薄膜复印线图和浮雕图,在其上描绘中轴、根冠分界线、外形高点、邻接点后塑封。

【思考题】

1. 上颌中切牙唇面的牙体解剖主要特征是什么?

2. 如何在雕刻过程中保证冠根分界线不丢失?

3. 在从四面体向多面体的转变中要画哪几条 1/2 等分线?

4. 牙颈线过深如何解决?

二、标准放大三倍右上颌第一磨牙石膏牙雕刻

【目的要求】

1. 通过对放大三倍右上颌第一磨牙牙体外形的雕刻,牢固掌握该牙的解剖形态,掌握牙体雕刻的平衡感及协调感。

2. 熟悉三倍大牙体形态描绘的方法和步骤,掌握外形高点的确定方法。

3. 熟悉上颌第一磨牙雕刻的方法、步骤,进一步熟练使用操作工具。

【实训用品】

石膏块(57mm×32mm×36mm)、三倍大牙体线图(实训图 2-2-1)、三倍大牙体浮雕图(实

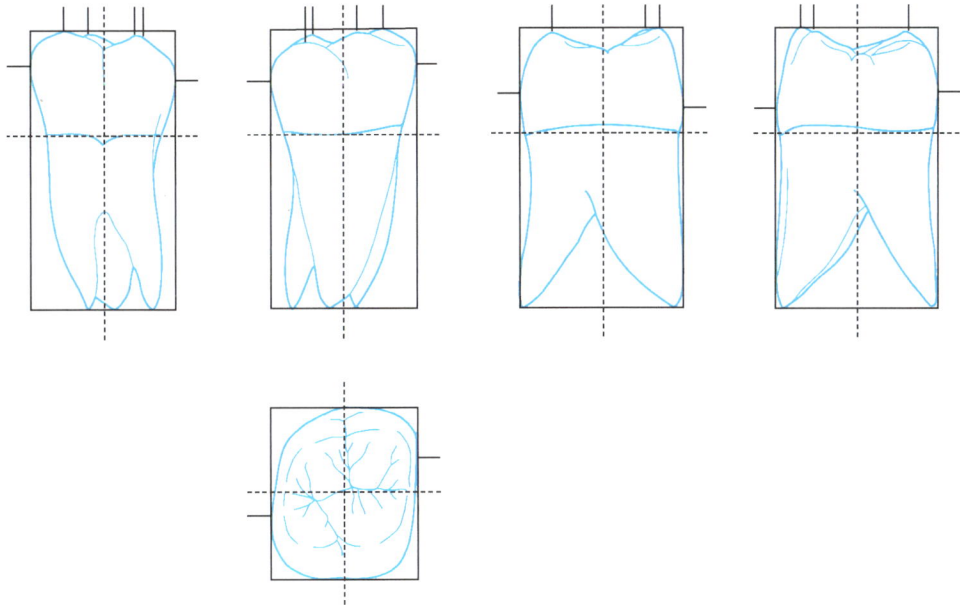

实训图 2-2-1　三倍牙体线图

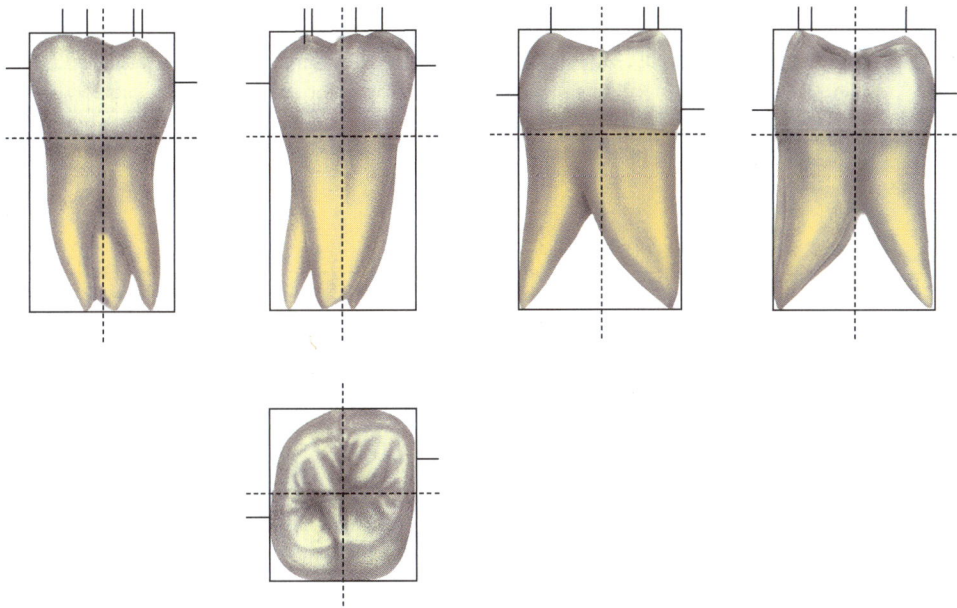

实训图 2-2-2　三倍牙体浮雕图

训图 2-2-2)、石膏切刀、雕刻刀、直尺、铅笔、橡胶垫板。

【步骤方法】

1. 描绘近、远中面初步形态　按实训图 2-2-1,确定石膏块的近、远中面和颊、舌面,在石膏块的近、远中面上描绘根冠分界线(a),中轴(b),颊、舌面的邻接点(c、d),近中颊尖(e),远中颊尖(f),近中舌尖(g),远中舌尖(h)的位置,并在石膏棒上描绘近、远中面根冠外形轮廓

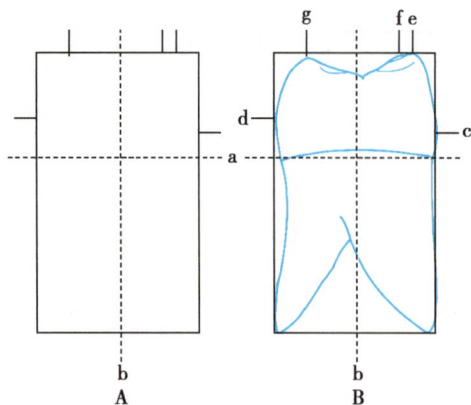

实训图 2-2-3　右上颌第一磨牙近中面外形轮廓图

a.根冠分界线　b.中轴　c.颊面外形高点　d.舌面外形高点　e.近中颊尖　f.远中颊尖　g.近中舌尖

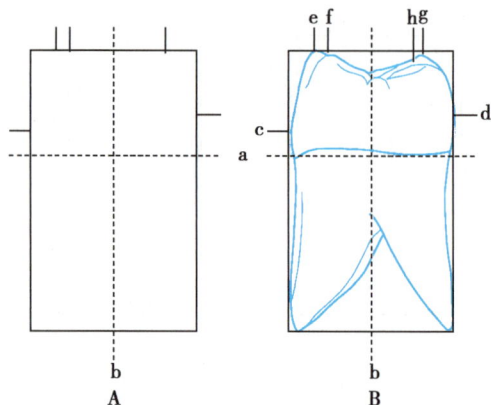

实训图 2-2-4　右上颌第一磨牙远中面外形轮廓图

a.根冠分界线　b.中轴　c.颊面外形高点　d.舌面外形高点　e.近中颊尖　f.远中颊尖　g.近中舌尖　h.远中舌尖

(实训图 2-2-3,实训图 2-2-4)。

2. 描绘近、远中面的外形高点　根据实训图 2-2-2,近中面外形高点(C)的横坐标为颊、舌面与近中接触点连线的延长线,纵坐标为𬌗面观颊侧近中面外形高点到中轴的数值;远中面外形高点(D)的横坐标为颊、舌面与远中接触点连线的延长线,纵坐标为𬌗面观颊侧远中面外形高点到中轴的数值(实训图 2-2-5,实训图 2-2-6)。将 C、D 两点坐标转移到石膏块上。

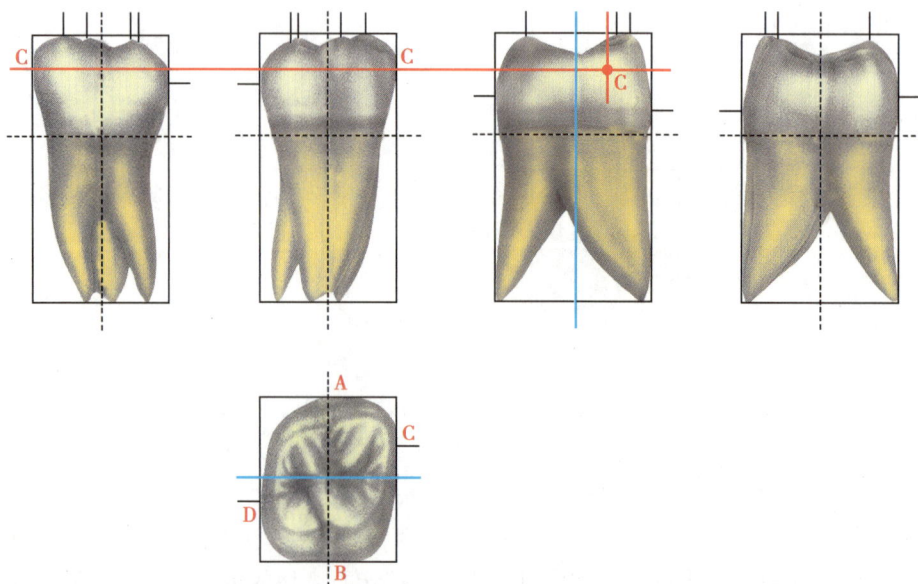

实训图 2-2-5　右上颌第一磨牙近中面的外形高点描绘

A.颊面外形高点　B.舌面外形高点　C.近中面外形高点　D.远中面外形高点

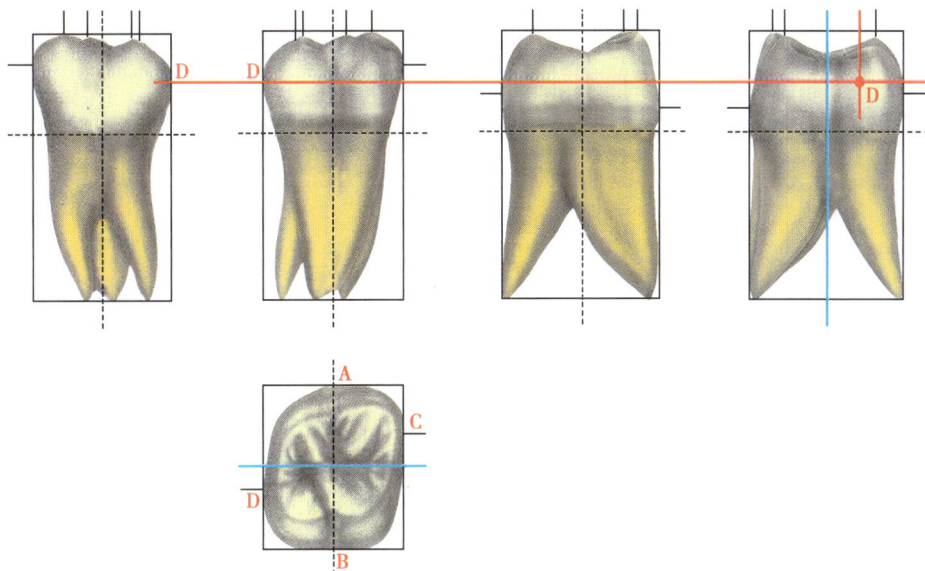

实训图 2-2-6 右上颌第一磨牙远中面的外形高点描绘
A.颊面外形高点 B.舌面外形高点 C.近中面外形高点 D.远中面外形高点

3. 形成近、远中面外形 用石膏切刀切削石膏块的邻面,形成近、远中面的初步轮廓(实训图 2-2-7,实训图 2-2-8)。

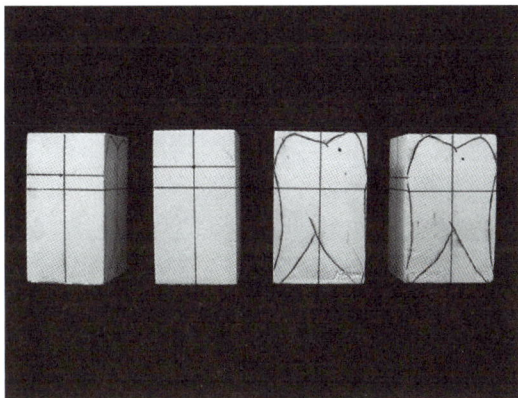

实训图 2-2-7 右上颌第一磨牙的邻面描绘

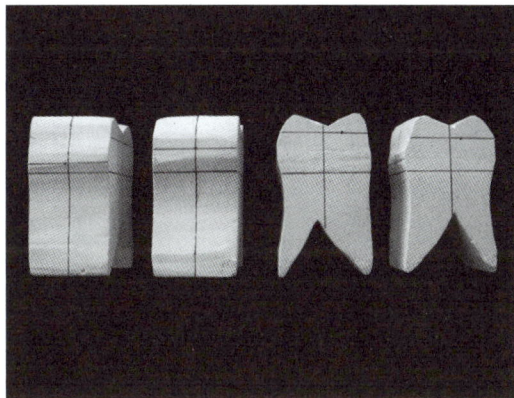

实训图 2-2-8 切削右上颌第一磨牙的邻面

4. 描绘颊、舌面初步形态 参照实训图 2-2-1,在石膏块的颊、舌面描绘根冠分界线(a),中轴(b),近、远中面接触点(c、d),近中颊尖(e),远中颊尖(f),近中舌尖(g),远中舌尖(h)的位置,描绘颊、舌面根冠外形轮廓(实训图 2-2-9,实训图 2-2-10)。

5. 描绘颊、舌面的外形高点 根据实训图 2-2-2,颊面外形高点(A)的横坐标为近、远中面与颊侧接触点连线的延长线,纵坐标为𬌗面观近中侧唇面外形高点到中轴的数值。舌面外形高点(B)的横坐标为近、远中面与舌侧接触点连线的延长线,纵坐标为𬌗面观远中侧舌

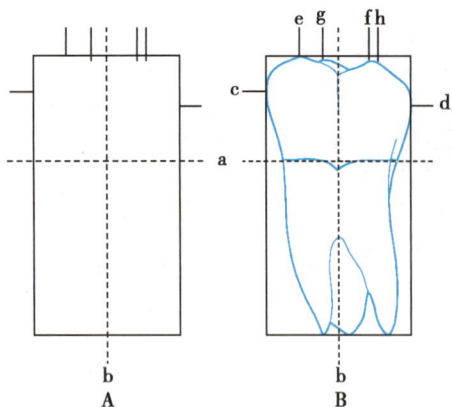

实训图 2-2-9 右上颌第一磨牙颊面外形轮廓图

a.根冠分界线   b.中轴   c.近中面外形高点
d.远中面外形高点   e.近中颊尖   f.远中颊尖
g.近中舌尖   h.远中舌尖

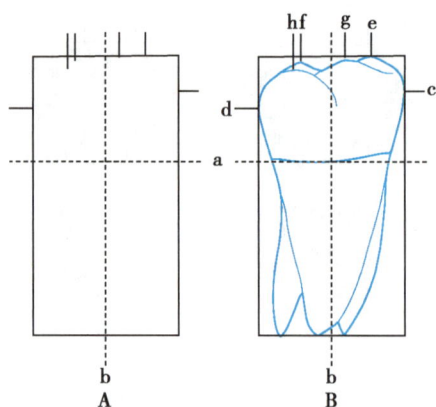

实训图 2-2-10 右上颌第一磨牙舌面外形轮廓图

a.根冠分界线   b.中轴   c.近中面外形高点
d.远中面外形高点   e.近中颊尖   f.远中颊尖
g.近中舌尖   h.远中舌尖

面外形高点到中轴的数值(实训图 2-2-11,实训图 2-2-12)。将 A、B 两点坐标转移至石膏块上。

6. 形成颊、舌面外形　用石膏切刀切削石膏块的颊舌面,形成颊、舌面的初步轮廓(实训图 2-2-13,实训图 2-2-14)。

7. 描绘各轴面最突出部分　参照实训图 2-2-2,用铅笔在石膏牙上描绘各轴面最突出部分(实训图 2-2-15)。

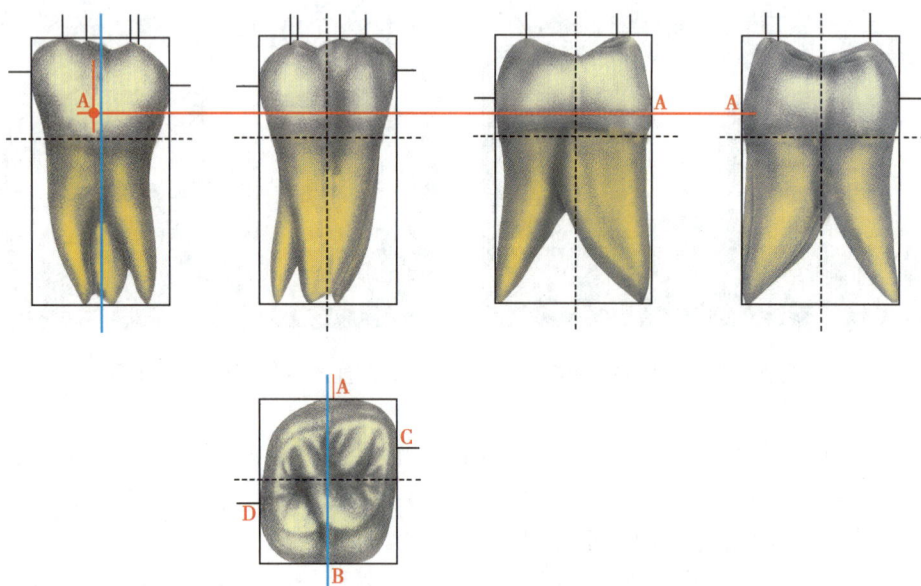

实训图 2-2-11　右上颌第一磨牙颊面的外形高点描绘

A.颊面外形高点   B.舌面外形高点   C.近中面外形高点   D.远中面外形高点

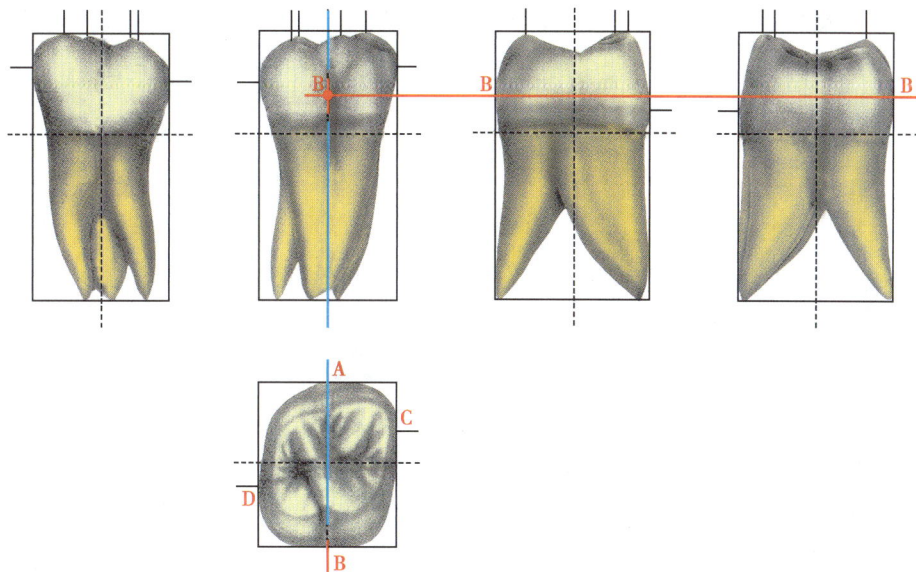

实训图 2-2-12　右上颌第一磨牙舌面的外形高点描绘
A.颊面外形高点　B.舌面外形高点　C.近中面外形高点　D.远中面外形高点

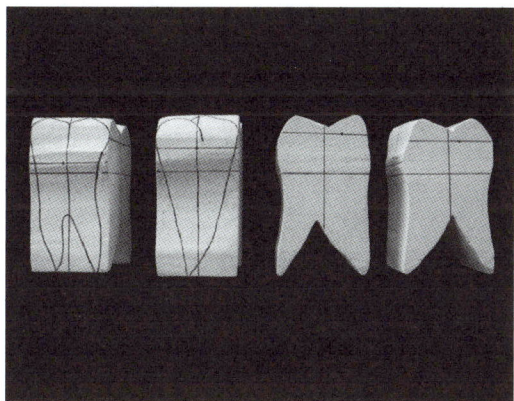

实训图 2-2-13　右上颌第一磨牙的颊舌面描绘

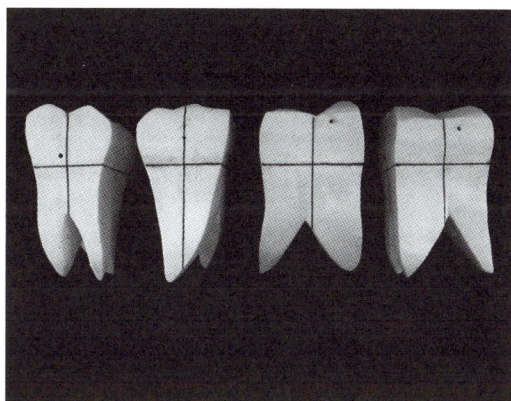

实训图 2-2-14　切削右上颌第一磨牙的颊舌面

8. 描绘第一次 1/2 等分线　用铅笔在各轴面最突出部分与外形边缘间画出第一次 1/2 等分线(实训图 2-2-16)。

9. 切除多余部分　用石膏切刀切除各轴面角即相邻两条等分线之间的多余部分(实训图 2-2-17)。

10. 描绘第二次 1/2 等分线　在各轴面最突出部分与第一次 1/2 等分线间以及相邻两条等分线之间描绘第二次 1/2 等分线(实训图 2-2-18)。

11. 多面体成形　用石膏切刀切除相邻的两条等分线之间的石膏(实训图 2-2-19)。

12. 四面成形　参照实训图 2-2-2 的各轴面图形,修整各轴面外形与图形的轮廓一致,使其流畅衔接(实训图 2-2-20)。

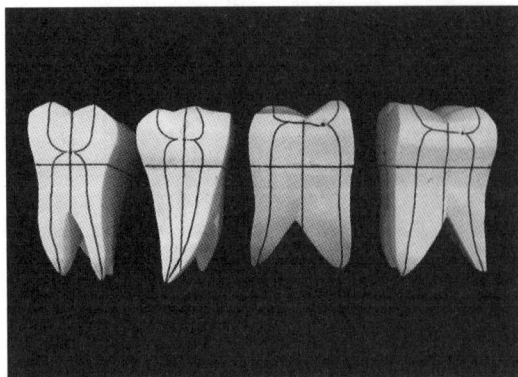

实训图 2-2-15　描绘出四个轴面最突出部分

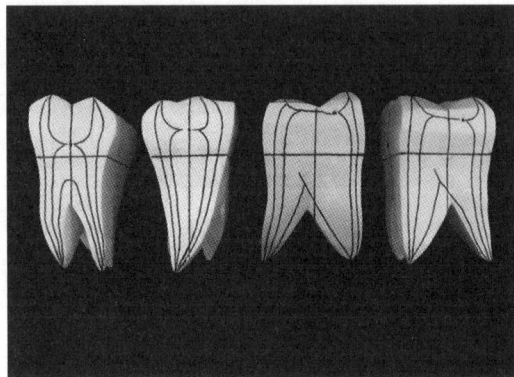

实训图 2-2-16　绘出第一次 1/2 等分线的四个轴面

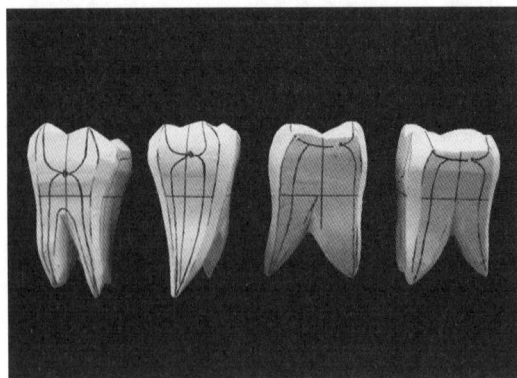

实训图 2-2-17　切削四个轴面

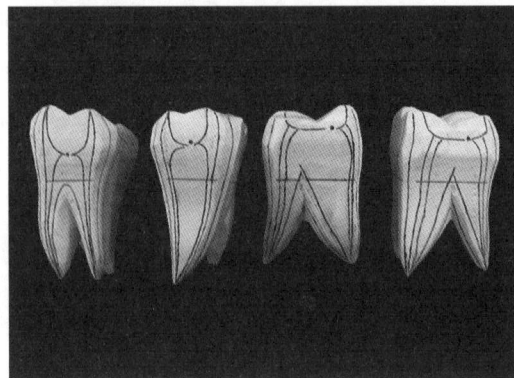

实训图 2-2-18　四个轴面绘出第二次 1/2 等分线

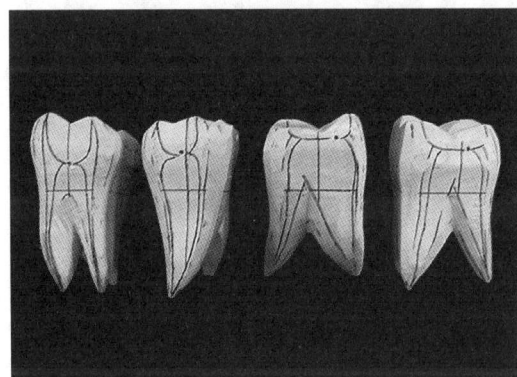

实训图 2-2-19　四个轴面多面体成形

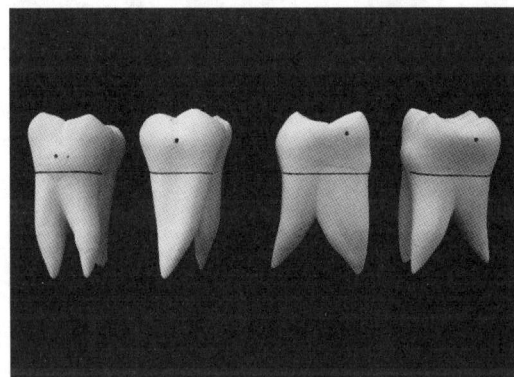

实训图 2-2-20　成形后的四个轴面

13. 牙颈成形

（1）描绘、勾勒牙颈线：参照实训图 2-2-1 在石膏棒上描绘牙颈线。检查合格后，用雕刻刀将描绘出的牙颈线勾勒一周，注意深度要适宜（实训图 2-2-21）。

（2）形成台阶：在牙颈线下方 1mm 处画线，用雕刻刀沿该线从根方向冠方顺着牙颈线轻轻切削,形成台阶。

(3) 消除台阶:在牙颈线上方 1mm 处画线,用雕刻刀沿该线从冠方向根方顺着牙颈线轻轻切削,消除台阶。

(4) 形成牙颈线:用雕刻刀轻轻勾勒出清晰的牙颈线。

(5) 形成牙根:参照实训图 2-2-2,用雕刻刀形成牙根。

14. 𬌗面成形

(1) 修整牙尖斜度:参照实训图 2-2-1 形成牙尖斜度(实训图 2-2-22),并进一步修整成形(实训图 2-2-23)。

(2) 确定各个牙尖的大小:参照实训图 2-2-1 在石膏牙上画出中央沟、颊沟、远中舌沟,用雕刻刀勾勒(实训图 2-2-24)。

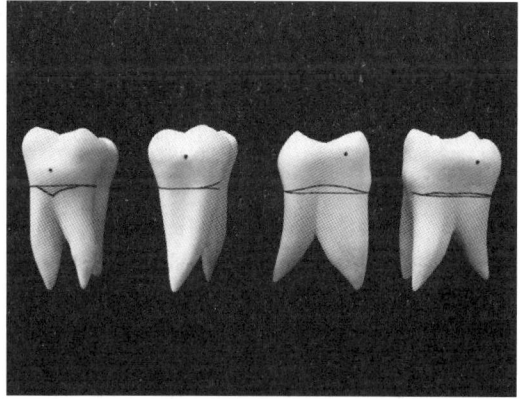

实训图 2-2-21　牙颈线的四个轴面

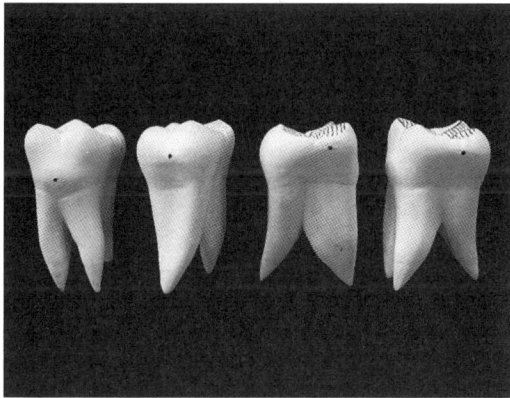

实训图 2-2-22　在四个轴面描绘牙尖斜度

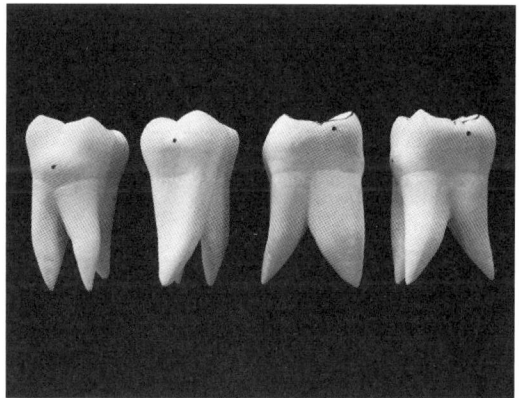

实训图 2-2-23　修整完牙尖斜度的四个轴面

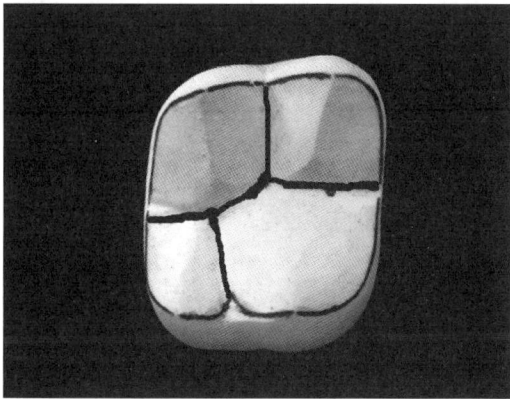

实训图 2-2-24　画完中央沟、颊沟、远中舌沟

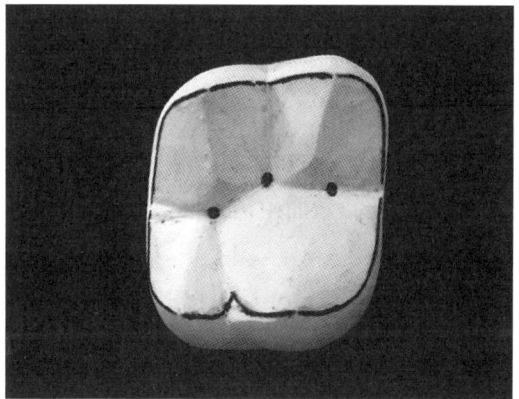

实训图 2-2-25　刻好窝、沟、点隙

（3）转移中央窝、远中窝：按照中央窝最深、近中点隙最浅的原则，用雕刻刀形成窝、沟、点隙（实训图 2-2-25）。

（4）确定三角嵴的走向与形态：按实训图 2-2-2 绘出各个三角嵴的走向。按照由两个斜面构成一个三角嵴的原则，用雕刻刀形成三角嵴。把刀刃置于副沟，刀刃卧在三角嵴的最突处附近，分别从殆缘向中央沟方向用刀。

（5）雕刻副沟：按发育沟深于副沟的原则，用雕刻刀的刀尖勾勒副沟。刀尖勾勒时长度应为实训图 2-2-1 中所描绘副沟长度的一半，靠近殆缘另一半副沟，需用刀勺形成凹陷（实训图 2-2-26）。

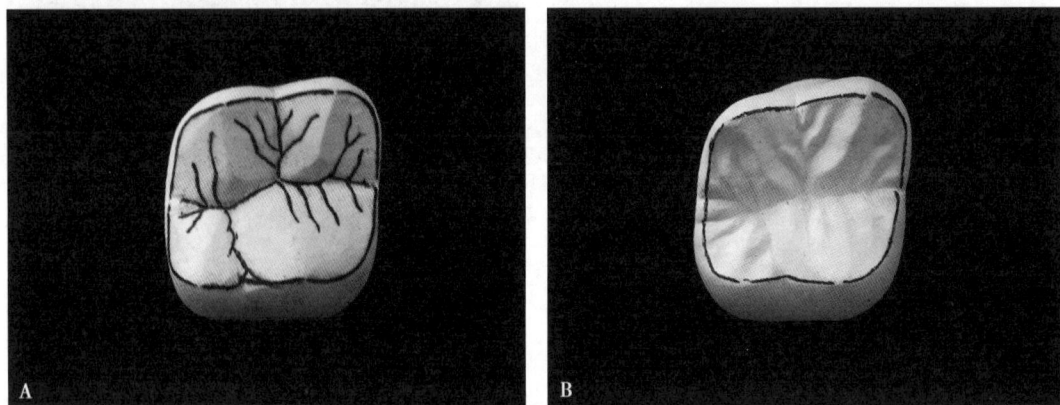

实训图 2-2-26 画好殆面副沟和刻好副沟
A. 画好殆面副沟　B. 刻好副沟

15. 修整完成（实训图 2-2-27）

（1）润饰牙体表面：用雕刻刀的刀刃、刀背及勺润饰牙体表面，使各面流畅衔接。

（2）勾勒牙颈线：用雕刻刀勾勒出清晰的牙颈线。

（3）检查流畅性：按实训图 2-2-2 检查石膏牙各轴面的外形高点、邻接点、凹凸衔接程度。

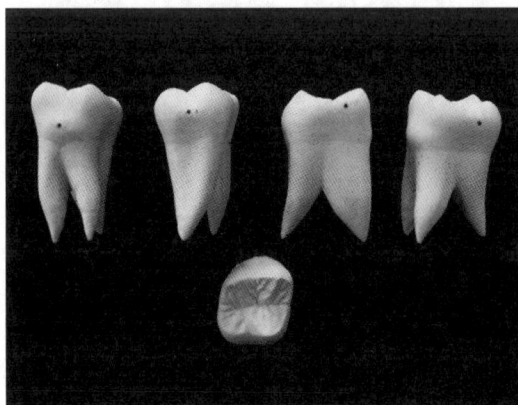

实训图 2-2-27 完成雕刻

【注意事项】

1. 冠部整体形态应是斜方形，颊舌径大于近远中径，颊面由近中向远中舌面倾斜度较小。

2. 雕刻斜嵴时，注意斜嵴的连接位置不在远中颊尖与近中舌尖的对角线上，而是在两三角嵴的连接处偏向远中。

3. 各牙尖三角嵴的方向并非向殆面中心点处集中，应按嵴的方向和沟的位置关系雕刻嵴的各个斜面。

4. 雕刻三角嵴时，应确保近远中边缘嵴的厚度。

【思考题】

1. 上颌第一磨牙𬌗面的特征有哪些?

2. 𬌗面雕刻时窝沟如何雕刻?发育沟和副沟的层次如何表现?

3. 牙颈线如何雕刻?雕刻时应该注意哪些问题?

三、标准放大三倍右下颌第一磨牙石膏牙雕刻

【目的要求】

1. 通过对放大三倍右下颌第一磨牙牙体外形的雕刻,牢固掌握该牙的解剖形态,进一步掌握雕刻的平衡感及协调感。

2. 熟悉三倍大牙体形态描绘的方法和步骤,掌握外形高点的确定方法。

3. 熟悉下颌第一磨牙雕刻的方法、步骤、操作工艺技术及工具的正确使用。

【实训用品】

石膏块(57mm×35mm×33mm)、三倍大牙体线图(实训图 2-3-1)、三倍大牙体浮雕图(实训图 2-3-2)、石膏切刀、雕刻刀、直尺、铅笔、橡胶垫板。

【步骤方法】

1. 描绘近、远中面初步形态　按实训图 2-3-1,在石膏块上描绘根冠分界线(a),中轴(b),颊、舌面的外形高点(c、d),近中颊尖(e),远中颊尖(f),近中舌尖(g),远中舌尖(h),远中尖(i)的位置,并在石膏棒上描绘近、远中面根冠外形轮廓(实训图 2-3-3,实训图 2-3-4)。

2. 描绘近、远中面的外形高点　根据图 2-3-2,近中面外形高点(C)的横坐标为颊、舌面与近中接触点连线的延长线,纵坐标为𬌗面观颊侧近中面外形高点到中轴的数值。远中面外形高点(D)的横坐标为颊、舌面与远中接触点连线的延长线,纵坐标为𬌗面观颊侧远中面外形高点到中轴的数值(实训图 2-3-5,实训图 2-3-6)。将 C、D 两点坐标转移至石膏块上。

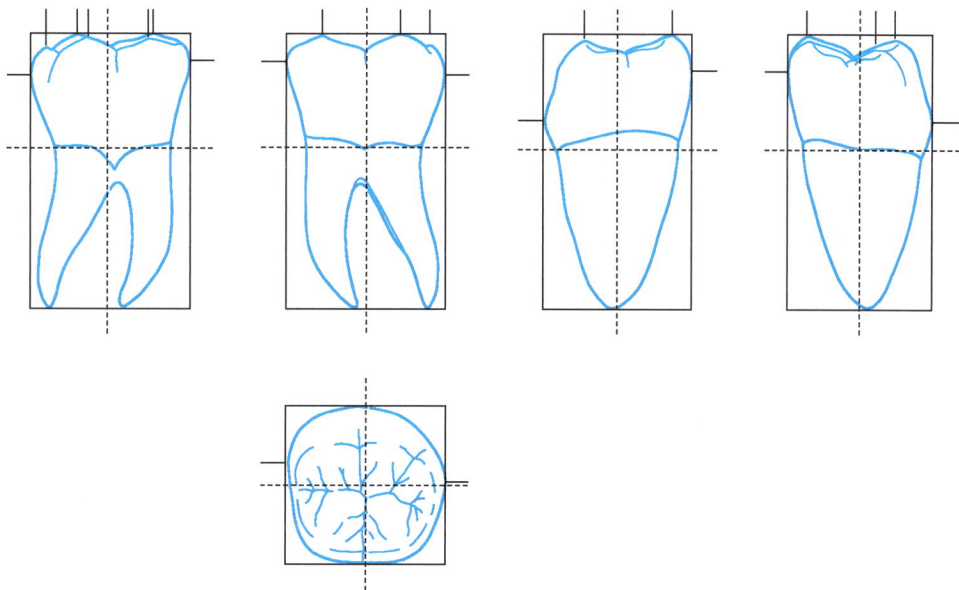

实训图 2-3-1　三倍牙体线图

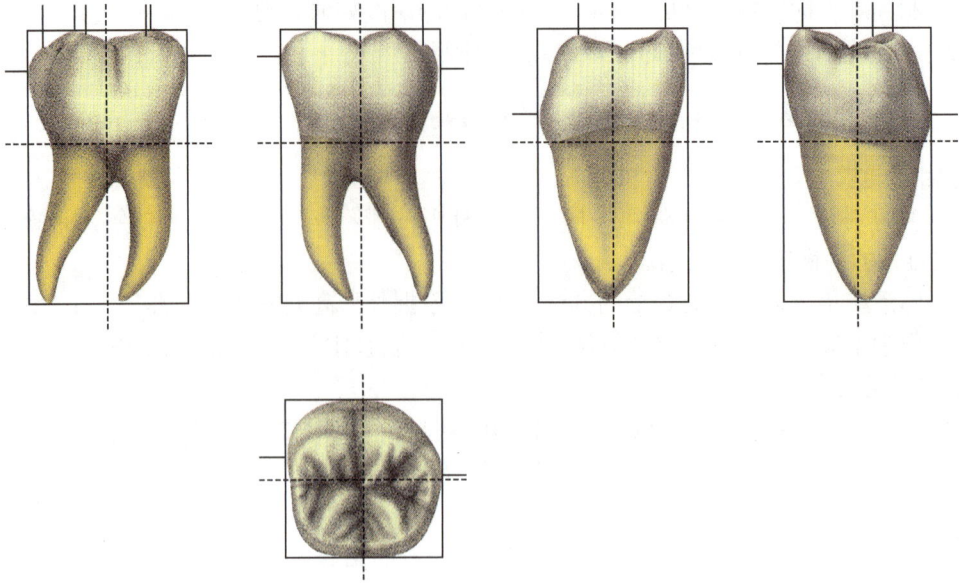

实训图 2-3-2 三倍牙体浮雕图

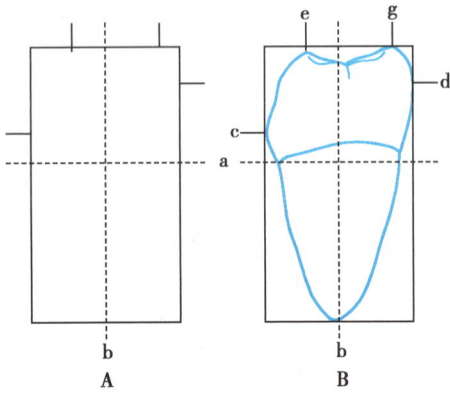

实训图 2-3-3 右下颌第一磨牙近中面外形
轮廓图

a.根冠分界线 b.中轴 c.颊面外形高点
d.舌面外形高点 e.近中颊尖 g.近中舌尖

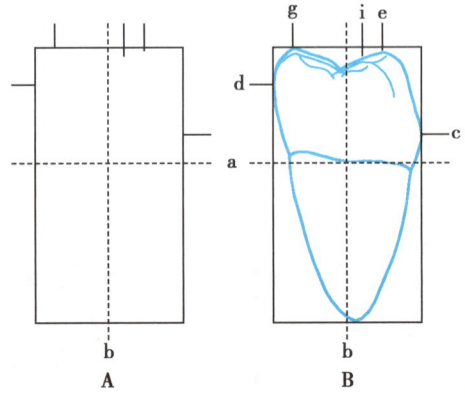

实训图 2-3-4 右下颌第一磨牙远中面外形
轮廓图

a.根冠分界线 b.中轴 c.颊面外形高点
d.舌面外形高点 e.近中颊尖 f.远中颊尖
g.近中舌尖 h.远中舌尖 i.远中尖

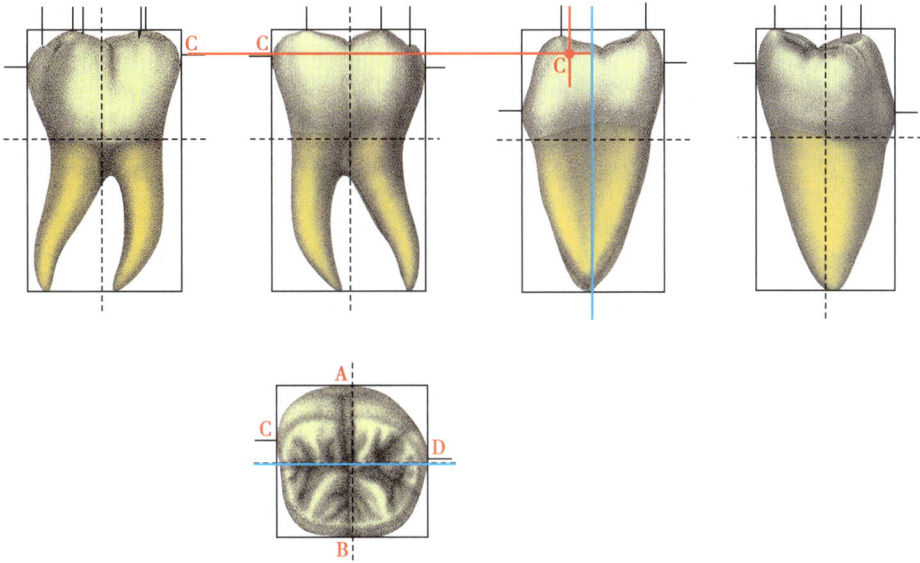

实训图 2-3-5　右下颌第一磨牙近中面的外形高点描绘
A. 颊面外形高点　B. 舌面外形高点　C. 近中面外形高点　D. 远中面外形高点

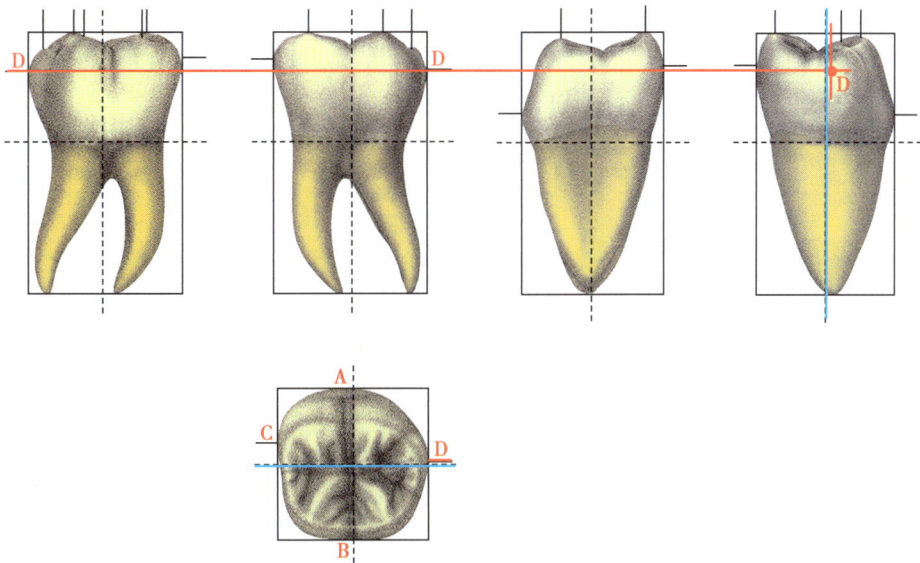

实训图 2-3-6　右下颌第一磨牙远中面的外形高点描绘
A. 颊面外形高点　B. 舌面外形高点　C. 近中面外形高点　D. 远中面外形高点

3. 形成近、远中面外形　用石膏切刀切削石膏块的邻面,形成近、远中面的初步轮廓(实训图2-3-7,实训图2-3-8)。

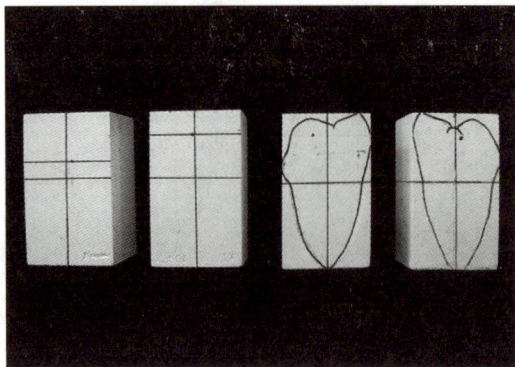

实训图 2-3-7　描绘右下颌第一磨牙邻面

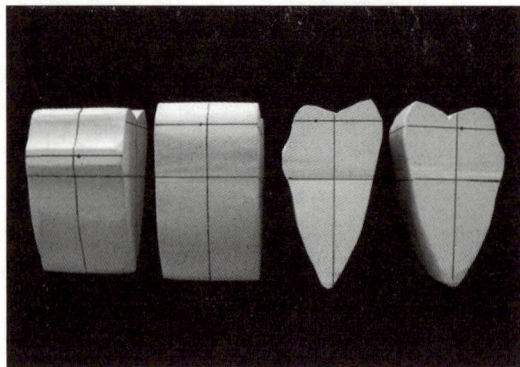

实训图 2-3-8　切削右下颌第一磨牙邻面

4. 描绘颊、舌面初步形态　参照实训图2-3-1,在石膏块的颊、舌面描绘根冠分界线(a),中轴(b),近、远中面接触点(c、d),近中颊尖(e),远中颊尖(f),近中舌尖(g),远中舌尖(h),远中尖(i)的位置,描绘颊、舌面根冠外形轮廓(实训图2-3-9,实训图2-3-10)。

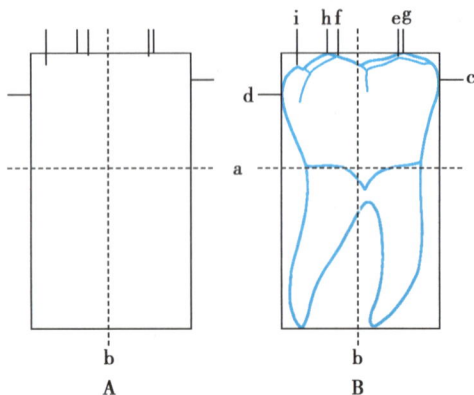

实训图 2-3-9　右下颌第一磨牙颊面外形轮廓图

a.根冠分界线　b.中轴　c.近中面接触点　d.远中面接触点　e.近中颊尖　f.远中颊尖　g.近中舌尖　h.远中舌尖　i.远中尖

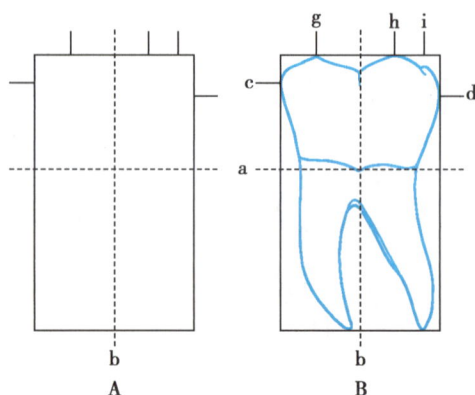

实训图 2-3-10　右下颌第一磨牙舌面外形轮廓图

a.根冠分界线　b.中轴　c.近中面接触点　d.远中面接触点　g.近中舌尖　h.远中舌尖　i.远中尖

5. 描绘颊、舌面外形高点　根据实训图2-3-2,颊面外形高点(A)的横坐标为近、远中面与颊侧外形高点连线的延长线,纵坐标为骀面观近中侧唇面外形高点到中轴的数值。舌面外形高点(B)的横坐标为近、远中面与舌侧接触点连线的延长线,纵坐标为骀面观远中侧舌面外形高点到中轴的数值。将A、B两点坐标转移至石膏块上(实训图2-3-11,实训图2-3-12)。

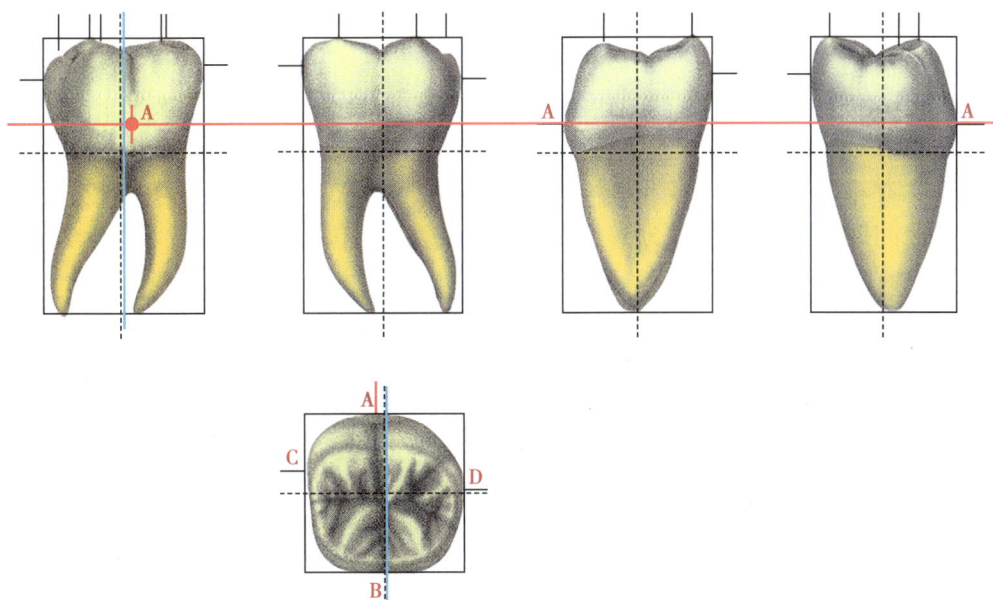

实训图 2-3-11　右下颌第一磨牙颊面的外形高点描绘
A. 颊面外形高点　B. 舌面外形高点　C. 近中面外形高点　D. 远中面外形高点

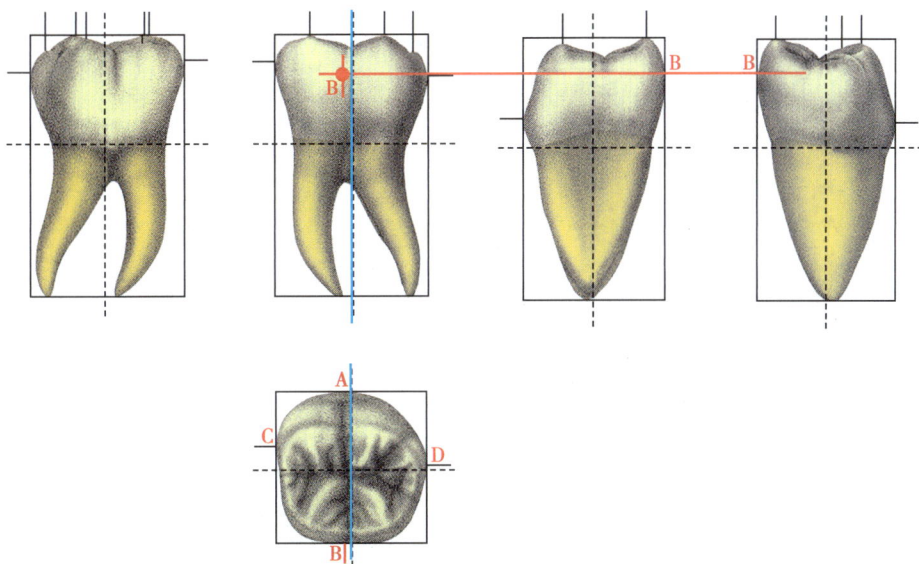

实训图 2-3-12　右下颌第一磨牙舌面的外形高点描绘
A. 颊面外形高点　B. 舌面外形高点　C. 近中面外形高点　D. 远中面外形高点

　　6. 形成颊、舌面外形　用石膏切刀切削石膏棒的颊舌面,形成颊、舌面的初步轮廓(实训图 2-3-13,实训图 2-3-14)。

　　7. 描绘各轴面最突出部分　参照实训图 2-3-2,用铅笔绘出石膏牙各轴面最突出部分(实训图 2-3-15)。

8. 描绘第一次 1/2 等分线　用铅笔在各轴面最突出部分与外形边缘间画出第一次 1/2 等分线(实训图 2-3-16)。

9. 切除多余部分　用石膏切刀切除各轴面角即相邻两条等分线之间的多余部分(实训图 2-3-17)。

10. 描绘第二次 1/2 等分线　在各轴面最突出部分与第一次 1/2 等分线间以及相邻两条等分线之间描绘第二次 1/2 等分线(实训图 2-3-18)。

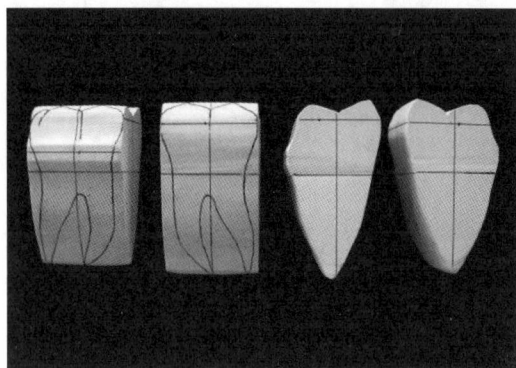

实训图 2-3-13　描绘右下颌第一磨牙的颊舌面

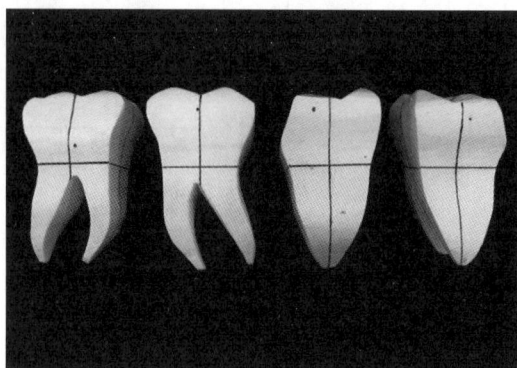

实训图 2-3-14　切削右下颌第一磨牙的颊舌面

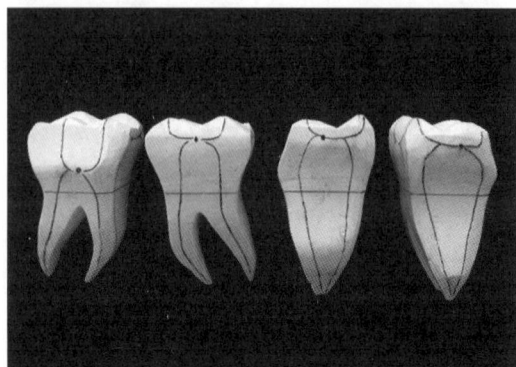

实训图 2-3-15　绘出最突出部分后的四个轴面

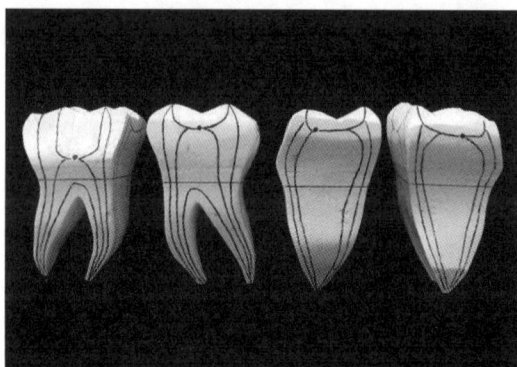

实训图 2-3-16　绘出第一次 1/2 等分线的四个轴面

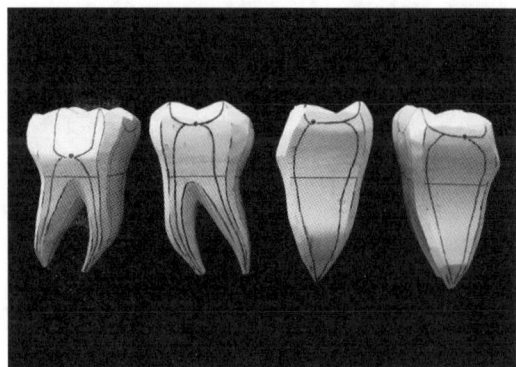

实训图 2-3-17　切削四个轴面

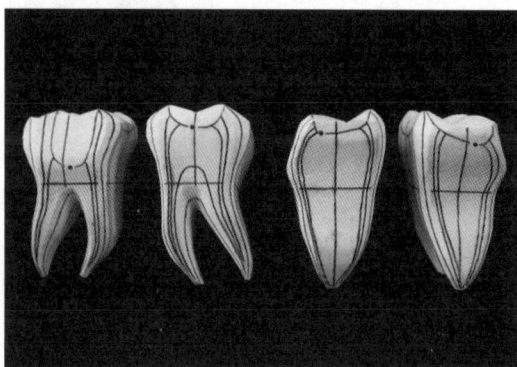

实训图 2-3-18　四个轴面描绘第二次 1/2 等分线

11. 多面体成形　用石膏切刀切除相邻的两条等分线之间的石膏(实训图 2-3-19)。

12. 四面成形　参照实训图 2-3-2 的各轴面图形,修整各轴面外形,并与图形的轮廓一致,使其流畅衔接(实训图 2-3-20)。

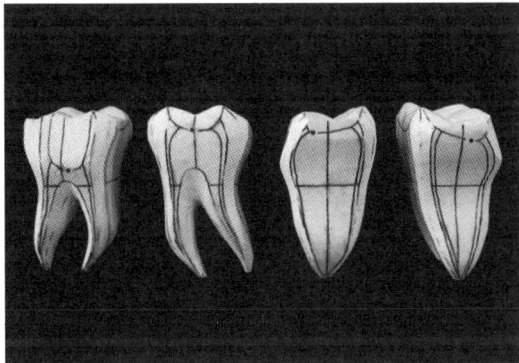

实训图 2-3-19　四个轴面多面体成形

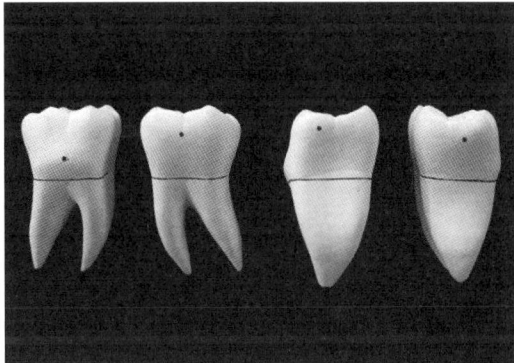

实训图 2-3-20　成形后的四个轴面

13. 牙颈成形

(1) 描绘、勾勒牙颈线:参照实训图 2-3-1,在石膏棒上描绘牙颈线。检查合格后,用雕刻刀将描绘出的牙颈线勾勒一周,注意深度要适宜(实训图 2-3-21)。

(2) 形成台阶:在牙颈线下方 1mm 处画线,用雕刻刀沿该线从根方向冠方顺着牙颈线轻轻切削,形成台阶。

(3) 消除台阶:在牙颈线上方 1mm 处画线,用雕刻刀沿该线从冠方向根方顺着牙颈线轻轻切削,消除台阶。

(4) 形成牙颈线:用雕刻刀轻轻勾勒出清晰的牙颈线。

(5) 形成牙根:参照实训图 2-3-2,用雕刻刀形成牙根。

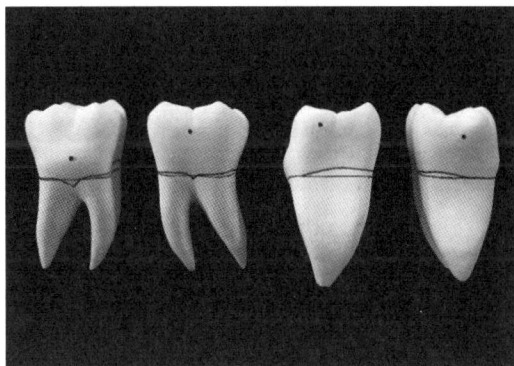

实训图 2-3-21　牙颈线的四个轴面

14. 𬌗面成形

(1) 修整牙尖斜度:参照实训图 2-3-1 形成牙尖斜度(实训图 2-3-22),并进一步修整成形(实训图 2-3-23)。

(2) 确定各个牙尖的大小:参照实训图 2-3-1,在石膏牙上画出中央沟、颊沟、舌沟,用雕刻刀勾勒(实训图 2-3-24)。

(3) 转移中央窝、近中窝:按照中央窝最深、近中点隙最浅的原则,用雕刻刀形成窝、沟、点隙(实训图 2-3-25)。

(4) 确定三角嵴的走向与形态:按实训图 2-3-2,绘出各个三角嵴的走向。按照由两个斜面构成一个三角嵴的原则,用雕刻刀形成三角嵴。把刀刃置于副沟,刀刃卧在三角嵴的最突处附近,分别从𬌗缘向中央沟方向用刀。

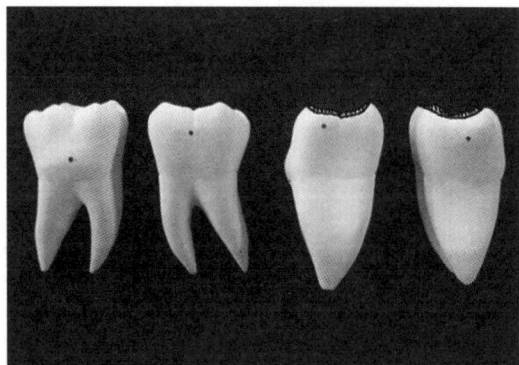

实训图 2-3-22　在四个轴面描绘牙尖斜度

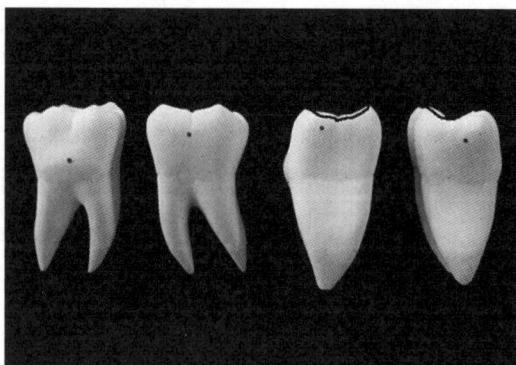

实训图 2-3-23　修整完牙尖斜度的四个轴面

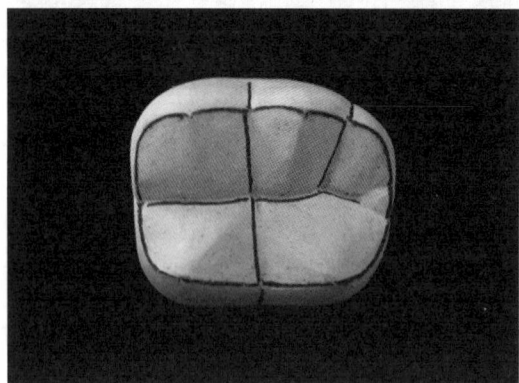

实训图 2-3-24　画完中央沟、颊沟、舌沟

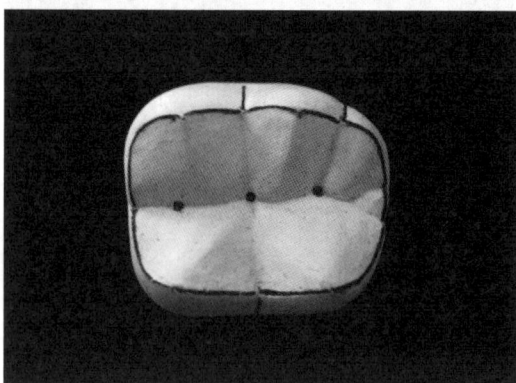

实训图 2-3-25　刻好窝、沟、点隙

　　(5) 雕刻副沟:按发育沟深于副沟的原则,用雕刻刀的刀尖勾勒副沟。刀尖勾勒时长度应为实训图 2-3-1 中所描绘副沟长度的一半,靠近𬌗缘另一半副沟,需用刀勺形成凹陷(实训图 2-3-26)。

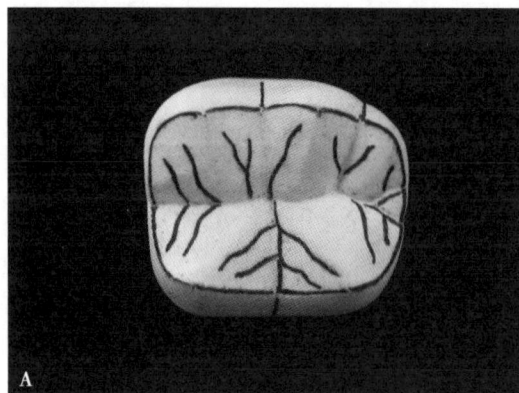

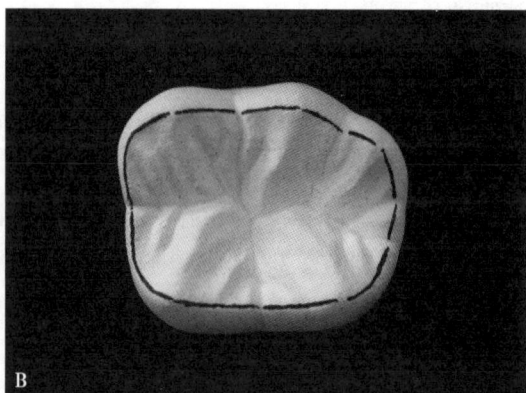

实训图 2-3-26　画好𬌗面副沟和刻好副沟

A. 画好𬌗面副沟　B. 刻好副沟

15. 修整完成(实训图 2-3-27)

(1) 润饰牙体表面:用雕刻刀的刀刃、刀背及勺润饰牙体表面,使各面流畅衔接。

(2) 勾勒牙颈线:用雕刻刀勾勒出清晰的牙颈线。

(3) 检查流畅性:按实训图 2-3-2 检查石膏牙各轴面的外形高点、邻接点、凹凸衔接程度。

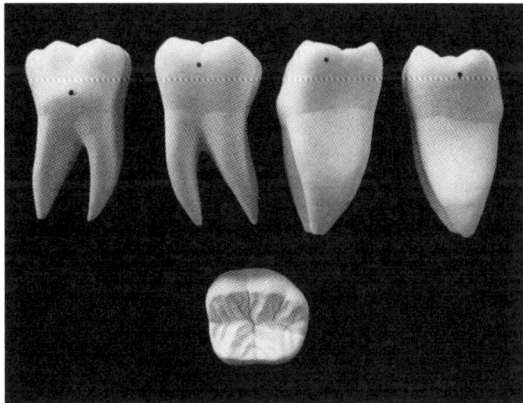

实训图 2-3-27　完成雕刻

【注意事项】

1. 冠部整体形态应是长方形,冠宽大于冠厚,颊侧宽于舌侧。

2. 牙冠向舌侧倾斜,颊尖低而圆钝,舌尖高而锐。

3. 殆面 5 个牙尖顶的位置要正确,各个牙尖的三角嵴的长、宽比例要适当,窝沟的深度要合适。

4. 各牙尖三角嵴的方向并非向殆面中心点处集中,应按嵴的方向和沟的位置关系雕刻嵴的各个斜面。

5. 在雕刻殆面窝沟时一定要留出适当的边缘嵴厚度。

【思考题】

1. 下颌第一磨牙殆面形态特征有哪些?

2. 在进行多面体雕刻时,根分叉如何雕刻?如何使用工具?

3. 在雕刻时如何保持冠根比例一致?

(李幼琴　李 红)

实训三　标准一倍石膏牙牙冠雕刻

一、标准一倍右上颌中切牙石膏牙牙冠雕刻

【目的要求】

1. 通过对标准一倍右上颌中切牙牙冠外形的石膏雕刻,牢固掌握该牙牙冠的解剖形态。

2. 掌握一倍上颌中切牙石膏牙雕刻的方法、步骤、操作方法及工具的正确使用。

【实训用品】

石膏棒(55mm × 15mm × 15mm)、标准一倍右上颌中切牙参考模型(具有牙冠和根颈 1/3 的模型)、切削刀、雕刻刀、游标卡尺、铅笔。

【步骤方法】

1. 测量模型牙　用游标卡尺测量标准一倍右上颌中切牙模型,精确测得右上颌中切牙牙体总长(冠长 + 根颈 1/3 长度)、冠宽、冠厚、颈宽、颈厚、近中颈曲度、远中颈曲度。

2. 确定标准石膏棒　选择石膏棒任意一端,用铅笔画出长、宽、厚与所测右上颌中切牙

牙体总长（冠长 + 根颈 1/3 长度）、冠宽、冠厚相一致的石膏棒外形，然后用切削刀削除外形线以外的石膏（实训图3-1-1）。

3. 确定基准面 将石膏棒的一个冠宽 × 牙体总长的平面定为唇面，另一个冠宽 × 冠厚的平面定为切端面，将此两平面刮平并互相垂直，作为基准面，并以此为基准，确定舌面、近中面、远中面。

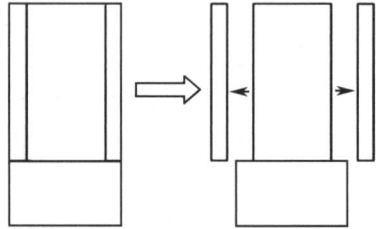

实训图 3-1-1 确定标准石膏棒

4. 形成四面体

（1）画出近、远中面外形线：参照右上颌中切牙模型，先在标准石膏棒的唇、舌面上标出外形高点水平线至邻面，在标准石膏棒的近、远中面上，标出切端的位置，根据所测冠厚、颈厚及颈曲线高度，画出其近、远中面的牙体外形线（实训图3-1-2）。

（2）形成近、远中面外形：用切削刀将近、远中面牙体外形线以外多余石膏削除，形成近、远中面外形。注意：切削要准确，切削面要平整，舌隆突以上部位为一凹面，注意舌隆突的饱满度（实训图3-1-2）。

（3）画出唇、舌面外形线：参照模型牙，在标准石膏棒的近、远中面上标出接触点水平线至唇、舌面。然后在标准石膏棒的唇、舌面上，根据所测右上颌中切牙冠长、根颈 1/3 长度、冠宽及颈宽，用铅笔画出其唇、舌面的外形线（实训图3-1-3）。

（4）形成唇、舌面外形：用切削刀将唇、舌面牙体外形线以外多余石膏削除，形成唇、舌面外形（实训图3-1-3）。

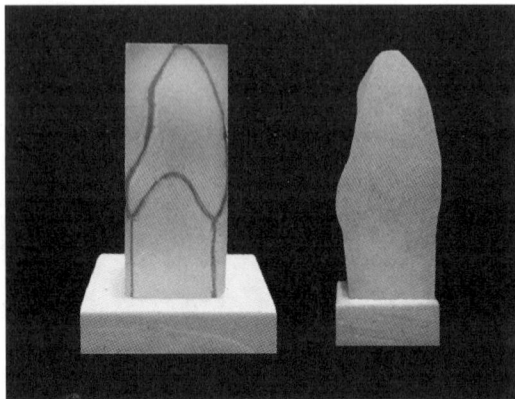

实训图 3-1-2 形成右上颌中切牙近、远中面外形

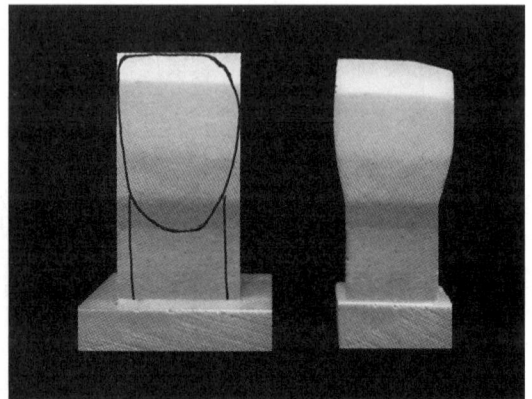

实训图 3-1-3 形成右上颌中切牙唇、舌面外形

5. 形成多面体 依据中切牙切缘观，各轴面石膏切削量的不同，画出多面体线条后，对各轴面进行切削（实训图3-1-4）。

（1）画出各轴面的多面体线条：参照上颌中切牙各轴面的多面体图，准确地在石膏棒的各轴面上绘出多面体线条（实训图3-1-5）。

（2）切削形成多面体：按照多面体线条边缘线，将各轴角之间的石膏部分进行切削。远唇轴角由两斜面构成，在切削形成一个斜面后，恢复多面体线，再形成第二个斜面。

上颌中切牙四个轴面角中，其中近唇轴面角最锐，去除的石膏量最少，远唇轴面角、近舌

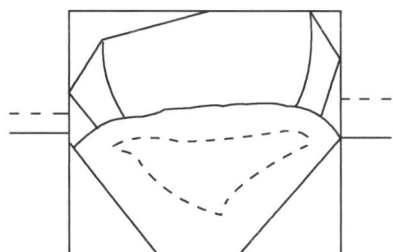

实训图 3-1-4　上颌中切牙切缘线条图

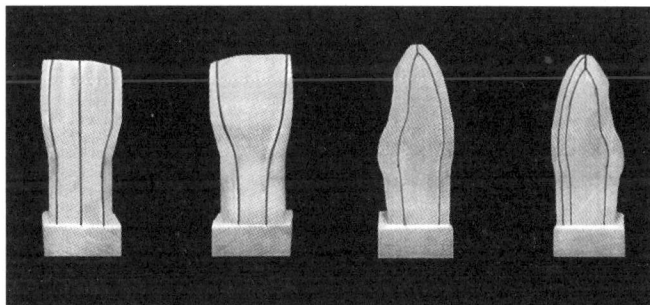

实训图 3-1-5　右上颌中切牙的多面体

轴面角及远舌轴面角去除的石膏量依次适当增多,使整个牙冠由唇侧向舌侧逐渐缩小。

6. 粗雕各牙面　在以上基础上对各牙面进行初步修整,使牙冠轴面相交线角圆钝,外形高点及接触点适宜。

(1) 唇面:参照右上颌中切牙模型,标记出唇面近、远中线角和牙颈部狭窄部分,反复、少量、多次削除多余部分,调整唇侧外形,尤其要注意唇面与两邻面所成线角外形,应使右上颌中切牙唇面显得丰满。然后,标记唇面发育沟位置,初步形成唇面发育沟(实训图 3-1-6)。

(2) 舌面:观察右上颌中切牙模型,画出舌面表面结构:边缘嵴及舌窝,根据所画线条,削除多余石膏。雕刻过程中必须要与模型牙比较,调整舌侧外形,初步形成切嵴、边缘嵴、舌隆突、舌窝等(实训图 3-1-7)。

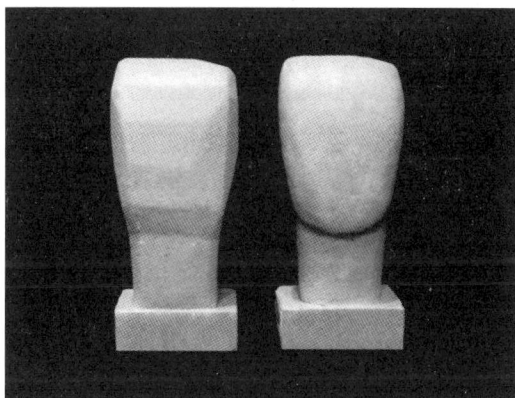

实训图 3-1-6　右上颌中切牙唇面粗雕(唇面钝化,形成大致形态)

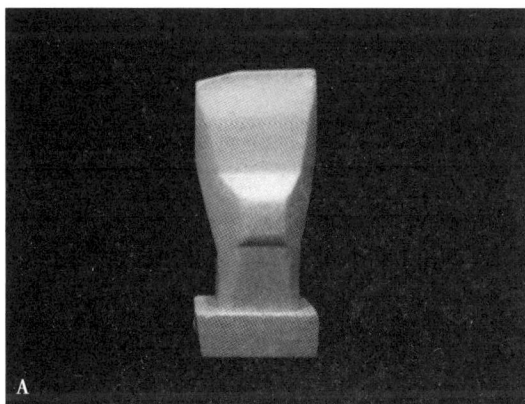

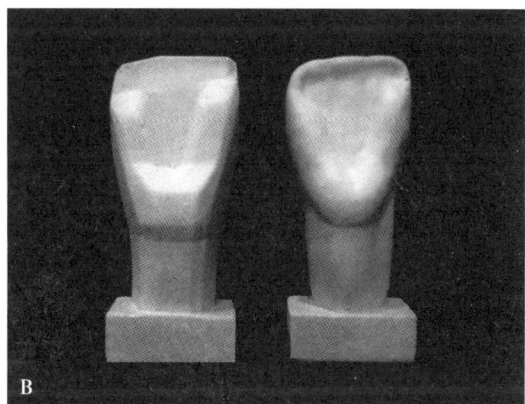

实训图 3-1-7　右上颌中切牙舌面粗雕
A. 舌面近远中线角初步形成和牙颈狭窄部形成　B. 舌面钝化,形成大致形态

（3）切端：从切端观察，与模型牙比较，进一步调整唇、舌面外形。上颌中切牙切端观，唇侧外形线近似梯形，舌侧外形线近似三角形。唇面略向远中舌侧倾斜。注意调整切端厚度及外形（实训图 3-1-8）。

（4）邻面：观察右上颌中切牙模型，用雕刻刀从邻面斜向唇舌面刮除石膏，从而调整邻面外形，尤其近颈部形态。注意邻面接触点的位置不可破坏（实训图 3-1-9）。

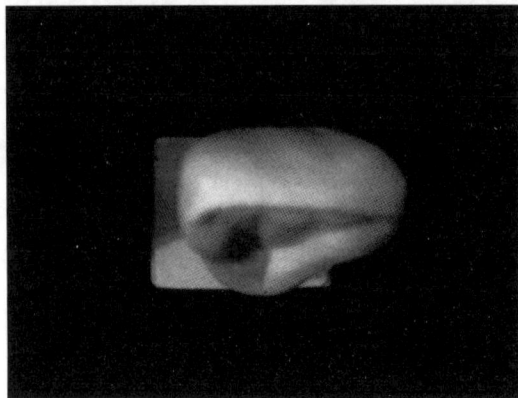

实训图 3-1-8　切端观右上颌中切牙唇舌面外形

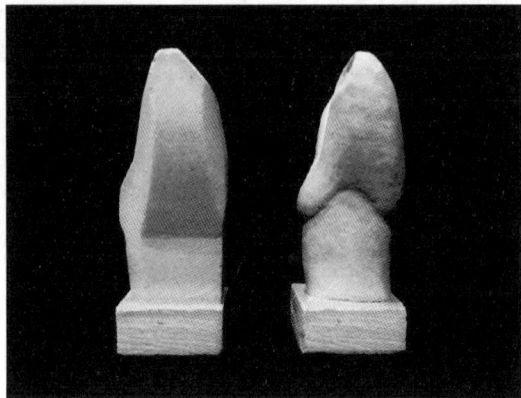

实训图 3-1-9　右上颌中切牙邻面粗雕，并形成牙颈线

7. 形成牙颈线　观察右上颌中切牙模型，用铅笔在石膏牙各面绘出牙颈线，其中近中颈曲度大于远中颈曲度，然后将雕刻刀刀刃与石膏牙牙冠表面成 45°角，使冠根在颈缘处形成 135° 短斜面，比对右上颌中切牙模型，调整牙冠与牙根近颈缘处的形态。完成颈部雕刻，使牙冠在颈缘处略突于根部。形成的牙颈线应圆缓，不可形成明显台阶。

8. 细雕各牙面结构　比对右上颌中切牙模型，用游标卡尺检查石膏牙各部分尺寸，做进一步调整，尽量体现上颌中切牙各面形态特点，切忌外形高点、接触区处做过多切削。如准确无误，进行细致结构的再现（实训图 3-1-10）。

（1）唇面：以雕刻刀精修唇面发育沟，发育沟不宜过深、过长。

（2）舌面：以雕刻刀精修舌面窝，注意近远中边缘嵴、舌隆突以及颈线等形态和位置关系。

（3）邻面：在邻面狭窄部形成的同时，要注意接触点的位置、近远中颈曲线的高低区别。

9. 修整完成　用雕刻刀仔细地去除各面凹凸和刮痕，使各面平整光滑，完成雕刻，形成与模型牙同形同大的石膏牙。

10. 要求完成后的上颌中切牙应具备的特点

（1）唇面：呈梯形，表面光滑，有两条纵行发育沟，近中缘长而较直，远中缘短而圆突；近中切角近似直角，远中切角较圆钝。外形高点在颈 1/3 处。

（2）舌面：略小于唇面，其颈部较窄，舌窝宽，外形高点在舌隆突。近中边缘嵴大致上是直线，宽度相对狭窄尖锐；远中边缘嵴弯曲，相对粗宽和圆钝。

（3）邻面：呈三角形，远中面较近中面小而突。边缘嵴切 1/3 处较明显，边缘嵴和舌隆突

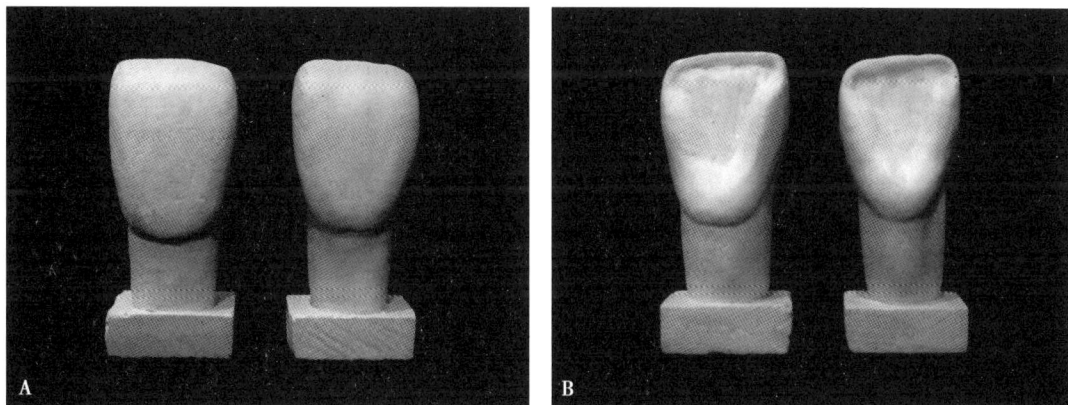

实训图 3-1-10　右上颌中切牙细雕各牙面结构
A. 唇面细致结构再现　B. 舌面细致结构再现

的过渡部呈凹状。

（4）切端：切嵴在牙长轴的唇侧。切端观，唇侧的大致形态是四边形，舌侧为三角形。

（5）牙根：为圆锥形单根，根颈 1/3 横剖面为圆三角形，唇面宽于舌面。

【注意事项】

1. 严格按照边观察，边测量，边雕刻的原则进行石膏牙雕刻。

2. 使用工具应注意支点的掌握，只有支点稳定，用刀的力量才能有所控制，以防雕刻刀滑脱误伤手和石膏牙。

3. 整个雕刻过程，如果残留在石膏牙表面的石膏碎屑过多，有碍操作，可用牙刷去除碎屑。雕刻下来的碎屑，应转移到固定位置，到一定量时集中放到指定地点，实训结束后应将桌面、工具擦净。

4. 唇面线角处不能切削过多，修整时横向、少量刮除石膏，用刀方向略带弧度。

5. 雕刻过程中应严格把控各面的外形高点及牙颈线的位置。

【思考题】

1. 在雕刻过程中如何保持各面尺寸的准确性？

2. 如何在雕刻过程中保持外形高点及牙颈线的位置？

3. 如何协调上颌中切牙舌面切嵴、边缘嵴、舌隆突与舌窝的关系？

二、标准一倍右上颌尖牙石膏牙牙冠雕刻

【目的要求】

1. 通过对标准一倍右上颌尖牙牙冠外形的石膏雕刻，牢固掌握该牙牙冠的解剖形态。

2. 掌握一倍右上颌尖牙石膏牙雕刻的方法、步骤、操作方法及工具的正确使用。

【实训用品】

石膏棒（55mm × 15mm × 15mm），标准一倍右上颌尖牙参考模型（具有牙冠和根颈 1/3 的模型），切削刀，雕刻刀，游标卡尺，铅笔。

【步骤方法】

1. 测量模型牙　用游标卡尺测量标准一倍右上颌尖牙模型，精确测得右上颌尖牙牙体

总长(冠长 + 根颈 1/3 长度)、冠宽、冠厚、颈宽、颈厚、近中颈曲度、远中颈曲度。

2. 确定标准石膏棒　选择石膏棒任意一端,用铅笔画出长、宽、厚与所测右上颌尖牙牙体总长(冠长 + 根颈 1/3 长度)、冠宽、冠厚相一致的标准石膏棒外形,然后用切削刀削除外形线以外的石膏。

3. 确定基准面　将石膏棒的一个冠宽 × 牙体总长的平面定为唇面,另一个冠宽 × 冠厚的平面定为切端面,将此两平面刮平并互相垂直,作为基准面,并以此为基准,确定舌面、近中面、远中面。

4. 形成四面体

(1) 画出近、远中面外形线:参照右上颌尖牙模型,先在标准石膏棒的唇、舌面上标出外形高点水平线至邻面,在长方柱标准石膏棒的近、远中面上标出牙尖顶的位置,然后根据所测右上颌尖牙冠长、根颈 1/3 长度、冠厚、颈厚及颈曲线高度,画出其近、远中面的牙体外形线(实训图 3-2-1)。

(2) 形成近、远中面外形:用切削刀将近、远中面牙体外形线以外多余石膏削除,形成近、远中面外形。注意:切削要准确,切削面要平整,舌隆突以上部位为一凹面,注意舌隆突的饱满度(实训图 3-2-1)。

(3) 画出唇、舌面外形线:参照模型牙,在标准石膏棒的近远中面上标出接触点水平线至唇、舌面。然后在标准石膏棒的唇、舌面上,根据所测右上颌尖牙冠长、根颈 1/3 长度、冠宽、颈宽,用铅笔画出其唇、舌面的外形线(实训图 3-2-2)。

(4) 形成唇、舌面外形:用切削刀将唇、舌面牙体外形线以外多余石膏削除,形成唇、舌面外形(实训图 3-2-2)。

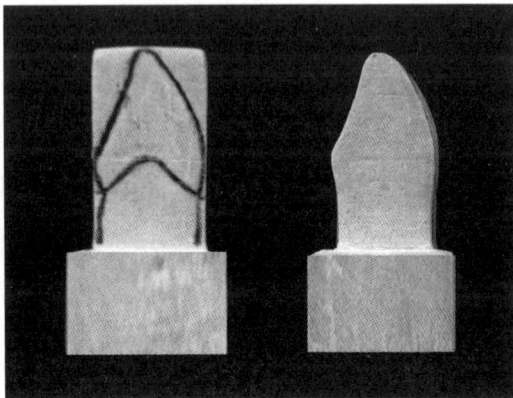

实训图 3-2-1　形成右上颌尖牙近、远中面观外形

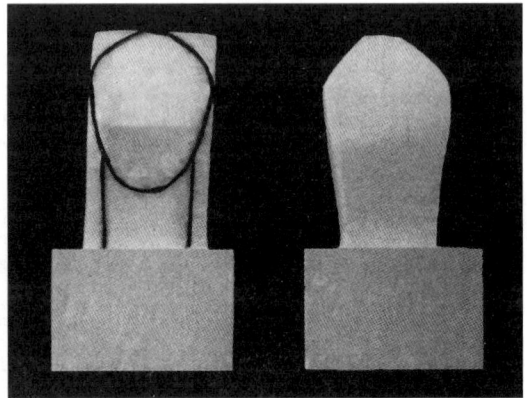

实训图 3-2-2　形成右上颌尖牙唇、舌面外形

5. 形成多面体　依据尖牙切缘观,各轴面石膏切削量的不同,画出多面体线条后,对各轴面进行切削(实训图 3-2-3)。

(1) 画出各轴面的多面体线条:参照上颌尖牙各轴面的多面体图,准确地在石膏棒的各轴面上绘出多面体线条(实训图 3-2-4)。

(2) 切削形成多面体:按照多面体线条边缘线,将各轴角之间的石膏部分进行切削。

6. 粗雕各牙面　在以上基础上对各面进行初步修整,使牙冠轴面相交线角圆钝,外形

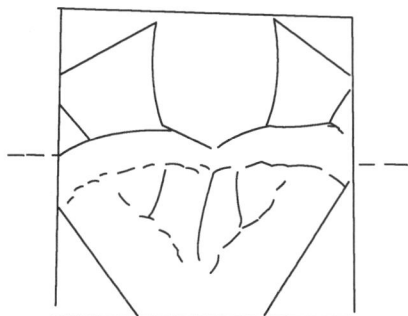

实训图 3-2-3　上颌尖牙切缘线条图

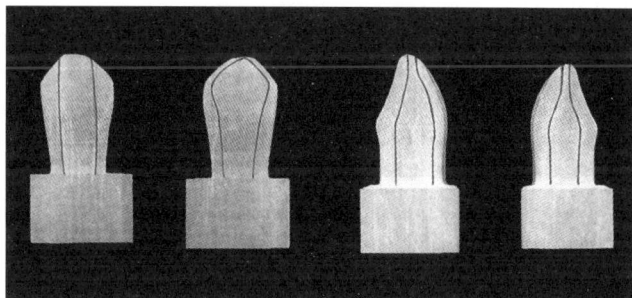

实训图 3-2-4　右上颌尖牙的多面体

高点及接触点适宜。

(1) 唇面：参照右上颌尖牙模型，标记出牙尖顶和近远中斜缘、唇轴嵴的位置，用切削刀进行刮削，使唇面出现近远中两个斜面及唇轴嵴。标记出唇面近、远中线角和牙颈部狭窄部分，反复、少量、多次削除多余部分，调整唇侧外形，尤其要注意唇面与两邻面所成线角外形应使右上颌尖牙唇面显得丰满，削除过程中注意邻面接触点的位置(实训图 3-2-5)。

(2) 舌面：观察右上颌尖牙模型，画出舌面表面结构：牙尖嵴、边缘嵴、舌轴嵴、舌窝，根据所画线条，削除多余石膏。舌面牙颈部与唇面相比有狭窄的"V"形，故被削除的部分多于唇侧。雕刻过程中必须要与模型牙比较，调整舌侧外形，初步形成牙尖嵴、边缘嵴、舌隆突、舌轴嵴、舌窝等(实训图 3-2-6)。

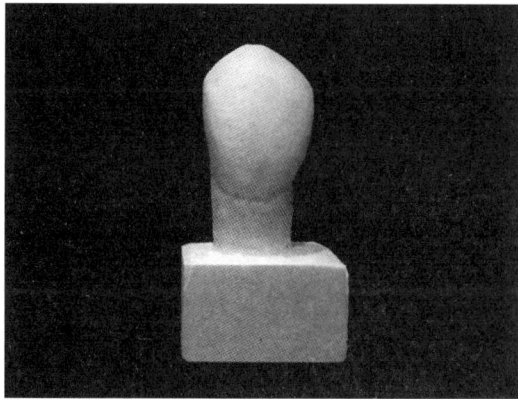

实训图 3-2-5　右上颌尖牙唇面粗雕

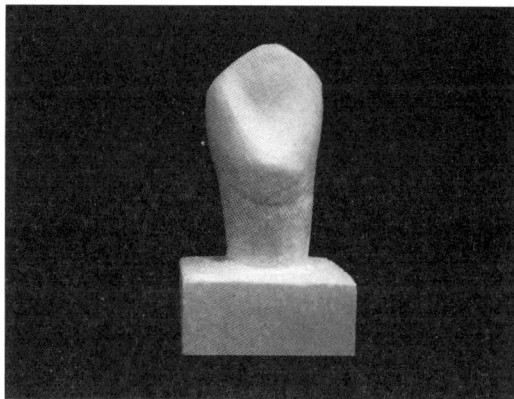

实训图 3-2-6　右上颌尖牙舌面粗雕

(3) 切端：从切端观察，与模型牙比较，进一步调整唇、舌面外形。需注意切端的厚度，调整切端外形，即牙尖嵴的外形(实训图 3-2-7)。

(4) 邻面：观察右上颌尖牙模型，用雕刻刀从邻面斜向唇舌面刮除石膏，从而调整邻面外形，尤其近颈部形态(实训图 3-2-8)。

7. 形成牙颈线　观察右上颌尖牙模型，用铅笔在石膏牙各面绘出颈曲线，上颌尖牙颈曲线较上颌切牙明显，其中近中颈曲度大于远中颈曲度。然后用雕刻刀与石膏牙牙冠表面成45°角进行牙颈线的初步雕刻，最后比对右上颌尖牙模型，调整牙冠与牙根近颈缘处的形

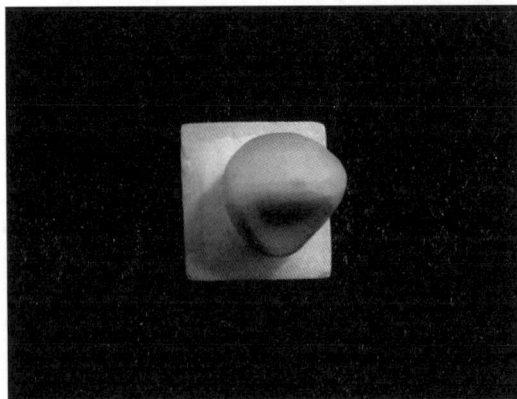

实训图 3-2-7 切端观右上颌尖牙唇、舌面外形

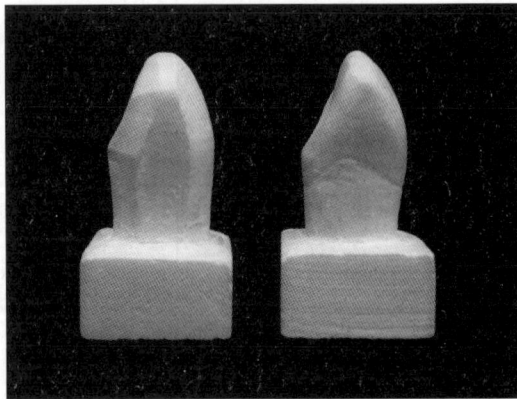

实训图 3-2-8 右上颌尖牙邻面粗雕,形成牙颈线

态。完成颈部雕刻,使牙冠在颈缘处略突于根部。

8. 细雕各牙面结构 比对右上颌尖牙模型,用游标卡尺检查石膏牙各部分尺寸,做进一步调整,尽量体现上颌尖牙各面形态特点。如准确无误,则进行细致结构的再现(实训图 3-2-9)。

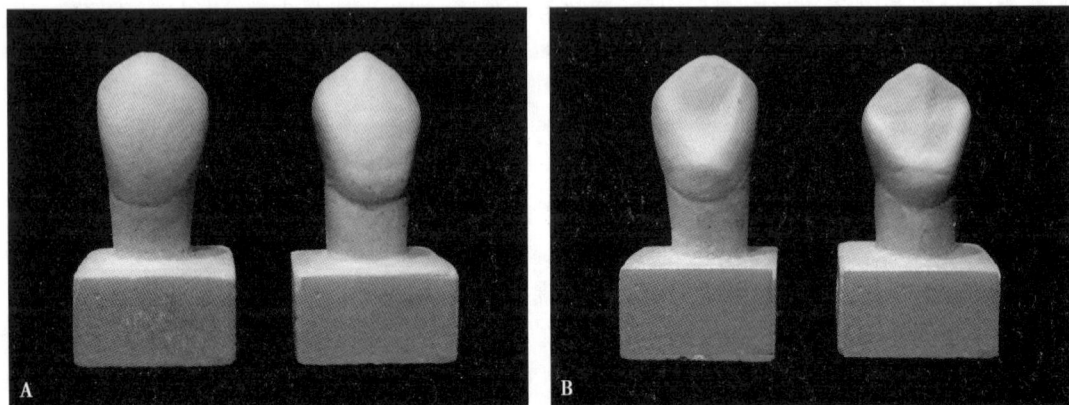

实训图 3-2-9 右上颌尖牙细雕各牙面结构

A.唇面细致结构再现 B.舌面细致结构再现

(1)唇面:在唇轴嵴两侧以雕刻刀修整唇面发育沟,上颌尖牙发育沟明显。

(2)舌面:以雕刻刀修整舌面窝,注意近远中边缘嵴、舌隆突、舌轴嵴以及颈线等形态和位置关系,上颌尖牙舌轴嵴及舌隆突都较明显。

(3)邻面:在邻面狭窄部形成的同时,要注意接触点的位置、近远中颈曲线的高低区别。

9. 修整完成 用雕刻刀仔细地去除各面凹凸和刮痕,使各面平整光滑,完成雕刻,形成与模型牙同形同大的石膏牙。

10. 上颌尖牙应具备下列解剖特点

(1)唇面:呈圆五边形,牙尖略偏向近中,近中缘长而远中缘短,近、远中斜缘在牙尖相交为 90°,唇轴嵴明显,两条发育沟也明显,外形高点在中 1/3 与颈 1/3 交界处。

（2）舌面：稍小，远中边缘嵴较近中边缘嵴短而凸，舌隆突明显，舌轴嵴明显，并将舌窝分为近、远中两个舌窝。

（3）邻面：呈三角形，远中面较近中面突出而短小，近中接触区靠近近中切角，远中接触区离远中切角稍远。边缘嵴和舌隆突的过渡部分呈凹陷状。

（4）牙根：为单根，粗壮，根厚大于根宽，根颈部为卵圆三角形，唇面大于舌面。

【注意事项】

同"标准一倍右上颌中切牙石膏牙牙冠雕刻"。

【思考题】

1. 在雕刻过程中如何更好地保证尺寸的准确性？

2. 如何在雕刻过程中保持外形高点及牙颈线的位置？

3. 如何协调上颌尖牙舌面形态？注意牙尖嵴、边缘嵴、舌隆突、舌轴嵴与舌窝的关系。

三、标准一倍右上颌第一前磨牙石膏牙牙冠雕刻

【目的要求】

1. 通过对标准一倍右上颌第一前磨牙牙冠外形的石膏雕刻，牢固掌握该牙牙冠的解剖形态。

2. 掌握一倍上颌第一前磨牙石膏牙雕刻的方法、步骤、操作工艺技术，进一步熟练使用操作工具。

【实训用品】

石膏棒（55mm×15mm×15mm）、标准一倍右上颌第一前磨牙参考模型（具有牙冠和根颈1/3的模型）、切削刀、雕刻刀、游标卡尺、铅笔。

【步骤方法】

1. 测量模型牙　用游标卡尺测量标准一倍右上颌第一前磨牙模型，精确测得右上颌第一前磨牙牙体总长（冠长＋根颈1/3长度）、冠宽、冠厚、颈宽、颈厚、近中颈曲度、远中颈曲度。

2. 确定标准石膏棒　选择石膏棒任意一端，用铅笔画出长、宽、厚与所测右上颌第一前磨牙牙体总长（冠长＋根颈1/3长度）、冠宽、冠厚相一致的标准石膏棒外形，然后用切削刀削除外形线以外的石膏。

3. 确定基准面　将标准石膏棒的一个冠宽×部分牙体总长的平面定为颊面，另一个冠宽×冠厚的平面定为殆面，将此两平面刮平并互相垂直，作为基准面，并以此为基准，确定舌面、近中面、远中面。

4. 形成四面体

（1）画出近、远中面外形线：参照右上颌第一前磨牙模型，先在标准石膏棒的颊、舌面上标出外形高点水平线至邻面，再在标准石膏棒的近、远中面上标出颊、舌两牙尖顶的位置，然后根据所测右上颌第一前磨牙冠长、根颈1/3长度、冠厚、颈厚及颈曲线高度，画出其近、远中面的牙体外形线（实训图3-3-1）。

（2）形成近、远中面外形：用切削刀将近、远中面牙体外形线以外多余石膏削除，形成近、远中面外形（实训图3-3-1）。

（3）画出颊、舌面外形线：参照模型牙，在标准石膏棒的近远中面上标出接触点水平线至

颊、舌面。然后在标准石膏棒的颊、舌面上,根据所测右上颌第一前磨牙冠长、根颈 1/3 长度、冠宽、颈宽,用铅笔画出其颊、舌面外形线(实训图 3-3-2)。

(4) 形成颊、舌面外形:用切削刀将颊、舌面牙体外形线以外多余石膏削除,形成颊、舌面外形(实训图 3-3-2)。

5. 形成多面体 依据上颌第一前磨牙𬌗面观,画出𬌗面轮廓和多面体线条后,对各轴面进行切削(实训图 3-3-3)。

(1) 画出𬌗面轮廓:经过两次切削后𬌗面观见实训图 3-3-4。

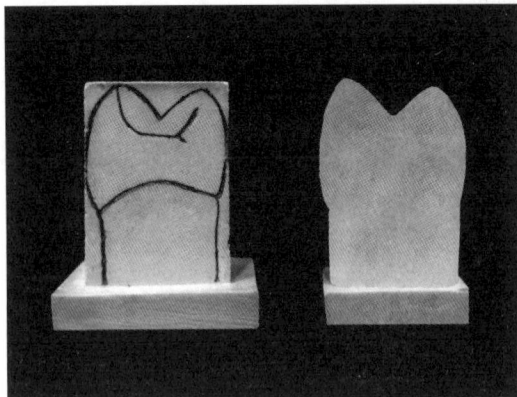

实训图 3-3-1 形成右上颌第一前磨牙近、远中面观外形

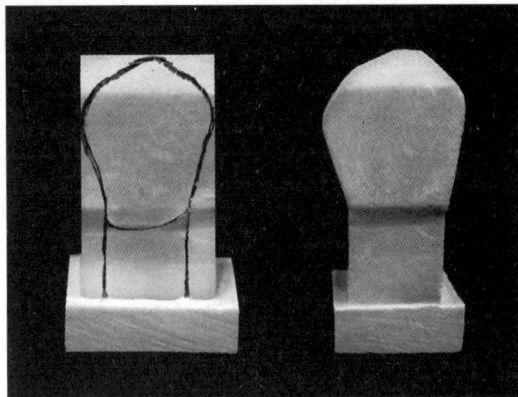

实训图 3-3-2 形成右上颌第一前磨牙颊、舌面外形

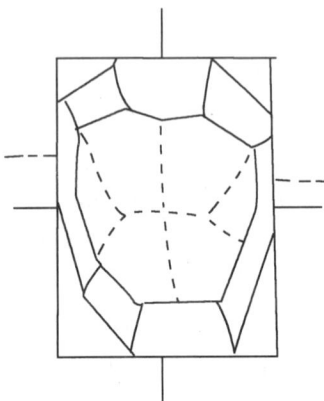

实训图 3-3-3 上颌第一前磨牙𬌗面线条图

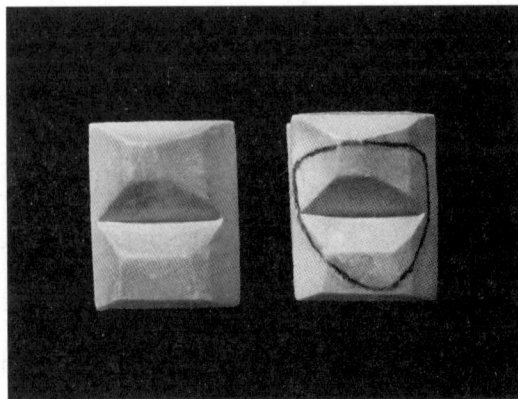

实训图 3-3-4 绘制右上颌第一前磨牙𬌗面轮廓

根据上颌第一前磨牙𬌗面的外形特点,首先确定颊尖顶和舌尖顶的位置,使颊尖顶偏向远中,舌尖顶偏向近中。然后,按颊尖的近中牙尖嵴长于远中牙尖嵴,舌尖的远中牙尖嵴长于近中牙尖嵴、颊侧宽于舌侧、远中边缘嵴长于近中边缘嵴,画出轮廓显著的六边形的𬌗面外形线(实训图 3-3-4)。

(2) 画出各轴面的多面体线条:参照上颌第一前磨牙各轴面的多面体图,准确地在石膏棒的各轴面上绘出多面体线条(实训图 3-3-5)。

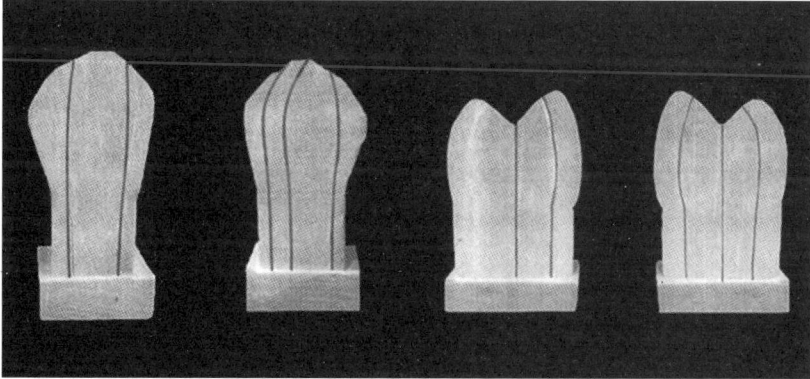

实训图 3-3-5　右上颌第一前磨牙的多面体

（3）切削形成多面体：结合上颌第一前磨牙殆面的轮廓线，按照多面体线条边缘线将各轴角之间的石膏部分进行切削。近舌轴角和远舌轴角由两斜面构成，在切削形成一个斜面后，恢复多面体线，再形成第二个斜面。

6. 粗雕各牙面　在以上基础上对各面进行初步修整，形成牙冠各轴面和殆面雏形，用雕刻刀将牙冠各面在初步切削中形成的线角修整圆钝，外形高点及接触点适宜。

（1）颊面：参照右上颌第一前磨牙模型，画出颊轴嵴，标记出颊面近、远中线角和牙颈部狭窄部分。参照颊尖顶和近、远中牙尖嵴位置及殆面轮廓图，用切削刀进行刮削，使颊面出现近远中两个斜面及颊轴嵴。反复、少量、多次削除多余部分，调整颊侧外形（实训图3-3-6）。

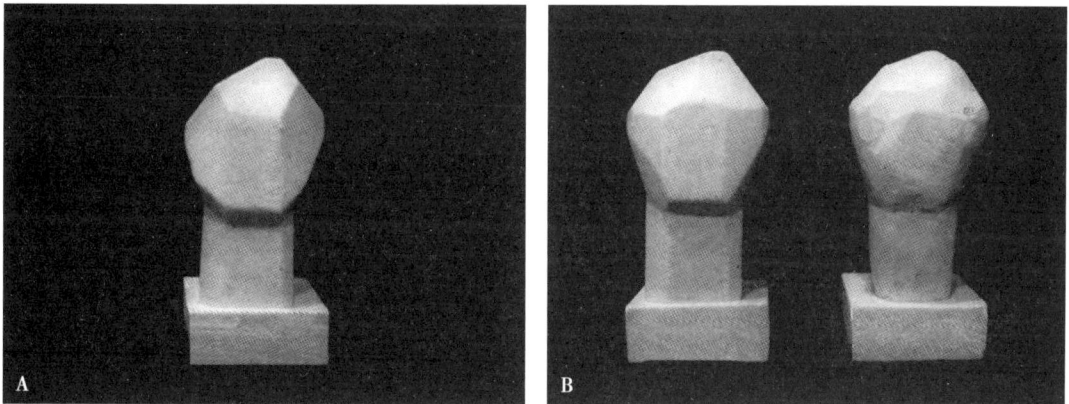

实训图 3-3-6　右上颌第一前磨牙颊面粗雕
A. 颊面近、远中切削　B. 颊面钝化，形成大致形态

（2）舌面：参照右上颌第一前磨牙模型，根据上述所标记的舌尖顶和近、远中牙尖嵴、远中边缘嵴的位置，用切削刀进行刮削，在上述基础上，完成舌面的粗雕，使舌面较颊面略小，表面圆突（实训图3-3-7）。

（3）殆面：由颊尖顶至舌尖顶画一直线，为颊舌尖三角嵴的标志。然后画出发育沟、近远中点隙的位置。再沿三角嵴标志线和边缘嵴线，分别斜向切削雕刻出颊、舌两尖的近、远中

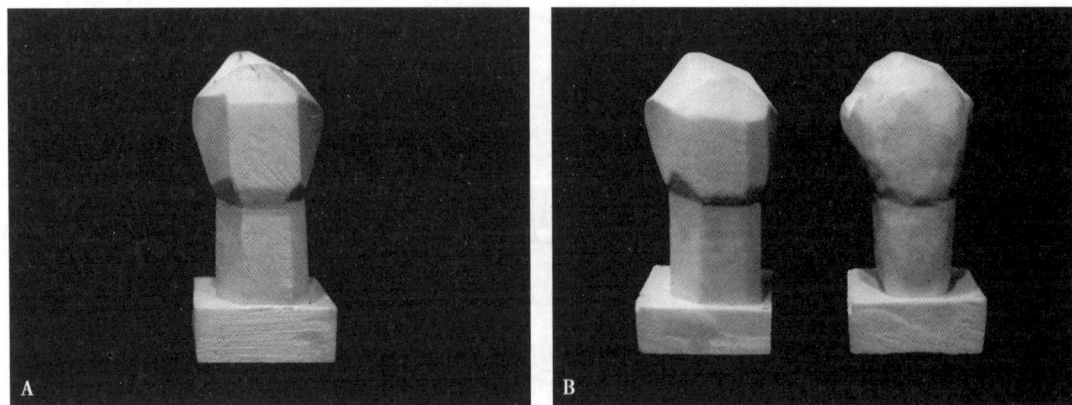

实训图 3-3-7 右上颌第一前磨牙舌面粗雕
A. 舌面近、远中切削　B. 舌面钝化,形成大致形态

斜面及近、远中边缘嵴,以点隙所在位置为支点,旋转石膏棒,切削点隙周围石膏,形成中央窝、近中点隙、远中点隙,并雕刻出近中沟及远中沟,使近中沟越过近中边缘嵴到达近中面。按实训图 3-3-8 完成𬌗面雏形。

(4) 邻面:观察右上颌第一前磨牙模型,用雕刻刀从邻面斜向颊舌面刮除石膏,从而调整邻面外形,尤其是近颈部形态。形成后的远中面较近中面略突(实训图 3-3-9)。

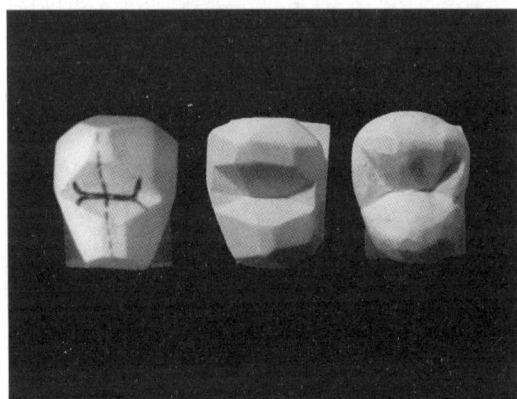

实训图 3-3-8　右上颌第一前磨牙𬌗面粗雕

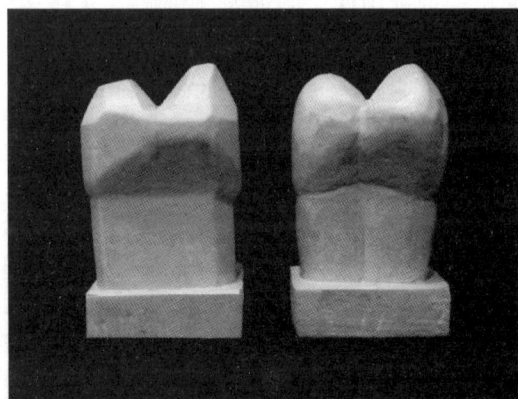

实训图 3-3-9　右上颌第一前磨牙邻面粗雕,并形成牙颈线

7. 形成牙颈线　观察右上颌第一前磨牙模型,用铅笔在石膏牙各面绘出颈曲线,近中颈曲度大于远中颈曲度。然后用雕刻刀与石膏牙牙冠表面成 45°角进行牙颈线的初步雕刻。最后比对模型牙,调整牙冠与牙根近颈缘处的形态,完成颈部雕刻,使牙冠在颈缘处略突于根部。

8. 细雕各牙面结构　比对模型牙,用游标卡尺检查石膏牙各部分尺寸,做进一步调整,尽量体现上颌第一前磨牙形态特点。如准确无误,则进行细致结构的再现(实训图 3-3-10)。

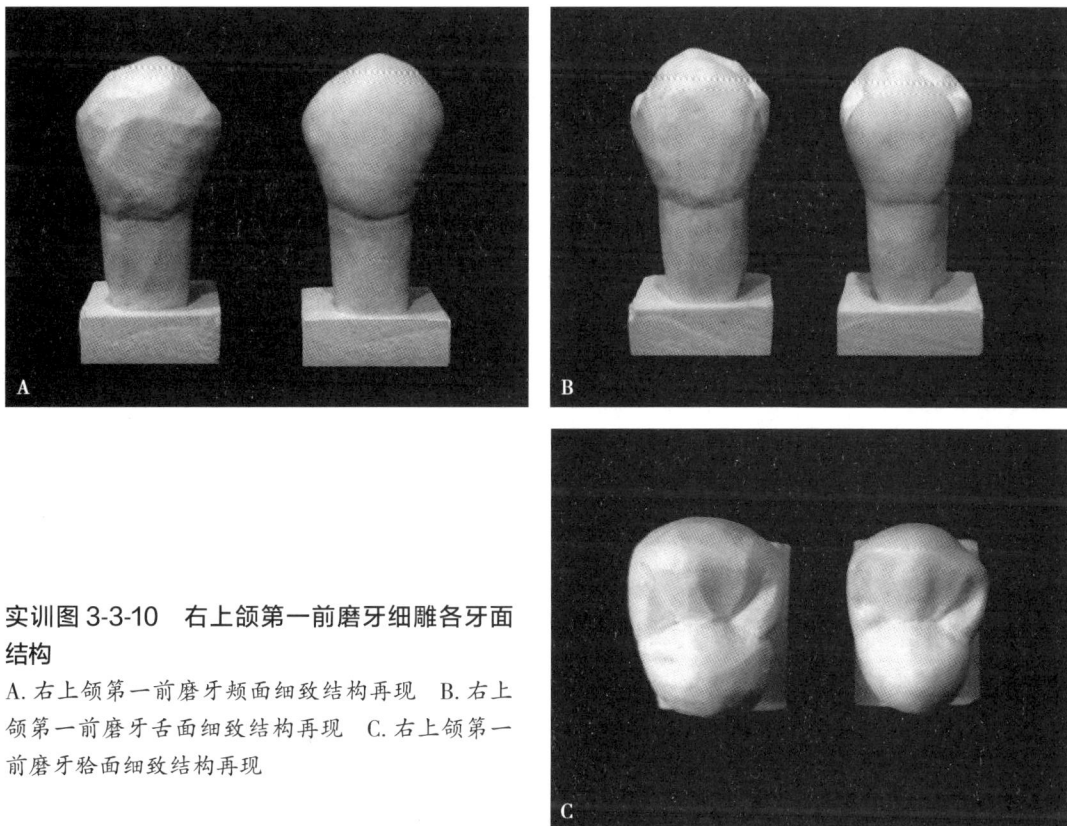

实训图 3-3-10　右上颌第一前磨牙细雕各牙面结构

A.右上颌第一前磨牙颊面细致结构再现　B.右上颌第一前磨牙舌面细致结构再现　C.右上颌第一前磨牙𬌗面细致结构再现

（1）颊面：在颊轴嵴两侧以雕刻刀修整颊面发育沟。

（2）舌面：以雕刻刀修整舌面，形成光滑圆突的表面。

（3）𬌗面：以雕刻刀修整中央窝，注意近远中边缘嵴、牙尖嵴、三角嵴、近远中沟等形态和位置关系。

（4）邻面：在邻面狭窄部形成的同时，要注意接触点的位置以及近远中颈曲线的高低区别。

9. 修整完成　用雕刻刀仔细地去除各面凹凸和刮痕，使各面平整光滑，完成雕刻，形成与模型牙同形同大的石膏牙。

10. 要求完成后的右上颌第一前磨牙应具备的解剖特点

（1）颊面：与上颌尖牙唇面形态相似，但较短，颊尖略偏远中，近中牙尖嵴较长，远中牙尖嵴较短，颊轴嵴两侧有浅发育沟，外形高点在颈 1/3 处。

（2）舌面：比颊面小而圆，舌尖略偏近中，外形高点在中 1/3 处。

（3）邻面：近中面颈部较凹陷，𬌗面的近中沟跨过近中边缘嵴到达该面，近中面较平坦，远中面较圆突。

（4）𬌗面：轮廓显著的六边形，冠厚大于冠宽，颊侧宽于舌侧，远中边缘嵴长于近中边缘嵴，颊尖较高而锐，舌尖较小而圆钝。两点隙之间的距离为𬌗面近远中径的 1/2。

（5）牙根：扁圆形，颊侧宽于舌侧。近远中根面有纵行凹陷，其中近中根面的凹陷位于中轴处，略深于远中。

【注意事项】

1. 严格按照边观察、边测量、边雕刻的原则进行石膏牙雕刻。

2. 上颌第一前磨牙颊面的颊轴嵴形成方法,与上颌尖牙同,只是颊轴嵴不如上颌尖牙唇轴嵴明显。

3. 𬌗面雕刻时一定要参照模型,掌握好颊舌尖大小、长宽,近远中窝的深度、三角嵴,发育沟的长短、走向,以及上述结构同各个轴面,近、远中边缘嵴的关系。

4. 𬌗面窝及沟的深度一定要适当,颊舌尖三角嵴连接处低于边缘嵴。

5. 雕刻过程中自始至终要保持牙颈线。当雕刻过程中有削去的情况时,要立刻重建,否则会失去牙颈线的连续性。

【思考题】

1. 如何在雕刻过程中保持外形高点及牙颈线的位置?

2. 如何把控上颌第一前磨牙颊舌尖的偏向及高度?

3. 如何协调上颌第一前磨牙𬌗面的六边形形态?注意三角嵴、边缘嵴及近远中窝深度的关系。

四、标准一倍右上颌第一磨牙石膏牙牙冠雕刻

【目的要求】

1. 通过对标准一倍右上颌第一磨牙牙冠外形的石膏雕刻,牢固掌握该牙牙冠解剖形态。

2. 掌握一倍上颌第一磨牙石膏牙雕刻的方法、步骤、操作方法,进一步熟练使用操作工具。

【实训用品】

石膏棒(55mm×15mm×15mm)、标准一倍右上颌第一磨牙参考模型(具有牙冠和根颈1/3 的模型)、切削刀、雕刻刀、游标卡尺、铅笔。

【步骤方法】

1. 测量模型牙 用游标卡尺测量标准一倍右上颌第一磨牙模型,精确测得右上颌第一磨牙牙体总长(冠长 + 根颈 1/3 长度)、冠宽、冠厚、颈宽、颈厚、近中颈曲度、远中颈曲度。

2. 确定标准石膏棒 选择石膏棒任意一端,用铅笔画出长、宽、厚与所测右上颌第一磨牙牙体总长(冠长 + 根颈 1/3 长度)、冠宽、冠厚相一致的标准石膏棒外形,然后用切削刀削除外形线以外的石膏。

3. 确定基准面 将标准石膏棒的一个冠宽 × 牙体总长的平面定为颊面,另一个冠宽 × 冠厚的平面定为𬌗面,将此两平面刮平并互相垂直,作为基准面,并以此为基准,确定舌面、近中面、远中面。

4. 形成四面体

(1) 画出近、远中面外形线:参照右上颌第一磨牙模型,先在标准石膏棒的颊、舌面上标出外形高点水平线至邻面,再在长方柱标准石膏棒的近、远中面上标出颊、舌牙尖顶的位置,然后根据所测冠厚、颈厚及颈曲线高度,画出其近、远中面的牙体外形线(实训图 3-4-1)。

(2) 形成近、远中面外形:用切削刀将近、远中面牙体外形线以外多余石膏削除,形成近、远、

远中面外形(实训图3-4-1)。

(3)画出颊、舌面外形线:参照模型牙,在标准石膏棒的近远中面上标出接触点水平线至颊、舌面。然后在标准石膏棒的颊、舌面上标出近中颊尖、远中颊尖和近中舌尖、远中舌尖的牙尖顶的位置,根据所测右上颌第一磨牙冠长、根颈1/3长度、冠宽、颈宽,用铅笔画出其颊、舌面外形线(实训图3-4-2)。

(4)形成颊、舌面外形:用切削刀将颊、舌面牙体外形线以外多余石膏削除,形成颊、舌面外形(实训图3-4-2)。

5. 形成多面体 依据上颌第一磨牙𬌗面形态,画出𬌗面轮廓和多面体线条后,对各轴面进行切削(实训图3-4-3)。

(1)画出𬌗面轮廓:经过两次切削后𬌗面见实训图3-4-4。

根据上颌第一磨牙𬌗面的外形特点,参照右上颌第一磨牙模型,首先确定四个牙尖的大小和位置(近中颊尖较远中颊尖稍大,近中舌尖最大,远中舌尖最小),画出斜方形的外形轮廓(实训图3-4-4)。

(2)画出各轴面的多面体线条:参照上颌第一磨牙各轴面的多面体图,准确地在石膏棒的各轴面上绘出多面体线条(实训图3-4-5)。

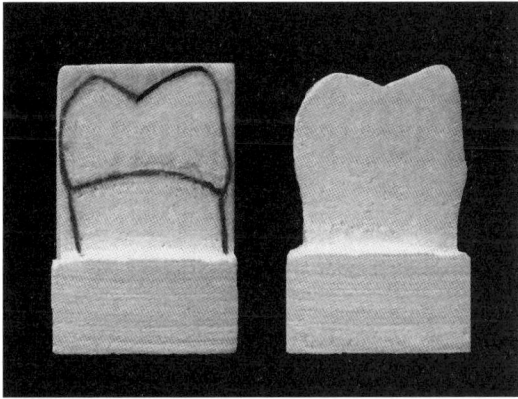

实训图 3-4-1 形成右上颌第一磨牙近、远中面外形

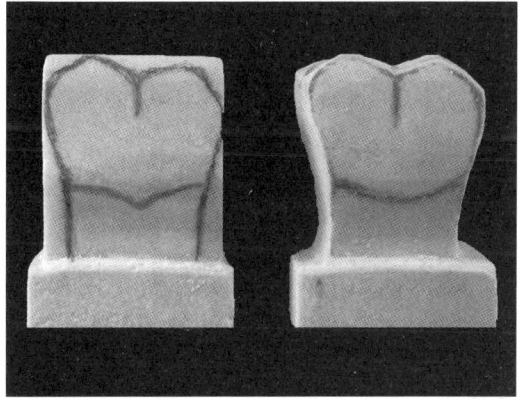

实训图 3-4-2 形成右上颌第一磨牙颊、舌面外形

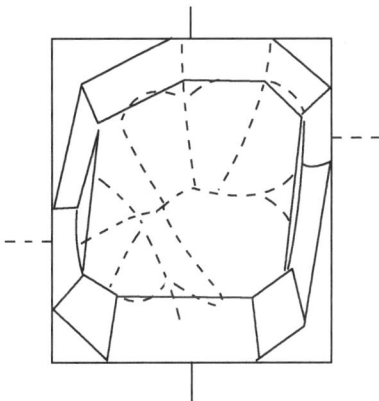

实训图 3-4-3 上颌第一磨牙𬌗面线条图

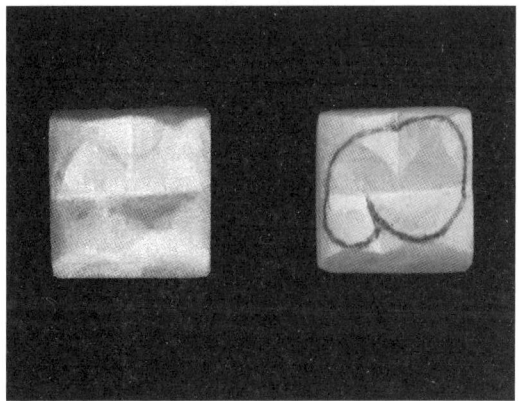

实训图 3-4-4 绘制右上颌第一磨牙𬌗面轮廓

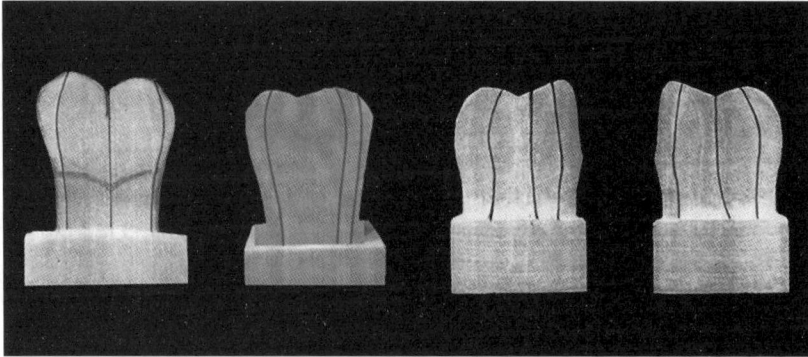

实训图 3-4-5　右上颌第一磨牙的多面体图

（3）切削形成多面体：结合上颌第一磨牙𬌗面的轮廓线，按照多面体线条边缘线将各轴角之间的石膏部分进行切削。近舌轴角和远颊轴角由两斜面构成，在切削形成一个斜面后，恢复多面体线，再形成第二个斜面。

6. 粗雕各牙面　在以上基础上对各面进行初步修整，形成牙冠颊、舌面和近、远中面雏形，用雕刻刀将牙冠各面在初步切削中形成的线角修整圆钝，外形高点及接触点适宜。

（1）颊面：参照右上颌第一磨牙模型，画出颊轴嵴，标记出颊面近、远中线角和牙颈部狭窄部分，并根据上述所标记的颊尖顶和颊𬌗边缘嵴、远中边缘嵴位置，参照𬌗面轮廓图用切削刀进行刮削，使颊面两颊尖各出现近、远中两个斜面及颊轴嵴，并且远中颊尖向远中舌侧倾斜（实训图 3-4-6）。

（2）舌面：参照右上颌第一磨牙模型，根据上述所标记的舌尖顶和舌𬌗边缘嵴、近中边缘嵴位置，用切削刀进行刮削。在上述基础上，修整舌面近、远中线角，完成舌面的粗雕，使舌面较颊面略小，表面圆突（实训图 3-4-7）。

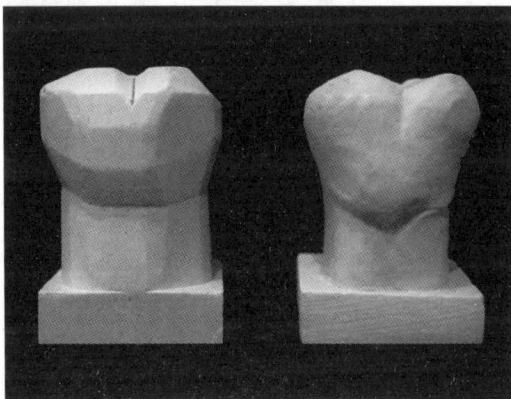

实训图 3-4-6　右上颌第一磨牙颊面粗雕

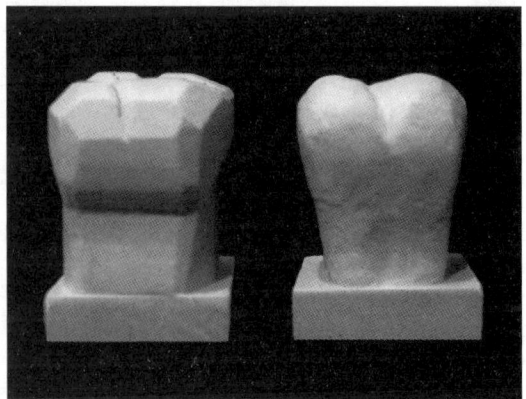

实训图 3-4-7　右上颌第一磨牙舌面粗雕

（3）𬌗面：标出发育沟走行方向及三角嵴、点隙的标志线。然后从各牙尖顶开始，沿三角嵴标志线向两侧斜向切削雕出三角嵴的两斜面，再在近、远中处留出边缘嵴宽度后，向𬌗面内斜向雕出近、远中边缘嵴的两斜面。以点隙所在位置为支点，旋转石膏棒，切削点隙周围石膏,形成中央窝、远中窝和中央点隙、远中点隙,并雕刻出颊沟、近中沟及远中舌沟。按实训图 3-4-8 完成验面雏形。

(4)邻面:观察右上颌第一磨牙模型,用雕刻刀从邻面斜向颊舌面刮除石膏,从而调整邻面外形,尤其近颈部形态,形成后的远中面较近中面略小且突(实训图 3-4-9)。

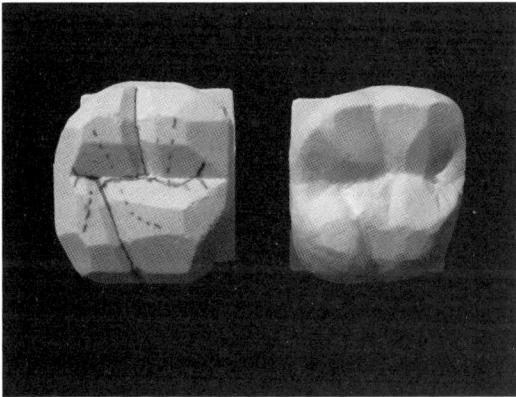

实训图 3-4-8 右上颌第一磨牙验面粗雕

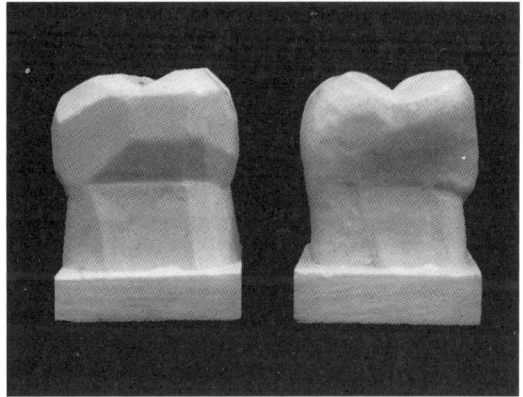

实训图 3-4-9 右上颌第一磨牙邻面粗雕,并形成牙颈线

7. 形成牙颈线 观察右上颌第一磨牙模型,用铅笔在石膏牙各面绘出颈曲线,近中颈曲度大于远中颈曲度。然后用雕刻刀与石膏牙牙冠表面成 45° 角进行牙颈线的初步雕刻。最后比对模型牙,调整牙冠与牙根近颈缘处的形态,完成颈部雕刻,使牙冠在颈缘处略突于根部。

8. 细雕各牙面结构 比对模型牙,用游标卡尺检查石膏牙各部分尺寸,做进一步调整,尽量体现右上颌第一磨牙形态特点。如准确无误,再进行细致结构的再现(实训图 3-4-10)。

(1)颊面:以雕刻刀修整颊轴嵴与颊沟。近中颊轴嵴较远中颊轴嵴明显,颊沟的末端有点隙。

(2)舌面:以雕刻刀修整舌面外形与远中舌沟。舌面圆钝,远中舌沟的末端无点隙。

(3)验面:以雕刻刀修整中央窝、远中窝,注意调整近远中边缘嵴、牙尖嵴、三角嵴、颊沟、远中舌沟、近中沟等形态和位置关系。远中颊尖三角嵴与近中舌尖三角嵴相连形成斜嵴。可参照模型,雕刻少许副沟,副沟的形态最好为“S”形或反“S”形。

(4)邻面:在邻面狭窄部形成的同时,要注意接触点的位置、近远中颈曲线的高低区别。

(5)牙根:以雕刻刀修整根颈 1/3 处的形态,注意分根情况。

9. 修整完成 用雕刻刀仔细地去除各面凹凸和刮痕,使各面平整光滑,完成雕刻,形成与模型牙同形同大的石膏牙。

10. 要求完成后的右上颌第一磨牙应具备的解剖特点

(1)颊面:似梯形,颈部窄,近中缘长直,远中缘短突,近中颊尖较远中颊尖宽,近中颊尖的颊轴嵴较突,远中颊轴嵴较平。颊沟自验面至颊面中央成颊点隙,外形高点在颊颈嵴处。

(2)舌面:大小近似颊面,但较圆突。近中舌尖宽于远中舌尖,远中舌沟止于舌面中央部,

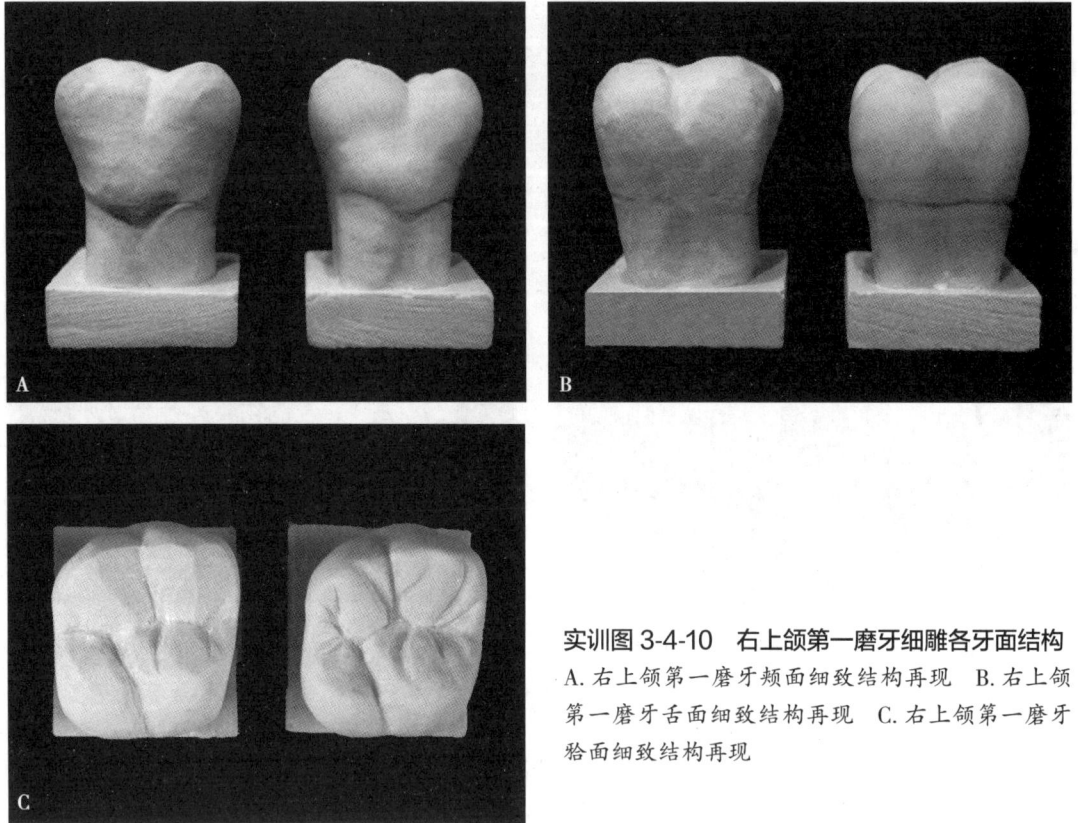

实训图 3-4-10 右上颌第一磨牙细雕各牙面结构
A.右上颌第一磨牙颊面细致结构再现 B.右上颌第一磨牙舌面细致结构再现 C.右上颌第一磨牙
𬌗面细致结构再现

外形高点在中 1/3 处。

(3) 邻面:近似四边形。远中面较近中面为突,近中接触区在𬌗 1/3 的颊 1/3 与中 1/3 交界处,远中接触区在𬌗 1/3 的中 1/3 与舌 1/3 的交界处。

(4) 𬌗面:呈斜方形。近中颊角与远中舌角为锐角,远中颊角与近中舌角为钝角。近中舌尖最大,远中舌尖最小,远中颊尖三角嵴与近中舌尖三角嵴相连形成斜嵴。3 条发育沟:颊沟、远中舌沟、近中沟;2 个窝:中央窝、远中窝;2 个点隙:中央点隙、远中点隙。

(5) 牙根:共 3 根,颊侧 2 根,舌侧 1 根。

【注意事项】

1. 严格按照边观察,边测量,边雕刻的原则进行石膏牙雕刻。

2. 冠部整体形态应是斜方形,颊舌径大于近远中径,颊面由近中向远中舌面倾斜,但倾斜度不要太大。

3. 雕刻斜嵴时,注意斜嵴的连接位置不应在远中颊尖顶与近中舌尖顶的对角线上,而是在两三角嵴的连接处偏向远中。

4. 各牙尖三角嵴的方向并非向𬌗面中心点处集中,应按嵴的方向和沟的位置关系雕刻嵴的各个斜面。

5. 雕刻𬌗面三角嵴时应留出𬌗面边缘嵴的宽度。

6. 点隙的深度从中央点隙、远中点隙、近中点隙依次递减。

【思考题】

1. 如何在雕刻过程中保持外形高点及牙颈线的位置?

2. 如何处理殆面的斜方形及斜嵴的形态?

3. 如何雕刻窝沟?如何表现发育沟与副沟的深浅度?

五、标准一倍右下颌第一磨牙石膏牙牙冠雕刻

【目的要求】

1. 通过对标准一倍右下颌第一磨牙牙冠外形的石膏雕刻,牢固掌握该牙牙冠的解剖形态。

2. 掌握一倍下颌第一磨牙石膏牙雕刻的方法、步骤、操作方法,进一步熟练操作工具的使用。

【实训用品】

石膏棒(55mm×15mm×15mm),参考标准一倍右下颌第一磨牙模型(具有牙冠和根颈1/3 的模型),切削刀,雕刻刀,游标卡尺,铅笔。

【步骤方法】

1. 测量模型牙 用游标卡尺测量标准一倍右下颌第一磨牙模型,精确测得右下颌第一磨牙牙体总长(冠长 + 根颈 1/3 长度)、冠宽、冠厚、颈宽、颈厚、近中颈曲度、远中颈曲度。

2. 确定标准石膏棒 选择石膏棒任意一端,用铅笔画出长、宽、厚与所测右下颌第一磨牙牙体总长(冠长 + 根颈 1/3 长度)、冠宽、冠厚一致的标准石膏棒外形,然后用切削刀削除外形线以外的石膏。

3. 确定基准面 将长方柱的一个冠宽 × 牙体总长的平面定为颊面,另一个冠宽 × 冠厚的平面定为殆面,将此两平面刮平并互相垂直,作为基准面,并以此为基准,确定舌面、近中面、远中面。

4. 形成四面体

(1) 画出近、远中面外形线:参照右下颌第一磨牙模型,先在标准石膏棒的颊、舌面上标出外形高点水平线至邻面,再在标准石膏棒的近、远中面上标出颊、舌牙尖顶的位置,然后根据所测冠厚、颈厚及颈曲线高度,画出其近、远中面的牙体外形线(实训图 3-5-1)。

(2) 形成近、远中面外形:用切削刀将近、远中面牙体外形线以外多余石膏削除,形成近、远中面外形(实训图 3-5-1)。

(3) 画出颊、舌面外形线:参照模型牙,在标准石膏棒的近、远中面上标出接触点水平线至颊、舌面。然后,在标准石膏棒的颊、舌面上标出近中颊尖、远中颊尖和近中舌尖、远中舌尖的牙尖顶的位置。根据所测右下颌第一磨牙的冠长、根颈 1/3 长度、冠宽,用铅笔画出其颊、舌面外形线(实训图 3-5-2)。

(4) 形成颊、舌面外形:用切削刀将颊、舌面牙体外形线以外多余石膏削除,形成颊、舌面外形(实训图 3-5-2)。

5. 形成多面体 依据下颌第一磨牙殆面观画出殆面轮廓和多面体线条后,对各轴面进行切削(实训图 3-5-3)。

(1) 画出殆面轮廓:经过两次切削后殆面见实训图 3-5-4。

根据下颌第一磨牙殆面的外形特点,参照右下颌第一磨牙模型,首先确定五个牙尖的大

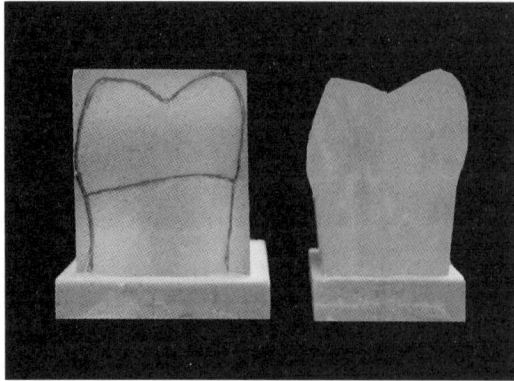

实训图 3-5-1　形成右下颌第一磨牙近、远中面观
外形

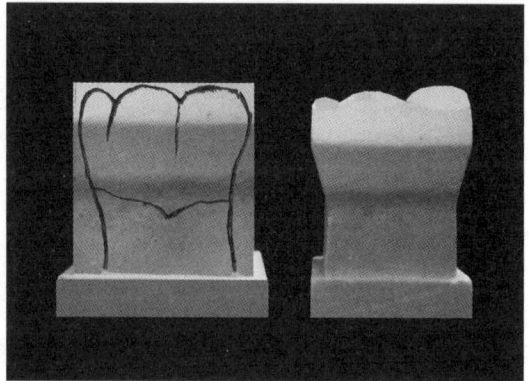

实训图 3-5-2　形成右下颌第一磨牙颊、舌面外形

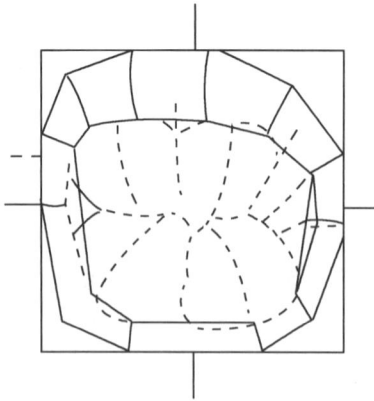

实训图 3-5-3　下颌第一磨牙𬌗面线条图

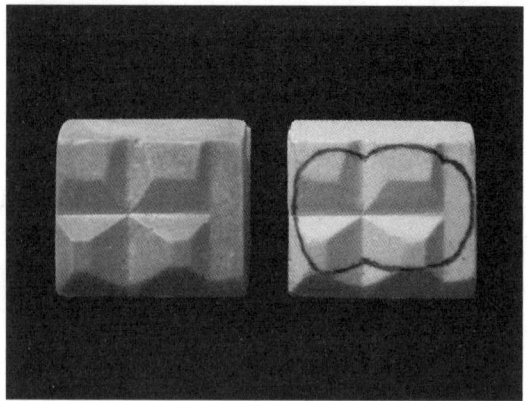

实训图 3-5-4　绘制右下颌第一磨牙𬌗面轮廓

小和位置(近中颊尖最大,远中颊尖次之,远中尖最小,近中舌尖略大于远中舌尖),画出长方形的外形轮廓。远中颊尖凸向颊侧,远中尖位于颊面和远中面的交角线上。

(2) 画出各轴面的多面体线条:参照下颌第一磨牙各轴面的多面体图,准确地在石膏棒的各轴面上绘出多面体线条(实训图 3-5-5)。

(3) 切削形成多面体:结合下颌第一磨牙𬌗面的轮廓线,按照多面体线条边缘线将各轴角之间的石膏部分进行切削。近颊轴角、远颊轴角、近舌轴角和远舌轴角均由两斜面构成,在切削形成一个斜面后,恢复多面体线,再形成第二个斜面。

6. 粗雕各牙面　在以上基础上对各面进行初步修整,形成牙冠各轴面和𬌗面雏形,用雕刻刀将牙冠各面在初步切削中形成的线角修整圆钝,并使外形高点及接触点适宜。

(1) 颊面:参照右下颌第一磨牙模型,画出颊轴嵴,标记出颊面近、远中线角和牙颈部狭窄部分,并根据上述所标记的颊尖顶和颊𬌗边缘嵴、远中边缘嵴位置,参照𬌗面轮廓图用切削刀进行刮削,使近中颊尖、远中颊尖各出现近远中两个斜面及颊轴嵴,远中尖为颊、远中向两个斜面,初步形成颊沟和远颊沟,完成颊面粗雕(实训图 3-5-6)。

(2) 舌面:参照右下颌第一磨牙模型,根据上述所标记的舌尖顶和舌𬌗边缘嵴、近中边缘嵴位置,用切削刀进行刮削。在上述基础上,修整舌面近、远中线角,完成舌面的粗雕,使舌

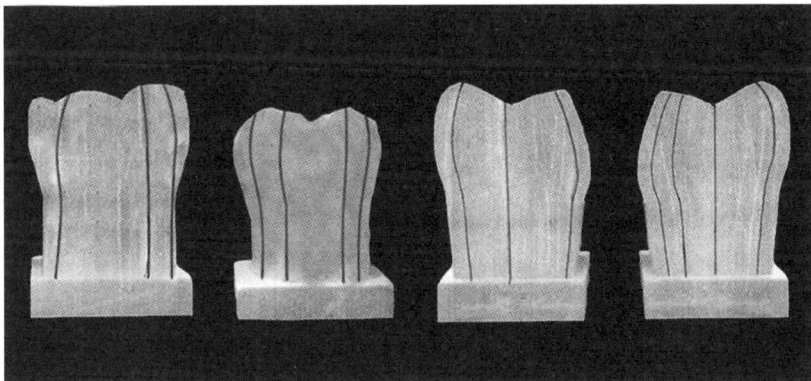

实训图 3-5-5　右下颌第一磨牙的多面体

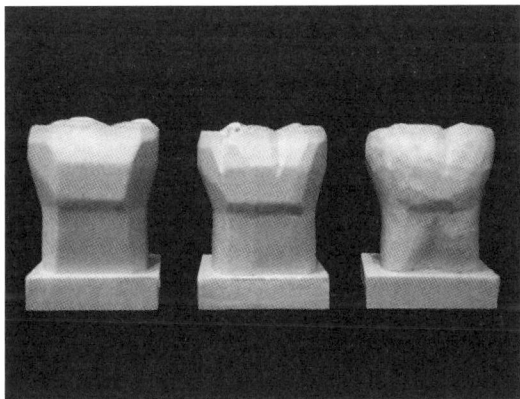

实训图 3-5-6　右下颌第一磨牙颊面粗雕

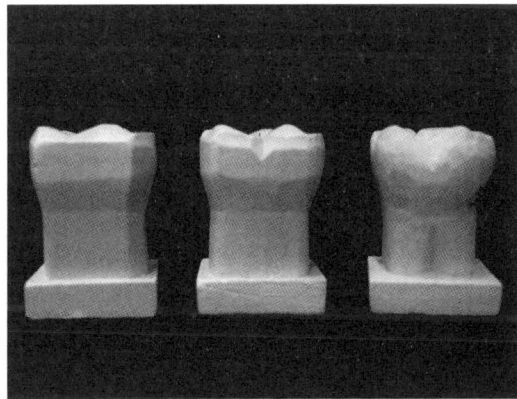

实训图 3-5-7　右下颌第一磨牙舌面粗雕

面较颊面略小,表面圆突(实训图 3-5-7)。

(3)殆面:画出五条发育沟的走行方向及三角嵴、点隙的标志线。要求颊尖接近中线且三颊尖排成弧形,远中颊尖凸向颊侧,远中尖位于颊面和远中面的交角线上。舌尖接近舌侧边缘。颊沟稍偏近中,舌沟接近中线处。远中颊尖三角嵴最长,远中尖三角嵴最短。从各牙尖顶开始,沿每个三角嵴标志线向两侧斜向切削雕出该三角嵴的两斜面,再在近、远中边缘处留出边缘嵴宽度后,向殆面内斜向雕出近、远中边缘嵴的两斜面。以点隙所在位置为支点,旋转石膏棒,切削点隙周围石膏,形成中央窝、近中窝和近中点隙、中央点隙、远中点隙,并雕刻出颊沟、远颊沟、舌沟、近中沟及远中沟。按实训图 3-5-8 完成殆面雏形。

(4)邻面:观察右下颌第一磨牙模型,用雕刻刀从邻面斜向颊舌面刮除石膏,从而调整邻面外形,尤其近颈部形态,形成的远中面较近中面略小且突(实训图 3-5-9)。

7. 形成牙颈线　观察右下颌第一磨牙模型,用铅笔在石膏牙各面绘出颈曲线,近远中颈曲线均较平坦。然后,用雕刻刀与石膏牙牙冠表面成45°角进行牙颈线的初步雕刻。最后,比对模型牙,调整牙冠与牙根近颈缘处的形态,完成颈部雕刻,使牙冠在颈缘处略突于根部。

8. 细雕各牙面结构　比对模型牙,用游标卡尺检查石膏牙各部分尺寸,做进一步调整,尽量体现下颌第一磨牙形态特点。如准确无误,进行细致结构的再现(实训图 3-5-10)。

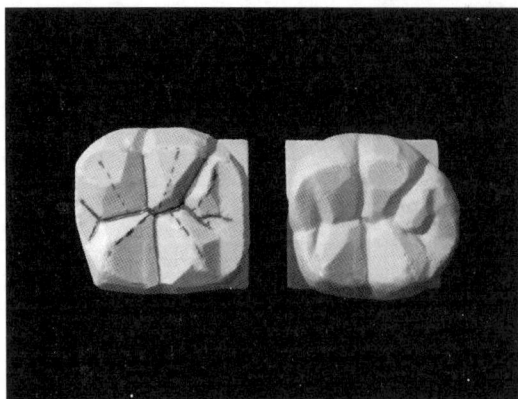

实训图 3-5-8　形成右下颌第一磨牙𬌗面雏形

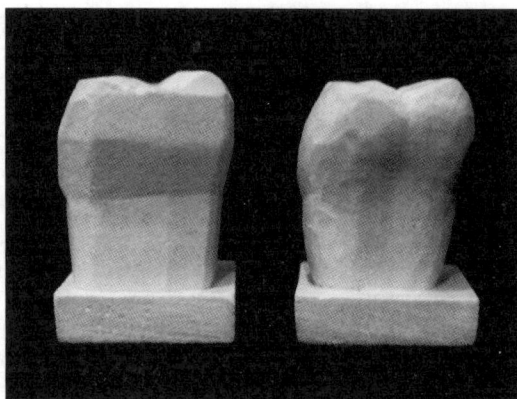

实训图 3-5-9　右下颌第一磨牙邻面粗雕,并形成牙颈线

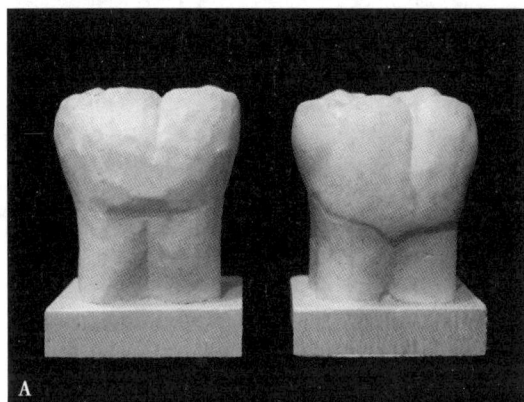

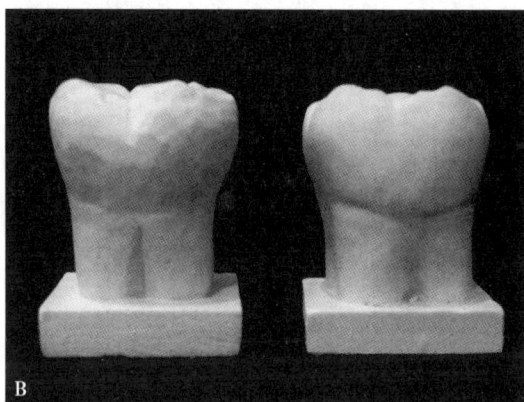

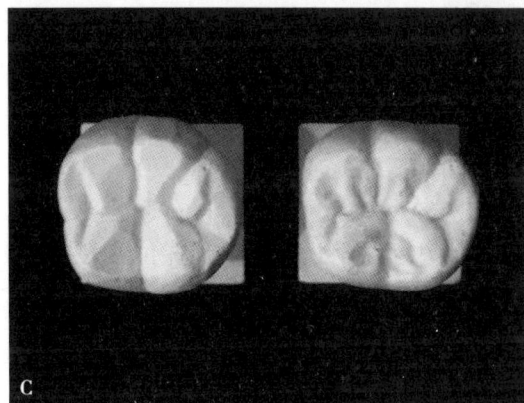

实训图 3-5-10　右下颌第一磨牙细雕各牙面结构
A.右下第一磨牙颊面细致结构再现　B.右下第一磨牙舌面细致结构再现　C.右下第一磨牙𬌗面细致结构再现

　　(1)颊面:以雕刻刀修整颊轴嵴与颊沟、远颊沟。近中颊轴嵴较远中颊轴嵴突出于颊面,颊沟的末端有点隙。

　　(2)舌面:以雕刻刀修整舌轴嵴与舌沟。舌轴嵴圆钝,舌沟的末端无点隙。

　　(3)𬌗面:以雕刻刀仔细修整中央窝、近中窝,注意调整近远中边缘嵴、牙尖嵴、三角嵴、颊沟、远颊沟、舌沟、近中沟、远中沟等形态和位置关系。可参照模型,雕刻少许副沟,副沟的形态最好为"S"形或反"S"形。

(4) 邻面:在邻面狭窄部形成的同时,要注意接触点的位置、近远中颈曲线的高低区别。

(5) 牙根:以雕刻刀修整根颈 1/3 处的形态,注意分根情况。

9. 修整完成 用雕刻刀仔细地去除各面凹凸和刮痕,使各面平整光滑,完成雕刻,形成与模型牙同形同大的石膏牙。

10. 要求完成后的右下颌第一磨牙应具备的解剖特点

(1) 颊面:殆缘长于颈缘,近中缘直而外展,远中缘圆突,颊沟和远颊沟将两个半牙尖分开,颊沟的末端形成一个点隙,远颊沟斜向远中,末端无点隙。近中颊尖与远中颊尖的颊轴嵴与颊沟平行,远中尖的颊轴嵴不明显,颊颈嵴突出。

(2) 舌面:小于颊面而稍圆,有两个舌尖,舌沟从两个舌尖间通过,舌轴嵴不明显。外形高点在中 1/3 处。

(3) 邻面:呈四边形,牙冠向舌侧倾斜。远中面较近中面小且较突,近中接触区在殆 1/3 偏颊侧,远中接触区在殆 1/3 与中 1/3 交界处,也偏颊侧。

(4) 殆面:呈长方形,冠宽大于冠厚,颊侧宽于舌侧。近中边缘嵴长直,远中边缘嵴短突。5 个牙尖中颊尖短圆,舌尖长锐。远中尖最小,位于颊面与远中面的交界处。远中颊尖三角嵴最长,远中尖三角嵴最短。颊沟、舌沟、近中沟和远中沟由中央点隙发出,远颊沟位于远中颊尖和远中尖之间,由远中点隙发出。5 条发育沟呈大字形分布。中央窝位于近中两牙尖三角嵴与远中边缘嵴之间。近中窝位于近中边缘嵴的内侧,呈较小的三角形。

(5) 牙根:一般为 2 个根,扁而厚,根干短但分叉大。

【注意事项】

1. 严格按照边观察、边测量、边雕刻的原则进行石膏牙雕刻。

2. 牙冠向舌侧倾斜,颊尖低而圆钝,舌尖高而锐利。

3. 殆面 5 个牙尖顶的位置要正确,各个牙尖的三角嵴走向要正确,窝沟的深度要合适。

【思考题】

1. 如何在雕刻过程中保持外形高点及牙颈线的位置?

2. 如何表现殆面的长方形和远中尖的协调性?

3. 如何雕刻窝沟?如何表现发育沟和副沟的深浅度?

(潘夏薇　纪　晴　吴艳娟)

实训四　标准一倍蜡牙牙冠雕刻

一、上颌中切牙一倍蜡牙牙冠雕刻

【目的要求】

1. 通过上颌中切牙蜡牙牙冠的雕刻,加深对上颌中切牙牙冠外形以及楔状隙与邻接点、覆殆与覆盖、咬合接触部位等概念的理解。

2. 熟练掌握上颌中切牙 1∶1 蜡牙牙冠解剖形态的雕刻方法。

3. 熟悉基托蜡的性能及使用方法。

【实训用品】

1:1全口石膏牙列模型,基托蜡,雕刻刀,切削刀,酒精灯,红蓝铅笔,酒精喷灯,棉花等。

【步骤方法】

1. 石膏牙列模型的准备

(1)画咬合标志线:将上、下颌石膏模型置于牙尖交错𬌗状态,用红蓝铅笔分别在中线及两侧磨牙处画咬合标志线(实训图 4-1-1),以便在操作过程中随时检查咬合关系。

(2)缺牙牙位预备:将石膏模型浸水,用雕刻刀沿上颌中切牙的牙颈线垂直延伸 0.5~1.0mm(实训图 4-1-2),再用切削刀或雕刻刀将上颌中切牙牙冠的唇、舌面和近、远中面 1/3 的模型石膏削去,保留牙冠中心 1/3 部分,注意不要损伤两侧邻牙接触区,唇舌面及两邻面形成的颈部断面要与龈缘一致。将牙冠长的 1/2 处至切端的模型石膏削去,最终形成居于牙位中部的固位桩。固位桩周围应呈一圆滑连续且宽度一致的弧形凹面,并要求固位桩与牙体长轴平行,便于蜡牙冠固位和在操作中随时取下(实训图 4-1-3)。

2. 用基托蜡雕刻冠部形态

(1)安插蜡块:取约 15mm × 15mm 的基托蜡条,在酒精灯上加热均匀烤软,捏成与上颌中切牙相似的蜡块,插入缺隙内,使之与固位桩颈部断面及邻牙密切接触(实训图 4-1-4)。

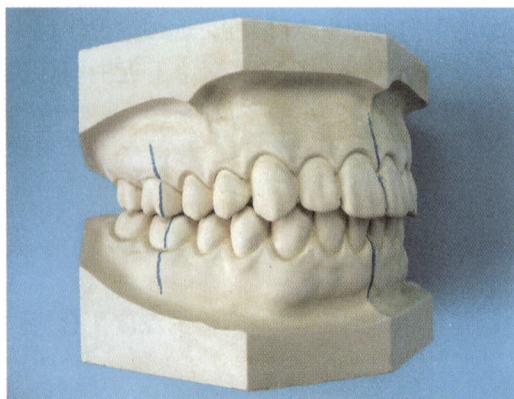

实训图 4-1-1　画咬合标志线

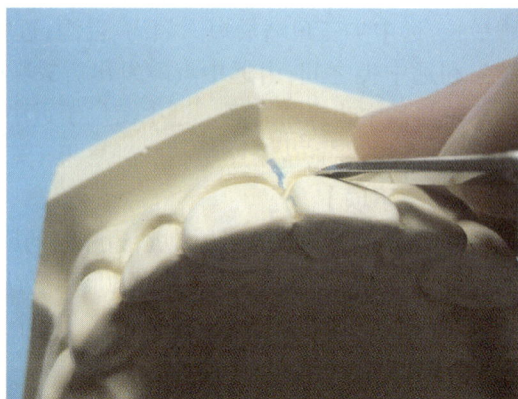

实训图 4-1-2　将龈缘垂直向下延伸 0.5~1.0mm

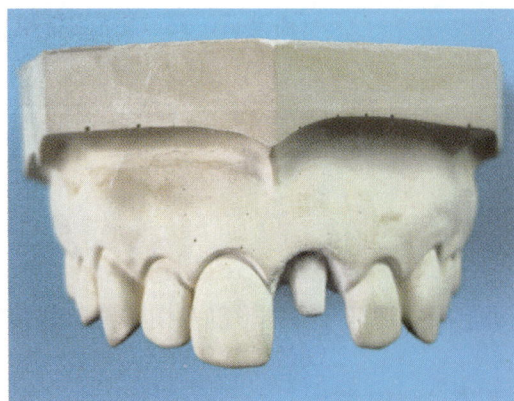

实训图 4-1-3　形成固位桩

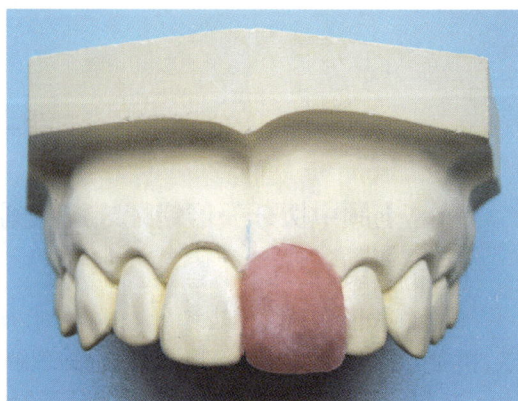

实训图 4-1-4　安插蜡块

（2）模型对位闭合：趁蜡尚软时，按模型上已确定好的标记，在牙尖交错𬌗状态将上下颌模型对位闭合（实训图 4-1-5）。

（3）确定冠宽、冠厚、冠长及楔状隙：以缺隙的近远中径及龈乳头为界，削去多余的蜡定出冠宽，再以邻牙的唇、舌面外形高点为界，削去多余的蜡定出冠厚。以对侧上颌中切牙切端为界，削去高出切端以外的多余蜡，定出冠长（实训图 4-1-6）。然后，用雕刻刀初步形成切楔状隙和邻间隙（实训图 4-1-7），再形成唇楔状隙和舌楔状隙（实训图 4-1-8）。

（4）初步雕刻出蜡牙牙冠形态：根据牙尖交错𬌗的咬合标志，并参照对侧上、下颌中切牙的咬合关系，结合对侧上颌中切牙的唇、舌面解剖形态，初步形成蜡牙牙冠形态，然后取下蜡牙牙冠雕刻邻面，将两侧石膏牙接触区以下部分修整完成，再插回蜡牙牙冠，检查邻间隙的形状。

（5）完成蜡牙牙冠的雕刻：参照对侧上颌中切牙形态细致雕刻牙冠外形，形成适当的楔状隙，与对颌牙有适当的接触，经仔细检查合乎要求后，用酒精喷灯将蜡牙牙冠的表面喷光滑，或者用棉花擦光表面。

3. 完成的蜡牙牙冠应具备的解剖特点

（1）唇面：呈梯形，牙冠长度大于牙冠宽度，切 1/3 可见两条浅的纵行发育沟，近中切角似直角，远中切角较圆钝，近中轴面角较锐，远中轴面角较钝，外形高点位于颈 1/3 处。

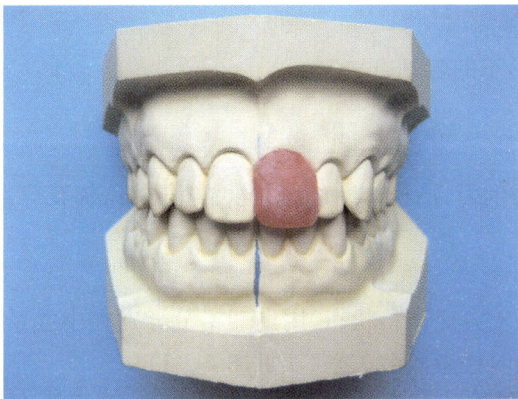

实训图 4-1-5　模型对位闭合

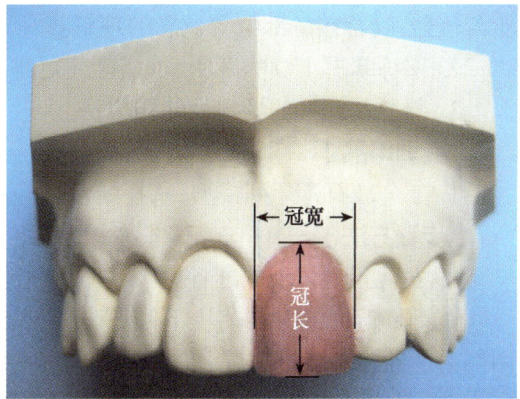

实训图 4-1-6　确定冠宽和冠长

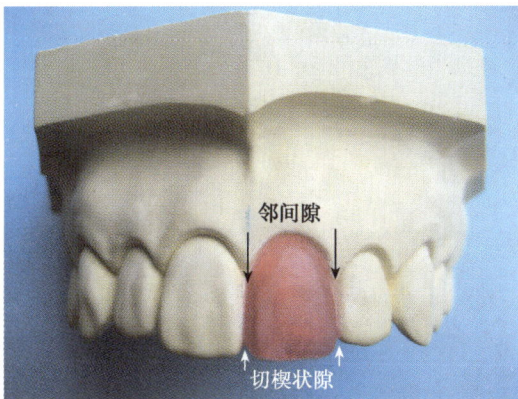

实训图 4-1-7　形成切楔状隙和邻间隙

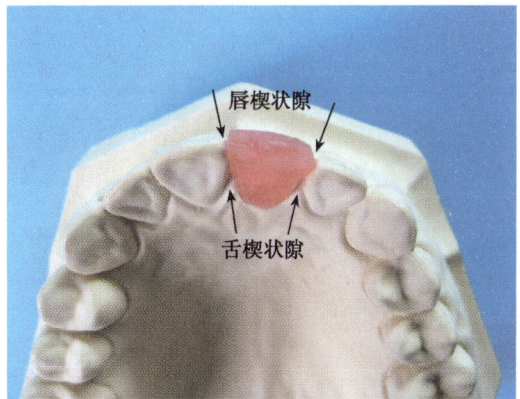

实训图 4-1-8　形成唇楔状隙和舌楔状隙

（2）舌面:似唇面但较窄小。中央凹陷为舌窝,四周隆起有切嵴、边缘嵴和舌隆突,外形高点位于颈 1/3 处。

（3）切端:切端位于牙体长轴的唇侧。

【注意事项】

1. 注意蜡牙牙冠在整个牙列中的对称性和协调性,如蜡牙牙冠在唇舌方向的位置,牙体长轴的方向、形态与对侧同名牙是否对称等。

2. 蜡牙牙冠颈部与石膏牙颈部断面要一致,不可有悬突或暴露断面。

3. 接触区的位置和形态应正确,要有适当的唇、舌、切楔状隙及邻间隙。

4. 咬合关系良好,不要过高或无接触。

【思考题】

1. 上颌中切牙蜡牙牙冠雕刻的基本步骤有哪些?

2. 如何确定上颌中切牙蜡牙牙冠的冠长、冠宽和冠厚?

二、上颌尖牙一倍蜡牙牙冠雕刻

【目的要求】

1. 通过上颌尖牙蜡牙牙冠的雕刻,加深对上颌尖牙牙冠外形以及楔状隙与邻接点、覆𬌗与覆盖、咬合接触部位等概念的理解。

2. 熟练掌握上颌尖牙 1:1 蜡牙牙冠解剖形态的雕刻方法。

3. 熟悉基托蜡的性能及使用方法。

【实训用品】

1:1 全口石膏牙列模型,基托蜡,雕刻刀,切削刀,酒精灯,红蓝铅笔,酒精喷灯,棉花等。

【步骤方法】

1. 石膏牙列模型的准备

（1）画咬合标志线:将上下颌石膏模型置于牙尖交错𬌗状态,用红蓝铅笔分别在中线及两侧磨牙处画咬合标志线,以便在操作过程中随时检查咬合关系(实训图 4-2-1)。

（2）缺牙牙位预备:将石膏模型浸水,用雕刻刀沿上颌尖牙的牙颈线垂直延伸 0.5~1.0mm(实训图 4-2-2),再用切削刀或雕刻刀将上颌尖牙牙冠的唇、舌面和近、远中面 1/3

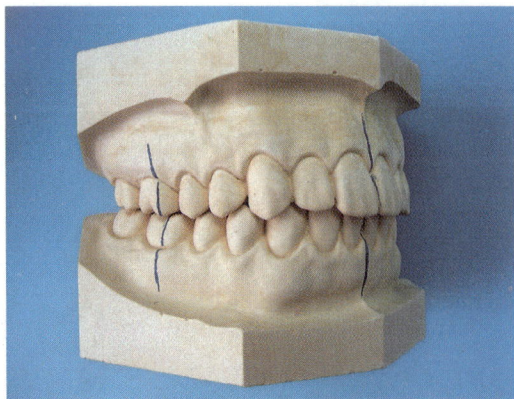

实训图 4-2-1 画咬合标志线

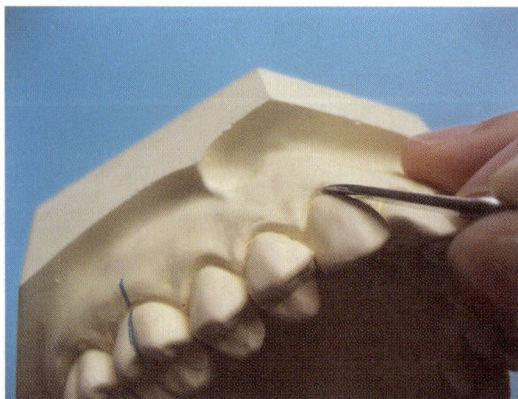

实训图 4-2-2 将龈缘垂直向下延伸 0.5~1.0mm

的模型石膏削去,保留牙冠中心 1/3 部分,注意不要损伤两侧邻牙接触区,唇舌面及两邻面形成的颈部断面要与龈缘一致。将牙冠长的 1/2 处至牙尖的模型石膏削去,最终形成居于牙位中部的固位桩。固位桩周围应呈一圆滑连续且宽度一致的弧形凹面,并要求固位桩与牙体长轴平行,便于蜡牙牙冠固位和在操作中随时取下(实训图 4-2-3)。

2. 用基托蜡雕刻冠部形态

(1)安插蜡块:取约 15mm × 20mm 的基托蜡条,在酒精灯上加热均匀烤软,捏成与上颌尖牙相似的蜡块,插入缺隙内,使之与固位桩颈部断面及邻牙密切接触(实训图 4-2-4)。

(2)模型对位闭合:趁蜡尚软时,按模型上已确定好的标记,在牙尖交错𬌗将上下颌模型对位闭合(实训图 4-2-5)。

(3)确定冠宽、冠厚、冠长及楔状隙:以缺隙的近远中径及龈乳头为界,削去多余的蜡定出冠宽。再以邻牙的唇、舌面外形高点及对侧上颌尖牙的冠厚为参照,削去多余的蜡定出冠厚。以对侧上颌尖牙切端为界,削去高出切端以外的多余蜡,定出冠长(实训图 4-2-6)。

然后用雕刻刀初步形成切楔状隙和邻间隙(实训图 4-2-7),再形成唇楔状隙和舌楔状隙(实训图 4-2-8)。

(4)初步雕刻出蜡牙牙冠形态:根据牙尖交错𬌗的咬合标志,并参照对侧上、下颌尖牙

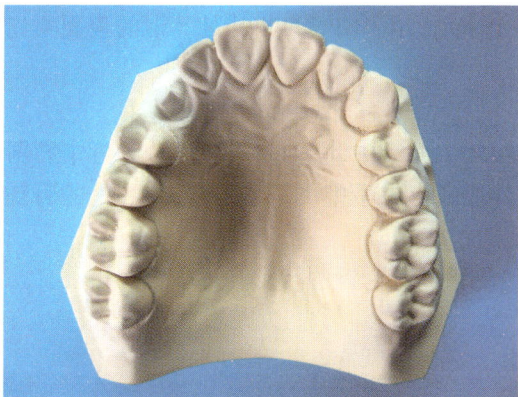

实训图 4-2-3　形成固位桩

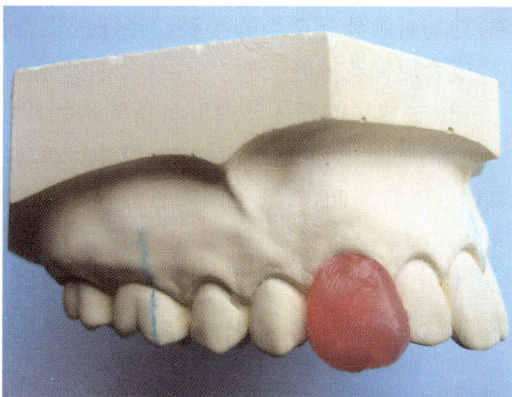

实训图 4-2-4　安插蜡块

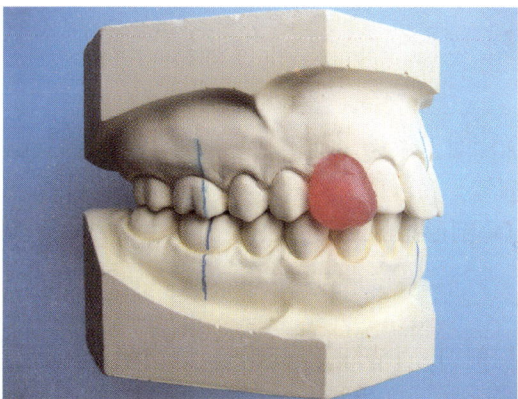

实训图 4-2-5　模型对位闭合

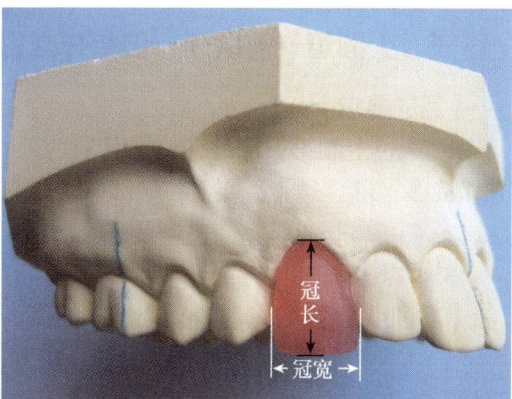

实训图 4-2-6　确定冠宽和冠长

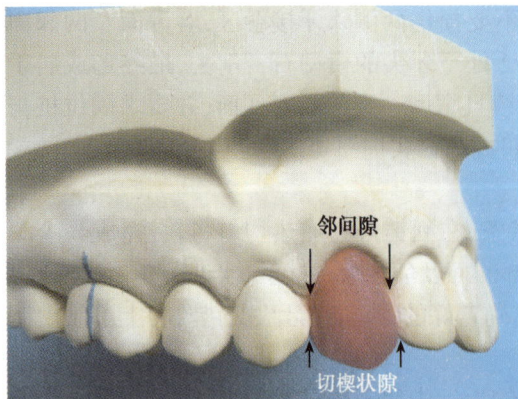

实训图 4-2-7 形成切楔状隙和邻间隙

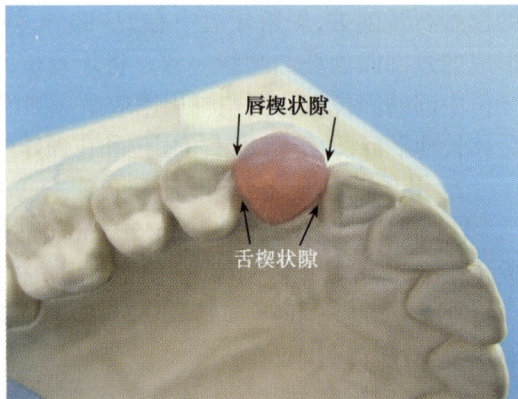

实训图 4-2-8 形成唇楔状隙和舌楔状隙

的咬合关系,结合对侧上颌尖牙的唇、舌面解剖形态,初步形成蜡牙牙冠形态,然后取下蜡牙牙冠雕刻邻面,将两侧石膏牙接触区以下部分修整完成,再插回蜡牙牙冠,检查邻间隙的形状。

(5) 完成蜡牙牙冠的雕刻:参照对侧上颌尖牙形态细致雕刻牙冠外形,形成适当的楔状隙,并与对颌牙有适当的接触。经仔细检查合乎要求后,用酒精喷灯将蜡牙牙冠的表面喷光滑,或者用棉花擦光表面。

3. 完成后的蜡牙牙冠应具备的解剖特点

(1) 唇面:呈五边形,牙冠长度大于牙冠宽度,牙尖偏近中,唇轴嵴将唇面分为近中唇斜面和远中唇斜面,唇轴嵴两侧各有一条发育沟,外形高点位于中 1/3 与颈 1/3 交界处的唇轴嵴上。

(2) 舌面:似唇面但略小,舌隆突显著,舌轴嵴将舌窝分为近中舌窝和远中舌窝。

【注意事项】

同上颌中切牙一倍蜡牙牙冠雕刻。

【思考题】

1. 上颌尖牙近远中面的接触区位于何处?

2. 上颌尖牙牙体长轴的方向是怎样的?

三、上颌第一前磨牙一倍蜡牙牙冠雕刻

【目的要求】

1. 通过上颌第一前磨牙蜡牙牙冠的雕刻,加深对上颌第一前磨牙牙冠外形以及楔状隙与邻接点、覆𬌗与覆盖、咬合接触部位等概念的理解。

2. 熟练掌握上颌第一前磨牙 1∶1 蜡牙牙冠解剖形态的雕刻方法。

3. 熟悉基托蜡的性能及使用方法。

【实训用品】

1∶1 全口石膏牙列模型,基托蜡,雕刻刀,切削刀,酒精灯,红蓝铅笔,酒精喷灯,棉花,液状石蜡等。

【步骤方法】

1. 石膏牙列模型的准备

(1) 画咬合标志线:将上下颌石膏模型置于牙尖交错𬌗状态,用红蓝铅笔分别在中线及两侧磨牙处画出咬合标志线,以便在操作过程中随时检查咬合关系(实训图 4-3-1)。

(2) 缺牙牙位预备:将石膏模型浸水,用雕刻刀沿上颌第一前磨牙的牙颈线垂直延伸0.5~1.0mm(实训图 4-3-2),再用切削刀或雕刻刀将上颌第一前磨牙牙冠的颊、舌面和近、远中面 1/3 的模型石膏削去,保留牙冠中心 1/3 部分,注意不要损伤两侧邻牙接触区,颊舌面及两邻面形成的颈部断面要与龈缘一致。将牙冠长的 1/2 处至𬌗面的模型石膏削去,最终形成居于牙位中部的固位桩。固位桩周围应呈一圆滑连续且宽度一致的弧形凹面,并要求固位桩与牙体长轴平行,便于蜡牙冠固位和在操作中随时取下(实训图 4-3-3)。

2. 用基托蜡雕刻冠部形态

(1) 安插蜡块:取约 15mm × 20mm 的基托蜡条,在酒精灯上加热均匀烤软,捏成与上颌第一前磨牙相似的蜡块,插入缺隙内,使之与固位桩颈部断面及邻牙密切接触(实训图4-3-4)。

(2) 模型对位闭合:将对颌牙模型𬌗面涂上液状石蜡,趁蜡尚软时,按模型上已确定好的

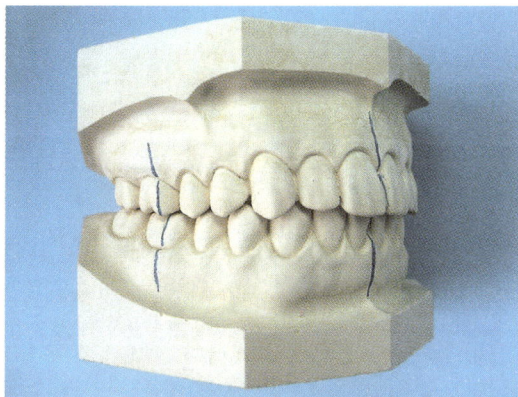

实训图 4-3-1　画咬合标志线

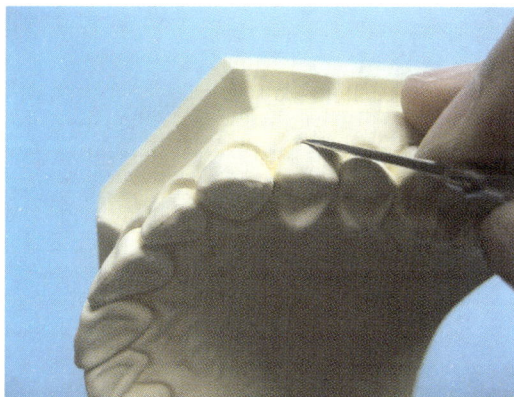

实训图 4-3-2　将龈缘垂直向下延伸 0.5~1.0mm

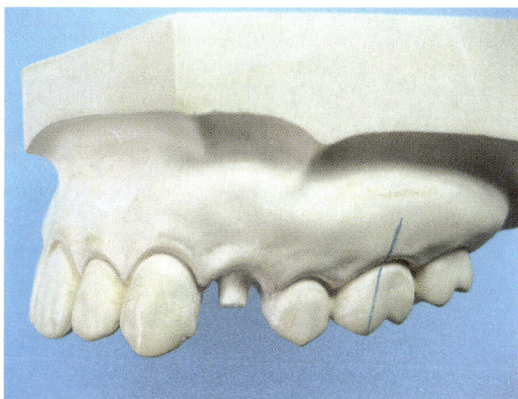

实训图 4-3-3　形成固位桩

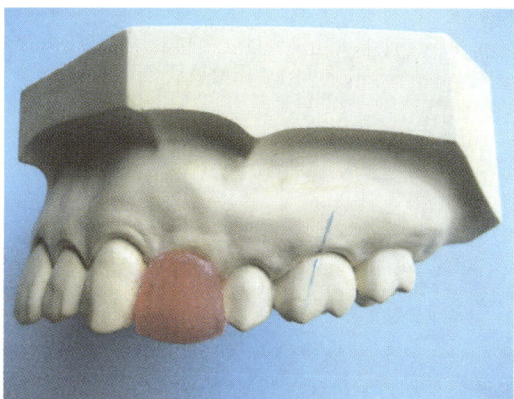

实训图 4-3-4　安插蜡块

标记,在牙尖交错𬌗状态将上下颌模型对位闭合(实训图4-3-5)。

(3)确定冠宽,冠厚及颊、舌楔状隙:以缺隙的近远中径及龈乳头为界,削去多余的蜡定出冠宽,再以邻牙的颊、舌面外形高点为界,削去多余的蜡定出冠厚(实训图4-3-6)。然后,用雕刻刀初步形成颊、舌楔状隙(实训图4-3-7)。

(4)确定冠长及𬌗楔状隙和邻间隙:参照邻牙𬌗面牙尖顶水平,削去多余的蜡定出冠长(实训图4-3-8),蜡块的高度应与邻牙形成协调的𬌗曲线。然后,用雕刻刀初步形成颈缘、𬌗楔状隙和邻间隙(实训图4-3-9)。

(5)确定牙冠解剖标志:根据牙尖交错𬌗的标志,并参照对侧上、下颌第一前磨牙咬合关系,定出上颌第一前磨牙的颊尖、舌尖及近中窝、远中窝的位置,以此标志为准再进行冠部形态雕刻(实训图4-3-10)。

(6)初步雕刻出蜡牙牙冠形态:结合对侧上颌第一前磨牙的颊、舌面解剖形态,初步形成蜡牙牙冠形态,然后取下蜡牙牙冠雕刻邻面,将两侧石膏牙接触区以下部分修整完成,再插回蜡牙牙冠,检查邻间隙的形状。

(7)完成蜡牙牙冠的雕刻:参照对侧上颌第一前磨牙形态细致雕刻牙冠外形,形成适当的颊、舌、𬌗楔状隙和邻间隙,与对颌牙有适当的接触。经仔细检查合乎要求后,用酒精喷灯

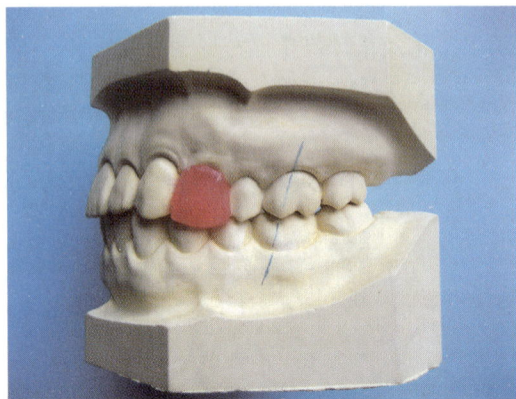

实训图 4-3-5　模型对位闭合

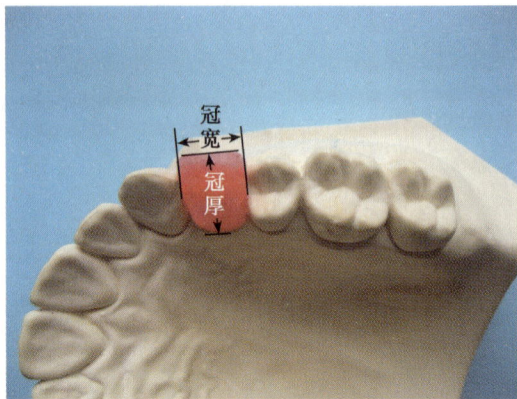

实训图 4-3-6　确定冠宽和冠厚

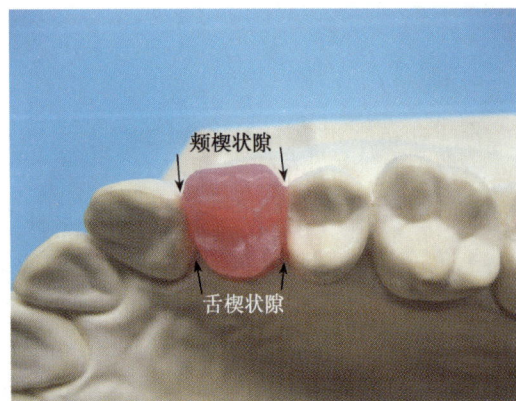

实训图 4-3-7　形成颊楔状隙和舌楔状隙

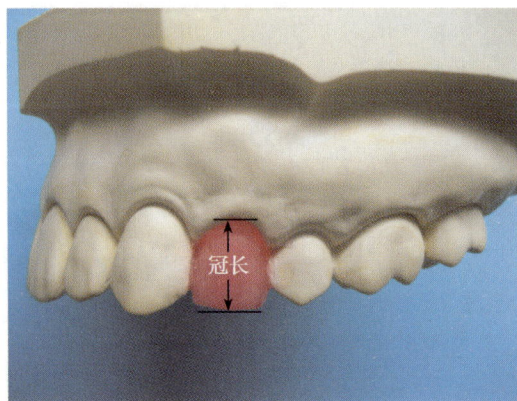

实训图 4-3-8　确定冠长

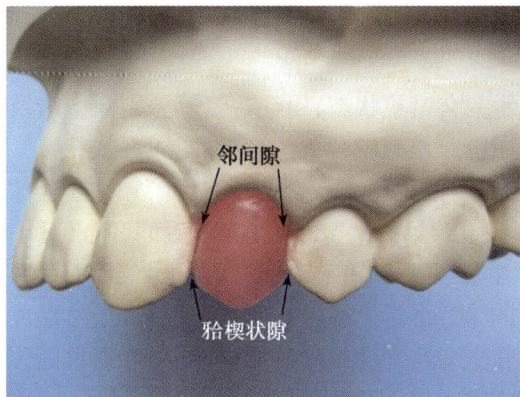

实训图 4-3-9 形成殆楔状隙和邻间隙

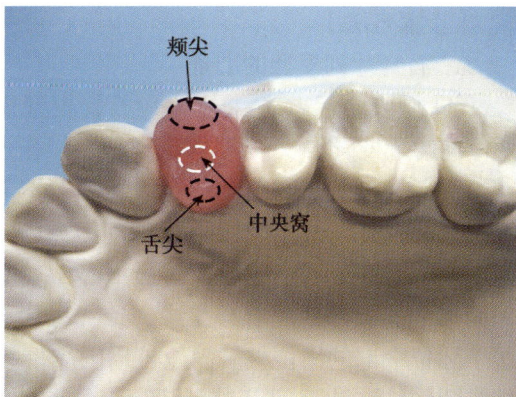

实训图 4-3-10 确定牙冠解剖标志,雕刻冠部形态

喷光滑蜡牙冠的表面,或者用棉花擦光表面。

3. 完成后的蜡牙牙冠应具备的解剖特点

(1) 颊面:呈五边形,牙冠长度大于牙冠宽度,牙尖偏远中,颊轴嵴较明显,外形高点位于颈 1/3。

(2) 舌面:小于颊面,较圆钝,舌轴嵴不明显,外形高点位于中 1/3,舌尖偏近中。

(3) 殆面:外形为六边形,颊尖宽度大于舌尖宽度。颊尖较锐利,舌尖较圆钝,近中沟跨过近中边缘嵴至近中面。

【注意事项】

1. 注意蜡牙牙冠在整个牙列中的对称性和协调性。蜡牙牙冠在颊舌方向的位置、牙体长轴的方向、形态等应与对侧同名牙对称,与邻牙协调。

2. 蜡牙牙冠颈部与石膏牙颈部断面要一致,不可有悬突或暴露断面。

3. 由于邻接点偏颊侧,颊楔状隙应小于舌楔状隙。

4. 舌尖应严格按照咬合印记所确定的高度雕刻,以保证上下颌之间有良好的咬合关系,颊尖的高度应与邻牙相协调。

【思考题】

1. 如何确定上颌第一前磨牙蜡牙牙冠的冠长?

2. 上颌第一前磨牙与下颌第一前磨牙之间存在怎样的咬合关系?

四、上颌第一磨牙一倍蜡牙牙冠雕刻

【目的要求】

1. 通过上颌第一磨牙蜡牙牙冠的雕刻,加深对上颌第一磨牙牙冠外形以及楔状隙与邻接点、覆殆与覆盖、咬合接触部位等概念的理解。

2. 熟练掌握上颌第一磨牙 1∶1 蜡牙牙冠解剖形态的雕刻方法。

3. 进一步熟悉基托蜡的性能及使用方法。

【实训用品】

1∶1 全口石膏牙列模型,基托蜡,雕刻刀,切削刀,酒精灯,红蓝铅笔,酒精喷灯,棉花,液状石蜡等。

【步骤方法】

1. 石膏牙列模型的准备

(1) 画咬合标志线：将上下颌石膏模型置于牙尖交错𬌗状态，用红蓝铅笔分别在中线及两侧前磨牙处画出咬合标志线，以便在操作过程中随时检查咬合关系（实训图 4-4-1）。

(2) 缺牙牙位预备：将石膏模型浸水，用雕刻刀沿上颌第一磨牙的牙颈线垂直延伸 0.5~1.0mm（实训图 4-4-2），再用切削刀或雕刻刀将上颌第一磨牙牙冠的颊、舌面和近、远中面 1/3 的模型石膏削去，保留牙冠中心 1/3 部分，注意不要损伤两侧邻牙接触区，颊舌面及两邻面形成的颈部断面要与龈缘一致。将牙冠长的 1/2 处至𬌗面的模型石膏削去，最终形成居于牙位中部的固位桩。固位桩周围应呈一圆滑连续且宽度一致的弧形凹面，并要求固位桩与牙体长轴平行，便于蜡牙牙冠固位和在操作中随时取下（实训图 4-4-3）。

2. 用基托蜡雕刻冠部形态

(1) 安插蜡块：取约 15mm × 20mm 的基托蜡条，在酒精灯上加热均匀烤软，捏成与上颌第一磨牙相似的蜡块，插入缺隙内，使之与固位桩颈部断面及邻牙密切接触（实训图 4-4-4）。

(2) 模型对位闭合：将对颌牙模型𬌗面涂上液状石蜡，趁蜡尚软时，按模型上已确定好的

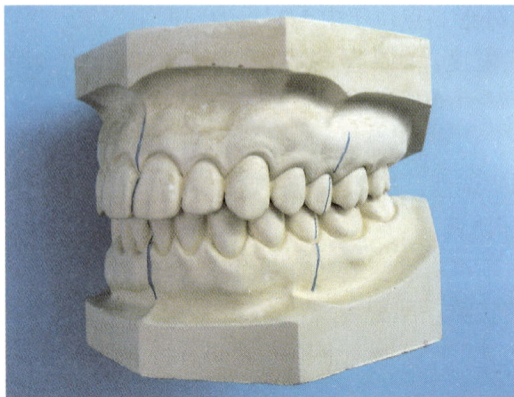

实训图 4-4-1　画咬合标志线

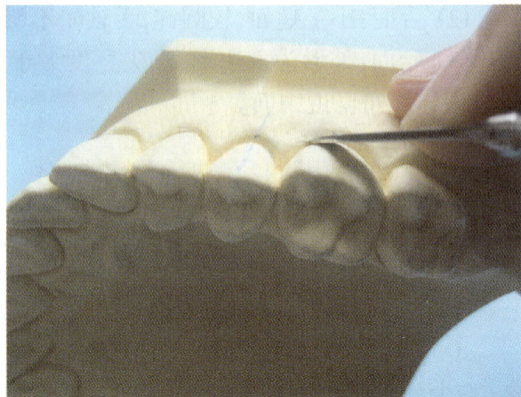

实训图 4-4-2　将龈缘垂直向下延伸 0.5~1.0mm

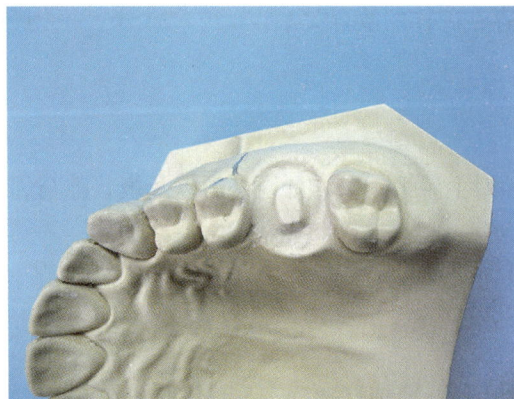

实训图 4-4-3　形成固位桩

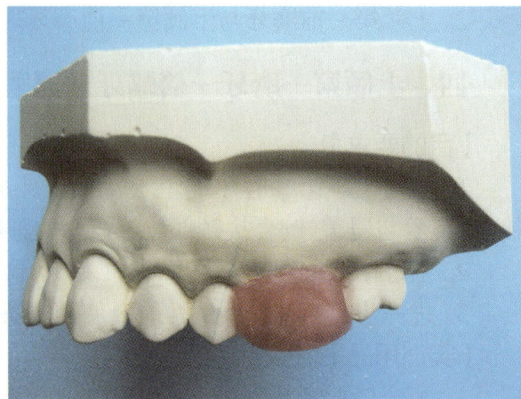

实训图 4-4-4　安插蜡块

标记,在牙尖交错𬌗状态下将上下颌模型对位闭合(实训图 4-4-5)。此时上颌第一磨牙的𬌗面可见居于中央的较大凹陷为中央窝,下颌磨牙颊沟和远颊沟相对应的为上颌第一磨牙的近中颊尖和远中颊尖,下颌第一磨牙的远中颊尖相对应的为上颌第一磨牙的颊沟。以此初步确定上颌第一磨牙𬌗面的尖、沟、嵴等解剖标志。

(3) 确定冠宽、冠厚及颊、舌楔状隙:以缺隙的近远中径及龈乳头为界,削去多余的蜡定出冠宽,再以邻牙的颊、舌面外形高点及对侧上颌第一磨牙冠厚为参照,削去多余的蜡定出冠厚(实训图 4-4-6)。然后,用雕刻刀初步形成颊、舌楔状隙(实训图 4-4-7)。

(4) 确定冠长及𬌗楔状隙和邻间隙:参照邻牙𬌗面牙尖顶水平,削去多余的蜡定出冠长,蜡块的高度应与邻牙形成协调的𬌗曲线(实训图 4-4-8)。然后,用雕刻刀初步形成颈缘、𬌗楔状隙和邻间隙(实训图 4-4-9)。

(5) 确定牙冠解剖标志:根据牙尖交错𬌗的标志,并参照对侧上、下颌第一磨牙的咬合关系,定出上颌第一磨牙的近中颊尖、远中颊尖、近中舌尖、远中舌尖、颊沟、远中舌沟及近中沟的位置,以此标志为准再进行冠部形态雕刻(实训图 4-4-10)。

(6) 初步雕刻出蜡牙牙冠形态:结合对侧上颌第一磨牙的颊、舌面解剖特点,初步形成蜡牙牙冠形态。然后,取下蜡牙牙冠雕刻邻面,将两侧石膏牙接触区以下部分修整完成,再插

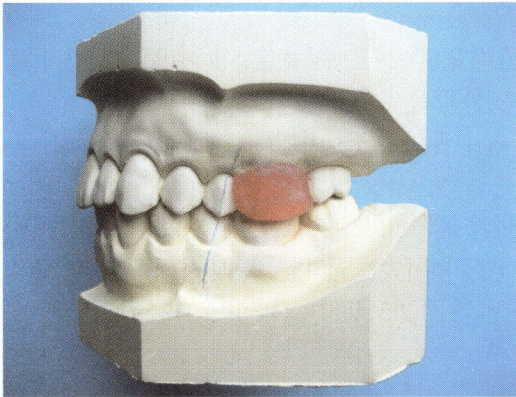

实训图 4-4-5　模型对位闭合

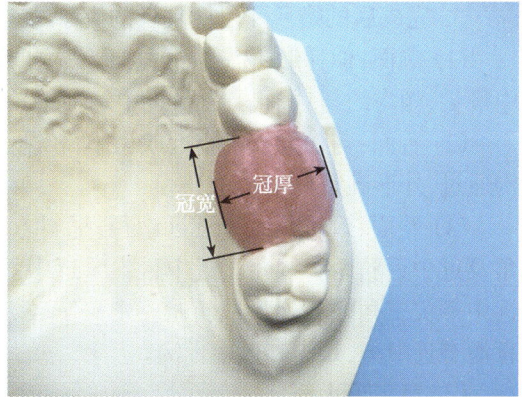

实训图 4-4-6　确定冠宽和冠厚

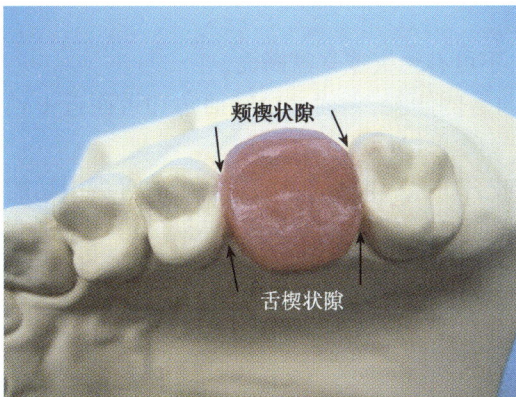

实训图 4-4-7　形成颊楔状隙和舌楔状隙

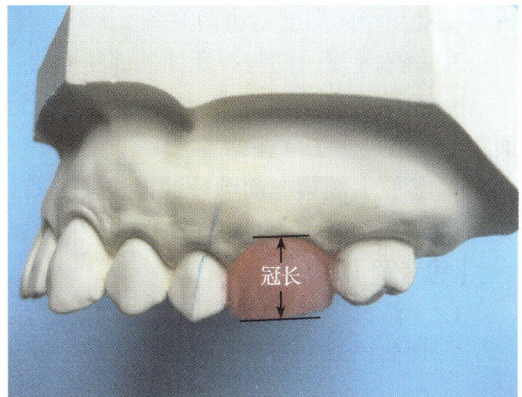

实训图 4-4-8　确定冠长

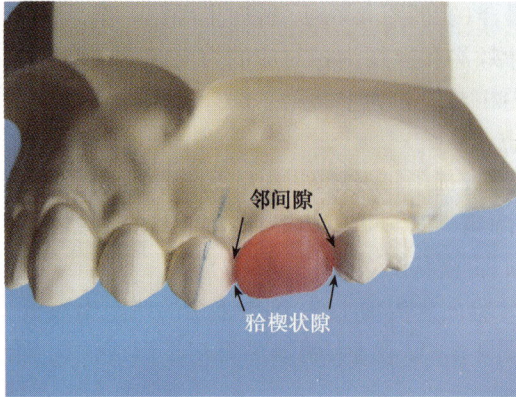

实训图 4-4-9 形成𬌗楔状隙和邻间隙

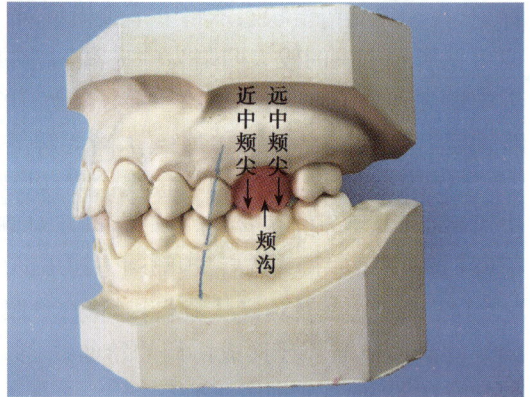

实训图 4-4-10 确定牙冠解剖标志,雕刻冠部形态

回蜡牙牙冠,检查邻间隙的形状。

(7) 完成蜡牙牙冠的雕刻:参照对侧上颌第一磨牙形态细致雕刻牙冠外形,形成适当的颊、舌、𬌗楔状隙和邻间隙,并与对颌牙有适当的接触。经仔细检查合乎要求后,用酒精喷灯喷光滑蜡牙牙冠的表面,或者用棉花擦光表面。

3. 完成后的蜡牙牙冠应具备的解剖特点

(1) 颊面:似梯形,牙冠宽度大于牙冠长度,𬌗缘宽度大于颈缘宽度。近中颊尖略宽于远中颊尖,颊沟约与颊轴嵴平行,近中颊轴嵴较明显,外形高点位于颈 1/3。

(2) 舌面:与颊面大小相近或稍小,较圆突。近中舌尖宽于远中舌尖,两尖之间有远中舌沟通过,外形高点位于中 1/3。

(3) 𬌗面:颊舌径大于近远中径,呈斜方形,近中颊𬌗角及远中舌𬌗角为锐角,远中颊𬌗角及近中舌𬌗角为钝角。近中舌尖 > 近中颊尖 > 远中颊尖 > 远中舌尖,近中舌尖三角嵴和远中颊尖三角嵴相连形成斜嵴。中央窝较大,约占𬌗面 2/3,远中窝较小,约占𬌗面 1/3。发育沟有近中沟,颊沟和远中舌沟。

【注意事项】

1. 注意蜡牙牙冠在整个牙列中的对称性和协调性。蜡牙牙冠在颊舌方向的位置、牙体长轴的方向、形态等应与对侧同名牙对称,与邻牙协调,雕刻过程中随时调整蜡牙与邻牙颊舌面突度和𬌗面高度的协调关系。

2. 蜡牙牙冠颈部与石膏牙颈部断面要一致,不可有悬突或暴露断面。

3. 𬌗面形态呈斜方形,颊面自近中至远中向舌侧倾斜,颊面远中轴面角和舌面近中轴面角处应适当多去除些蜡。

4. 参照上颌第一前磨牙的方法检查蜡牙的咬合关系,注意上颌第一磨牙的舌尖为功能尖,应与下颌牙有良好的接触关系,颊尖为非功能尖,应与邻牙相协调。

【思考题】

1. 上颌第一磨牙颊、舌面正常的凸度有何生理意义?

2. 如何确定上颌第一磨牙的牙冠解剖标志?

五、下颌第一磨牙一倍蜡牙牙冠雕刻

【目的要求】

1. 通过下颌第一磨牙的蜡牙牙冠的雕刻,加深对下颌第一磨牙牙冠外形以及楔状隙与邻接点、覆𬌗与覆盖、咬合接触部位等概念的理解。

2. 熟练掌握下颌第一磨牙 1∶1 牙冠解剖形态的雕刻方法。

3. 进一步熟悉基托蜡的性能及其使用方法。

【实训用品】

1∶1 全口石膏牙列模型,基托蜡,雕刻刀,切削刀,酒精灯,酒精喷灯,棉花,红蓝铅笔,液状石蜡等。

【步骤方法】

1. 石膏牙列模型的准备

(1)画咬合标志线:上下颌石膏模型置于牙尖交错𬌗状态,用红蓝铅笔分别在中线、两侧前磨牙处画出咬合标志线,以便在操作过程中随时检查咬合关系(实训图 4-5-1)。

(2)缺牙牙位预备:将石膏模型浸水,用雕刻刀沿下颌第一磨牙的牙颈线垂直延伸 0.5~1.0mm(实训图 4-5-2),再用切削刀或雕刻刀削去颊、舌面和近、远中面 1/3 的模型石膏,保留牙冠中心 1/3 部分,注意不要损伤两侧邻牙接触区,颊舌面及两邻面形成的颈部断面要与龈缘一致。将牙冠长的 1/2 处至𬌗面模型石膏削去,最终形成居于牙位中部的固位桩。固位桩周围应呈一圆滑连续且宽度一致的弧形凹面,并要求固位桩与牙体长轴平行,便于蜡牙牙冠固位和在操作中随时取下(实训图 4-5-3)。

2. 用基托蜡雕刻冠部形态

(1)安插蜡块:取约 15mm × 20mm 的基托蜡条,在酒精上加热均匀烤软,捏成适当的形状插入缺隙内,使与固位桩颈部断面及邻牙密切接触(实训图 4-5-4)。

(2)模型对位闭合:将对颌牙模型𬌗面涂上液状石蜡,趁蜡尚软时,按模型上已确定好的标记,在牙尖交错𬌗状态将上下颌模型对位闭合(实训图 4-5-5)。此时下颌第一磨牙的𬌗面可见居于中央的较大凹陷(相当上颌第一磨牙的近中舌尖)为中央窝。上颌第一磨牙的近中颊尖和三角嵴、远中颊尖相对应的为下颌第一磨牙颊沟及远颊沟。上颌第一磨牙和第二前

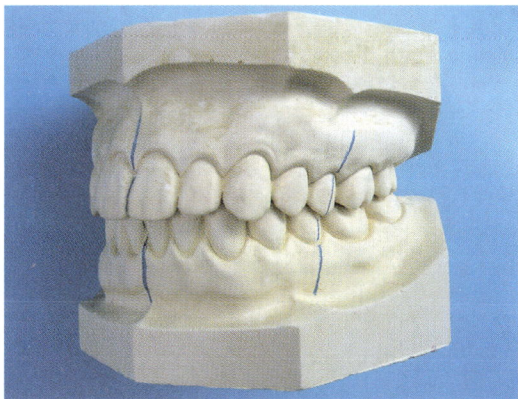

实训图 4-5-1 画咬合标志线

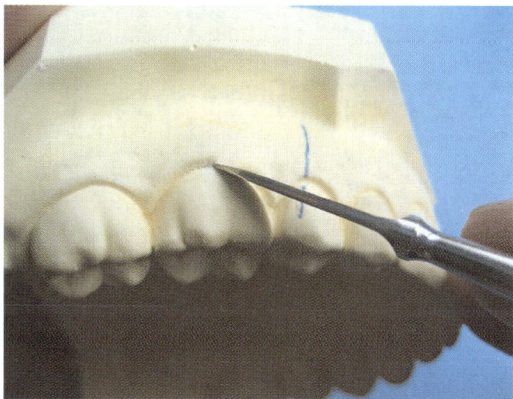

实训图 4-5-2 将龈缘垂直向下延伸 0.5~1.0mm

磨牙之间的楔状隙相对应的为下颌第一磨牙的近中颊尖。上颌第一磨牙的颊沟相对应的为下颌第一磨牙的远中颊尖。这样可以初步确定下颌第一磨牙𬌗面的尖、沟、嵴等解剖标志。

（3）确定冠宽,冠厚及颊、舌楔状隙:以缺隙的近远中径及龈乳头为界,削去多余的蜡定出冠宽,再以邻牙颊、舌面外形高点及对侧下颌第一磨牙的冠厚为参照,削去多余的蜡定出冠厚(实训图 4-5-6)。然后,用雕刻刀初步形成颊、舌楔状隙(实训图 4-5-7)。

（4）确定冠长及𬌗楔状隙和邻间隙:以邻牙𬌗面牙尖顶水平为界,削去高出𬌗面牙尖顶以外多余蜡定出冠长(实训图 4-5-8)。然后,初步形成颈缘、𬌗楔状隙及邻间隙(实训图 4-5-9)。

（5）确定牙冠解剖标志:根据牙尖交错𬌗的标志,并参照对侧上、下颌第一磨牙咬合关系,定出下颌第一磨牙的近中颊尖、远中颊尖、远中尖、近中舌尖、远中舌尖、颊沟、舌沟、近中沟、远中沟及远颊沟的位置,以此标志为准再进行冠部形态雕刻(实训图 4-5-10)。

（6）初步雕刻出蜡牙牙冠形态:结合对侧下颌第一磨牙的颊、舌面解剖特点,初步形成蜡牙牙冠形态,然后取下蜡牙牙冠雕刻邻面,将两侧石膏牙接触区以下部分修整完成,再插回蜡牙牙冠,检查邻间隙的形状。

（7）完成蜡牙牙冠的雕刻:参照对侧下颌第一磨牙外形细致雕刻牙冠形态,形成适当的颊、舌、𬌗楔状隙和邻间隙,并与对颌牙有适当的接触。经仔细检查合乎要求后,用酒精喷灯

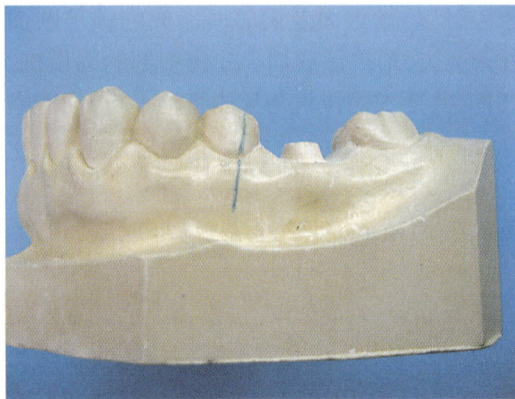

实训图 4-5-3　形成固位桩

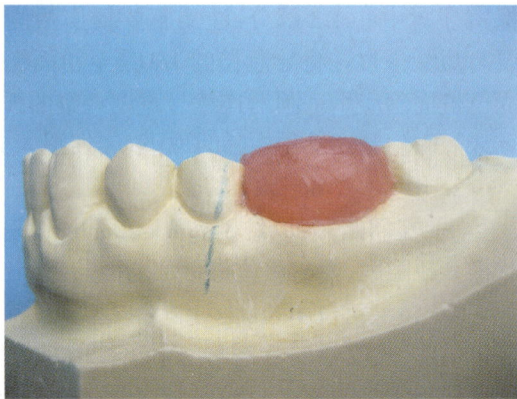

实训图 4-5-4　安插蜡块

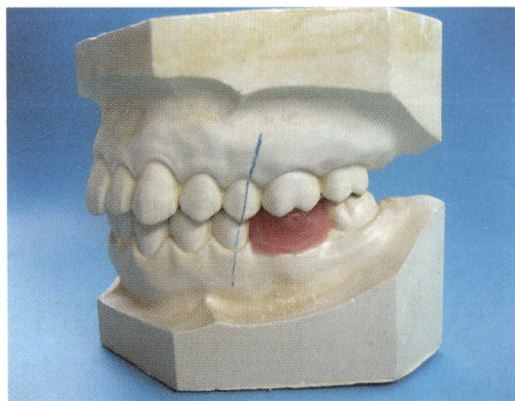

实训图 4-5-5　模型对位闭合

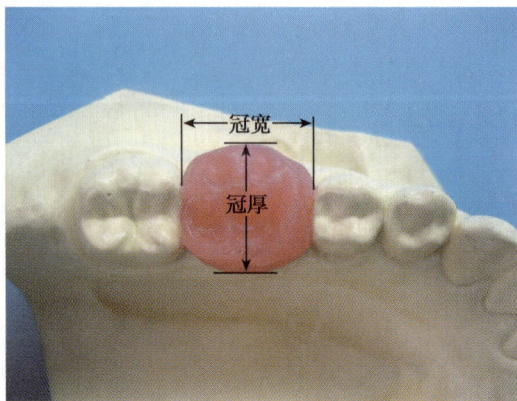

实训图 4-5-6　确定冠宽和冠厚

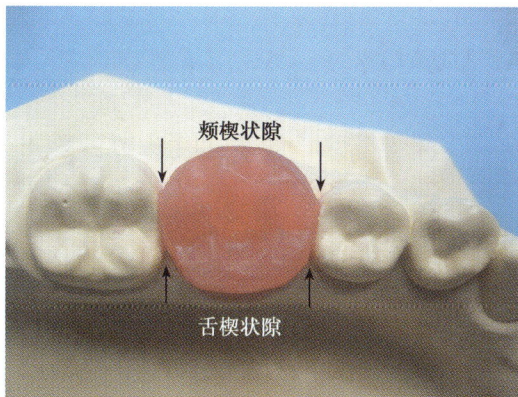

实训图 4-5-7 形成颊楔状隙和舌楔状隙

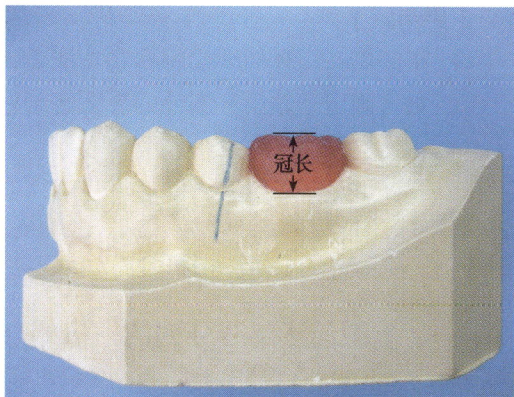

实训图 4-5-8 确定冠长

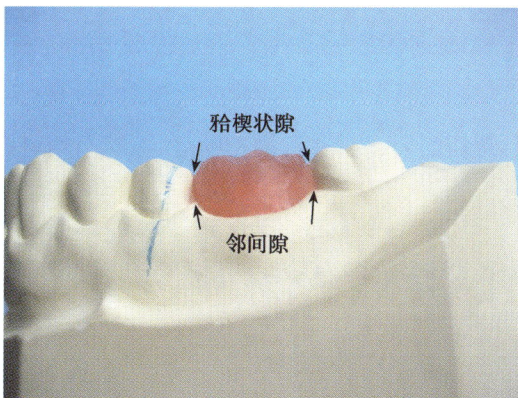

实训图 4-5-9 形成𬌗楔状隙和邻间隙

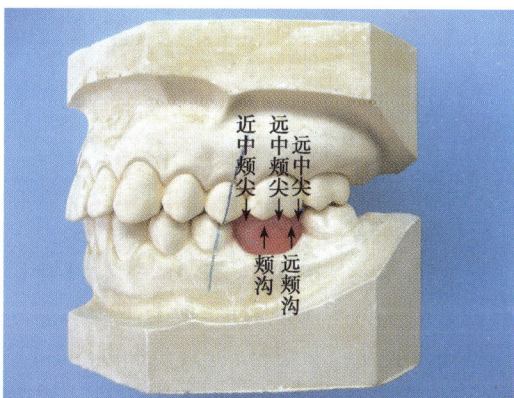

实训图 4-5-10 确定牙冠解剖标志,雕刻冠部形态

烤光滑蜡牙牙冠的表面,或者用棉花擦光表面。

3. 完成的蜡牙牙冠应具备的解剖特点

(1)颊面:呈梯形,近中颊尖、远中颊尖和远中尖之间有颊沟和远颊沟通过,外形高点在颈 1/3 处。

(2)舌面:较颊面小,近远中舌尖之间有舌沟通过,外形高点在中 1/3 处。

(3)𬌗面:为长方形,近远中径大于颊舌径,近中颊尖 > 远中颊尖 > 远中尖,近中舌尖稍大于远中舌尖。颊侧牙尖较钝,舌侧牙尖较锐、远中颊尖三角嵴最长,远中尖三角嵴最短。中央窝较大,近远中窝较小。发育沟有颊沟、舌沟,近中沟、远中沟及远颊沟。

【注意事项】

1. 注意蜡牙牙冠在整个牙列中的对称性和协调性。蜡牙牙冠在颊舌方向的位置、牙体长轴的方向、形态等应与对侧同名牙对称、与邻牙协调,雕刻过程中随时调整蜡牙与邻牙颊舌面突度和𬌗面高度的协调关系。

2. 蜡牙牙冠颈部与石膏牙颈部断面要一致,不可有悬突或暴露断面。

3. 检查蜡牙的咬合关系,注意下颌第一磨牙的颊尖为功能尖,应与上颌牙有良好的接触关系,舌尖为非功能尖,应与邻牙相协调。

【思考题】

1. 下颌第一磨牙的牙尖哪些是功能尖,哪些是非功能尖?
2. 如何确定下颌第一磨牙的牙冠解剖标志?

(俞大力 罗 丹)

实训五 部分牙列雕刻

一、上颌前牙部分牙列的一倍蜡牙牙冠雕刻

【目的要求】

1. 通过对左右上颌中切牙、侧切牙的蜡牙冠雕刻,加深对上颌切牙牙冠外形、楔状隙及邻接点、覆𬌗、覆盖等概念的理解。
2. 学会上颌前牙部分牙列雕刻的步骤方法。
3. 掌握基托蜡的性能及其使用方法。

【实训用品】

1:1全口石膏牙列模型,红蜡片,雕刻刀,石膏切削刀,酒精灯,酒精喷灯,液状石蜡、棉签,红蓝铅笔等。

【步骤方法】

1. 确定颌位关系,上𬌗架 将1:1全口石膏牙列模型用水浸泡后,使上下颌模型牙齿处于牙尖交错𬌗咬合状态(实训图5-1-1)。

2. 准备石膏工作模型 用雕刻刀沿左右上颌中切牙、侧切牙的牙颈线向根方垂直延伸0.5~1.0mm(实训图5-1-2),再用石膏切削刀依次削去左右上颌中切牙,侧切牙唇、舌面和近、远中面1/3模型石膏,保留中1/3部分,削去前牙切颈径的1/2。注意不损伤两侧邻牙的接触区,使预备后牙齿唇舌面及两邻面形成的颈部断面要与龈缘一致。最终使左右上颌中切牙、侧切牙剩余部分形成

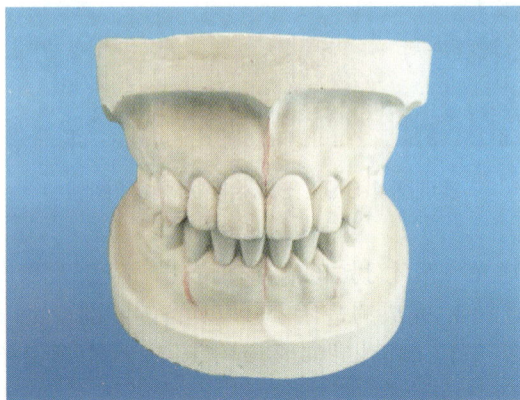

实训图 5-1-1 确定颌位关系

居于牙位中部的4个固位桩。固位桩周围应呈一光滑连续且宽度一致的弧形凹面,并确保各牙固位桩各轴面与牙体长轴平行,便于蜡牙冠固位和在操作中随时取下(实训图5-1-3)。

3. 用基托蜡雕刻冠部形态

(1) 安插蜡块:取约30mm×40mm的基托蜡条,在酒精灯上加热均匀烤软,卷成蜡卷放入模型预备缺隙内,沿牙弓弧度进行塑形,将雕刻刀烤热后插入蜡型的底部,使蜡块与固位桩颈部断面及邻牙密切接触(实训图5-1-4)。

(2) 模型对位闭合:趁蜡尚软时,使上下颌模型对位闭合,达牙尖交错位(实训图5-1-5)。

(3) 确定冠宽、冠厚,修整唇、舌楔状隙:以缺隙的近远中径及龈乳头为界,削去多余的蜡定出左右中切牙、侧切牙的总冠宽。依据中线及相对应的牙龈乳头为界,确定各牙的冠宽(实

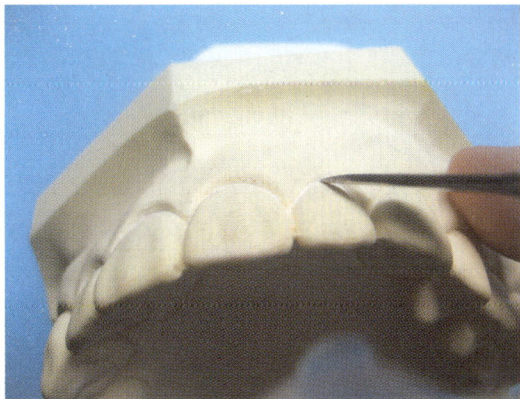

实训图 5-1-2　将龈缘垂直根方向下延伸 0.5~
1.0mm

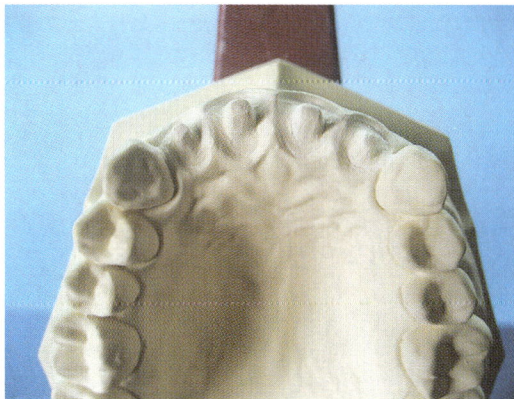

实训图 5-1-3　制作固位桩

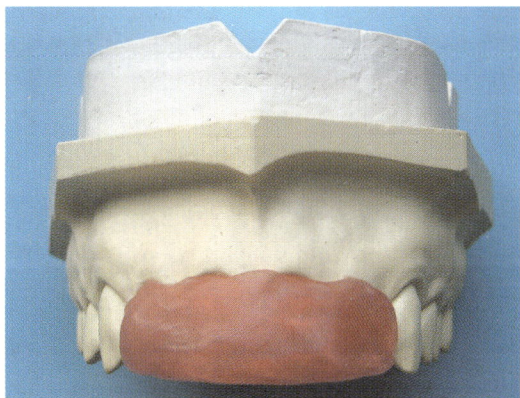

实训图 5-1-4　安插蜡块

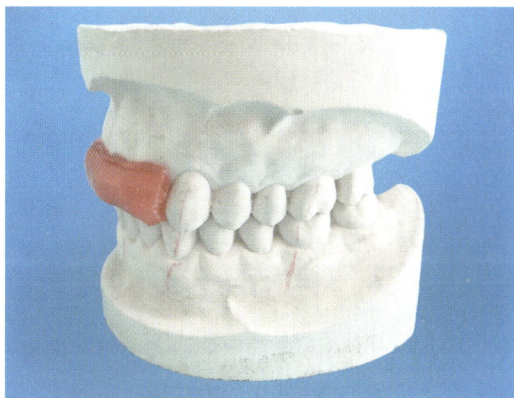

实训图 5-1-5　模型对位闭合

训图 5-1-6）。参考牙弓外形及模型对位闭合后蜡型舌面的形状,削去唇、舌面多余的蜡定出冠厚。参考牙龈乳头形态用雕刻刀初步形成唇、舌楔状隙（实训图 5-1-7）。

（4）确定冠长及切楔状隙和邻间隙:以两侧尖牙牙尖顶水平为参考,削去高出面牙尖顶以外的多余蜡,定出中切牙冠长,侧切牙冠长比中切牙冠短 1mm 左右（实训图 5-1-8）。初步形成各牙切楔状隙及邻间隙（实训图 5-1-9）。

（5）初步形成切牙蜡牙冠形态:按照上颌中切牙和侧切牙的解剖特点,初步形成蜡牙冠形态,然后取下蜡牙冠雕刻邻面,将两侧石膏牙接触区以下部分修整完成,再插回蜡牙冠,检查邻间隙的形状。

（6）完成蜡牙冠的雕刻:细致雕刻牙冠形态,形成适当的唇舌楔状隙和、邻间隙,与对颌牙形成正常覆拾、正常覆盖。仔细检查后,用酒精喷灯喷光滑蜡牙冠的表面。最后,稍加修整使蜡牙牙冠各部分的结构清晰自然。

【注意事项】

1. 注意左右上颌中切牙和侧切牙在石膏牙列中的对称性,协调性及各牙的倾斜及旋转

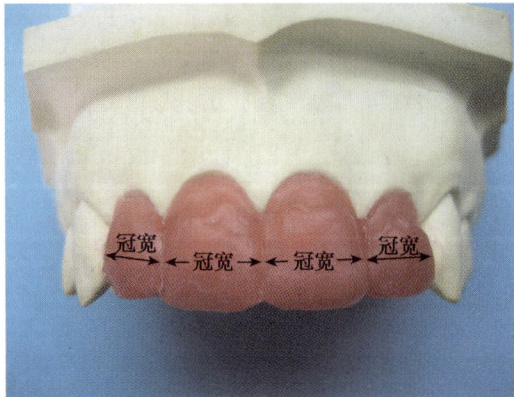

实训图 5-1-6 确定冠宽

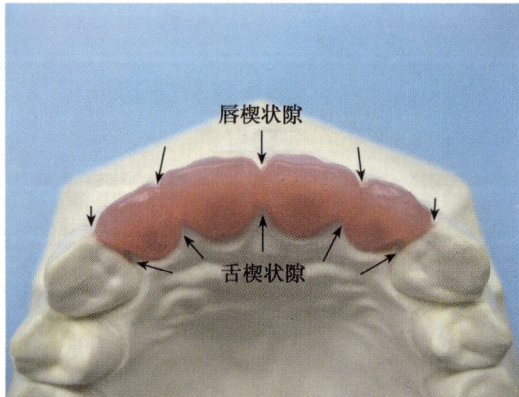

实训图 5-1-7 形成唇楔状隙和舌楔状隙

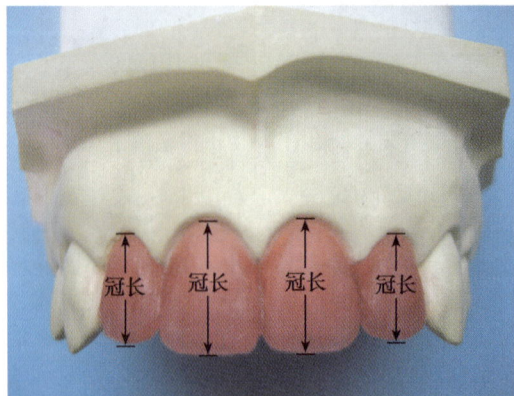

实训图 5-1-8 确定冠长

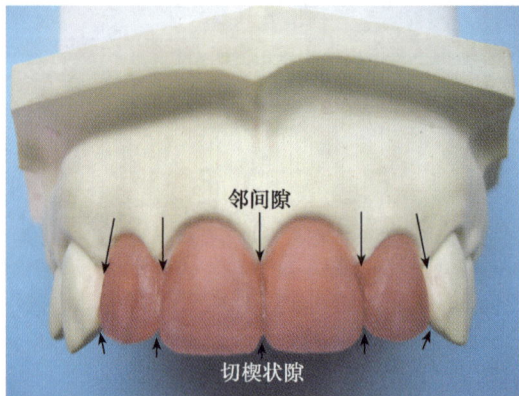

实训图 5-1-9 形成切楔状隙和邻间隙

角度。

2. 蜡牙冠颈部与预备后石膏牙颈部断面要一致延续,不可有悬突或暴露断面。

3. 接触区的位置正确,有适当的外展隙。

4. 形成正常的覆𬌗、覆盖。

【思考题】

1. 如何实现左右上颌中切牙和侧切牙在牙列中的协调性?

2. 上颌部分牙列雕刻中应注意哪些问题?

二、下颌后牙部分牙列的一倍蜡牙牙冠雕刻

【目的要求】

1. 通过对下颌第一前磨牙、第二前磨牙及第一磨牙的蜡牙冠雕刻,加深对下颌后牙牙冠外形以及楔状隙、接触区、覆𬌗、覆盖及咬合接触部位等概念。

2. 学会下颌后牙部分牙列雕刻的步骤方法。

3. 掌握基托蜡的性能及其使用方法。

【实训用品】

1：1全口石膏牙列模型,红蜡片,雕刻刀,石膏切削刀,酒精灯,酒精喷灯,红蓝铅笔,液状石蜡等。

【步骤方法】

1. 确定颌位关系、上𬌗架 1：1全口石膏牙列模型用水浸泡后,使上下颌模型牙齿处于牙尖交错𬌗咬合状态(实训图5-2-1)。

2. 石膏牙列模型的准备 用红蓝铅笔沿下颌第一前磨牙、第二前磨牙及第一磨牙的牙颈线垂直根方延伸0.5~1.0mm做标记线(实训图5-2-2),再用雕刻刀沿标记线进行切削。用石膏切削刀削去颊、舌面和近、远中面1/3模型石膏,保留中1/3部分,再将牙冠长的1/2处至𬌗面的模型石膏削去。注意操作中不能损伤两侧邻牙接触区,使颊舌面及邻面形成的颈部预备面要与龈缘一致。最终使下颌第一前磨牙、第二前磨牙及第一磨牙剩余部分形成居于牙位中部的3个固位桩。固位桩周围应呈一光滑连续且宽度一致的弧形凹面,并确保固位桩各轴面与牙体长轴平行,以便于蜡牙冠固位和在操作中随时取下(实训图5-2-3)。

3. 用基托蜡雕刻冠部形态

(1) 安插蜡块:取约30mm×40mm的基托蜡条,在酒精灯上加热均匀烤软,卷成蜡卷放入模型预备缺隙内,沿牙弓弧度进行塑形,将雕刻刀烤热后插入蜡型的底部,使蜡块与固位桩颈部断面及邻牙密切接触(实训图5-2-4)。

(2) 模型对位闭合:将对颌牙模型𬌗面涂上液状石蜡,趁蜡块尚软时,使上下颌模型对位闭合(实训图5-2-5)。此时下颌第一前磨牙、第二前磨牙、第一磨牙𬌗面可见4条颊舌向的嵴,此4条嵴分别代表下颌第一前磨牙、第二前磨牙颊舌尖三角嵴和下颌第一磨牙的2条颊舌尖三角嵴的部位。上颌前磨牙的舌尖与下颌同名前磨牙的远中窝区域接触,下颌前磨牙的颊尖与上颌磨牙的窝或边缘嵴区域接触,下颌第一磨牙的𬌗面可见一居中央的较大凹陷为中央窝,上颌第一磨牙的近中颊尖牙尖顶正对下颌第一磨牙的颊沟,上颌第一磨牙的远中颊尖正对下颌第一磨牙的远颊沟;这样可以初步确定下颌第一前磨牙,第二前磨牙及第一磨牙𬌗面的尖、沟、窝、嵴等解剖标志。

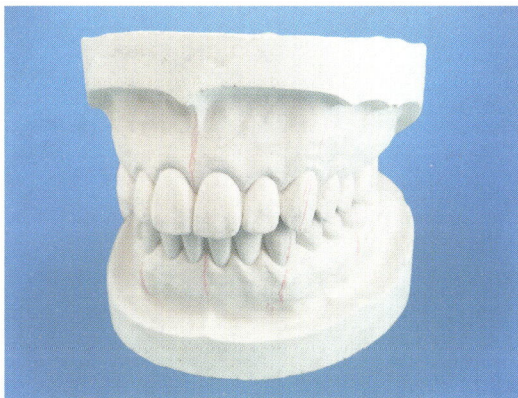

实训图 5-2-1 确定颌位关系

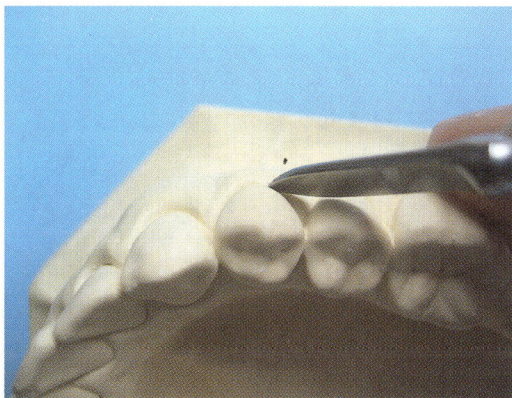

实训图 5-2-2 将龈缘垂直根方向下延伸0.5~1.0mm

（3）确定冠宽、冠厚及颊、舌楔状隙：以缺隙的近远中径及龈乳头为界，削去多余的蜡定出3颗牙的总冠宽，再以对应的牙龈乳头为参考，确定各牙的冠宽。以邻牙颊、舌面外形高点为参考，削去多余的蜡定出冠厚，注意下颌第一磨牙的冠厚应大于下颌第二磨牙的冠厚1mm左右（实训图5-2-6）。以牙龈乳头为参考，用雕刻刀初步形成颊、舌楔状隙（实训图5-2-7）。

（4）确定冠长及楔状隙和邻间隙：以邻牙面牙尖顶水平为参考，削去高出𬌗面牙尖顶以外的多余蜡，确定冠长（实训图5-2-8），注意下颌后牙颊尖为功能尖，应与对颌牙形成良好的接触，舌尖为功能尖，应与邻牙形成协调的𬌗曲线。然后，初步形成各牙𬌗楔状隙和邻间隙（实训图5-2-9）。

（5）确定牙冠解剖标志：根据牙尖交错𬌗的标志，参考模型对位闭合后形成的𬌗面解剖标志，并对照对侧上下颌第一前磨牙、第二前磨牙和第一磨牙的咬合关系，定出下颌第一前磨牙及第二前磨牙的颊舌尖，下颌第一磨牙的颊沟、远颊沟、近中沟、远中沟及舌沟、近中颊尖、远中颊尖、远中尖、近中舌尖、远中舌尖的位置，以此上述解剖标志为准再进行蜡牙冠部形态进一步雕刻成形（实训图5-2-10）。

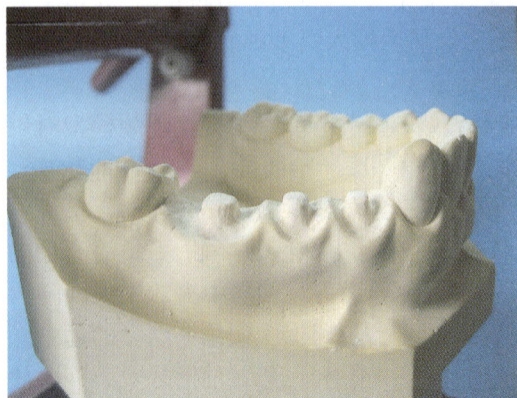

实训图 5-2-3　制备固位桩

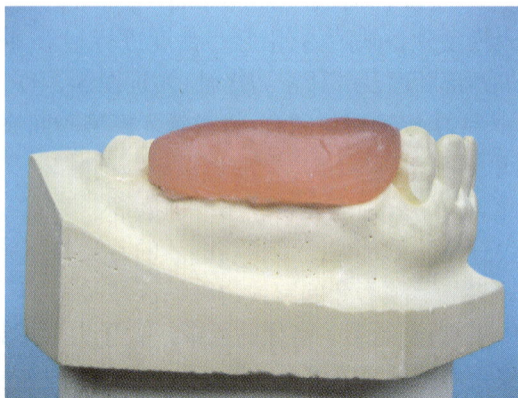

实训图 5-2-4　安插蜡块

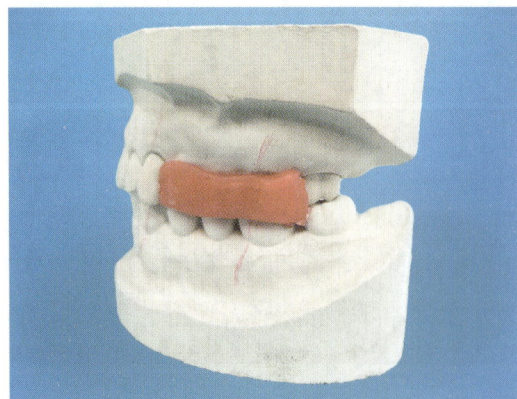

实训图 5-2-5　模型对位闭合

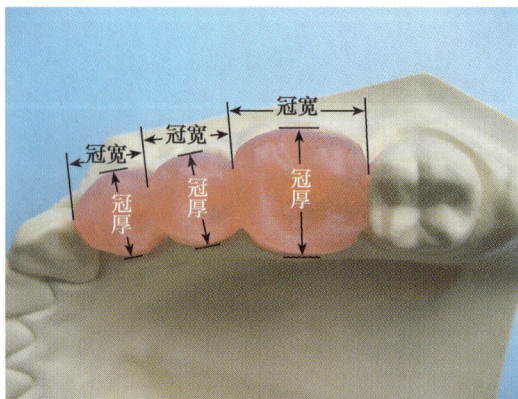

实训图 5-2-6　确定冠宽和冠厚

（6）初步雕刻出蜡牙冠形态：结合对侧下颌第一前磨牙、第二前磨牙和第一磨牙的解剖形态，初步形成蜡牙冠形态。然后，取下蜡牙冠雕刻邻面，将两侧石膏牙接触区以下部分修整完成，再插回蜡牙冠，检查邻间隙的形状。

（7）完成蜡牙冠的雕刻：细致雕刻牙冠形态，与对颌牙接触良好，形成颊、舌、殆楔状隙和邻间隙。检查合乎要求后，用酒精喷灯喷光滑蜡牙冠的表面。

（8）检查咬合关系：后牙雕刻时应严格按照咬合印迹所形成的高度雕刻，以保证上下颌之间有良好的咬合接触关系。

【注意事项】

1. 注意下颌第一前磨牙、第二前磨牙和第一磨牙在石膏牙列中的对称性、协调性，及牙体各轴向倾斜角度等。

2. 注意下颌第一磨牙各牙尖的分配比例。

3. 蜡牙冠颈部与预备后石膏牙颈部断面要一致延续，不可有悬突或暴露断面。

4. 接触区的位置正确，有适当的楔状隙。

5. 与对颌牙有良好的接触关系。

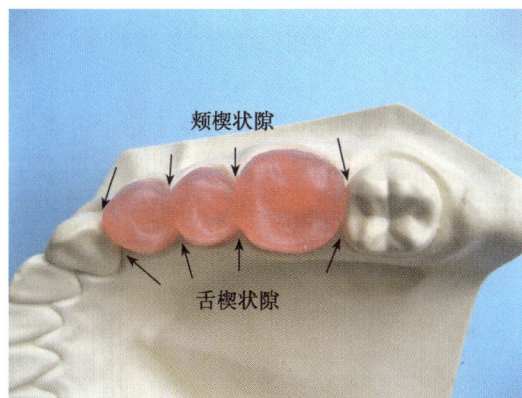

实训图 5-2-7　形成颊楔状隙和舌楔状隙

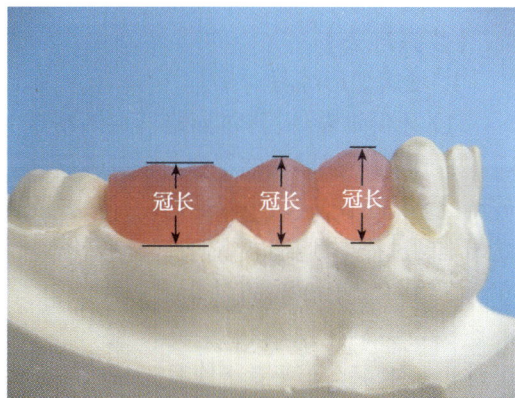

实训图 5-2-8　确定冠长

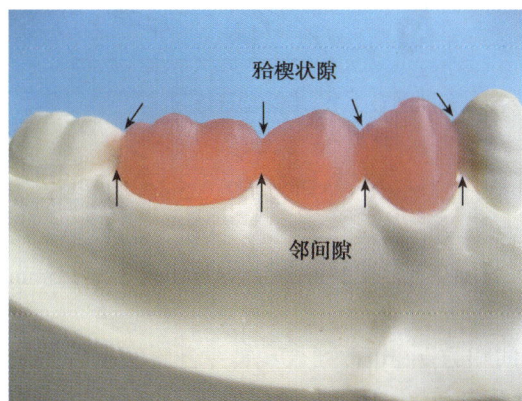

实训图 5-2-9　形成殆楔状隙和邻间隙

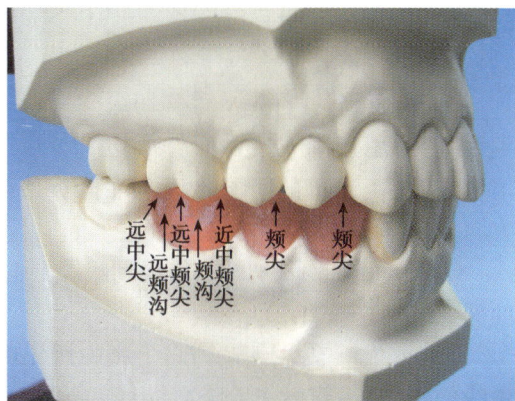

实训图 5-2-10　确定牙冠解剖标志，雕刻冠部形态

【思考题】

1. 如何确定下颌第一前磨牙、第二前磨牙和第一磨牙蜡牙冠的冠长?
2. 牙尖交错𬌗状态时上、下颌后牙的接触关系是怎样的?
3. 标准的蜡牙雕刻有哪几方面的形态要求?

（俞大力　郭艳玲）

实训六　一倍蜡牙冠堆蜡塑形

一、上颌中切牙堆蜡塑形

【目的要求】

1. 通过对上颌中切牙的堆蜡塑形,进一步掌握该牙的解剖形态。
2. 掌握上颌中切牙堆蜡的步骤方法,并能熟练应用滴蜡工具。

【实训用品】

嵌体蜡,滴蜡器,雕刻刀(46#、48#),切削刀,酒精灯,1∶1全口石膏牙列模型,红蓝铅笔,玻璃板。

【步骤方法】

1. 堆蜡塑形练习

(1) 牙尖堆塑练习:将滴蜡器在酒精灯的火苗上烤至合适的温度,立即置于蜡上并黏带适量的蜡液,然后将滴蜡器竖直使蜡液缓缓往尖端流,当液态蜡在尖端呈水滴状时,立即置于玻璃板上,同时轻轻做小圆圈运动,待蜡凝固前移开滴蜡器,蜡堆形成,形似圆锥体。在形成直立蜡堆的过程中,应适时掌握移开滴蜡器的时机,太快蜡堆高度不够,太慢则蜡堆顶部残缺。

(2) 嵴堆塑练习:方法同上,使液态蜡在尖端呈水滴状时,立即置于玻璃板上,移动滴蜡器使其形成长条状隆起。在形成嵴的过程中,应适时掌握移动滴蜡器的时机,太快蜡嵴过细,太慢则无法形成完整的嵴状(实训图 6-1-1)。

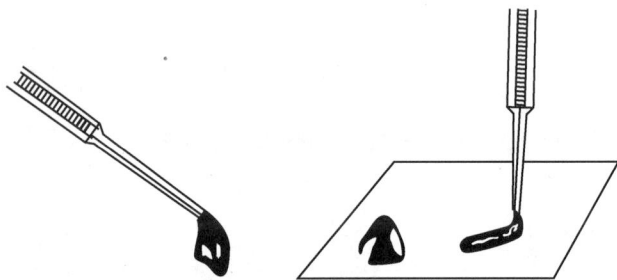

实训图 6-1-1　堆蜡塑形练习

2. 模型准备

(1) 舌面制备:首先从舌侧切缘到舌隆突,用切削刀按舌面外形均匀切去 1.2~1.5mm 的间隙,然后自舌隆突顶至龈缘上 1.0mm 均匀切去 1.2~1.5mm 的间隙,其方向尽量与牙体长轴平行。

(2) 唇面制备:从切端的唇缘到龈缘上 1.0mm,用切削刀按唇面外形均匀切去 1.2~1.5mm 的间隙(实训图 6-1-2)。

(3) 邻面制备:用切削刀自上颌中切牙切端向龈方顺邻面外形切削,并自唇面至舌面向中线倾斜,但不能损伤舌隆突,唇侧边缘应切削至自洁区,但应尽量保留唇面的牙体组织,以免唇面切削过多,影响美观,邻面切削的厚度为 1.5~2.0mm(实训图 6-1-3)。龈缘垂直延

伸 1.0mm, 切削时支点要稳, 不要伤及邻牙。预备后两邻面轴壁方向相互平行或向切端聚合
2°~5°。

(4) 切斜面制备:用切削刀沿切端舌侧从近远中方向切削,形成一个倾斜的平面,此斜面
与牙体长轴成 45° 角(实训图 6-1-4),注意不要损伤切端,以免影响唇面的美观,舌侧切缘的
切削量为 2.0mm。切削时要随时检查牙尖交错𬌗及前伸𬌗,保证制备出约 2.0mm 的间隙。

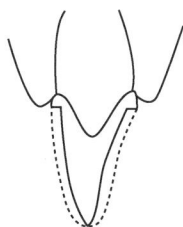

实训图 6-1-2　唇
舌面制备

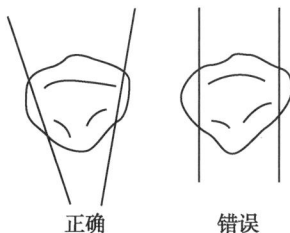

实训图 6-1-3　前牙邻面切削

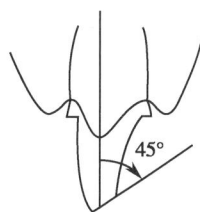

实训图 6-1-4　上颌切牙
切削成斜向舌面成 45° 角

(5) 牙体修整:用雕刻刀修整各轴面,使之连续,避免形成过锐的棱角。

3. 堆蜡塑形

(1) 堆塑切端:参照对侧上颌中切牙的切端高度与方向,自切斜面堆塑出蜡峰(实训图
6-1-5)。

(2) 堆塑唇面:在预备好的唇面,用嵌体蜡按唇面牙体外形用堆蜡法加出唇面外形,恢复
外形高点,唇轴嵴、发育沟的形态,厚度为 1.2~1.5mm。

(3) 堆塑舌面:在预备好的舌面,用嵌体蜡按舌面牙体外形用堆蜡法加出舌面近远中边
缘嵴、舌隆突的外形,厚度约 1.2~1.5mm(实训图 6-1-6)。

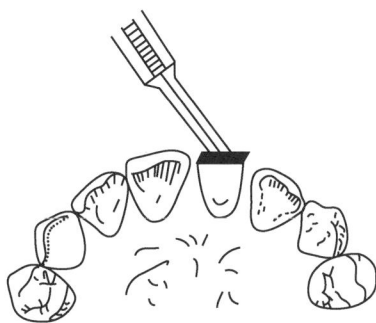

实训图 6-1-5　堆塑切端

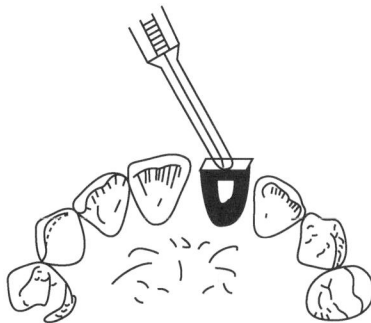

实训图 6-1-6　堆塑舌面

(4) 堆塑邻面:根据对侧上颌中切牙邻面的特点用嵌体蜡堆出邻面形态,注意形成良好
的邻间隙形态。

4. 完成蜡塑　用嵌体蜡形成唇面、舌面、切端、近中面、远中面,参照对侧上颌中切牙的
形态特点,完成各面的外形雕刻,精修完成牙体表面应光滑圆钝。应反复检查修整,使之完
全符合上颌中切牙的解剖特点,并保持牙尖交错𬌗及前伸𬌗时良好的咬合关系。

【注意事项】

1. 在进行实训以前,应按照实训步骤结合图谱,熟悉实训教程的内容。

2. 在教师的指导下学会正确使用滴蜡器加蜡、堆蜡、修整蜡型,时刻注意支点的应用。

3. 在玻璃板上反复练习用蜡堆塑形成牙尖、三角嵴、边缘嵴的步骤方法。熟练以后,再在全口石膏牙列模型上操作。

4. 该牙应具备的解剖特点 唇面为梯形,切 1/3 有两条发育沟,外形高点在颈 1/3。舌面较唇面小,舌面中央凹陷成舌窝,四周有切嵴、近远中边缘嵴,舌隆突也为外形高点。

5. 应具有良好的咬合接触关系。

【思考题】

1. 如何正确把控滴蜡器的合适温度及蜡滴的流动性?

2. 如何恢复与邻牙的接触关系及接触面的形态?

3. 在塑牙的过程中,如何注意上颌中切牙舌面与下颌中切牙切嵴之间的关系?

二、上颌第一前磨牙𬌗面堆蜡塑形

【目的要求】

1. 通过对上颌第一前磨牙的堆蜡塑形,进一步掌握该牙的解剖形态。

2. 掌握上颌第一前磨牙𬌗面堆蜡塑形的步骤方法,并能熟练应用滴蜡工具。

【实训用品】

嵌体蜡,滴蜡器,雕刻刀(46#、48#),切削刀,酒精灯,1∶1 全口石膏牙列模型,红蓝铅笔,玻璃板。

【步骤方法】

1. 𬌗面牙尖堆蜡塑形的基本练习方法 同上颌中切牙堆蜡塑形。

2. 模型准备 将石膏牙列模型上的上颌第一前磨牙𬌗面均匀削去 1/3 高度,参照对侧上颌第一前磨牙𬌗面解剖特点,用红蓝铅笔画出牙尖顶、边缘嵴和三角嵴的位置。形成的𬌗面为轮廓显著的六边形,颊尖偏远中,舌尖偏近中(实训图 6-2-1)。

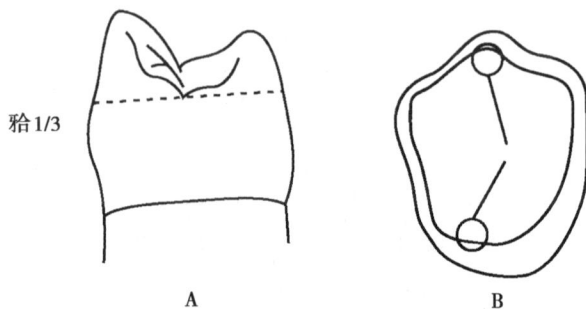

𬌗1/3

实训图 6-2-1 模型准备
A. 切去𬌗 1/3 石膏 B. 牙尖顶位置

3. 堆塑牙尖 在所定的上颌第一前磨牙的牙尖位置上,用嵌体蜡直立堆高牙尖,其形状似圆锥体形。一般先堆颊尖后堆舌尖,修去多余部分,使颊尖较舌尖高,颊尖偏远中、舌尖偏近中,形成锥状牙尖(实训图 6-2-2)。

4. 堆塑三角嵴和轴嵴 仔细观察对侧上颌第一前磨牙的颊尖三角嵴和舌尖三角嵴的高度、方向等解剖外形后,沿所定三角嵴的位置加蜡形成各三角嵴,并雕刻完成。完成颊舌面轴嵴的堆塑,使其与牙体长轴方向一致(实训图 6-2-3)。

5. 堆塑牙尖嵴 在所定的上颌第一前磨牙的牙尖嵴位置上,由颊尖的近中牙尖嵴开始加蜡,到颊尖的远中牙尖嵴,然后再堆加舌尖的近远中牙尖嵴。参照对侧上颌第一前磨牙的牙尖嵴形态特点修整完成其外形(实训图 6-2-4)。

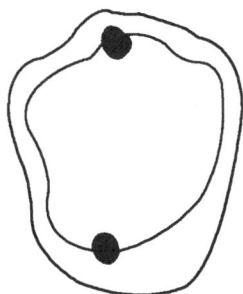

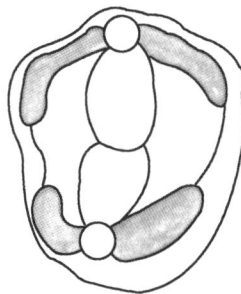

实训图 6-2-2　堆塑牙尖　　　实训图 6-2-3　堆塑三角嵴和轴嵴　　　实训图 6-2-4　堆塑牙尖嵴

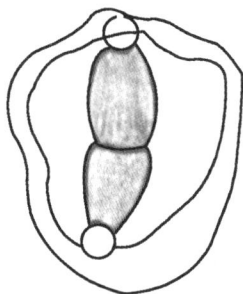

6. 堆塑边缘嵴　在所定的上颌第一前磨牙的边缘嵴位置上,用嵌体蜡由近中到远中,由颊侧到舌侧形成蜡嵴,参照对侧上颌第一前磨牙殆面边缘嵴形态进行修整,完成殆面和邻面外形。

7. 窝与沟的形成　用烧热的雕刻刀蘸微量蜡液,让其缓慢流到窝、沟的正确位置上。参照对侧上颌第一前磨牙的窝、沟的走行方向,修整完成(实训图 6-2-5)。

8. 修整完成　用嵌体蜡堆加颊面、舌面、近中面、远中面,参照对侧上颌第一前磨牙的形态特点完成各面的外形雕刻。此时已完成牙尖、边缘嵴、三角嵴、窝、沟和各轴面的雕刻,应反复检查修整,使之完全符合该牙的解剖特点(实训图 6-2-6)。

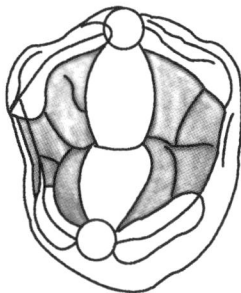

实训图 6-2-5　堆塑边缘嵴及窝沟形成　　　实训图 6-2-6　修整完成

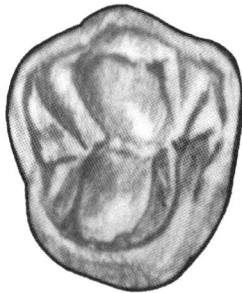

【注意事项】

1. 堆塑牙尖时,注意牙尖顶端的位置要正确。在堆边缘嵴和三角嵴时,不要破坏牙尖顶的位置。

2. 整个殆面的聚合度要适合,不要过大或过小。

3. 近远中边缘嵴应有一定的高度,否则将使牙尖显得突兀,殆面窝过浅。

4. 该牙应具备的解剖特点　殆面为轮廓显著的六边形,颊尖长而尖锐、舌尖低而圆钝,颊尖偏远中、舌尖偏近中,中央窝位于殆面的中央,发育沟清晰,近中沟越过近中边缘嵴到达近中面。

　　5. 注意牙列的纵𬌗曲线,并参照对颌牙进行必要的咬合调整。

【思考题】

　　1. 如何正确定点颊舌尖的位置?

　　2. 如何恢复与邻牙的接触关系及接触面的形态?

　　3. 应如何注意与对颌牙之间的尖窝对应关系?

三、上颌第一磨牙𬌗面堆蜡塑形

【目的要求】

　　1. 通过对上颌第一磨牙的堆蜡塑形,进一步掌握该牙的解剖形态。

　　2. 掌握上颌第一磨牙𬌗面堆蜡塑形的步骤方法,并能熟练应用滴蜡工具。

【实训用品】

　　嵌体蜡,滴蜡器,雕刻刀(46#、48#),切削刀,酒精灯,1∶1全口石膏牙列模型,红蓝铅笔,玻璃板。

【步骤方法】

　　1. 模型准备　将石膏牙列模型上的上颌第一磨牙𬌗面均匀削去 1/3 高度,参照对侧上颌第一磨牙的𬌗面解剖特点,用红蓝铅笔画出该牙𬌗面牙尖顶、边缘嵴和三角嵴所在的位置(实训图 6-3-1)。

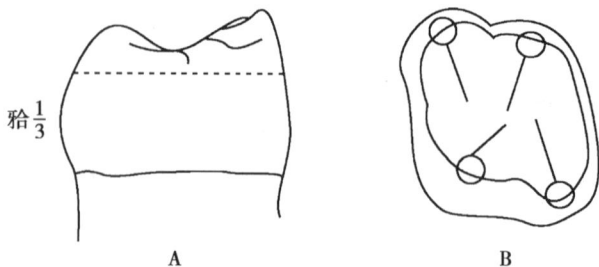

实训图 6-3-1　模型准备
A. 切去𬌗 1/3 石膏　B. 牙尖顶位置

　　2. 堆塑牙尖　在所定的上颌第一磨牙的牙尖位置上,用嵌体蜡直立堆高牙尖,其形状似圆锥体形。堆尖的顺序是:近中颊尖→远中颊尖→近中舌尖→远中舌尖。堆蜡完成后,检查位置高度是否合适,添加或者修整多余的部分,完成牙尖形态。注意颊尖距颊侧边缘较近,近中颊尖最高,远中颊尖、近中舌尖次之,远中舌尖最低(实训图 6-3-2)。

　　3. 堆塑三角嵴和轴嵴　仔细观察对侧上颌第一磨牙颊尖三角嵴的高度、方向等解剖外形,结合已形成的牙尖,从牙尖顶开始沿所画三角嵴方向位置向窝的方向堆蜡,形成三角嵴,添加或修整多余部分,使远中颊尖与近中舌尖三角嵴相连形成斜嵴。完成三角嵴和斜嵴的形态。完成颊舌面轴嵴的堆塑,使其与牙体长轴外形一致(实训图 6-3-3)。

　　4. 堆塑牙尖嵴　在所定的上颌第一磨牙的牙尖嵴位置上,依次堆塑近中颊尖的近远中牙尖嵴、远中颊尖的近远中牙尖嵴、近中舌尖的近远中牙尖嵴、远中颊尖的近远中牙尖嵴,参照对侧上颌第一磨牙牙尖嵴的形态特点修整完成其外形(实训图 6-3-4)。

　　5. 堆塑边缘嵴　在所定的上颌第一磨牙的边缘嵴位置上,用嵌体蜡由近中到远中,由颊侧到舌侧形成蜡嵴,参照对侧上颌第一磨牙𬌗面边缘嵴形态进行修整,完成𬌗面和邻面外形。

　　6. 窝与沟的形成　用烧热的雕刻刀蘸微量蜡液,让其缓慢流到窝、沟的正确位置上。

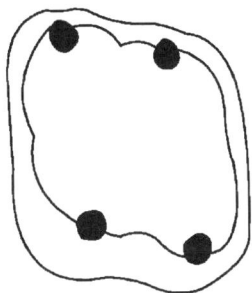

实训图 6-3-2 堆塑牙尖

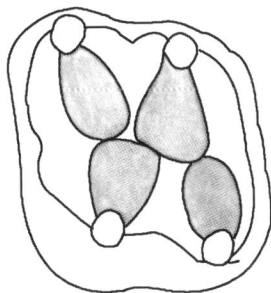

实训图 6-3-3 堆塑三角嵴和轴嵴

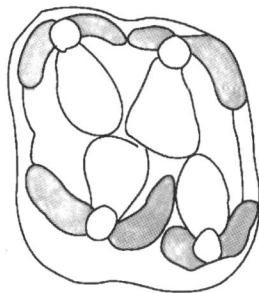

实训图 6-3-4 堆塑牙尖嵴

参照对侧上颌第一磨牙发育沟的走行方向,修整完成颊沟、近中沟和远中舌沟的外形,在完成沟的雕刻时,勿伤及斜嵴(实训图 6-3-5)。

7. 修整完成 用嵌体蜡堆加颊面、舌面、近中面、远中面,参照对侧上颌第一磨牙的形态特点完成各面的外形雕刻。此时已完成牙尖、边缘嵴、三角嵴、窝、沟和各轴面的雕刻,应反复检查修整,使之完全符合该牙的解剖特点(实训图 6-3-6)。

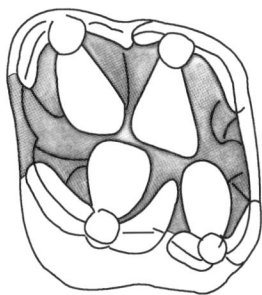

实训图 6-3-5 堆塑边缘嵴及窝沟形成

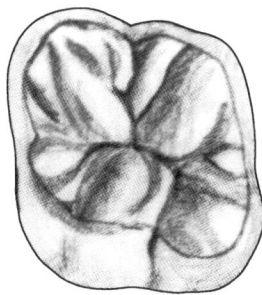

实训图 6-3-6 修整完成

【注意事项】

1. 堆塑牙尖时,注意牙尖顶端的位置要正确。在滴边缘嵴和三角嵴时,不要破坏牙尖顶的位置。

2. 近远中边缘嵴应有一定的高度,否则将使牙尖显得突兀,𬌗面窝过浅。

3. 该牙应具备的解剖特点 𬌗面呈斜方形,颊舌径大于近远中径,近中舌尖>近中颊尖>远中颊尖>远中舌尖,近中颊角及远中舌角为锐角,远中颊角及近中舌角为钝角,颊侧牙尖较锐,舌侧牙尖较钝,𬌗面斜嵴将𬌗面分为近中窝和远中窝,近中窝较大,远中窝较小。发育沟包括颊沟、近中沟和远中舌沟。

4. 注意牙列的纵𬌗曲线,并参照对颌牙进行必要的咬合调整。

【思考题】

1. 如何正确定点近远中颊舌尖的位置?

2. 如何正确堆塑各三角嵴的走向及斜嵴的形成?

3. 如何注意与对颌牙之间的尖窝对应关系?

四、下颌第一磨牙殆面堆蜡塑形

【目的要求】

1. 通过对下颌第一磨牙的堆蜡塑形,进一步掌握该牙的解剖形态。

2. 掌握下颌第一磨牙殆面堆蜡塑形的方法和步骤,并能熟练应用滴蜡工具。

【实训用品】

嵌体蜡,滴蜡器,雕刻刀(46#、48#),切削刀,酒精灯,1:1全口石膏牙列模型,红蓝铅笔,玻璃板。

【步骤方法】

1. 模型准备 将石膏牙列模型上的下颌第一磨牙殆面均匀削去 1/3 高度,参照对侧下颌第一磨牙标本的殆面解剖特点,用红蓝铅笔画出该牙殆面牙尖顶、边缘嵴和三角嵴所在的位置(实训图 6-4-1)。

2. 堆塑牙尖 在所定的下颌第一磨牙的牙尖位置处,用嵌体蜡直立堆高牙尖,其形状似圆锥体形。堆尖的顺序:近中颊尖→远中颊尖→远中尖→近中舌尖→远中舌尖。蜡堆完后,检查位置高度是否合适,添加或者修整多余的部分,完成牙尖形态。注意颊侧牙尖短而圆钝,近中颊尖最大,远中颊尖次之,远中尖最小,舌侧牙尖长而锐,近中舌尖稍大于远中舌尖(实训图 6-4-2)。

3. 堆塑三角嵴和轴嵴 仔细观察对侧下颌第一磨牙颊尖三角嵴的高度、方向、解剖外形,结合已形成的牙尖,从牙尖顶开始沿所画三角嵴位置向窝的方向堆蜡,形成三角嵴,添加或修整多余部分,完成三角嵴的形态,注意远中颊尖三角嵴最长,远中尖三角嵴最短。完成颊舌面轴嵴的滴筑,使其与牙体长轴外形一致(实训图 6-4-3)。

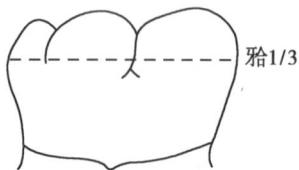

实训图 6-4-1 模型准备　　实训图 6-4-2 堆塑牙尖　　实训图 6-4-3 堆塑三角嵴和轴嵴

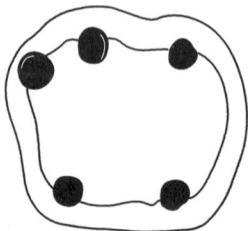

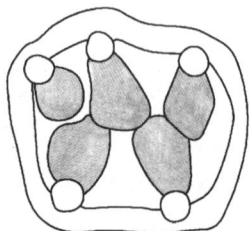

4. 堆塑牙尖嵴 在所定的下颌第一磨牙的牙尖嵴位置上,依次堆塑近中颊尖的近远中牙尖嵴、远中颊尖的近远中牙尖嵴、远中尖的近远中牙尖嵴、近中舌尖的近远中牙尖嵴、远中舌尖的近远中牙尖嵴,参照对侧下颌第一磨牙的牙尖嵴形态特点修整完成其外形(实训图 6-4-4)。

5. 堆塑边缘嵴 在所定的下颌第一磨牙的边缘嵴位置上,用嵌体蜡由近中到远中,由颊侧到舌侧形成蜡嵴,参照对侧下颌第一磨牙殆面边缘嵴形态进行修整,完成殆面和邻接面外形。

6. 窝与沟的形成 用烧热的雕刻刀蘸微量蜡液,让其缓慢流到窝、沟的正确位置上。参照对侧下颌第一磨牙发育沟的走行方向,修整完成颊沟、舌沟、近中沟、远中沟和远中颊沟的外形(实训图 6-4-5)。

7. 修整完成 用嵌体蜡堆加颊面、舌面、近中面、远中面,参照对侧下颌第一磨牙的形态特点完成各面的外形雕刻。此时已完成牙尖、边缘嵴、三角嵴、窝、沟和各轴面的雕刻,应反复检查修整,使之完全符合该牙的解剖特点(实训图 6-4-6)。

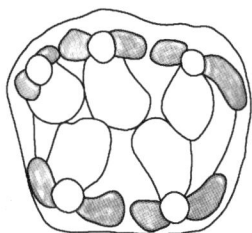

实训图 6-4-4 堆塑牙尖嵴　　实训图 6-4-5 堆塑边缘嵴及窝沟形成　　实训图 6-4-6 修整完成

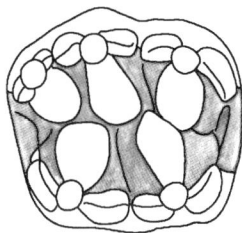

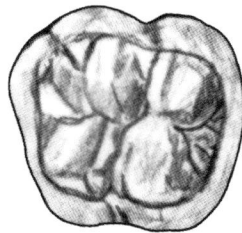

【注意事项】

1. 在教师的指导下学会正确使用滴蜡器加蜡、堆蜡、修整蜡型,时刻注意支点的应用。

2. 堆塑牙尖时,注意牙尖顶端的位置要正确。在堆边缘嵴和三角嵴时,不要破坏牙尖顶的位置。

3. 该牙应具备的解剖特点 𬌗面呈长方形,近远中径大于颊舌径,近中颊尖>远中颊尖>远中尖,近中舌尖稍大于远中舌尖,颊侧牙尖较钝,舌侧牙尖较锐,远中颊尖嵴最长,远中尖三角嵴最短,有中央窝、近中窝和远中窝,发育沟包括颊沟、舌沟、近中沟、远中沟、远中颊沟。

4. 注意牙列的纵𬌗曲线,并参照对颌牙进行必要的咬合调整。

【思考题】

1. 如何正确定点近远中颊舌尖的位置?

2. 如何正确堆塑形成三角嵴及各三角嵴的走向?

3. 如何注意与对颌牙之间的尖窝对应关系?

五、上颌后牙𬌗面堆蜡塑形

【目的要求】

1. 通过对上颌后牙𬌗面的堆蜡塑形,进一步掌握上颌后牙的解剖形态。

2. 掌握上颌后牙整体堆蜡的方法和步骤,并能熟练应用滴蜡工具。

【实训用品】

全口牙列石膏模型,红蓝铅笔,滴蜡器,雕刻刀(46#、48#),嵌体蜡,酒精灯,𬌗架。

【步骤方法】

1. 模型准备 将石膏牙列模型上的上颌后牙,𬌗面均匀削去 1/3 高度,参照对侧上颌后牙的𬌗面解剖特点,用红蓝铅笔画出各牙𬌗面牙尖顶、边缘嵴和三角嵴所在的位置(方法同上颌单个后牙堆塑的定点一致)。注意上颌后牙的堆蜡塑形应在殆架上进行。

2. 堆塑牙尖 按顺序从上颌第一前磨牙至上颌第二磨牙,在所定牙尖位置处用嵌体蜡直立堆高牙尖,其形状似圆锥体形。堆尖的顺序是从殆面的颊侧至舌侧,从近中至远中。堆蜡完成后,检查位置高度是否合适,添加或者修整多余的部分,完成牙尖形态。注意功能性牙尖(舌尖)短而圆钝,非功能性牙尖(颊尖)长而锐(实训图 6-5-1)。

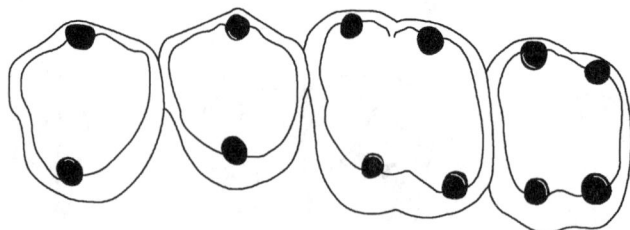

实训图 6-5-1 堆塑牙尖

3. 堆塑三角嵴和轴嵴 仔细观察对侧上颌后牙牙尖三角嵴的高度、方向等解剖外形,结合已形成的牙尖,从牙尖顶开始沿所画三角嵴位置向窝的方向堆蜡,形成三角嵴,添加或修整多余部分,完成三角嵴的形态。堆塑颊舌面轴嵴,使其与牙体长轴外形一致(实训图 6-5-2)。

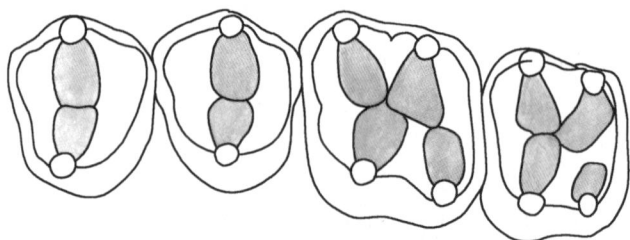

实训图 6-5-2 堆塑三角嵴和轴嵴

4. 堆塑牙尖嵴 沿所定的上颌后牙的牙尖嵴的位置上,依次堆塑颊侧牙尖的近远中牙尖嵴、舌侧牙尖的近远中牙尖嵴,参照对侧上颌后牙的牙尖嵴形态特点,修整完成其外形(实训图 6-5-3)。

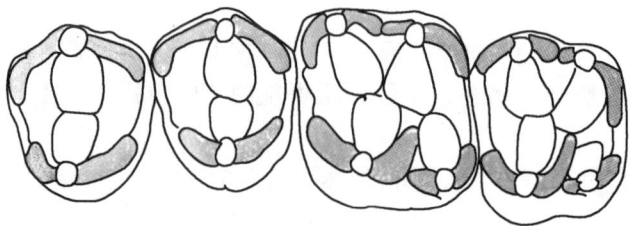

实训图 6-5-3 堆塑牙尖嵴

5. 堆塑边缘嵴 在所定的上颌后牙的边缘嵴位置上,用嵌体蜡由近中到远中,由颊侧到舌侧形成蜡嵴,参照对侧上颌后牙殆面边缘嵴形态进行修整,完成殆面和邻接面外形。

6. 窝与沟的形成 用烧热的雕刻刀蘸微量蜡液,让其缓慢流到窝、沟的正确位置上。在上颌后牙的殆面凹陷部分形成窝,参照对侧上颌后牙发育沟的走行方向,修整完成殆面发育沟的外形(实训图 6-5-4)。

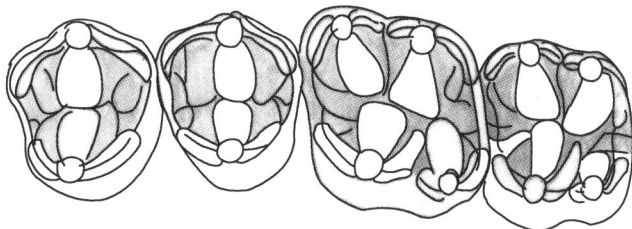

实训图 6-5-4 堆塑边缘嵴及窝沟形成

7. 修整完成 用嵌体蜡堆加颊面、舌面、近中面、远中面,参照对侧上颌后牙的形态特点完成各面的外形雕刻。此时已完成牙尖、边缘嵴、三角嵴、窝、沟和各轴面的雕刻,应反复检查修整,使之完全符合上颌后牙的解剖特点(实训图 6-5-5)。

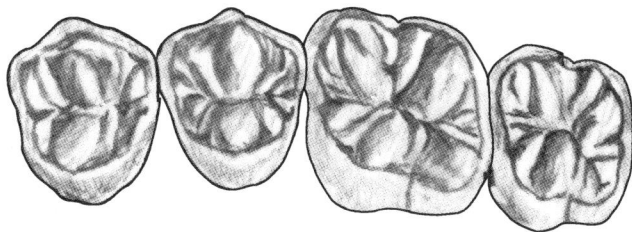

实训图 6-5-5 修整完成

【注意事项】
1. 接触区的位置应正确,要有适当的颊、舌、殆楔状隙及邻间隙。
2. 塑形出来的后牙牙列曲线应与原有的牙列形态一致。
3. 要有良好的咬合接触关系。
4. 注意牙列的纵殆曲线,并参照对颌牙进行必要的咬合调整。

【思考题】
1. 如何正确形成与原有的牙列形态一致的牙列曲线?
2. 如何形成适当的颊、舌、殆楔状隙及邻间隙?
3. 如何注意与对颌牙列之间的咬合接触关系?

六、下颌后牙殆面堆蜡塑形

【目的要求】
1. 通过对下颌后牙殆面的堆蜡塑形,进一步掌握下颌后牙的解剖形态。

2. 掌握下颌后牙整体堆蜡的步骤方法,并能熟练应用滴蜡工具。

【实训用品】

全口牙列石膏模型,红蓝铅笔,滴蜡器,雕刻刀(46#、48#),嵌体蜡,酒精灯,粭架。

【步骤方法】

1. 模型准备 将石膏牙列模型上的下颌后牙粭面均匀削去 1/3 高度,参照对侧下颌后牙的粭面解剖特点,用红蓝铅笔画出各牙粭面牙尖顶、边缘嵴和三角嵴所在的位置(方法同下颌单个后牙的堆塑定点)。注意下颌后牙的堆蜡塑形应在粭架上进行。

2. 堆塑牙尖 按顺序从下颌第一前磨牙至下颌第二磨牙,在所定牙尖位置处,用嵌体蜡直立堆高牙尖,其形状似圆锥体形。堆尖的顺序是从粭面的颊侧牙尖至舌侧牙尖,从近中牙尖至远中牙尖。堆蜡完成后,检查位置高度是否合适,添加或者修整多余的部分,完成牙尖形态。注意功能性牙尖(颊尖)短而圆钝,非功能性牙尖(舌尖)长而锐(实训图 6-6-1)。

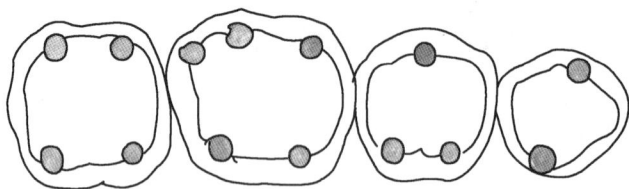

实训图 6-6-1 堆塑牙尖

3. 堆塑三角嵴和轴嵴 仔细观察对侧下颌后牙牙尖三角嵴的高度、方向等解剖外形,结合已形成的牙尖,从牙尖顶开始沿所画三角嵴位置向窝的方向堆蜡,形成三角嵴,添加或修整多余部分,完成三角嵴的形态。堆塑颊舌面轴嵴,使其与牙体长轴外形一致(实训图 6-6-2)。

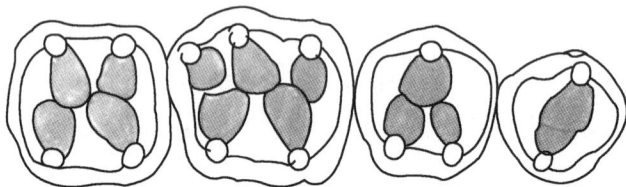

实训图 6-6-2 堆塑三角嵴和轴嵴

4. 堆塑牙尖嵴 沿所定的下颌后牙的牙尖嵴位置上,从颊侧牙尖的近远中牙尖嵴至舌侧牙尖的近远中牙尖嵴,参照对侧下颌后牙牙尖嵴的形态特点修整完成其外形(实训图 6-6-3)。

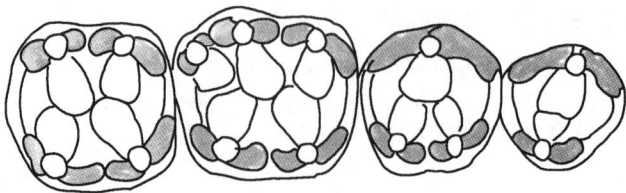

实训图 6-6-3 堆塑牙尖嵴

5. 堆塑边缘嵴　在所定的下颌后牙的边缘嵴位置上,用嵌体蜡由近中到远中,由颊侧到舌侧形成蜡嵴,参照对侧下颌后牙𬌗面边缘嵴形态进行修整,完成𬌗面和邻面外形。注意每个牙的边缘嵴界线清楚,形成的𬌗面外形要正确。

6. 窝与沟的形成　用烧热的雕刻刀蘸微量蜡液,让其缓慢流到窝、沟的正确位置上。在下颌后牙的𬌗面凹陷部分形成窝,参照对侧下颌后牙发育沟的走行方向,修整完成𬌗面发育沟的外形(实训图 6-6-4)。

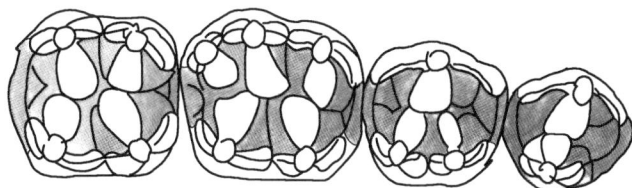

实训图 6-6-4　堆塑边缘嵴及窝沟形成

7. 修整完成　用嵌体蜡堆加颊面、舌面、近中面、远中面,参照对侧下颌后牙的形态特点完成各面的外形雕刻。此时已完成牙尖、边缘嵴、三角嵴、窝、沟和各轴面的雕刻,应反复检查修整,使之完全符合下颌后牙的解剖特点(实训图 6-6-5)。

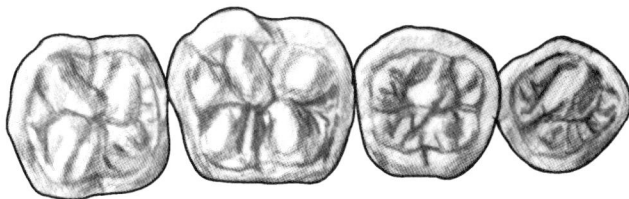

实训图 6-6-5　修整完成

【注意事项】
1. 接触区的位置应正确,要有适当的颊、舌、𬌗楔状隙及邻间隙。
2. 塑形出来的后牙牙列曲线应与原有的牙列形态一致。
3. 要有良好的咬合接触关系。
4. 注意牙列的纵𬌗曲线,并参照对颌牙进行必要的咬合调整。

【思考题】
1. 如何正确形成与原有的牙列形态一致的牙列曲线?
2. 如何形成适当的颊、舌,𬌗楔状隙及邻间隙?
3. 如何注意与对颌牙列之间的咬合接触关系?

(潘夏薇　纪　晴　王维维)

实训七　髓腔形态标本模型的观察与绘制

【目的要求】
1. 通过对各种牙髓腔标本和牙剖面模型的观察,掌握髓腔的形态特征,掌握髓室与牙冠、根管与牙根关系。

2. 了解髓腔的几种观察方法。

【实训用品】

乳、恒牙组各个牙的剖面标本,髓腔铸形标本,透明牙标本,各种牙的 X 线片,牙剖面模型,挂图,铅笔,直尺,纸张。

【步骤方法】

1. 髓腔的观察方法

(1) 髓腔剖面观察法:将牙体从各个不同方向剖开观察髓腔形态。如近远中切面、唇舌向切面和横切面,以显示髓腔的大小、位置及其与牙体外形的关系。此方法简便易行,但仅观察平面形态,不能观察到髓腔的全貌。

(2) 髓腔铸形观察法:去除牙髓组织后,用树脂或聚乙烯等合成树脂注入并充满髓腔,然后将牙体浸入 40% 氢氧化钠溶液中,使牙体组织腐蚀溶解,余留部分即是髓腔铸形。此法是立体感能观察髓腔的全貌,但不能了解髓腔与牙体外形的关系。

(3) 透明标本观察法:是一种可观察到髓腔立体形态及其与牙体外形的关系的方法,立体感很强。方法是向髓腔内注入墨汁或合成树脂后,用 5% 硝酸脱钙冲洗后再用乙醇脱水,浸入二甲苯溶液中透明,最后放入松节油中保存、观察。

(4) X 线片观察法:拍摄 X 线片,观察髓腔平面形态,或通过电脑图像处理软件进行定量分析。

2. 恒牙髓腔的剖面标本、透明标本和牙剖面模型观察 通过对恒牙髓腔的剖面标本、透明标本和牙剖面模型的观察,进一步掌握各组牙的髓腔解剖形态特点。

3. 乳牙髓腔的剖面标本、透明标本和牙剖面模型观察 通过对乳牙髓腔的剖面标本、透明标本和牙剖面模型的观察,进一步掌握乳牙的髓腔解剖形态特点。

【思考题】

1. 各组恒牙的髓腔解剖形态特点是什么?

2. 乳牙和恒牙髓腔形态有何不同?

3. 任选一颗牙齿,绘制其髓腔形态。

(潘夏薇 纪 晴 李 红)

实训八 颌面部骨骼及颞下颌关节标本模型观察

一、上、下颌骨

【目的要求】

1. 掌握上、下颌骨的结构特点及重要骨性标志的位置。

2. 掌握上、下颌骨牙槽突和上颌窦的结构特点以及与牙列的关系。

3. 了解上、下颌骨重要骨性结构的临床意义。

【实训用品】

1. 教材及相关图谱或照片。

2. 上颌骨、下颌骨的尸体标本和模型。

【步骤方法】

1. 分组后由带教老师对尸体标本和模型进行讲解。

2. 学生分组对尸体标本和模型进行观察

(1) 观察上颌骨的形态结构,理解其临床意义:观察上颌体的四个面、上颌窦的形态位置,观察上颌骨额突、颧突、腭突牙槽突的位置,观察眶下孔、眶下缘、眶下裂、眶下管、尖牙窝、颧牙槽嵴、上颌结节、牙槽孔、鼻道、翼腭管、腭大孔、切牙孔、切牙管、腭中缝、牙槽嵴、牙槽间隔、牙根间隔的位置。

(2) 观察下颌骨的形态结构,理解其临床意义:观察颏突、颏结节、外斜线、颏孔、上颏棘、下颏棘、二腹肌窝、内斜线、舌下腺窝、下颌下腺窝、咬肌粗隆、下颌角、翼肌粗隆、下颌孔、下颌小舌、下颌舌骨沟、喙突、髁突及前后斜面、髁突颈部、关节翼肌窝、下颌切迹、下颌隆突、磨牙后三角的位置,观察下颌管的位置及走行,观察下颌骨薄弱部位,观察正中联合、颏孔区、下颌角以及髁突颈部的位置。

3. 教师巡回指导。

【思考题】

1. 上颌骨各面有哪些主要结构?

2. 试述下颌骨的结构特点。

3. 上颌窦与上颌后牙牙根的位置关系及其临床应用是什么?

二、翼腭窝

【目的要求】

1. 掌握翼腭窝的解剖范围,结构特点。

2. 熟悉翼腭窝的解剖交通及临床意义。

3. 了解翼腭窝走行的重要神经、血管。

【实训用品】

1. 教材及相关图谱或照片。

2. 头部的尸体模型和标本。

【步骤方法】

1. 分组后由带教老师对尸体标本和模型进行讲解。

2. 学生分组对尸体标本和模型进行观察

(1) 观察翼腭窝的位置及解剖边界:结合头颅模型,观察翼腭窝的位置。翼腭窝位于颞下窝内侧,上颌骨上颌窦后壁与翼突之间,由上颌骨体、蝶骨翼突和腭骨围成,是一尖向下的三角形骨性间隙。其前界为上颌骨体,后界为蝶骨翼突,上界为蝶骨大翼,内界为腭骨垂直板。

(2) 观察翼腭窝的解剖交通,理解其临床意义:结合头颅标本及模型,翼腭窝解剖层次,熟悉与邻近组织结构的交通关系。其向外经翼上颌裂通颞下窝,向内经蝶腭孔通鼻腔,向前经眶下裂通眼眶,向后上经圆孔通颅腔,向下经翼腭管通口腔,了解其临床意义。

(3) 观察翼腭窝内走行的重要神经、血管:结合头颅标,了解其解剖层次,观察走行于翼腭窝内的上颌神经、蝶腭神经节、上颌动脉的第三段及其分支等结构。

3. 教师巡回指导。

【思考题】

1. 翼腭窝的骨性边界有哪些?

2. 试述翼腭窝的解剖交通。

三、颞下颌关节

【目的要求】

1. 掌握颞下颌关节的组成,各部分的结构特点以及主要作用。

2. 熟悉下颌运动中颞下颌关节的运动特点。

3. 了解下颌运动的制约因素。

【实训用品】

1. 教材及相关图谱或照片。

2. 颞下颌关节的尸体标本和模型。

【步骤方法】

1. 分组后由带教老师对尸体标本和模型进行讲解。

2. 学生分组对尸体标本和模型进行观察

(1) 观察颞下颌关节的骨性组织结构,理解其临床意义。观察下颌骨髁状突外形:内极、外极、前斜面、后斜面、横嵴及髁状突颈部翼肌窝。观察颞骨关节面形态:颞骨关节窝、岩鳞裂、鼓鳞裂、关节后结节、关节结节前斜面及关节结节后斜面。

(2) 观察颞下颌关节的关节盘、关节囊及关节韧带形态结构,理解其临床意义。观察关节囊及关节盘前带、中间带、后带的形态与解剖层次。观察颞下颌韧带、蝶下颌韧带、茎突下颌韧带三条关节囊外韧带走行及连接。

(3) 观察髁状突及颞骨关节面结构特点,认识颞下颌关节负重面的位置。

3. 教师巡回指导。

【思考题】

1. 颞下颌关节有哪些组成部分?分别有什么作用?

2. 试述不同程度开颌运动中颞下颌关节的运动特点。

3. 简述下颌运动的制约因素有哪些?

(景潞华 蒋沂峰)

实训九 口腔颌面颈部局部解剖标本模型观察

一、面部肌肉标本、模型的观察

【目的要求】

1. 了解口周围肌的位置、附着特点及其临床意义。

2. 掌握咀嚼肌的起止点及其临床意义。

3. 掌握舌骨上肌群的起止点及其临床意义。

4. 了解颈浅肌群的起止点及其临床意义。

【实训用品】

1. 手套、镊子。

2. 头颈部尸体标本及模型。

3. 教材及相关图谱。

【步骤方法】

1. 分小组后由带教老师对尸体标本和模型进行讲解。

2. 学生分组对尸体标本和模型进行观察。

(1) 观察面部表情肌其走行、位置,联系手术上的重要性。在口角周围注意口轮匝肌纤维的走行方向。观察口周肌群上组(颧大肌、颧小肌、提上唇肌、提上唇鼻翼肌和提口角肌),口周肌群下组(降口角肌、降下唇肌、颏肌)的位置(结合标本和图片)。

(2) 观察咀嚼肌(咬肌、颞肌、翼内肌和翼外肌)的位置、肌纤维方向及起止点。小组内讨论咀嚼肌功能及临床应用。

3. 教师巡回指导。

【思考题】

1. 面部表情肌如何分布?其特点是什么?

2. 颌面部咀嚼肌群的起止点和作用是什么?

二、颌面部血管标本、模型的观察

【目的要求】

1. 掌握面部动脉及静脉的走向。

2. 掌握翼静脉丛部位及连通。

3. 了解面部动静脉的分布范围。

【实训用品】

1. 手套、镊子。

2. 头颈部尸体标本及模型。

3. 教材及相关图谱。

【步骤方法】

1. 分小组后由带教老师对尸体标本和模型进行讲解。

2. 学生分组对尸体标本和模型进行观察。

(1) 观察颈外动脉的主要分支:舌动脉,面动脉,上颌动脉,颞浅动脉。在咬肌前下角,自后向前可见面前静脉和面动脉。注意面神经下颌缘支在其浅面越过。结合标本观察血管走行。在口角水平,注意面动脉在口角上方和平口角处分别发出上、下唇动脉。结合标本观察血管吻合和走行于唇黏膜下组织时的位置。联系口唇血管丰富在伤口愈合、手术和侧支循环上的意义。

(2) 观察翼静脉丛的位置及其连通。结合观察标本注意面前静脉有分支穿颊脂垫与翼静脉丛相通。联系面部感染的蔓延。

3. 教师巡回指导。

【思考题】

1. 上颌动脉的走行、主要分支和临床意义是什么?

2. 翼静脉丛的位置、交通及临床意义是什么?

三、三叉神经、面神经标本、模型的观察

【目的要求】
1. 掌握三叉神经上颌支及下颌支的走行、分布及其临床意义。
2. 掌握面神经的走行、分布,及其与腮腺的关系。

【实训用品】
1. 手套、镊子。
2. 头颈部尸体标本及模型。
3. 教材及相关图谱。

【步骤方法】
1. 分小组后由带教老师对尸体标本和模型进行讲解。
2. 学生分组对尸体标本和模型进行观察。
(1) 三叉神经的观察:观察眼神经的分支(额神经、泪腺神经及鼻睫神经)和经眶上裂入眶后分布的区域。观察上颌神经穿圆孔进入翼腭窝的分支分布。观察下颌神经经卵圆孔出颅入颞下窝后的分支,确认下颌神经前干(细)和后干(粗)所支配的区域。
(2) 面神经与腮腺的观察:在腮腺前缘相当于耳垂(或耳屏)至口角与鼻翼中点的连线的中 1/3 段上寻找出腮腺导管,注意导管穿入颊肌的角度,联系临床意义。沿腮腺前缘相当于腮腺导管的平面向上、下寻找面神经分支,在导管上、下方咬肌表面找出面神经的上、下颊支。在腮腺前上极沿颧弓下缘找出面神经颧支。在腮腺上缘和耳屏前 1.5cm 处寻找面神经颞支。在腮腺下前缘和下颌骨下缘的咬肌前下角处找到面神经下颌缘支。自腮腺下级寻找颈支。注意面神经主干与面后静脉、颈外动脉在腮腺内的排列关系。
3. 教师巡回指导。

【思考题】
1. 试述三叉神经在口腔颌面部的分支分布。
2. 试述面神经的分支、走行、支配以及与腮腺的关系。

四、口腔颌面颈部体表标志的观察

【目的要求】
1. 掌握唇、舌、腭等器官的表面解剖标志。
2. 掌握口腔颌面部的表面解剖标志。
3. 掌握颈部的表面解剖标志。

【实训用品】
1. 手套、镊子。
2. 头颈部尸体标本及模型。
3. 教材及相关图谱。

【步骤方法】
1. 分小组后由带教老师对尸体标本和模型进行讲解。
2. 学生分组对尸体标本和模型进行观察。

（1）观察唇的解剖标志：唇的境界、上唇、下唇、唇红、唇红缘、唇弓、唇峰、唇珠、人中、人中穴和人中嵴等。

（2）观察舌的解剖标志：舌背、舌根、界沟、舌盲孔、舌尖、舌腹、舌系带、伞襞、丝状乳头、菌状乳头、轮廓乳头和叶状乳头等。

（3）观察腭的解剖标志：硬腭、腭中缝、切牙乳头、腭皱襞、上颌硬区、上颌隆凸、腭大孔、翼钩、软腭、腭凹、腭帆、腭垂、腭舌弓、腭咽弓、咽门。

（4）观察口腔的解剖标志，确认下列结构：口腔前庭沟、上下唇系带、颊系带、腮腺乳头、磨牙后三角、磨牙后垫、翼下颌皱襞、颊脂垫尖、舌下阜和舌下襞等。

（5）观察颌面部的解剖标志，确认下列结构：鼻根、鼻尖、鼻背、鼻底、鼻孔、鼻小柱、鼻翼、鼻面沟、唇面沟、鼻唇沟、口裂、口角、颏唇沟、眉间点、鼻下点、颏前点、颏下点、耳屏、眶下孔和颏孔等。

（6）观察颈部的解剖标志：舌骨、喉结（甲状软骨）、环状软骨、气管颈段、颈动脉结节、胸锁乳突肌、锁骨上窝、胸骨上窝。

3. 教师巡回指导。

【思考题】

1. 抢救昏迷患者时，口腔颌面部常用的按压穴位是什么？如何正确取穴？

2. 如何辨别舌体上四种不同类型的舌乳头？

3. 怎样寻找下牙槽神经阻滞麻醉时的两个重要表面标志？

五、口腔颌面部蜂窝组织间隙、面侧深区及颈部解剖标本观察

【目的要求】

1. 掌握颌面诸间隙的解剖范围和层次内容，了解其交通及临床意义。

2. 掌握面侧深区的境界和内容。

3. 熟悉颈部的分区及各区的内容。

【实训用品】

1. 手套、镊子。

2. 头颈部尸体标本。

3. 教材及相关图谱及标本。

【步骤方法】

1. 分小组后由带教老师对尸体标本和模型进行讲解。

2. 学生分组对尸体标本和模型进行观察。

（1）颊间隙和眶下间隙的观察

1）颊间隙：找到颊间隙在口腔颌面部所处的位置，观察颊间隙的境界，在其中找到颊神经、颊动脉、面深静脉。讨论磨牙根尖的炎症如何侵入颊间隙。

2）眶下间隙：找到眶下间隙在口腔颌面部所处的位置，观察眶下间隙的境界，辨认尖牙窝的位置、出入眶下孔的眶下神经和血管。讨论上颌前牙根尖的炎症侵入眶下间隙的路径。

（2）咬肌间隙和翼下颌间隙的观察

1）咬肌间隙：观察咬肌的附着及咬肌间隙内容，在下颌乙状切迹处观察咬肌血管、神经，观察颞肌在下颌骨喙突、下颌支及磨牙后区的止点，讨论下颌第三磨牙疾病蔓延到咬肌

间隙的途径。

2) 观察翼下颌间隙:找到翼下颌间隙的境界,观察舌神经、下牙槽神经及下牙槽动静脉的位置,讨论导致翼下颌间隙感染的相关因素。

(3) 面侧深区的观察

1) 翼内肌和翼外肌:结合标本观察翼内、外肌的起止点。

2) 翼静脉丛:观察翼静脉丛的交通,联系颅内、外静脉的通连和上牙槽后神经阻滞麻醉时常出现血肿的原因。

3) 观察上颌动脉和上颌静脉的分支及分布,注意上颌动脉与髁突的关系。

4) 观察三叉神经分支上颌神经和下颌神经的走行及分布,注意翼外肌与下颌神经的关系。

5) 在翼内肌的表面观察下牙槽神经和舌神经与下颌孔之间的关系,注意其走行,了解下牙槽神经和舌神经阻滞麻醉的解剖基础。观察舌神经与下颌第三磨牙的位置关系。

(4) 颈部的分区及各区的内容

1) 颈部的分区:翻起皮肤颈阔肌瓣,观察颈外静脉走行并观察胸锁乳突肌、肩胛舌骨肌、胸骨舌骨肌、胸骨甲状肌、斜方肌等的位置、起止点和外形等,观察颈部分区的组成。

2) 颈前区:观察部分舌骨下肌群的起止点及部分神经。

3) 胸锁乳突肌区:观察胸锁乳突肌区及其内容物,观察颈鞘结构。

4) 颈动脉三角区:观察颈动脉窦和颈动脉体的位置。仔细鉴别颈内、外动脉。观察与颈外动脉结扎有关的解剖内容,联系颈外动脉结扎的注意点。观察呈弓形跨过颈内、外动脉表面的舌下神经,观察由舌下神经发出降支,在颈鞘前面下行与第三颈神经分支构成舌下神经襻。

3. 教师巡回指导。

【思考题】

1. 颊间隙、眶下间隙、咬肌间隙和翼下颌间隙的解剖境界、交通及其临床意义。

2. 翼静脉丛的位置、交通及其临床意义是什么?

3. 三叉神经分支与翼外肌的关系是什么?

4. 鉴别颈内、外动脉。

5. 临床上怎样避免拔除下颌第三磨牙时损伤舌神经?

(王 福 高 璐)

参 考 文 献

1. 马莉,原双斌.口腔解剖生理学.3版.北京:人民卫生出版社,2015.

2. 王美青.口腔解剖生理学.7版.北京:人民卫生出版社,2012.

3. 皮昕.口腔解剖生理学.6版.北京:人民卫生出版社,2007.

4. 皮昕.口腔解剖学彩色图谱.武汉:湖北科学技术出版社,2002.

5. 邱蔚六.口腔颌面外科学.6版.北京:人民卫生出版社,2008.

6. 马惠萍.口腔解剖生理学.2版.北京:科学出版社,2014.

7. 段坤昌,李庆生.颌面口腔应用解剖彩色图谱.沈阳:辽宁科学技术出版社,2006.

8. 任惠民,胡海涛.麦克明彩色人体解剖图谱.北京:人民卫生出版社,1999.

9. 周学东,唐洁,谭静.口腔医学史.北京:人民卫生出版社,2013.

10. 赵士杰,皮昕.口腔颌面部解剖学.北京:北京大学医学出版社,2005.

11. 王嘉德.口腔医学实验教程.北京:人民卫生出版社,2000.

12. 刘平,贾玉荣,张淑香.胸锁乳突肌瓣预防腮腺切除术后味觉出汗综合征效果的 Meta 分析.中国循证医学杂志,2012,12(11):1385-1390.

13. MÜLLER N,SCHMIEDIN P,ÖZCAN M.Adhesive durability of bone cements containing gentamicin or gentamicin/clindamycin-based antibiotics on titanium used for oral implants.journal of adhesion science and technology,2016,30(19):2130-2145.

14. PUTZ R,PABST R,TAYLOR A N. Sobotta atlas of human anatomy. 13th ed. Philadelphia:Lippincott Williams & Wilkins,2001.

15. SUSAN S. Gray's anatomy. 39th ed. London:Elsevier Churchill Livingstone,2005.

16. WILLIAMS P L. Gray's Anatomy. 38th ed. Edinburgh:Churchill Livingston,1995.

17. RUSU M C,POP F. The anatomy of the sympathetic pathway through the pterygopalatine fossa in humans. Ann Anat,2010,192(1):17-22.

18. WHEELER R C. Dental anatomy. Physiology and occlusion. 8th ed. Washington:Saunder Co,1993.

19. SUSAN S. Gray's anatomy. 39th ed. London:Elsevier Churchill Livingstone,2005.

20. ROBERT R J. Neuromuscular Dental Diagnosis and Treatment(volume Ⅰ). 2nd ed. Missouri:Ishiyaki Euro America,Inc.,2005.

21. ZHANG R,WU Y,ZHU Z L,et al. A study of labial groove-textures of upper central incisors by Shadow Moire technology. Oral Rehabil,2010,37(7):501-508.

22. KATAOKA S,NISHIMURA Y,SADAN A. Nature's morphology:an atlas of tooth shape and form. Berlin:Quintessence Publishing Co,Inc,2002.